Die chronischen Krankheiten

ihre eigentümliche Natur und
homöopathische Heilung

Von Dr. med. Samuel Hahnemann

Unveränderter Nachdruck der Ausgabe letzter Hand
mit einer Einführung von Dr. med. Will Klunker

Band 5

5. Nachdruck

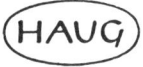

Karl F. Haug Verlag · Heidelberg

CIP-Titelaufnahme der Deutschen Bibliothek

Hahnemann, Samuel:

Die chronischen Krankheiten: ihre eigentümliche Natur und homöopathische Heilung / von Samuel Hahnemann. – Unveränd. Nachdr. der Ausg. letzter Hand / mit einer Einf. von Will Klunker. – Heidelberg: Haug.
  ISBN 3-7760-1198-X kart.
  ISBN 3-7760-1199-8 Gb.
Unveränd. Nachdr. der Ausg. letzter Hand / mit einer Einf. von Will Klunker
Bd. 5. – 5. Nachdr. der Ausg. Düsseldorf, Schaub, 1839. – 1991

© 1979 Karl F. Haug Verlag GmbH & Co., Heidelberg
Alle Rechte, insbesondere die der Übersetzung in fremde Sprachen, vorbehalten. Kein Teil dieses Buches darf ohne schriftliche Genehmigung des Verlages in irgendeiner Form – durch Photokopie, Mikrofilm oder irgendein anderes Verfahren – reproduziert oder in eine von Maschinen, insbesondere von Datenverarbeitungsmaschinen, verwendbare Sprache übertragen oder übersetzt werden.
All rights reserved (including those of translation into foreign languages). No part of this book may be reproduced in any form – by photoprint, microfilm, or any other means – nor transmitted or translated into a machine language without written permission from the publishers.
1. Nachdruck 1956
2. Nachdruck 1979
3. Nachdruck 1983
4. Nachdruck 1988
5. Nachdruck 1991
Titel-Nr. 2198   ISBN 3-7760-1198-X
Herstellung: Weihert-Druck GmbH, Darmstadt

Die

chronischen Krankheiten,

ihre eigenthümliche Natur

und

homöopathische Heilung.

Von

Dr. *Samuel Hahnemann*.

Fünfter und letzter Theil.

Antipsorische Arzneien.

Zweite, viel vermehrte und verbesserte Auflage.

Düsseldorf,
Verlag von J. E. Schaub.
1839.

Inhalt.

	Seite.
Phosphorus, Phosphor	1
Phosphori Acidum, Phosphor-Säure	79
Platiña, Platigne	115
Sassaparilla, Sassaparille	143
Sepia, Sepie	169
Silicea terra, Kieselerde	240
Stannum, Zinn	292
Sulphur, Schwefel	323
Sulphuris Acidum, Schwefel-Säure	405
Zincum, Zink	428
Arsenicum, Arsenik	489

Vorwort.

Dilutionen, und Potenzen (Dynamisationen).

Eigentliche Dilutionen finden fast nur bei Geschmacks- und Farbe-Gegenständen statt. Eine Auflösung salzhafter oder bittrer Substanzen wird immer unschmackhafter, je-mehr ihr Wasser zugemischt wird, endlich fast ganz ohne Geschmack, man mag sie dann schütteln, so viel man wolle — so wird auch eine Auflösung einer Farb-Substanz durch Beimischung mehrern und mehrern Wassers endlich fast ganz farblos, und bekömmt durch alles erdenkliche Schütteln keine erhöhete Farbe.

Diess sind und bleiben wahre Verdünnungen oder Di-lutionen, aber keine Dynamisationen.

Homöopathische Dynamisationen sind wahre Er-weckungen der in natürlichen Körpern während ihres rohen Zustandes verborgen gelegenen, arzneilichen Eigen-schaften, welche dann fast geistig auf unser Leben, das ist, auf unsre empfindende (sensible) und erregbare (irritable) Faser einzuwirken fähig werden. Diese vor mir unbekann-ten Eigenschafts-Entwickelungen (Dynamisationen) roher Natur-Stoffe geschehen, wie ich zuerst gelehrt habe, durch Reiben der trocknen Substanzen im Mörsel, der flüssigen aber durch Schütteln, was nicht weniger eine Reibung ist. Diese Bereitungen können daher nicht mit dem Namen Dilutionen abgefertigt werden, obgleich jedes Präparat die-ser Art, um es höher zu potenziren, d. i. um noch ferner die darin noch verborgen liegenden Arznei-Eigenschaften zu erwecken und zu entwickeln, erst wieder mehr verdünnt werden muss, damit das Reiben oder Schütteln noch tiefer in das Wesen der Arznei-Substanz eingreifen und so auch den feinern Theil der noch tiefer liegenden Arznei-Kräfte freimachen und zu Tage fördern könne, was durch alles Reiben und Schütteln der Substanzen in konzentrirterm Zustande nicht möglich wäre.

Man liest häufig in homöopathischen Büchern, dass Diesem und Jenem in einem angegebenen Krankheits-Falle diese oder jene hohe (Dilution) Dynamisation einer Arznei gar keine Wirkung gezeigt, wohl aber eine niedrige ihm gehörige Dienste geleistet habe — während Andre von höheren mehr Erfolg gesehen. Man untersucht aber nicht, woher der grosse Unterschied bei diesen Erfolgen rühren könne? Wer wehrt dem Verfertiger homöopathischer Arzneien (diess sollte der Homöopath stets selbst seyn; er sollte seine Waffen gegen Krankheiten selbst schmieden, selbst schleifen), wer wehrt ihm, dass er, um kräftige Potenzirungen zu erhalten, statt etlicher, nachlässiger Schüttel-Schläge (wodurch wenig mehr als Dilutionen entstehn, was sie doch gar nicht seyn sollten) dass er, sage ich, zur Bereitung jeder Potenz dem jedesmaligem Glase, welches 1 Tropfen der niedern Potenz mit 99 Tropfen Weingeist enthält, 10, 20, 50, und mehr starke Stoss-Schläge gebe, etwa gegen einen etwas harten, elastischen Körper geführt?

Die Vervollkommung unsrer einzigen Heilkunst und das Wohl der Kranken scheint es wohl zu verdienen, dass der Arzt sich die nöthige Mühe nehme, seinen Arzneien die gehörige, die möglichste Wirksamkeit zu verschaffen.

Dann erhält man schon in der funfzigsten (die neuern Klüglinge wollten bisher schon über die dreisigste Potenz spotten und behalfen sich mit den niedern, wenig entwikkelten, massivern Arznei-Bereitungen in hohen Gaben, womit sie aber nicht ausrichten konnten, was unsre Heilkunst vermag) Potenz, wovon jede niedere auch mit gleich vielen Stoss-Schlägen dynamisirt worden, Arzneien von der durchdringendsten Wirksamkeit, so dass jedes der damit befeuchteten, feinsten Streu-Kügelchen in vielem Wasser aufgelöset, in kleinen Theilen eingenommen werden kann und muss, um nicht allzuheftige Wirkungen bei empfindlichen Kranken hervorzubringen nicht zu gedenken, dass eine solche Zubereitung dann fast alle im Wesen der Arznei-Substanz verborgen gelegene Eigenschaften entwikkelt hatte, die erst so, die erst nur zur Thätigkeit gelangen konnten. Paris, den 19. Dez. 1838.

Phosphorus, Phosphor.

Das merkwürdige, so schnell durch Selbst-Verbrennung zersetzliche Produkt der Chemie aus Knochen- (Phosphor-) Säure und Holzkohle durch Destillation bereitet, der Phosphor wird zu homöopathischem Gebrauche dynamisirt, wie zu Ende des ersten Theils der chr. Kr. (zw. Aufl.) S. 184. gelehrt worden.

Phosphor auf diese Weise gehörig potenzirt ist eine der unentbehrlichsten homöopathischen und vorzüglich antipsorischen Arzneien*).

Doch wird sie in Fällen chronischer (unvenerischer) Krankheiten, wo sich Mangel an Geschlechts-Triebe und Schwäche der Zeugungs-Theile kenntlich macht, oder die weibliche Periode allzu spät zurückkehrt, selten angemessen gefunden werden und eben so wenig überhaupt bei allzu grosser Schwäche und Armuth an Lebens-Kräften. Sollte sie in letzterm Falle doch übrigens homöopathisch passen, so muss bei ihrer Anwendung, um die Kräfte möglichst aufrecht zu erhalten, die Einflössung der Lebenskraft von einem Gesunden (Mesmerism**) mit zu Hülfe genommen werden, in-

---

*) Wie gänzlich die Arznei-Substanzen durch die von der Homöopathie zuerst angewandte Potenzirung mittels Reibens und Schüttelns aus ihrer chemischen Sphäre entfernt werden, sieht man unter anderm z. B. aus der verwundernswürdigen Thatsache, dass ein solches „1, 2 oder mehr mit dieser, gehörig, etwa zu Decillion potenzirten Phosphor-Arznei befeuchtet gewesene, feinste Streukügelchen enthaltendes Milchzucker-Pülverchen, wenn es auch Jahr und Tag aufgehoben worden, doch seine Arznei-Kraft unvermindert behalten hat und am Kranken ausübt mit dynamischer Phosphor-Wirkung, also ganz und gar nicht zu Phosphor-Säure zersetzt worden ist, welche höchst verschiedene arzneiliche Wirkungen auf das menschliche Befinden äussert.

**) Nach dem Namen ihres ersten, thätigsten Verbreiters, Mesmer, dankbar so zu benennen.

dem von Zeit zu Zeit eine gutmeinende, kräftige, gesunde Person mit ihren Händen die Hände des schwachen Kranken, mit auf ihn gerichtetem, mitleidigem und möglichst wohlwollendem Gemüthe, ein Paar Minuten lang hält, oder sie auf den geschwächtesten, leidensten Theil seines Körpers auflegt unter Entfernung alles, die Aufmerksamkeit des Kräfte-Mittheilers und des Kranken störenden Geräusches umher oder des Zudrängens Andrer,

Bei langwierig weichem oder dünnem Stuhlgange ist diese Arznei am passendsten.

In Fällen wo die potenzirte Phosphor-Arznei homöopathisch angezeigt war, hob sie auch zugleich folgende, etwa gegenwärtige Beschwerden:

Unheiterkeit; Bänglichkeit beim Alleinseyn; Aengstlichkeit für die Zukunft; Reizbarkeit und Aengstlichkeit; Schreckhaftigkeit; Furchtsamkeit; Reizbarkeit und Aergerlichkeit; Scheu vor der Arbeit; Schwindel verschiedner Art; Betäubungs-Kopfschmerz; Blutdrang nach dem Kopfe; Früh-Kopfweh; Stechen, äusserlich an der Kopf-Seite; Jücken auf dem Kopfe; Ausfallen der Haare; Brennen und Schründen im äussern Augenwinkel; Entzündung der Augen, mit Hitze darin und Drücken, wie von einem Sandkorne; Thränen der Augen im Winde; Thränende, Nachts zuschwärende Augen; Schweres Oeffnen der Augenlider; Trübsichtigkeit; Kurzsichtigkeit; Tages-Blindheit, wo Alles, wie eine graue Decke erscheint; Dunkelheit der Augen bei Kerzen-Lichte; grauer Staar; Glaukom; Schwarzer Schein vor dem Gesichte; Schwarze, vor dem Gesicht schwebende Flecke; Klopfen, Pochen im Ohre; Ohr-Sausen; Schwerhörigkeit für die Menschensprache; Blutschnauben; Nasenbluten; Uebler Geruch aus der Nase; Mangel des Geruchs; Schmutzige Gesichts-Farbe; Röthe und Brennen der Backen; Reissen im Ober- und Unterkiefer, Nachts, beim Liegen; Zahnschmerz, wie unterschworen, früh beim Kauen; Stechender Zahnschmerz, alle Nächte, bis 2 Uhr; Wundheit im innern Munde; Schleim im Munde; Weisse Zunge; Trockenheit im Halse, bei Tag und Nacht; Kratzen und Brennen im Halse; Schründen und Brennen im Halse; Früh, Schleim-Rachsen aus dem Rachen; Schleimiger Geschmack im Munde; Käsiger Mund-Geschmack; Geschmacks-Mangel; Aufstossen; Krampfhaftes Aufstossen; Saures Aufstossen; Hungrige Früh-Uebelkeit;

Lechzen nach Erquickendem; Hunger nach dem Essen; Heisshunger; Nach sauren Genüssen, stets Würmerbeseigen; Uebelkeit nach dem Essen; Weichlichkeit im Bauche nach dem Frühstücke; Hitze und Bangigkeit nach dem Essen; Brennen in den Händen nach dem Essen; Nach dem Essen, Trägheit und Schläfrigkeit; Magenschmerz; Arges Magen-Drücken nach dem Essen mit Erbrechen alles Genossenen; Eine Art Verengerung des obern Magenmundes, die kaum genossene Speise kommt wieder in den Mund herauf; Schmerzhaftigkeit der Herzgrube beim Anfühlen; Wühlen in der Herzgrube; Vollheit im Magen; Aufblähung nach dem Mittag-Essen; Leibweh, früh, im Bette; Mangel an Spann-Kraft im Bauche; Drängen in den Bauch-Seiten; Kollern im Bauche; Knurren im Bauche; Qual von Blähungen; Blähungs-Versetzung; Leistenbruch; Arger Drang vor dem Stuhle; Reissen im Unterleibe, mit vielem Stuhldrange; Allzutrockner Stuhl; Chronische Dünn- und Weichleibigkeit; Blut-Abgang beim Stuhle; Bandwurm-Abgang; After-Jücken; Mastdarm- und After-Aderknoten; Schleimfluss aus dem stets geöffneten After; Spannen in der Harnröhre; Schründen in der Harnröhre beim Harnen; Harn-Brennen; Brennartiges Zucken in der Harnröhre, ausser dem Harnen; Allzustarke Abend-Erektionen; Unablässiger Drang zum Beischlafe; Kraftlose und allzuschnelle Samen-Ergiessung im Beischlafe; Allzuhäufige Pollutionen; Stiche in der Scheide, bis in die Gebärmutter; Regel allzuwenig und wässricht; Bei der Regel, Gähren; Weissfluss.

Stockschnupfen; Lästige Trockenheit der Nase; Steter Schleim-Fluss aus der Nase; Rauhheit der Kehle; Schleim-Auswurf aus der Kehle; Kitzel im Halse, zum Husten; Kitzel auf der Brust; Kitzel-Husten; Chronischer Husten; Husten von Lachen erregt; Husten zum Erbrechen; Husten mit Rohheit und Heiserkeit auf der Brust; Nacht-Husten mit Stichen in der Kehle; Schweres Athmen; Lauter, keichender Athem; Drücken auf der Brust; Schwere in der Brust; Stiche in der linken Brust-Seite, wo es auch bei Berührung sticht; Chronische Stiche in der Seite; Wundbrenn-Schmerz in der Brust; Schmerz unter der linken Brust beim darauf Liegen; Herzklopfen im Sitzen; Zerbrochenheits-Schmerz im Rücken; Genick-Steifigkeit; Dicken Hals; Schmerz des Armes beim Aufheben desselben; Reissendes Stechen in den Armen und Schulterblättern; Hitze der Hände; Zittern der Hände; Ziehschmerz in den Knieen; Zucken in den Waden; Knochen-Geschwulst an den Schienbeinen; Nächtliche Kälte der Füsse; Unterköthigkeits-Schmerz der Sohlen beim Gehen; Rucke in den Füssen, bei Tage und Nachts vor dem Einschlafen; Reissen in den Gliedern; Taubheit der Finger- und Zeh-Spitzen; Gelbe Flecke am Unterleibe und auf der Brust; Braune Flecke am Körper; Verheben; Pulsiren im ganzen Körper; Tages-Schläfrigkeit; Früh - Schläfrigkeit; Spätes Einschlafen; Traumvoller Schlaf; Fürchterliche Träume; Frostigkeit alle Abende, im Bette; Fliegende Hitze; Früh-Schweiss.

Meine Mitbeobachter sind: Medizinal-Rath Dr. *Stapf (Stf.)*; Dr. *Gross (Gr.)*; die Herren DD. *Hartlaub* und *Trinks (Htb. u. Trs.)* in ihrer reinen Arzneimittellehre, und drei Ungenannte: *Bds., Mbn.,* u. *Ng.* ebendaselbst; *(Hg.)* Dr. *Hering;* *(Sr.)* Dr. *Schréter; (Gll.)* Dr. *Goullon.*

Phosphorus, Phosphor.

Grosse Niedergeschlagenheit. (n. 5 T.)
Trübe, verschlossen, nachdenkend. *(Ng.)*
Zu Nichts aufgelegt, träge, verdrossen. *(Ng.)*
Traurig und niedergeschlagen, lange Zeit. *(Ng.)*
5 Traurig und melancholisch, als habe sich unter den Seinen ein Unglücksfall ereignet. (n. 14 T.) *(Ng.)*
Trostlose Grämlichkeit, mit Weinen und Heulen, früh. (n. 5 T.)
Traurig und missmüthig, doch nicht zum Weinen.
Traurig, niedergeschlagen. *(Stf.)*
Betrübte Laune, Niedergeschlagenheit.
10 Traurigkeit in der Dämmerung, einige Abende nach einander, zur gleichen Stunde.
Melancholie.
Die Welt war ihm erschrecklich, nur Weinen konnte ihn erleichtern; bald darauf gänzliche Abgestumpftheit und Gleichgültigkeit.
Gemüthliche Melancholie und heftiges Weinen, gegen Morgen, beim Erwachen aus einem Wehmuth erregenden Traume; er konnte das Weinen nicht stillen, noch sich beruhigen und jammerte noch über eine Viertelstunde lang. *(Htb.)*
Trübe Stimmung und sehr empfänglich für Gemüths-Bewegungen, vorzüglich für Bangigkeit (die ganze Zeit hindurch. *(Htb.)*
15 Traurig, bang, kleinmüthig. *(Ng.)*
Angst, (*Voigtel*, Arzneimittellehre.)
Bangigkeit, als sey ihr leid um Etwas, öfterer wiederkehrend. *(Ng.)*
Aengstlichkeit und Hitze im Kopfe, mit heissen, rothen Hän-

den, öfters wiederkehrend und im Stehen scheinbar erleichtert. *(Ng.)*
Aengstliche Beklommenheit.
20 Angst zuweilen, Abends, wie zum Sterben. (d. 1sten Tg.)
Bangigkeit, wie Ahnung von Unglück.
Viel Beängstigungen, Abends. (n. 8T.)
Aengstlich besorgt, wegen unglücklichen Ausgangs ihrer Krankheit.
Angst und innere Unruhe, ohne erdenklichen Grund.
25 Aengstlichkeit und Unruhe, mit viel Stirn-Schweiss und Hitze im Kopfe.
Unruhe im Kopfe, Vormittags. *(Ng.)*
Unruhe. *(Voigtel.)*
Unruhig bei Gewittern.
Grosse Unruhe. (n. 2T.)
30 Furchtsamkeit und Grauen, Abends.
Grausige Furchtsamkeit, Abends spät, als sähe aus jedem Winkel ein grässliches Gesicht hervor.
Grosse Aengstlichkeit und Reizbarkeit beim Alleinseyn.
Aengstlichkeits-Anfälle, wie unter der linken Brust, was sie so peinigt, dass sie am ganzen Körper zittert, dabei zuweilen bittres Aufstossen und Herzklopfen.
Lebens-Ueberdruss.
35 Ueberempfindlichkeit aller Sinne, besonders des Gehöres und Geruches.
Sehr schreckhaft.
Missvergnügt und unentschlossen.
Misslaunig.
Sehr übler Laune, beim besten Befinden.
40 Sehr unaufgelegt. *(Ng.)*
Missmüthige Stimmung. *(Bds.)*
Ueble Laune und Verdriesslichkeit. *(Ng.)*
Missmüthig über seine Gesundheit.
Mürrisch, jeder Gegenstand, besonders Menschen und Geräusch, sind ihm sehr zuwider.
45 Mürrisch und träge.
Höchst unzufrieden.
Reizbar und ärgerlich.
Sehr zum Aerger reizbar.
Sehr ärgerlich, Vormittags.
50 Sehr ärgerlich und kann das Aergerliche nicht vergessen.
Grosser Aerger, vor dem Mittag-Essen, über die geringste

Phosphorus.

Kleinigkeit; drauf Gefühl von Hitze, dann Drücken im Magen; darnach Uebelkeit mit vieler Gesichts-Hitze und gänzlichem Verluste der Esslust.

Grosser Aerger auf geringe Veranlassung, mit kalten Händen, Hitze im Gesichte und Herzklopfen.

Aergerlicher, als jemals.

Aerger über jede Kleinigkeit, dass er ausser sich ist.

55 Sehr leicht konnte sie sich ärgern.

Grillich, empfindlich. *(Stf.)*

Grosse Gereiztheit des Gemüthes.

Hypochondrisch.

Wenn er an Unangenehmes denkt, überfällt ihn eine Art Bangigkeit, wovon die Empfindung am meisten in der Herzgrube ist.

60 Wenn sie einen Gedanken recht lebhaft auffasst, überfällt sie eine Hitze, als wäre sie mit heissem Wasser übergossen.

Von unangenehmer Veranlassung geräth sie in Angst, mit Furcht und Aerger gemischt und wird zum Weinen geneigt.

Sehr reizbar von Gemüthe, jedes Wort nimmt sie hoch auf und wird kleinmüthig davon.

Schon ein kleiner Aerger greift ihn sehr an.

Aufgebracht über jede Kleinigkeit.

65 Sie kommt beim Aerger in wüthenden Zorn und Bosheit.

Aufgebracht und zornig, fast ohne Ursache.

Jähzornig mitunter.

Hartnäckig. *(Stf.)*

Menschen-Hass.

70 Zärtlichkeit, (Nachwirkung.)

Erhöhung des Gemein-Gefühls. *(Jahn, Mat. med.)*

Erhöhte Munterkeit in den ersten Tagen. *(Kortum,* in Hufel. Journ.)

Sehr aufgelegt, besonders Nachmittags. *(Ng.)*

Lustig, gutgelaunt, sie singt und trällert. *(Ng.)*

75 Heiterkeit. *(Jahn.)*

Freiheit des Geistes, wohlgemuthet, mit angenehmer Wärme im ganzen Körper, besonders an den Händen, die ganz roth sind von Blut-Andrang; es ist ihm Alles heller. (d. 2. T.) *(Ng.)*

Krampfhaftes Lachen und Weinen.

Sie muss wider Willen lachen, während sie traurig ist.

Gewöhnlich Abends so lebhafte Phantasie, dass schon die Vorstellung widriger Dinge ihr Schauder erregt.

80 Schamlosigkeit; sie entblösst sich und will nackt gehen, wie wahnsinnig.
Grosse Gleichgültigkeit gegen Alles.
Gleichgültig gegen ihr sonst geliebtes Kind.
Zur Arbeit unaufgelegt und unheiter, doch ohne Kopf-Befangenheit.
Zerstreut, früh, obschon er Neigung zur Arbeit hat.
85 Vergesslich und düselig.
Vergesslich und dummlich, dass er etwas ganz anders thut, als er will.
Langsamer Ideen-Gang, Gedanken-Leere. *(Stf.)*
Zuströmen von Gedanken, die sie schwer ordnen kann.
Delirirende Phantasieen im Schlummer und im Wachen, als sey sie auf einer entfernten Insel, habe grosse Geschäfte, sey eine vornehme Dame u. s. w.
90 Allgemeine leichte Eingenommenheit des Kopfes. *(Mbn.)*
Eingenommenheit des Kopfes nach dem Essen. *(Bds.)*
Starke Eingenommenheit des Kopfes und Schwindel zum Niederlegen. *(Mbn.)*
Eingenommener, trüber Kopf. (n. 4 T.)
Schmerzhafte Düseligkeit, acht Morgen nach einander.
95 Düselig, früh, nach dem Erwachen, so sehr, dass sie aus dem Bette geführt werden musste.
Düselig, Abends im Bette.
Düselig im Kopfe, wenn sie sich bewegte.
Düseligkeit mit argem Kopfschmerze, Schauder und Frost, ohne Durst, abwechselnder Hitze im Kopf, Schauder und Uebelbehagen des ganzen Körpers. (n. 36 St.)
Wie dumm und verdutzt, viele Tage lang.
100 Eingenommenheit und Schwere im Vorderkopfe, der Kopf will vorwärts fallen; in der kühlen Luft und durch Stirn-Runzeln vermindert, im Zimmer wiederkommend und durch Bücken vermehrt. *(Ng.)*
Dummliche Kopf-Eingenommenheit, mehr am Ober- und Vorderkopfe. *(Ng.)*
Düsterheit des Kopfes. *(Bds.)*
Düsteres, unbehagliches Gefühl, früh, nach dem Aufstehen. *(Htb.)*
Langdauernde Düsterheit im Kopfe, wie nicht ausgeschlafen. *(Ng.)*
105 Er kann sich früh, beim Aufstehen gar nicht besinnen, der

Kopf ist schwindlicht, schwer und schmerzt, als hätte er die Nacht zu tief mit dem Kopfe gelegen.
Wie betäubt, wenn sie Nachts erwacht.
Besinnungslosigkeit, als könne er keinen Gedanken fassen, mit Kopfschmerz.
Schmerzhafte Betäubung des Kopfes, früh, beim Erwachen, die erst eine Weile nach dem Aufstehen vergeht.
Schwäche im Kopfe; wenn er worüber nachdenkt, thut ihm der Kopf weh.
110 Grosse Schwäche im Kopfe, dass sie keinen Ton auf dem Klaviere vertragen konnte.
Schwäche im Kopfe; vom Lachen, von stark Auftreten, oder beim Ausdehnen der Glieder, ein Klopfen und Schlagen im Kopfe, besonders stark nach längerem Sitzen.
Leichte Betäubung und Kopfschmerz zwischen den Augen in der Stirne, nach dem Mittag-Essen vergehend, eine Stunde drauf aber wiederkehrend, und bis Abend anhaltend. (*Htb.*)
Schwindel. (*Bds.*)
Schwindel, mit Eingenommenheit oder Betäubung des Kopfes, als wenn die Besinnung ihr entgehen wollte, zuweilen beim Eintritt aus dem Freien in die warme Stube. (*Ng.*)
115 Schwindel beim Aufstehen vom Sitze. (*Ng.*)
Schwindel mit Schwarzwerden vor den Augen. (*Ng.*)
Schwindel, dann Uebelkeit und niederdrückender Schmerz in der Mitte des Gehirns, mit Betäubung und Gefühl als sollte er umfallen; früh und nach dem Mittag-Essen; drauf Nachmittags, Uebelkeit, Soodbrennen, rothes Gesicht und Gefühl, als sässe ihr etwas im Halse; mit Traurigkeit und Weinen ohne Ursache; Abends florig vor den Augen und Jücken am Augenlide. (*Mbn.*)
Schwindel-Gefühl, Nachmittags, als werde der Stuhl, auf dem er sass, viel höher und als sähe er von oben herab; drauf hypochondrische Stimmung mit Schläfrigkeit und Mattigkeit, bis Abends gegen 9 Uhr. (*Htb.*)
Schwindel zum Umfallen, früh, nach dem Aufstehen. (*Sr.*)
120 Schwindel, früh, beim Aufstehen aus dem Bette.
Schwindel, früh, immer steigend, wie ein schweres Niederdrücken vorn im Kopfe, mit ohnmachtartiger Uebelkeit, und beim Bücken, Schwarzwerden vor den Augen, mit vielem Niesen, bis Abends; im Freien gemindert. (u. 7 T.)

Schwindel, Vormittags, auch auf dem Spaziergange ging Alles mit ihr herum; sie taumelte und hatte keinen festen Schritt.

Drehend im Kopfe, Abends, beim Liegen im Bette: sie konnte nicht liegen, sondern musste sich aufrichten, dann erfolgten 4 Durchfallstühle mit argem Schüttelfroste und hierauf starke Hitze und Schweiss, über und über.

Schwindel-Anfall, als wenn es ihn herumdrehe; er fand sich darauf in einer Stellung mit ausgespreizten Armen, als hätte er wollen nach Etwas greifen, um sich anzuhalten.

125 Kurzer, aber heftiger Schwindel, Abends, 10 Sekunden lang.

Starker Schwindel, Abends, beim Gehen; es ging Alles mit ihr herum; beim Stehen liess es nach und kam im Gehen wieder.

So heftiger Schwindel, Mittags, dass er vom Stuhle fallen wollte.

Schwindel, oft, Mittags, dass er sich beim Ausgehen sehr zusammen nehmen musste, um nicht zu fallen.

Schwindel beim Aufstehen vom Mittag-Essen. (n. 9 T.)

130 Schwindel-Anfall, alle Tage nach Tische, dass er nicht recht weiss, ob er bei sich ist.

Schwindel, mehrmals des Tages, sie taumelte beim Gehen, wie trunken, an die Leute an.

Schwindel, beim Schliessen der Augen, als drehe sie sich immer rund herum.

Schwindel beim Bücken, mit Frostigkeit und Uebelkeit, von Zeit zu Zeit.

Schwindelartiger Zufall, wenn sie sich einmal herum drehte, wusste sie nicht, wo sie war, so auch nach Bücken, Vormittags.

135 Schwindel mit Kopfschmerz und viel Speichel-Zufluss; sie musste viel ausspucken, drei Tage lang.

Kopfschmerz, im Liegen, mit Uebelkeit, und als er verging, eine Art Schwindel.

Heftiger Kopfschmerz vom Bücken (im Freien). (n. 11 T.)

Kopfweh über dem linken Auge, mit fliegenden Flecken vor dem Gesichte. (*Goull.*)

Kopfschmerz beim Nachdenken, Abends. (*Ng.*)

140 Kopfschmerz bei der geringsten Aergerniss.

Kopfweh, früh, beim Anfange des Gehens, und bei andern kleinen Bewegungen erneuert.

Kopfweh in der Stirn, über den Augen, weckt sie alle Morgen, und vergeht nach dem Aufstehen aus dem Bette allmählig, 21 Tage nach einander.

Kopfweh, das gleich nach dem Niederlegen ins Bett anfängt, zwei Abende nach einander.

Kopfschmerzen, Nachts, nach abendlicher Uebelkeit.

145 Heftiger dumpfer Kopfschmerz mit Uebelkeit, Aufstossen und Wasserzusammenlaufen im Munde. (*Mbn.*)

Dumpfer Schmerz in der linken Kopf-Hälfte. (*Ng.*)

Dummlicher Kopfschmerz in der Stirn, mit Hitze. (*Ng.*)

Dummlicher Kopfschmerz und üble Laune, früh, beim Erwachen und nach dem Aufstehen. (d.2.T.) (*Ng.*)

Dumpfer, betäubender Kopfschmerz, (oben auf dem Scheitel.) (*Ng.*)

150 Dumpfer Kopfschmerz, wie nach Nacht-Schwärmerei. (*Ng.*)

Heftiges Taubheits- und Düseligkeits-Gefühl mit drückendem Schmerze im Kopfe, Unfähigkeit und Unaufgelegtheit zur Arbeit, besonders zu geistiger, und Schläfrigkeit; nach ruhigem Liegen in halbem Schlafe fast ganz gebessert, doch bald nach dem Aufstehen und Bewegen wieder anfangend, mit Gefühl, als wenn kein Zusammenhalt im Kopfe wäre, und mit Wundheits-Schmerz einzelner Kopf-Stellen beim Befühlen, mehrere Tage lang. (*Htb.*)

Wüstheits-Kopfschmerz, wie bei bevorstehendem Schnupfen.

Schwere, Kraftlosigkeit und Wüstheit des Kopfes, früh.

Schwere des Kopfes; er sieht, wie durch Flor.

155 Grosse Schwere des Kopfes. (n. 18 T.)

Schwere des Kopfes. (d.1.T.) (*Ng.*)

Vollheit des Kopfes mit Verstopftheit der Ohren, ohne Gehör-Verminderung, ausser beim Schlingen. (*Ng.*)

Voll und wüste im Kopfe.

Vollheit im Gehirne, nicht als wäre es mit Blut angefüllt, und ohne das Denken zu hindern.

160 Zerschlagenheits-Schmerz, oder wie zertrümmert, im Gehirne, von Nachmittag bis Abends zum Einschlafen, worauf es im Schlafe vergeht.

Drückendes Kopfweh hier und da, was in einen Schmerz ausartet, als wäre das Gehirn auf seiner Oberfläche zertrümmert und zerschlagen.

Drücken, welches im Kopfe hin und her fährt.

Drückender Kopfschmerz in der Stirne, bis in die Augen, als sollten sie herausgepresst werden.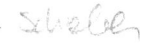

Drückender Kopfschmerz in der Stirn, Abends.
165 Drückender und kneipender Kopfschmerz.
Drückender Kopfschmerz in der Stirne über den Augen, zwei Tage nach einander, von früh bis in die Nacht, mit Wühlen oben auf dem Kopfe. (n. 4 T.)
Drückendes Kopfweh, oder wie Wüstheit, mit Rucken im Kopfe, oder reissend, alle Morgen; beim Erwachen, durch Bewegung verschlimmert.
Drückender, halbseitiger Kopfschmerz, der beim Gehen im Freien verschwindet (sogleich).
Drückendes Kopfweh hie und da auf der Oberfläche des Gehirns im Scheitel.
170 Drückendes Kopfweh, abwächselnd in den Schläfen und im Oberkopfe, mit Vollheits-Gefühle im Gehirne, doch nicht, wie von Blut-Anhäufung. (n. 2 St.)
Drücken vom rechten Vorderkopfe, bis über das Auge. *(Ng.)*
Drängen im Vorderkopfe, nach der Nasenwurzel zu. *(Ng.)*
Herauspressender Kopfschmerz über den Augen, als sollte die Stirn herausfallen, mehr äusserlich. (n. 24 St.)
Schmerz, als sollte der Kopf zerspringen, so heftig, dass sie laut weinte, von früh 6 Uhr, bis Abends nach dem Niederlegen. *(Ng.)*
175 Zusammenschnürender Kopfschmerz, einen Tag um den andern.
Ziehend drückender Schmerz in beiden Schläfen. *(Stf.)*
Ziehend drückendes Kopfweh, bald auf der rechten, bald auf der linken Seite, mit Eingenommenheit. *(Ng.)*
Ziehender Schmerz auf einer kleinen Stelle der rechten Kopf-Seite, Abends. *(Ng.)*
Ziehender Kopfschmerz, früh, gegen 12 Uhr in eine Art Schwindel mit Flackern vor den Augen übergehend, nach dem Essen verschwindend, um 2 Uhr aber wiederkehrend, mit raschem Blut-Umlaufe, Heiterkeit und Aufregung des Geistes; Abends darauf ungewöhnliche Müdigkeit und Abspannung, mit Unfähigkeit zu aller Arbeit. *(Htb.)*
180 Krampfhaftes Ziehen unter dem Scheitel, mit Stichen in den Schläfen.
Reissen in der Stirn. *(Ng.)*
Heftiges Reissen im Oberhaupte, bis gegen das Jochbein, Nachmittags im Sitzen. *(Ng.)*
Reissen in den Schläfen, Schwindel im Vorderkopfe, und Klopfen mit Stechen auf dem Scheitel. *(Ng.)*

Phosphorus.

Reissen in beiden Schläfen, nach darauf Drücken, kurz gemindert, aber fast sogleich heftiger wiederkehrend. (*Ng.*)
185 Reissen, oben in der rechten Kopf-Seite, als würde sie bei einem Haare gezogen, im Sitzen. (*Stf.*)
Leichtes Reissen im Kopfe, besonders über dem rechten Auge. (*Htb.*)
Heftiges Reissen in der rechten Kopf-Seite, nach oben, Abends, im Sitzen. (*Ng.*)
Bei heftigem Reissen im Kopfe, Stechen in der rechten Bauch-Seite, im Sitzen. (*Ng.*)
Oefteres Zucken, oben in der linken Schläfe, und darauf Ziehen nach der Stirn-Seite, nach dem Mittag-Essen. (*Ng.*)
190 Periodischer zuckend klopfender Kopfschmerz in der Nasenwurzel, 8 Tage hindurch, jedesmal um die 9te Stunde, auch in die Nase und die Augen gehend, um Mittag am heftigsten, wo sie sich erbrach. (*Sr.*)
Graben und Wühlen im Kopfe von Zeit zu Zeit, mit Dummlichkeit, den ganzen Tag, mehr gegen die rechte Seite zu und nach der Nase herabstrahlend, bei Bewegung und Ruhe und nur an kühler Luft vermindert. (*Ng.*)
Mit Stichen periodisch vermischter Schmerz im Vorder-Kopfe, besonders in der linken Seite, mehr Nachmittags und Abends. (*Htb.*)
Stiche, zuweilen brennend, in der Stirn-Gegend, auf dem Scheitel, in den Kopf-Seiten, in das linke Oberhaupt hinein, und in den Schläfen, zuweilen mit Gefühl, als zöge man sie bei den Haaren, oder auch, als sollte der Kopf springen, mitunter nach dem Mittag-Essen, oder früh, meist im Sitzen und durch Reiben zuweilen vergehend. (*Ng.*)
Stiche in der linken Kopf-Hälfte. (*Htb.*)
195 Reissende Stiche in verschiedenen Theilen des Kopfes. (n. 5 W.) (*Htb.*)
Stiche in der rechten Schläfe, Abends. (n. etl. St.)
Einzelne Stiche im Kopfe, Abends. (n. 5 St.)
Stiche in den Schläfen, Abends, mit Schmerz im ganzen Kopfe.
Stiche an einzelnen Stellen des Kopfes, besonders Abends.
200 Stechen in der rechten Kopf-Seite, mehrere Tage.
Stiche im Hinterkopfe.
Stiche wie von Nadeln im Wirbel des Kopfes.
Erst Stechen und Drücken im Hinterkopfe, dann arges Pochen in der Stirne.

Klopfen im Scheitel, auch in der linken Kopf-Seite, besonders am Hinterhaupte. *(Ng.)*
205 Pochender Schmerz in den Schläfen, oft zu halben Stunden.
Pulsiren im Kopfe, früh, beim Erwachen.
Pochen im Kopfe, beim Liegen.
Pochender Schmerz, oben in und auf dem Kopfe, vorzüglich beim Kauen und bei Berührung schmerzhaft.
Klopfen und Nagen im rechten Seitenbeine, wie im Knochen, Abends. *(Ng.)*
210 Pulsirender Schmerz in der rechten Kopf-Seite, tief im Gehirne, Abends. *(Ng.)*
Hämmern und Stechen auf dem Scheitel, von vorn herkommend. *(Ng.)*
Schüsse aus der Kopf-Seite nach der Nasenwurzel und dem rechten Handballen. *(Ng.)*
Rucke im Vorder-Kopfe, als würden Blei-Stücke im Gehirne geschüttelt.
Mehrere Stösse im Kopfe, besonders während des mühsamen Stuhlganges.
215 Blutdrang nach dem Kopfe, *(Kortum. — Voigtel.)*
Leichtes Blutwallen nach dem Kopfe, gegen Abend. *(Htb.)*
Blutdrang nach dem Kopfe, der nicht auszuhalten war. *(Weigel*, Diss. inaug. d. phosph. us.)
Blutdrang nach dem Kopfe, mit brennender Hitze und Röthe des Gesichtes, im Sitzen. *(Ng.)*
Summen und Brummen im Kopfe, fast den ganzen Tag. *(Ng.)*
220 Sumsen im Kopfe. (n 2 St.)
Arges Brausen im Kopfe, meist im Sitzen.
Kitzeln im Kopfe. *(Ng.)*
Vorübergehender kriebelnder Kopfschmerz in der Stirn. *(Gr.)*
Viel Hitze und Hitz-Gefühl im Kopfe, besonders in der Stirn und im Gesicht, (wie auch an den Händen), zuweilen mit Klopfen im Kopfe, zuweilen (vom Rücken) aufsteigend, und mit unter an freier (kühler) Luft vergehend. *(Ng.)*
225 Hitze im Kopfe, dann im ganzen Leibe und auch an den Füssen, als wenn Schweiss ausbrechen wollte, eine Stunde nach dem Mittag-Essen. *(Ng.)*
Hitz-Aufsteigen von der Brust in den Kopf und ganzen Leib, beim (Suppe-) Essen, mit Gefühl, als wolle Schweiss ausbrechen. *(Ng.)*
Hitz-Gefühl im Kopfe und Herumgehen darin, wie von einem fremden Körper. *(Ng.)*

Phosphorus.

Brennender Kopfschmerz in der Stirn-Gegend, zuweilen mit Uebelkeit. (*Ng.*)
Brennender Kopfschmerz in der Stirn.
230 Kälte der linken Kopf-Seite, mit Schmerz, tief im Ohre.
Kühle im Kopfe und Körper wechseln öfters mit Hitze an denselben ab. (n. 2 St.) (*Ng.*)
Gefühl, als wenn ihm das Gehirn erstarrte, beim Aufenthalte im Freien.
Im Freien ist ihr leichter im Kopfe. (*Ng.*)
Nach dem Mittag-Essen, bei Gehen im Freien sind die Kopfschmerzen, bis auf Etwas Wüstheit und Verstopfung der Ohren, fast verschwunden, sie erneuern sich aber in der warmen Stube bald wieder. (*Ng.*)
235 Aeusserliche Empfindlichkeit und Zucken am Scheitel, als wenn sie Jemand bei den Haaren zöge. (*Ng.*)
Bohren und Klopfen in der rechten Seite der Kopf-Haut, im Sitzen. (*Ng.*)
Brenn-Schmerz äusserlich am Kopfe; er war heiss anzufühlen, ohne erhöhte Wärme des übrigen Körpers, dabei Appetitlosigkeit und Niederliegen. (n. 9 T.)
Reissend ziehender Schmerz auf beiden Kopf-Seiten, mit Schmerz der Haare bei Berührung, welcher Abends entsteht und die Nacht durch sich vermehrt. (d. 3. T.)
Schmerz auf dem Scheitel, wie blutrünstig.
240 Leichtes Verkälten am Kopfe.
Druck an einzelnen Kopf-Stellen, als wären Knoten unter der Haut.
Glänzende, doch nicht entzündete, schmerzlose Geschwulst an der Stirne, mit den heftigsten Kopfschmerzen über den Augen.
Drücken auf dem Haarkopfe, im Gesichte und am Halse.
Arges Jücken auf dem Haarkopfe.
245 Viele Schuppen auf dem Haarkopfe, die zuweilen jücken. (n. 8 T.)
Jückende Bückelchen auf dem Haarkopfe, bei Berührung wie Blutschwäre schmerzend.
Der Kopf-Ausschlag schründet, und beisst bei wenigem Jücken.
Die Haare fallen häufig aus. (d. ersten Tage.)
Haar-Ausfallen, die Haarwurzeln sind wie vertrocknet. (*Gr.*)
250 Ein Fleck über dem Ohre wird kahl. (n. 12 T.)

Gefühl, als wenn die Haut an der Stirn zu eng wäre, mit Aengstlichkeit, viele Tage. (n. 3 St.)
Krampfhafter Zusammenzieh-Schmerz oben auf dem Kopfe, Nachmittags und Abends. (n. 5 T.)
Am ganzen linken Kopfe, ein kalter, krampfhafter Schmerz.
Um die Augen Kitzel der Beinhaut.
255 Wühlender Schmerz in den Augen.
Schmerz der Augenlid-Ränder.
Druck in den obern Augenlidern.
Drücken in den Augen.
Druck und Schwere auf den Augen, wie Neigung, zu schlafen.
260 Drücken in den Augen, mit Trübheit.
Stumpf drückender Schmerz in der Augenhöhle.
Drücken in den Augen, wie Sand. *(Gll.)*
Drücken und Stechen in den Augen, sie sind trüb und blöde.
Die Augäpfel schmerzen, wie gedrückt, Sehen mehrt den Schmerz.
265 Drücken und Brennen in den Augen, zwei Tage lang.
Spannen in den Augen. *(Ng.)*
Ein Stich und Riss in den rechten Augapfel hinein, Nachmittags, im Sitzen.
Stechen und Trockenheit in den Augen. *(Ng.)*
Stiche im linken Auge, und am untern Lide ein Gerstenkorn.
270 Stechen hinter den Augen.
Feines Stechen in den innern Augenwinkeln, im Freien schlimmer, früh. *(Ng.)*
Jücken in den Augenlidern, öfters am Tage.
Jücken in den Augen.
Empfindung im rechten, äussern Augenwinkel, als wäre Scharfes, Salziges, Beissiges darin, ohne Röthe. *(Stf.)*
275 Beissen und Trockenheit der Augen, beim Lesen.
Beissen im linken Auge. (n. 3 St.) *(Ng.)*
Blutdrang nach den Augen, er fühlt die Augäpfel, doch nicht unangenehm. *(Gr.)*
Jücken im linken Auge, durch Reiben vergehend. *(Ng.)*
Brennen am Augapfel, $\frac{1}{2}$ Minute lang.
280 Brennschmerz im Auge und umher.
Brennen in den obern Augenlidern. (n. 3 St.) *(Bds.)*
Erhitzte Augen und Brennen darin, öfters des Tages, zu 4, 5 Minuten lang.
Entzündung der Augen. (n. 27 T.)

Phosphorus.

Entzündung der Augen, mit Brennen und Jücken darin. (n. etl. St.)
285 Entzündung der Augen, mit Stichen. *(Hg.)*
Entzündung des rechten Auges, während das linke schwach war.
Entzündung und Röthe des Auges, mit Jücken und drückendem Schmerze.
Röthe des Augen-Weisses, mit Jücken und Schründen, und vielem Ausflusse brennenden und schründenden Wassers. *(Mbn.)*
Röthe der Bindehaut, mit Gefühl, als sey Etwas in das Auge gekommen, was zu stetem Wischen und Reiben nöthigte. *(Mbn.)*
290 Röthe, Entzündung, Geschwulst und Zugeschworenheit des rechten Auges, mit Brennschmerz, zwei Tage lang.
Gelbheit des Weissen im Augen. *(Weickard* bei *Bouttaz,* über den Phosphor.)
Geschwulst des rechten, obern Augenlides, mit Jücken und Drücken.
Eine Art Luft-Geschwulst des rechten obern Augenlides.
Geschwulst des linken Augenlides, mit Schmerz des Augenhöhl-Knochens beim Anrühren.
295 Eine Beule am Rande der Augenhöhle.
Trockenheit der Augen, bald vergehend. *(Ng.)*
Trockenheit der Augen, früh, beim Erwachen. *(Ng.)*
Trockenheits-Gefühl in den Augen.
Thränen der Augen, früh, bei der Arbeit, und Trübheit derselben. (n. 4 T.)
300 Thränen der Augen, sehr leicht, in freier Luft.
Thränen der Augen. *(Stf.)*
Arges Thränen der Augen, selbst Nachts.
Thränen, Beissen und Schleim im rechten Auge, Abends.
Wässrigkeit und Trübheit der Augen beim Lesen. *(Ng.)*
305 Wässern der Augen in der warmen Stube. *(Ng.)*
Ankleben der Augenlider an die Augen, vor Wässrigkeit. *(Ng.)*
Zugeschworne Augen, früh, beim Erwachen, und schwieriges Oeffnen. *(Ng.)*
Zugeschworenheit der inneren Augenwinkel, früh.
Zugeschworenheit der Augen, früh, mit Brennen und Stechen darin und floriger Trübsichtigkeit.
310 Zugeschworenheit der Augen, früh; mit Eitern und Thränen am Tage.

V.

Fippern der Augenlider und äussern Winkel des linken Auges, sehr oft wiederkehrend. (*Gr.*)
Sehr verengte Pupille. (*Sr.*)
Schwache, matte, schläfrige Augen.
Vorzüglich früh, beim Erwachen, grosse Schwäche der Augen, die sich beim Aufstehen etwas bessert. (n. 5 T.)
315 Vergehen der Augen beim Lesen. (*Ng.*)
Neigung, nur mit einem Auge zu sehen.
Kurzsichtigkeit, die Umrisse entfernter Dinge sind wie verwaschen.
Sie muss die Dinge nahe halten, wenn sie Etwas deutlich sehen will; in der Entfernung sieht sie Alles wie im Rauche, oder wie durch Flor; doch kann sie auch beim nahe Halten das deutliche Sehen nicht lange aushalten; besser kann sie sehen, wenn sie die Pupillen durch Beschattung der Augen mit darüber gehaltener Hand erweitert.
Früh, in der Dämmerung, sieht er deutlicher, als am Tage.
320 Er sieht Alles, wie durch einen Flor, mit einigem Verluste des Bewusstseyns.
Die Augen sind sehr finster, er sieht wenig. (*Sr.*)
Jählinges Erblinden öfters und wie eine graue Decke vor den Augen. (*Sr.*)
Wie schwarzer Flor vor dem rechten Auge.
Dunkle Körper und Flecken vor den Augen. (*Ng.*)
325 Schwarze, vorüberziehende Punkte vor den Augen.
Grosse, schwarze, vor den Augen schwebende Flecke, nach dem Essen.
Zittern der Gegenstände vor dem Gesichte, früh beim Erwachen; sie schienen nur ungewisse Umrisse zu haben.
Flimmern vor den Augen und Sausen im Kopfe.
Funken vor den Augen, im Dunkeln.
330 Grüner Schein um das Kerzen-Licht, Abends.
Empfindlichkeit der Augen gegen Kerzen-Licht, Abends.
Am Tages- und Kerzen-Lichte schmerzen die Augen beim Lesen.
Blenden der Augen vom Tages-Lichte. (*Sr.*)
Ohren-Zwang.
335 Drücken in beiden Ohren.
Drücken vor beiden Ohren, in der warmen Stube, in der Kälte vergehend. (*Ng.*)
Empfindlicher Ziehschmerz in beiden Ohren.
Dumpfziehender Schmerz am Ohrläppchen.

Phosphorus.

Reissen im rechten Ohre, auch Vormittags, im Sitzen. *(Ng.)*
340 Schmerzhaftes Reissen, gleich unter dem rechten Ohre, im Sitzen, durch Reiben vergehend. *(Ng.)*
Fürchterliches Reissen und Stechen im Ohre und rings umher im Kopfe, dass derselbe hätte zerspringen mögen.
Zucken im linken Ohre. *(Ng)*.
Ein heftig zuckender Stich aus dem linken Ohre in das Ohrläppchen, im Sitzen. *(Ng.)*
Starke Stiche, tief in beiden Ohren. *(Bds.)*
345 Stechen im rechten Ohrläppchen. *(Ng.)*
Häufige sehr empfindliche Nadelstiche am rechten äussern Gehörgange. *(Ng.)*
Stechen im Ohre.
Schmerz im rechten Ohrläppchen, wie ein starker Druck mit der Hand, und solche Empfindlichkeit, dass sie kein Tuch daran leiden konnte, Abends vergehend. *(Ng.)*
Starkes Jücken im Ohre.
350 Pulsiren im Ohre, nach schnell Gehen.
Heftig stechendes Klopfen hinter dem Ohre, am Läppchen. *(Ng.)*
Hitze und Röthe des Ohres.
Feuchten des innern Ohres.
Trockenheits-Gefühl im Ohre, mit und ohne Sausen.
355 Blüthchen im Ohre, mit Stechen. *(Hg.)*
Bläschen brennenden Schmerzes in der Ohrmuschel.
Bläschen-Ausschlag hinter den Ohren.
Die Ohr-Drüse macht lästiges Spannen, vorzüglich beim Bücken, und schmerzt beim Befühlen.
Brennen zuweilen in der Ohr-Drüse.
360 Starkes Wiederhallen in den Ohren, früh.
Fremde und eigne Worte schallen stark in den Ohren, wie ein Echo. *(Gr.)*
Nachklingen jedes Tones, den Jemand vernehmlich spricht, in derselben Höhe und Tiefe.
Dröhnen im Kopfe, beim stark Sprechen, dass er sich nicht getraute, laut zu reden.
Es setzt sich zuweilen Etwas vor das rechte Ohr.
365 Es legt sich fast beständig Etwas vor die Ohren. *(Ng.)*
Es schiesst ihr plötzlich ins linke Ohr, und dann brauset es drin; dann bald Schwerhörigkeit, bald Ausfluss gelber Feuchtigkeit, mehrere Wochen lang; nach äusserm Drucke auf das Ohr hört sie auf Augenblicke besser. *(Gr.)*

Starkes Sausen vor den Ohren. (n. 23 T.)
Sumsen in den Ohren, als wäre ein Flor darüber gezogen.
Lauten und Klingen im linken Ohre.
570 Beständiges Singen vor den Ohren, beim Liegen stärker.
Schwerhörigkeit, mit Gefühl, als sey ein fremder Körper im Ohre.
Beständiges Wuwwern in beiden Ohren. (*Ng.*)
In der Nase, starker Schmerz, Vormittags.
Vollheits-Gefühl in der Nase. (*Ng.*)
575 Drückendes Gefühl in der Nase, wie beim Schnupfen. (*Ng.*)
Jücken und Kitzeln in und an der Nase, auch nach dem Mittag-Essen. (*Ng.*)
Jücken der Nase.
Oefteres Jücken im linken Nasenloche, früh. (*Ng.*)
Wundheits-Schmerz beider Nasenlöcher, auch beim Befühlen.
580 Bläschen im rechten Nasenloche, nur beim Befühlen brennend. (*Ng.*)
Dunkle Röthe eines Nasenflügels, mit schründendem Schmerze beim Befühlen.
Innere Nasen-Entzündung, mit Trockenheits-Gefühl und langsamem Bluten der Nase.
Geschwulst der Nase beim Schnupfen.
Geschwulst der Nase, die bei Berührung schmerzt.
585 Geschwürige Nasenlöcher (böse Nase).
Jücken und Blüthchen an der Nase. (*Hg.*)
Im rechten Nasenflügel ein schmerzhaftes Blüthchen. (*Sr.*)
Bläschen in der Nase und um dieselbe herum, so dass sie fast entzündet ist. (*Htb.*)
Viel Sommersprossen auf der Nase, früh, nach nächtlicher, erhitzender Bewegung. (n. 12 T.)
590 Pfropfe in der Nase. (*Hg.*)
Häutiges Gerinnsel in der Nase, ohne Jücken und Verstopfung. (*Hg.*)
Jücken der Nase, und Bluten nach dem Reiben. (*Hg.*)
Bohren in der Nase, bis Blut kommt. (*Hg.*)
Blutige Streifen im Nasen-Schleime.
595 Einige Tropfen Blutes kommen aus der Nase.
Bluten der Nase. (sogleich, auch n. 17 T.)
Starkes Nasenbluten, Abends. (n. 7 T.)
Oefteres und starkes Nasenbluten.
Sehr starkes Nasenbluten. (n. 24 T.)
600 Nasenbluten vorzüglich beim Stuhlgange.

Phosphorus.

Oefteres Blut-Schnauben.

Oefteres Blut-Schnauben, früh, mit gelbem Schleime aus der Nase.

Schärferer Geruch, besonders widrig riechender Dinge. (*Gr.*)

Geruch vorzüglich fein beim Kopfschmerze.

405 Gesichts-Blässe. (*Brera*, bei *Voigtel.*)

Jählinge, auffallende Blässe im Gesichte, mit Frostigkeit, Bauchweh und Kopfschmerzen. (n. 12 T.)

Blasse, kranke Gesichts-Farbe. (n. 8 T.)

Blässe des Gesichtes, eingefallene, blaurandige Augen. (d. 2. T.) (*Htb.*) — Scholer

Eingefallenes, erdfahles Gesicht mit tiefliegenden, hohlen, blaurandigen Augen. (n. 6, 7 St.) (*Stf.*)

410 Bleich gelbliches Gesicht.

Bleiches, krankhaftes Ansehen, Abends. (*Ng.*)

Hippokratisches Gesicht. (*Voigtel.*)

Breite, blaue Ränder um die Augen.

Ungeheure, fast blaue Röthe der Wangen, ohne Hitz-Gefühl, früh, 8 Uhr. (*Htb.*)

415 Röthe des Gesichtes. (*Hg.*)

Röthe und Hitze im Gesichte, mit leichtem Stirn-Schweisse und Kopf-Eingenommenheit, (n. 12 St.) (*Htb.*)

Grosse Gesichts-Hitze, gegen Abend. (n. 14 T.)

Arge Gesichts-Hitze, nach Waschen, mit rothen Flecken.

Wärme überläuft den obern Theil des Gesichtes mit erhöhter Röthe, unter Umnebelung der Augen. (*Stf.*)

420 Glühende Hitze, alle Abende, auf dem einen oder dem andern Backen, zwei Stunden lang, ohne Durst.

Brennen im Gesichte, um die Nase und Oberlippe, wie von Schärfe.

Schweiss im Gesichte, bei Kälte desselben und Uebelkeit, Vormittags.

Blutdrang nach dem Gesichte, mit Gefühl von Aufgetriebenheit desselben, im Freien; in der Stube vergehend. (*Ng.*)

Gedunsenheit des Gesichtes auf der Seite, auf der er gelegen. (*Hg.*)

425 Gedunsen im Gesichte.

Gedunsenheit und Geschwulst um die Augen.

Geschwulst der Umgebungen des Auges.

Geschwulst des Backens und Zahnfleisches, ohne Schmerz.

Blüthen im Gesicht und auf dem Nasenflügel. (*Hg.*)

430 Heftiges Jücken im Gesichte, dass sie Alles blutig und roh kratzt. *(Hg.)*
Ausschlags-Blüthen im Gesichte.
Blüthen-Ausschlag auf beiden Backen.
Oeftere Eiter-Blüthen und Geschwürschorfe im Gesichte, nach den mindesten Verletzungen der Haut desselben.
Rauher, rother, marmorirter, etwas erhabener Gesichts-Ausschlag. *(Sr.)*
435 Einzelne rothe Blüthen im Gesichte.
Fein grieseliger Ausschlag an Stirn und Kinn.
Spannen der ganzen Gesichts-Haut.
Abschuppung der Gesichts-Haut. *(Gr.)*
Brennendes Schründen der Gesichts-Haut, wie nach Aufenthalt in kalter, scharfer Luft.
440 Weh in den Gesichts-Knochen.
Zuckungen in den Backen-Muskeln.
Zuckungen in den Muskeln unter dem rechten Auge.
Druckschmerz in den Backen-Knochen, Seitenbeinen und Zähnen, besonders beim Kauen warmer Speisen, und beim Eintritte aus der Kälte in ein warmes Zimmer.
Hineindrücken über dem linken Augenrande, nach dem Mittag-Essen. *(Ng.)*
445 Spannen in den Jochbeinen, als würden sie gewaltsam gegen einander gedrückt, durch Reiben vergehend.
Reissen in den Gesichts-Knochen und Schläfen, als wollte es Alles herausreissen, immer zunehmend, bis Abends 8 Uhr. *(Ng.)*
Reissen in den Kiefer-Knochen, Abends im Liegen; beim Essen und Bewegen des Unterkiefers schweigend.
Arges Reissen am untern Augenhöhl-Rande, als würde da das Fleisch losgerissen. *(Ng.)*
Reissen im Jochbeine. *(Ng.)*
450 Arges Reissen unter dem rechten Ohre. *(Ng.)*
Zucken am linken Jochbeine, nach Reiben vergehend. *(Ng.)*
Ein heftiger Stich von der Mitte des linken Unterkiefers, tief durch den Backen und das Auge, bis zur Stirn heraus. *(Ng.)*
Stich im linken Backen.
Lippen trocken, den ganzen Tag. *(Ng.)*
455 Trockenheit der Lippen und des Gaumens, ohne Durst. *(Ng.)*
Blaue Lippen. *(Brera.)*

Phosphorus.

Brennende Stiche am Rande der Oberlippe, im Sitzen. (*Ng.*)
Brennen beider Lippen, wie Feuer. (*Ng.*)
Brenn-Schmerz am Rothen der Unterlippe, mit weissen Blasen am Innern derselben, brennenden Schmerzes. (n. 11 T.)
460 Starke Aufgesprungenheit der Unterlippe in ihrer Mitte.
Ein jückender Fleck am linken Unterkiefer, den er wund kratzen musste.
Jücken der Oberlippe, mit Schmerz nach Reiben.
Geschwollne Oberlippe, alle Morgen.
Ausschlag am Rothen beider Lippen, zuweilen mit Stichen.
465 Eiter-Bläschen am Mundwinkel. (*Gll.*)
Schmerzhafte, erbsengrosse Blasen am Innern der Unterlippe, mit Lymphe gefüllt. (*Gll.*)
Flechte im linken Mundwinkel, mit Schneiden und Stechen darin.
Flechte über der Oberlippe.
Rauhe Haut um beide Lippen.
470 Geschwüriger Mundwinkel. (n. 13 T.)
Ausschlags-Blüthe am rechten Mundwinkel.
Schmerzhaftes Geschwür an der innern Fläche der Unterlippe.
Drücken, Ziehen und Reissen im Unterkiefer, gegen das Kinn zu. (*Ng.*)
Verschliessung der Kinnbacken, dass sie die Zähne nicht von einander bringen konnte.
475 Unwillkührliches Knirschen mit den Zähnen, wie von Krampf, und etwas schmerzhaft.
Zucken im Unterkiefer, fast, wie Zahnschmerz.
Heftiges Ziehen im Unterkiefer.
Drüsen-Geschwülste am Unterkiefer-Gelenk. (*Hg.*)
Zahnschmerz mit Backen-Geschwulst.
480 Heftige Zahnschmerzen, Abends im Bette, drei Abende nach einander.
Heftige Zahnschmerzen auf der linken Seite und 2 Tage drauf sehr schmerzhafte Hals-Geschwulst, mit 5 grossen, weissen Blattern im Munde. (*Sr.*)
Zahnschmerz, bloss Nachts im Bette, beim Aufstehen vergeht er.
Zahnschmerz in einem hohlen Zahne, durch Bett-Wärme erregt und vermehrt. (n. 22 T.)
Zahnschmerz beim Gehen in freier Luft.
485 Zahnschmerz (Reissen?) in den obern Schneidezähnen,

durch Athmen kalter Luft, von warmem Essen und von Berührung erregt.

Zahnweh, früh, nach Erwachen, in zwei untern Backzähnen, nach dem Aufstehen vergehend. *(Ng.)*

Heftiger Schmerz in den linken Backzähnen, bei starkem Schnauben, der mit Zähnklappen und nachfolgender Bakken-Hitze endete.

Druck auf die linken obern und untern Zähne, von hinten nach vorn zu. *(n. 8 T.)*

Ziehender Zahnschmerz bei kalten Händen und Füssen.

490 Zieh-Schmerz in den vordern Schneidezähnen.

Ziehen und Wühlen in den Zähnen.

Ziehen in einem untern Backzahne, und darnach Stechen im rechten Oberkiefer bis ins Ohr, früh. *(Ng.)*

Ziehen in einem untern Backzahne. *(Ng.)*

Zuckender Schmerz in zwei hohlen Zähnen, beim Oeffnen des Mundes, mit grosser Empfindlichkeit bei Berührung mit der Zunge, beim Kauen erneuert, wenn etwas Speise in dieselben kommt. *(Ng.)*

495 Sehr schmerzhaft zuckendes Reissen in den Wurzeln der obern rechten Backzähne. *(Ng.)*

Stechendes Reissen in mehreren Wurzeln der obern rechten Zähne, durch darauf Drücken vergehend, Abends. *(Ng.)*

Reissen in den Zähnen, alle Tage, Abends oder früh, meist in freier Luft, oder nach Heimkunft aus derselben.

Reissen von den Backzähnen nach dem Jochbogen, durch Reiben vergehend, im Sitzen. *(Ng.)*

Reissen in den obern rechten Backzähnen. *(Bds.)*

500 Reissen in einer untern linken Zahnlücke, durch Aufdrücken vergehend. *(Ng.)*

Reissen in den obern rechten Backzähnen, zuweilen schussweise, öfters wiederkehrend und stets durch Aufdrücken nachlassend. *(Ng.)*

Reissen und Bohren in einem linken Backzahne, in jeder Lage, auch bei Berührung und Kauen. *(Ng.)*

Heftig stechender Schmerz in den obern Vorderzähnen, mit starker Geschwulst der Oberlippe. *(Sr.)*

Nagen in einem untern, linken Backzahne. *(Ng.)*

505 Stetes Bohren in einem rechten Backzahne.

Heftiges Nagen und Bohren im Zahne, früh und Abends, beim Liegen im Bette.

Klopfen, Zucken und Stechen in den Zähnen, an der minde-

Phosphorus.

sten freien Luft, nicht aber im Zimmer oder bei verbundenem Backen.

Wundartiger Zahnschmerz.

Die Zähne sind beim darauf Beissen so glatt, wie mit Seife oder Fett bestrichen, früh. (*Ng.*)

510 Ein blutendes Geschwür an einem hohlen Backzahne. (*Ng.*)

Hohlwerden eines Zahnes. (n. 10 T.)

Stumpfheit der Zähne. (n. 18 T.)

Lockerheit der Zähne, so dass sie nicht kauen kann.

Lockerheit aller untern Vorderzähne, dass man sie heraus nehmen kann.

515 Plötzliches Bluten der obern Backzähne, ohne Ursache.

Das Zahnfleisch schmerzt, wie wund.

Schmerzhafte Empfindlichkeit des Zahnfleisches, wovor er nicht essen konnte, mit zwei kleinen Geschwüren dran.

Jücken und Pucken am Zahnfleische.

Brennen und Wundheitsschmerz des innern Zahnfleisches der obern Vorderzähne.

520 Wundes, schmerzhaftes, geschwollenes Zahnfleisch. (*Sr.*)

Entzündung des Zahnfleisches.

Geschwulst des Zahnfleisches über dem bösen Zahne.

Geschwulst des Zahnfleisches mit Jücken.

Starke Geschwulst des Zahnfleisches.

525 Geschwür am Zahnfleische, nach Zahnschmerz.

Geschwür am Zahnfleische, mit Geschwulst der Oberlippe. (n. 17 T.)

Bluten des Zahnfleisches bei der geringsten Berührung.

Leichtes Bluten und Abklaffen des Zahnfleisches.

In den Mund kommt Blut. (n. 24 St.) (*Stf.*)

530 Ein schmerzhafter Knoten an der Inseite des Backens.

Schmerz am Zungen-Bändchen und am Gaumen, wodurch Essen und Sprechen gehindert wird.

Weissschleimige Zunge, bei schleimigem Munde. (*Ng.*)

Unreine Zunge. (*Kortum.*)

Belegte Zunge, wie Pelz.

535 Brennen hinten an der rechten Zungen-Seite. (*Ng.*)

Viele kleine rothe, blutende Tüpfchen, mit Brennen, auf der vordern Zungen-Fläche. (*Ng.*)

Zwei kleine, helle, bei Berührung brennende Bläschen an der Zungenspitze. (*Ng.*)

Brennende, weissbelegte Zunge, Nachts. *(Ng.)*
Brickelndes Jücken hinten am Gaumen, wie bei Schnupfen; sie muss kratzen. *(Ng.)*
540 Eine schmerzhafte Stelle am Gaumen.
Unausstehlicher Kitzel um den Gaumen.
Jücken am Gaumen, mehre Minuten lang.
Brennen oben am Gaumen.
Blasen am Gaumen, welche aufspringen und eiterten.
545 Empfindung am Gaumen, als wolle sich die Haut ablösen, sie ward runzlig und schmerzhaft.
Ein Stich oben im Gaumen, gleich nach dem Mittag-Essen. *(Ng.)*
Schmerzhafte Empfindlichkeit im Munde, am Zahnfleische und am Gaumen.
Rauhheit im Munde und wie wund an verschiedenen Stellen.
Schmerzhafte Bläschen im Munde, mit Halsweh beim Schlingen und Durste.
550 Geschwulst an der Zungen-Wurzel. (d. 2. T.)
Feines Stechen in der Zungenspitze.
Brickelndes Gefühl am Zungen-Bändchen. *(Ng.)*
Wie verbrannt und rauh auf der Zungenspitze. *(Ng).*
Brennen auf der Zungenspitze, mit Gefühl, als sey da ein Ausschlag. *(Ng.)*
555 Halsweh, wie roh und wund hinten im Halse, mit sichtbar dunkler Röthe.
Druck im Halse, früh.
Stickender Druck im Halsgrübchen.
Halsweh, wie von Geschwulst des Zäpfchens.
Schmerz im Halse, beim Niesen und Gähnen. *(Ng.)*
560 Halsweh, wie wund und verwachsen, bei und ausser dem Schlingen; Kehlkopfschmerz oft bei äusserm Drucke. *(Ng.)*
Wund-Weh im Halse, bei und ausser dem Schlingen. *(Ng.)*
Wundheits-Schmerz im Halse, beim Husten. *(Ng.)*
Starke Geschwulst der Mandeln.
Starke Geschwulst der linken Mandel, am Schlingen und an Bewegung des Kopfes hindernd. (n. 11 St.)
565 Druck oben im Halse, nach dem Magen herunter.
Drücken im Halse, und Geschwulst der Mandeln, deren Berührung Hüsteln verursacht.
Drücken im Halse, wie ein Halsweh.
Kratzen im Halse, Nachmittags und Abends.
Rauhes, kratziges Wesen im Halse. (n. 34 St.) *(Stf.)*

570 Scharrig im Halse.
Stechendes Halsweh beim Schlingen.
Brennen im Schlunde. (*Conradi* in *Hufel.* Journ.)
Schmerzhafter Reiz in der Zunge und Speiseröhre, als wenn man mit einer Nadel hinab führe. (*Ng.*)
Zwängen im obern Theile der Speiseröhre. (*Ng.*)
575 Beschwerliches Schlingen mit Schmerz, gegen Mittag. (*Bds.*)
Gefühl von Engigkeit um den Hals. (*Ng.*)
Trockenheit der Zunge, ohne Durst. (*Ng.*)
Trocken und rauh am Gaumen, Vormittags. (*Ng.*)
Beständige Abwechselung von Trockenheit und Feuchtigkeit im Munde. (*Stf.*)
580 Trockenheit im Munde, bei sehr kalten Füssen.
Ungeheures Trockenheits-Gefühl im Munde, klebrig, mit heftigem Durste; obgleich er viel Wasser trinkt, wird das Klebrige doch nicht gemindert. (*Stf.*)
Trockenheit im Schlunde und Rachen.
Trockenheit im Halse, dass sie kaum schlingen konnte, früh, beim Erwachen, nach dem Essen vergehend. (*Ng.*)
Viel Speichel fliesst im Munde zusammen.
585 Viel Zusammenlaufen wässrichten Speichels. (*Ng.*)
Wasserzusammenlaufen im Munde, unter Bitterkeit im Halse. (*Ng.*)
Wasserzusammenlaufen im Munde. (*Mbn.*)
Bittersaurer Speichel kommt in den Mund. (*Ng.*)
Viel wässrichter Speichel im Munde. (*Stf.*)
590 Speichel im Munde, wie dicker Seifen-Schaum, doch ohne übeln Geschmack. (*Stf.*)
Sie spuckt Abends Speichel aus, der wie faules Wasser schmeckt.
Viel Schleim-Rachsen, früh.
Der gewöhnliche Früh-Auswurf von Schleim, ohne Husten, ist sehr vermindert. (*Gr.*)
Der ausgerachste Schleim schmeckt sauer. (*Ng.*)
595 Grauer, salzig schmeckender Auswurf durch Rachsen.
Garstiger, klebriger Mund-Geschmack, früh beim Aufstehen. (n. 1. T.)
Salzig-süsslicher, säuerlicher Geschmack, mit Gefühl im Munde, als liefe viel Speichel zusammen. (*Stf.*)
Süsser Geschmack im Halse, welcher Speichel-Zusammenfluss bewirkt. (n. 1¼ St.)

Sehr saurer Geschmack im Munde, sie muss viel spucken.
600 Bitter im Munde, mit Rauhheit im Halse. *(Ng.)*
Bitter im Munde und Halse, Abends, mit grosser Trockenheit, vielem Durste und starkem Wasser-Trinken, nach Niederlegen vergehend. *(Ng.)*
Scharfe Bitterkeit im Schlunde, mit Rauhheit. *(Ng.)*
Bitter-Geschmack im Munde, den ganzen Tag.
Bitter-Geschmack des Frühstücks. *(Gr.)*
605 Sehr bitterer Geschmack im Munde, früh. (d. 1. T.)
Säure im Halse und Kratzen in der Kehle.
Sauer und lätschig im Munde, früh, nach Brod-Essen vergehend. *(Ng.)*
Saurer Mund-Geschmack.
Gleich saurer Geschmack im Munde, nach Milch-Genuss.
610 Saurer Geschmack im Munde, am meisten früh.
Säure nach dem Essen.
Vermehrte Säure nach jedem Essen, und pulsirender Kopfschmerz in der Stirn.
Es säuert Alles, auch das Unschuldigste bei ihm.
Miss-Geschmack des Brodes, besonders früh.
615 Brod schmeckte nicht, es schmeckte wie Teig.
Es schmeckt ihr kein Essen, aber trinken möchte sie immer.
Verminderter Appetit. *(Gr.)*
Appetitlosigkeit, früh, mit weisser Zunge, und Vollheit in der Herzgrube, bei richtigem Geschmacke der Speisen. *(Gr.)*
Abgekochte Milch ist ihm ganz zuwider. *(Gr.)*
620 Bloss früh mangelt ihm nicht nur aller Appetit, sondern er fühlt sich auch nach dem Genusse des Frühstücks so voll und unbehaglich, wie überladen. *(Gr.)*
Die Esslust ist stärker, und natürlicher Geschmack der Speisen. *(Gr.)*
Verringerter Appetit, bei Mattigkeit. *(Htb.)*
Das Frühstück schmeckt nicht, bei richtigem Geschmacke desselben. *(Ng.)*
Keine Esslust, kein Hunger. (n. 3 T.)
625 Mangel an Esslust und kein Hunger, Essen ist ihm ganz gleichgültig und er würde nicht essen, wenn es nicht die Zeit mit sich brächte; kein Wohlgeschmack an Speise und Trank; alle Genüsse haben einen nur allzugeringen, keinen fremden Geschmack, und schmecken fast Alle

Phosphorus.

überein; geistige Getränke schmecken wässricht und zum Tabakrauchen fehlt die gewohnte Neigung.
Leichte Sättigung mit Tabak, er kann nur wenig rauchen, obgleich er ihm nicht übel schmeckt.
Appetitlosigkeit.
Kein Appetit; kein Durst.
Wenig Appetit, aber auch keine Sattheit.
630 Durst, Mittags vor dem Essen.
Durst nach dem Essen. (*Ng.*)
Durst, früh, gleich nach dem Aufstehen. (*Ng.*)
Steter Durst.
Viel Durst auf Wasser.
635 Kein Hunger, den ganzen Tag, wenn sie aber isst, isst sie mit Appetit.
Vermehrter Hunger und Appetit. (d.1.2. T.) (*Ng.*)
Heisshunger. (*Lobstein*, Unters. üb. d. Phosph.)
Heftiger Appetit, wie Heisshunger. (*Bouttaz.*)
Heisshunger, Nachts, den kein Essen stillt, dann Mattigkeit mit Hitze und Schweiss, darauf Frost mit äusserer Kälte und Zähneklappen.
640 Nach Milch-Trinken, saures Aufstossen. (*Gr.*)
Nach dem Essen, behagliches Sättigungs-Gefühl, was er sonst nie recht unterschied. (*Gr.*)
Wenn er Abends sich nur ein wenig satt isst, gleich Unbehagen in der Herzgrube, unruhiger Schlaf, und am andern Morgen kein Appetit. (*Gr.*)
Nach dem Essen, fast täglich, Weichlichkeit und Wabblichkeit um den Magen, wie Brecherlichkeit.
Nach Tische schmeckt der Speichel nach dem Genossenen. (n. 9 T.)
645 Ganz voll bis oben in den Hals, was ihr den Appetit benimmt.
Vollheit oben im Schlunde, als stünde das Essen oben, und müsse ausgebrochen werden, ohne Uebelkeit.
Nach dem Essen, leeres Aufstossen.
Beim Essen fangen immer die Schmerzen an und dauern solange er isst, Mittags und Abends.
Nach dem Essen, Schlucksen. (n. 7 T.)
650 Nach Essen, selbst mit Appetit, gleich voll im Bauche.
Aufs Mittag-Essen, Kopfschmerz, alle Tage.
Nach dem Mittag-Essen wird ihr der Kopf so wüste, dass sie sich kaum besinnen kann.

Gleich nach dem Essen, viel Gesichts-Hitze.

Nach dem Essen (Abends), eine Art Schwindel, die Gegenstände scheinen theilweise dunkel und unsichtbar, indem flimmernde Zickzacke und Ringe vor den Augen das Sehen hindern; ihm deuchtete der Kopf sich zu drehen, und er wusste nicht, ob er recht auf dem Stuhle sass.

655 Beim Essen, schläfrig.

Nach dem Essen, Schläfrigkeit.

Nach dem Mittag-Essen, Schläfrigkeit. (n. 15 T.)

Nach dem Mittag-Essen, unbezwinglicher Schlaf.

Eine Stunde nach dem Mittag-Essen, Magenschmerz, der nach einiger Zeit verging.

660 Nach dem Essen, Magen-Drücken. (n. 4 T.)

Auf jedes Essen, arges Magen-Drücken. (n. 2 St.)

Einige Stunden nach dem Essen, Mittags, viel Magenweh, mit Uebelkeit und Kopf-Benommenheit.

Ein paar Stunden nach dem Mittag-Essen, wabblicht, wie ohnmächtig, sie muss sich setzen.

Bald nach dem Essen, starkes Pulsiren unter der Herzgrube. (n. 4 T.)

665 Nach dem Essen, Drücken auf der Brust und kürzerer Athem.

Nach dem Mittag-Essen, Herzstösse, zwei Stunden lang, die sie zum öftern Husten nöthigten und wobei ihr oft Röthe ins Gesicht steigt. (d. 4. T.)

Nach dem mindesten Essen, Athem-Beengung.

Nach dem Mittag-Essen, Beklemmung auf der Brust, mit Aengstlichkeit.

Nach jedem Essen, ein ängstliches Drücken im Bauche, mit Auftreibung.

670 Nach Tische, Spannen und Drücken um den Magen und arge Aufgetriebenheit des Bauches.

Nach wenigem Essen, Angst und Unruhe im Blute.

Nach dem Essen, kratzig im Munde und grosse Müdigkeit; das Gehen griff ihn sehr an, er war frostig und verstimmt. (n. 25 St.) *(Stf.)*

Nach dem Essen, grosse Schwäche im ganzen Körper, und vorzüglich im leidenden Theile.

Eine Stunde nach dem Essen, Blasen auf der Zunge.

675 Nach dem Essen, Mittags und Abends, dehnendes Leibweh, mit viel Poltern im Bauche.

Nach dem Essen, starkes Drängen zum Stuhle.

Oefteres Aufstossen: der Magen ist wie von Luft ausgedehnt. *Alph. Le Roi* bei *Bouttaz*.)
Drückendes Aufsteigen, wie zum Aufstossen. *(Ng.)*
Stete Neigung zum Aufstossen, mit Uebelkeit im Magen. *(Ng.)*
680 Erst versagendes, dann leeres Aufstossen. *(Ng.)*
Versagendes Aufstossen, zuweilen mit versagendem Gähnen. *(Ng.)*
Aufstossen öfters, leer, auch während und bei dem Essen. *(Ng.)*
Aufstossen mit Schmerz im Magen. *(Ng.)*
Stetes Aufstossen und dabei Gähren im Bauche. (n. 24 St.)
685 Oefteres lautes Aufstossen. *(Ng.)*
Aufstossen mit Urin-Geschmack, öfters. *(Ng.)*
Aufstossen mit Pomeranzen-Geschmack. *(Ng.)*
Beim Aufstossen, Schmerz am obern Magenmunde, als wolle da Etwas abreissen.
Viel versagendes Aufstossen mit Brust-Drücken. (n. 11 T.)
690 Versagendes Aufstossen mit Leibkneipen. (n. 10 T.)
Oft leeres Aufstossen, besonders nach dem Essen.
Leeres Aufstossen. (n 3St.) *(Stf.)*
Oft versagendes Aufstossen, mit Gefühl, als sey um die Hypochondern Alles voll Luft, die sich nicht genug entladen könne.
Isst er Etwas, so stösst es ihm auf, anfänglich nur leer, später auch nach dem Genossenen, als wenn keine Verdauung vor sich ginge.
695 Aufstossen mit Brennen. *(Htb.)*
Oefteres Aufstossen und Gähnen. (n.6St.) *(Mbn.)*
Aufstossen mit Wasser-Zusammenlaufen und Zusammenziehen im Munde, bis zum Würgen erhöht, mit Schleim-Auswurf, drauf Aufstossen und Gähnen. (n. etl. St.) *(Mbn.)*
Bitteres Aufstossen. *(Ng.)*
Heftiges Aufstossen und davon Brustschmerz. (n. etl. St.)
700 Arges Aufstossen nach dem Geschmacke des Genossenen, auch des Unschuldigsten, mit Umgehen und Rollen im Leibe, wie nach einer Purganz.
Aufstossen, zum Theil nach den Speisen, zum Theil sauer.
Saures Aufstossen, nach jedem Essen.
Saures Aufstossen, Abends.
Aufstossen mit Phosphor-Geruch und Geschmack, und blauem Dunste aus dem Munde. *(Htb.* u. *Ng.)*

705 Aufstossen mit Phosphor-Geschmack, unter Gähnen, Brennen und Rauhheit im Halse, mit Schleim-Auswurf und Eingenommenheit des Kopfes. (*Mbn.*)

Aufstossen mit Baumöl-Geruch und Aufsteigen durch die Nase, aus der ein weisser Dunst kommt. (*Ng.*)

Ranzig im Halse. (*Ng.*)

Bittres, ranziges Wasser-Aufschwulken. (*Ng.*)

Bittres Wasser-Aufschwulken. (*Ng.*)

710 Saures Aufschwulken der Speisen, mit garstig schmeckendem Aufrülpsen, zuweilen nach Tische, mehrere Tage. (*Htb.*)

Aufschwulken des Genossenen und Aufrülpsen, ohne üblen Geschmack.

Aufschwulken eines Mundes voll Galle, beim tief Bücken.

Wasser-Aufsteigen aus dem Magen, bis in den Schlund, wie nach Salpeter-Genuss. (*Ng.*)

Soodbrennen, früh und Nachmittags.

715 Soodbrennen, die ersten Tage.

Soodbrennen, schon nach mässigem Fett-Genusse.

Soodbrennen, zwei Nachmittage nach einander.

Oefteres Schlucksen des Tages, auch vor dem Essen. (n. 15 T.)

Anhaltendes Schlucksen. (*Ng.*)

720 Schlucksen nach dem Mittag-Essen, so stark, dass die Herzgrube davon drückend und wie wund schmerzt. (*Ng.*)

Ekel, auch mit Schütteln, zwei Tage lang. (*Ng.*)

Uebelkeit. (*Lobstein.*)

Uebelkeit, auch mit vielem Schleim-Auswurfe, ohne Husten. (*Mbn.*)

Uebel und weichlich im Magen, Vormittags im Sitzen. (*Ng.*)

725 Weichlich, übel und brecherlich im Magen, mit Wasser-Aufsteigen zuweilen. (*Ng.*)

Uebelkeit im Magen, mit Schwindel und Beklommenheit in der Herzgrube, und Aufstossen nach Phosphor. (*Mbn.*)

Stete Uebelkeit. (n. 11 T.)

Uebelkeit fast den ganzen Tag.

Uebelkeit mit grossem Durste.

730 Uebelkeit mit grossem Durste und Appetitlosigkeit, sie muss sich legen.

Uebelkeit, gegen Mittag und Nachmittags, nach Trinken vergehend.

Uebelkeit, die durch Wasser-Trinken vergeht. (*Bouttaz.*)

Oeftere Uebelkeiten.

Phosphorus.

Uebelkeit, Abends im Bette, die ihr die Sprache matt macht.
735 Uebelkeit, früh, von 8 bis 9 Uhr, bis zur Ohnmacht.
Uebelkeit den ganzen Tag, und Abends Erbrechen.
Uebelkeit, Abends spät, bis zur Ohnmacht und Erbrechen.
Brech-Uebelkeit bis zur Ohnmacht, theils Vormittags, theils Abends.
Brech-Uebelkeit, zuweilen mit Wasser-Aufsteigen, auch Vormittags, im Sitzen. (*Ng.*)
740 Brech-Uebelkeit, früh, bis zum Frühstücke.
Brech-Uebelkeit und Ohnmachts-Anwandlungen, unter dumpfem Drucke in der Herzgrube, dass sie keine äussere Bedeckung darauf leiden konnte. (n. 41 St.)
Würmerbeseigen.
Würmerbeseigen, nach Tische, mit Aufstossen, Uebelkeit und Wasser-Auslaufen aus dem Munde.
Erbrechen, mehrmals. (*Lobstein, Robbi.*)
745 Bei den schrecklichsten Qualen suchte er vergebens sich zu erbrechen, nur kalt Wasser Trinken erleichterte. (*Le Roi bei Voigtel.*)
Leeres Erbrechen. (*Voigtel.*)
Heftiges Erbrechen. (*Weikard.*)
Erbrechen mit äusserster Schwäche, kleinem, schnellem Pulse und Schmerzen im Bauche — Tod. (*Lobstein.*)
Anhaltendes Erbrechen, innere Krämpfe, Geistes-Abwesenheit, Lähmung des Armes — Tod. (*Htb. u. Tr.*)
750 Erbrechen und Uebelkeit beim Fahren.
Schleim-Erbrechen, mit Baumöl-Geschmack, Nachts. (*Ng.*)
Erbrechen des Genossenen, Abends.
Gall-Erbrechen, einige Mal. (*Kortum.*)
Gall-Erbrechen, 18 Stunden lang, und darauf nach 24 Stunden Brech-Uebelkeit und Appetitlosigkeit, ohne unrechten Mundgeschmack. (n. 18. T.)
755 Gall-Erbrechen, die ganze Nacht hindurch.
Saures, gallichtes Erbrechen, gegen Abend, nach vorherigem heftigem Schwindel mit Uebelkeit; dabei wurden erst die Hände, dann auch die Füsse eiskalt und völlig taub, vor der Stirn stand kalter Schweiss; nach mehrmaligem Erbrechen binnen 2 Stunden zwei ordentliche Stühle, Uebelkeit und Kälte-Gefühl vergingen erst nach dem Niederlegen. (d. 26. T.) (*Gr.*)
Magen-Beschwerden mit Uebelkeit und Brechreiz. (*Robbi.*)
Weichlichkeit in der Herzgrube und bald darauf Schauder. (*Ng.*)

Schmerzhaftigkeit der Magen-Gegend bei Berührung. *(Ng.)*
760 Schmerzhaftigkeit des Magens, früh, bei äusserer Berührung und auch beim Gehen.
Leerheits- und Nüchternheits-Gefühl im Magen. *(Ng.)*
Verdorbener, schwacher Magen, lange Zeit. *(Kortum.)*
Schlechte Verdauung. *(Lobstein)*
Schwere Verdaulichkeit des sonst ohne Beschwerde Genossenen.
765 Magenweh, wie leer, mit aufsteigender Uebelkeit, früh, nach dem Aufstehen. *(Ng.)*
Ausdehnender Magenschmerz, früh. *(Ng.)*
Magenschmerz, wie voll, Abends, bis zum Einschlafen. *(Ng.)*
Heftige Magenschmerzen, die sich nach und nach über den ganzen Bauch verbreiten, mit Erbrechen von erst grünlicher, dann schwärzlicher Stoffe. *(Lobstein.)*
Druck auf einer kleinen Stelle des Magens und zugleich in der rechten Schläfe. *(Ng.)*
770 Drücken im Magen. *(Mbn., Brera, Robbi.)*
Druck gleich über dem Magen.
Drücken am obern Magenmunde, besonders beim Niederschlingen des Brodes, welches da sitzen zu bleiben scheint.
Drücken in der Herzgrube, anhaltend, auch nüchtern, doch mehr beim Sitzen.
Drücken über der Herzgrube, wie von einem grossen Körper, mit Kälte. (alsobald.) *(Ng.)*
775 Drücken im Magen, früh, im Bette. (n. 8. T.)
Druck im Magen, Abends. (n. 2 T.)
Druck in der Magen-Gegend. (n. 25 St.) *(Stf.)*
Druck im Magen nach dem Essen, als wenn eine starke Last darin wäre. *(Mbn.)*
Das härteste Drücken in und über der Herzgrube, dann auch im ganzen Brustbeine und auf den Ribben, zum Athem-Versetzen, im Gehen und Sitzen gleich. (n. 2 St.)
780 Sehr voll im Magen.
Vollheit, Drücken und Umgehen im Magen. *(Ng.)*
Aufblähung im Magen und Bauche, mit Neigung zum Aufstossen, das aber nicht immer erleichtert. *(Ng.)*
Schwere-Gefühl im Magen. *(Ng.)*
Zusammenhalten von beiden Magen-Seiten her, im Sitzen. *(Ng.)*
785 Krampfhaftes Gefühl, wie Frost-Zittern im Magen, Herzgrube und Brust. *(Ng.)*

Phosphorus.

Magen-Krämpfe. (*Lobstein.*)
Krampfhafte Empfindung im Magen, vor und nach dem Abend-Essen, welche sich dann in die Brust zieht, von beiden Seiten.
Magen-Krampf, Abends, beim Niederlegen in's Bette. (n. 25 T.)
Schmerz im Magen, wie zusammengedrückt, früh, im Bette, nach Schweisse.
790 Spannendes Zusammenziehen im Magen, mit säuerlichem Aufstossen.
Zusammenziehendes Kneipen im Magen. (n. 6 T.)
Zusammenziehen und Nagen im Magen.
Greifen in der Magen-Gegend, in Absätzen und Dauer von etlichen Minuten. (d. 22. T.)
Greifen und Winden im Magen, Nachts.
795 Ziehen und Dehnen im Magen, beim Fahren im Wagen.
Zieh-Schmerz in der Herzgrube bis auf die Brust.
Schneiden in der Magen-Gegend.
Stiche über dem Magen und durch den Bauch, der dann dick ward.
Stechen in der Herzgrube, dass sie keinen Athem bekommen konnte, durch Aufstossen vergehend, alle Abend 10 Uhr.
800 Ein Stich in der Magen-Gegend. (*Mbn.*)
Gluckern, Rollen und Knurren im Magen, oder Gefühl, als wenn Luft-Blasen zersprängen, mit Neigung zum Aufstossen. (*Ng.*)
Rucken, schmerzhaft vom Magen in den Hals herauf, als ob es von Schleim herrühre, im Sitzen. (*Ng.*)
Kälte-Gefühl im Magen, zuweilen mit Wärme wechselnd. (*Ng.*)
Wärme-Gefühl oder Hitze im Magen, zuweilen bei kalten Händen. (*Ng.*)
805 Heftige, brennende Hitze im Magen, die auch wie heisses Gas aus dem Munde ging. (*Le Roi.*)
Brennen im Magen. (n. 10 T.)
Brennen vom Magen bis in den Hals, wie Sood. (*Ng.*)
Heftiges Brennen im Magen und in den Därmen. (*Lobstein.*)
Arges Brennen im Magen, mit heftigem Durste, Angst, Gesichts-Convulsionen, heftigem Schauder, kalten Gliedern, hellen, thränenden Augen, blassen Lippen, schwachem Pulse, Schwinden der Kräfte und — Tod. (*Lobstein.*)
810 Brennen und Schneiden in der Magen-Gegend. (*Hufel. Journ.*)

Brennen im Magen und Darmkanale. *(Brera.)*
Entzündung des Magens. *(Horn*, Archiv.*)*
Entzündung und Brand im Magen und Darmkanale, mit heftigem Brennen und Schneiden. *(Voigtel.)*
Brennen und drückende Last im Magen. *(Brera.)*
815 In den Hypochondern, Kneipen, auf einer kleinen Stelle, besonders im rechten, durch Reiben vergehend. *(Ng.)*
Arger Schmerz im linken Hypochonder, er konnte sich nicht bücken, nicht auf der rechten Seite liegen.
Aengstliches Wesen unter der linken Brust, mit bitterem Aufstossen, alle Tage.
Stiche unter der linken Brust, mit vieler Aengstlichkeit.
Stechen im linken Hypochonder, auch im Sitzen, zuweilen mit Empfindlichkeit der Stelle darnach. *(Ng.)*
820 Die Leber-Gegend ist empfindlich, und schmerzt beim Befühlen stumpf drückend, vorzüglich, wenn er auf der rechten Seite liegt.
Stiche in der Leber-Gegend.
Stechen im rechten Hypochonder und in denselben hinein, zuweilen mit Brennen der Haut, was durch Reiben vergeht, oder auch mit Gefühl, als würde sie da festgehalten. *(Ng.)*
Ziehendes Schneiden unter den kurzen Ribben, beim Spazieren.
Stemmen der Blähungen unter den Ribben, mit Brust-Beklemmung.
825 Ziehend drückender Schmerz im Oberbauche und als wäre die Stelle wund.
Spannung im Oberbauche, auch von jeder Bewegung des Rumpfes erregt. *(Ng.)*
Heftiges Kneipen in der linken Oberbauch-Seite, gegen die Magen-Gegend zu, drauf Gefühl auf der Stelle, wie von etwas Lebendigem, im Stehen und Sitzen. *(Ng.)*
Kneipen und Schneiden im Oberbauche, wie von einer Purganz, im Gehen. *(Ng.)*
Angenehme Wärme im Oberbauche. *(Ng.)*
830 Bauchweh, vorzüglich früh.
Bauchweh bei kühlem Wetter. *(Hg.)*
Arge Schmerzen im ganzen Bauche. *(Lobstein. — Weikard.)*
Drücken im Bauche auf das Kreuz, wie von Blähungen, die auch sparsam, mit einiger Erleichterung abgehen. *(Ng.)*
Druck im Unterbauche, Vormittags und auch Abends nach dem Essen. (d. ersten Tage.)

Phosphorus.

835 Druck, tief im Unterleibe, wie Ausleerungs-Drang. *(Stf.)*
Krampfhafter Druck, tief im Unterbauche, bei den Schamtheilen, früh, im Bette.
Druck im Unterbauche, jeden Morgen, beim Erwachen, fast wie auf die Blase.
Zuweilen ein sehr schmerzhaftes, zusammenziehendes Drücken im ganzen Bauche, von kurzer Dauer.
Zusammenzieh- Gefühl in der linken Bauch - Seite. *(Ng.)*
840 Zusammenzieh -Schmerz in den Därmen, zuweilen.
Brennender Zusammenzieh - Schmerz im Unterbauche, wie zum Monatlichen, Nachts, (was schon mehrere Tage vorüber war); sie wusste sich vor Schmerz nicht zu lassen. (n. 4 T.)
Auftreibungs-Gefühl und Auftreibung des Bauches, zuweilen drückend, durch Bewegung erleichtert, zuweilen mit erschwertem tief Athmen, oder mit Zerschlagenheits-Schmerz im Kreuz und Bauche beim Befühlen. *(Ng.)*
Die Aufgetriebenheit des Bauches scheint durch Kaffeetrank vermindert zu werden. *(Ng.)*
Aufgeschwollener, äusserst empfindlicher Bauch. *(Lobstein.)*
845 Nachts so voll gepresst im Bauche, nach dem Magen zu, vorzüglich nach Mitternacht dämmt es sehr.
Es steigt ihr vom Bauche herauf bis in den Hals, wie Blähungen; bekam sie Aufstossen, so fiels hinunter.
Versetzte Blähungen, mit Kälte des Körpers und Hitze im Gesichte.
Aufgespannter Bauch von Blähungen, ungeachtet vielen Winde-Abganges.
Aufgetriebener, harter Leib, mit vielen Blähungen.
850 Sehr voll im Bauche.
Sehr voller, aufgespannter Unterleib.
Aufgetriebenheit des Bauches. (d. erst. beid. Tage.)
Harter, gespannter Bauch, bei wenigem Essen und geringem Appetite.
Aufgedunsener Bauch, selbst bei guter, schneller Verdauung.
855 Kolik-Anfall von der Leistenbruch-Stelle an, bis in den Magen.
Blähungs-Kolik, vorzüglich in den Bauch-Seiten, als wären die Blähungen hier und da eingesperrt, welche binnen 12 Stunden nur kurz, abgebrochen und mit grosser Anstrengung abgehen.
Drückende Blähungs-Stauchungen im Unterbauche, im Sitzen und Liegen, fast gar nicht fühlbar beim Gehen; es ist

als wenn der Bauch mit unangenehmer Empfindung einwärts gezogen würde.

Greifen, Umgehen und Drängen unter dem Nabel, dann Drang, wie zu Durchfall, doch geht nur zusammenhängender Stuhl ab. *(Ng.)*

Krampfhaftes Greifen und Zusammenziehen unter dem Nabel, wie im Uterus, Abends, beim Bücken und nachher. *(Ng.)*

860 Kneipen, im Bauche, nach dem Mittag-Essen. *(Ng.)*

Kneipen in der linken Bauchseite und später in der Magengegend. *(Ng.)*

Kneipen und Umgehen im Bauche, mit Durchfall brauner Flüssigkeit, darnach etwas Brennen und Aufhören der Bauchschmerzen. *(Ng.)*

Grimmen im Bauche, darauf sauer riechender Koth-Durchfall, mit etwas Zwang und Brennen darnach; dabei Steifheit der Ruthe, früh. *(Ng.)*

Nachts 2 Uhr heftiges Bauch-Grimmen und darauf flüssiger Stuhl, mit Brennen im After darnach; früh 5 Uhr wiederholt. *(Ng.)*

865 Schneiden im Bauche mit kurzem Stuhldrange. *(Ng.)*

Heftiges Schneiden im Bauche weckt sie aus dem Schlafe, darauf flüssiger, gewaltsam abspritzender Stuhl, unter aufhören der Schmerzen, früh, 3 Uhr. *(Ng.)*

Kneipen im Bauche öfters, als sollte Durchfall kommen.

Ein schmerzhafter Schnitt in der linken Unterbauch-Seite über den Nabel herüber, beim Einathmen; beim darauf Drücken, Schmerz, wie eine stark gespannte Geschwulst; im Gehen nach dem Mittag-Essen. *(Ng.)*

Heftiges Leibschneiden.

870 Oefteres Schneiden in den Därmen, besonders Abends.

Heftiges Leibschneiden, Abends vor Schlafengehen.

Blitzschnelles Schneiden vom Magen bis zum Nabel.

Stechen in den Bauch hinein, im Sitzen. *(Ng.)*

Ein stumpfer Stich in die rechte Bauch-Seite. *(Ng.)*

875 Feines Stechen im linken Bauche unterhalb der falschen Ribben. *(Ng.)*

Ein langer Stich vom Unterbauche bis in's Mittelfleisch. *(Ng.)*

Stechendes Leibweh, bei Blässe des Gesichtes, Frostigkeit und Kopfweh, Mittags. (n. 12 T.)

Stechen zuweilen querüber im Bauche.

Zucken und Stechen im Unterbauche, über den Schamtheilen, früh, im Bette.

Phosphorus.

880 Ein kneipender Ruck zuweilen, Nachmittags, im Unterbauche, und darauf Winde-Abgang.
Schmerz, als wäre ihm etwas im Leibe zersprungen.
Schmerz, im rechten Unterbauche; über der Hüfte, als wäre da Etwas geschwollen und verletzt: beim Befühlen aber, Schmerz, wie zerschlagen.
Wundheits- oder Entzündungs-Schmerz' im Unterbauche bis an die Scham, vorzüglich beim Befühlen schmerzhaft, als wenn die Därme wund wären, mit Mattigkeit. *(Htb.)*
Kolik wunden und stechenden Schmerzes, mit Erleichterung durch Liegen auf dem Bauche.
885 Krampf-Kolik der heftigsten Art, erst in der rechten Seite, dann hinterwärts nach dem Rücken zu, (auch im rechten Hoden) und aufwärts nach der Magen-Gegend hin, mit Schweiss, lautem Stöhnen und Verzerrung der Gesichts-Muskeln. (n. 7 T.)
Kolik-Schmerz, als wolle Durchfall kommen, nur kurz, aber oft erneuert, dann, beim Drücken, einwärts über dem Darmbeine, starker Wundheits-Schmerz.
K ä l t e - G e f ü h l u n d K ä l t e i m B a u c h e. *(Ng. Bds.)*
Wärme-Gefühl und Wärme im Bauche. *(Ng.)*
Kälte-Gefühl in den Därmen, über der Nabel-Gegend. (n. 11 T.)
890 Hitze im Bauche und Gesichte, früh.
Brennen und Drücken im Bauche.
Brennen im Bauche, beim Essen, dann, nach einer Stunde, weicher Stuhl. *(Ng.)*
Leerheits- und Schwäche-Gefühl im Bauche.
Grosses Leerheits-Gefühl im Bauche, nach vielem Winde-Abgange. (n. 9 T.)
895 Grosses Schwäche-Gefühl im Bauche und Rücken, dass sie liegen musste. (n. 28 T.)
Schlaffheit im Bauche.
Empfindlichkeit des Bauches unter dem Nabel, beim darauf Drücken. *(Ng.)*
Jücken an der rechten Brust- und Bauch-Seite, durch Krazzen vergehend. *(Ng.)*
Durch Reiben nicht zu tilgendes Jücken im Nabel selbst. (n. 6 St.)
900 Ein grosser gelber Fleck auf dem Bauche, seitwärts des Nabels.
Zwei Blutschwäre am Bauche.

Weh im linken Schoosse.
Starker Schmerz in der Bruch Stelle, auch ohne Berührung, beim Monatlichen.
Leistendrüsen-Geschwülste. *(Hg.)*
905 Eiter-Beule im Schoosse, mit Brenn-Schmerz.
Schmerzhafter Drang nach beiden Bauchringen, bei der Blähungs-Kolik, als wollten Leistenbrüche entstehen.
Der Leistenbruch tritt hervor, bei weichem Stuhle, und schmerzt sehr, wie eingeklemmt, beim Bücken, Betasten, Gehen, und selbst im Liegen auf der Bauch-Seite, er lässt sich mit der Hand nicht zurückbringen.
Kollern und Gluckern in der Bruch-Stelle.
Umgehen, Knurren, Drängen und Kollern im Bauche, zuweilen auch nach der Kreuz-Gegend hinab. *(Ng.)*
910 Schmerzhaftes Kollern im Bauche. *(Htb.)*
Kollern im Bauche, von Winden, als sollte Durchfall kommen. (n. 48 St.)
Kollern im Bauche, selbst nach Tische. (n. 4 T.)
Sehr lautes Kollern im Bauche. (n. 1 St.)
Poltern und Knurren im Bauche, mit viel Winde-Abgang. *(Gll.)*
915 Vergeblicher Drang zu Blähungen. (n. 1 St.) *(Ng.)*
Abgang vieler Blähungen. *(Bouttaz.)*
Häufiger Blähungs-Abgang, ohne Leibweh. (n. 4 St.) *(Stf.)*
Leichter Blähungs-Abgang, zuweilen Abends, mit Stuhldrang. *(Ng.)*
Häufiger Abgang geruchloser Winde. *(Gr.)*
920 Abgang sehr stinkender, zuweilen lauter Winde. *(Ng.)*
Ungenüglicher Winde-Abgang, Abends, nach Niederlegen. *(Ng.)*
Nach Blähungs-Abgang, bald bröcklicher Stuhl, mit Stechen im Mastdarme, wie von Nadeln und lang nachbleibender Empfindlichkeit. *(Ng.)*
Drang zu Stuhl, doch gehen nur Winde mit Gewalt ab. *(Ng.)*
Kein Stuhl, oder verspäteter, manche Tage. *(Ng.)*
925 Verstopfung. *(Lobstein.)*
Verzögerung des Stuhls um 24 Stunden. (sogleich.)
Kein Stuhl, die ersten Tage.
Der nächste Stuhl bleibt aus. (n. 20 St.)
Stuhl-Verstopfung, sechs Tage lang; mit Drücken in der Herzgrube nach dem Essen, Leib-Auftreibung und Versetzung der Blähungen. (n. 24 St.)

950 Leib-Verstopfung und starke Hartleibigkeit. (in der Nachwirkung?)
Schwerer Abgang des Stuhls. (n. 24 St.)
Stuhl nur mit Pressen. (*Ng.*)
Stuhl mit heftigem Pressen, erst bröcklich, dann zusammenhängend, dann weich. (*Ng.*)
Stuhl mit starkem Pressen, wobei immer nur ein kleines Stück abgeht. (*Ng.*)
935 Heftiges Pressen bei nicht hartem Stuhle. (*Ng.*)
Stuhl mit wenig Koth, darauf Blut aus dem After. (*Bds.*)
Hartleibigkeit. (d. 2. T.) (*Htb.*)
Harter, fester Stuhl. (d. 1. 2. 3. T.) (*Ng.*)
Stuhl nur aller zwei Tage und hart.
940 Hartleibigkeit die ersten 4 Tage.
Harter Stuhl in kleinen Knoten.
Harter Stuhl, mit Schleim überzogen und etwas Blut daran.
Harter Stuhl, mit Schneiden am After.
Zweimal täglich guter Stuhl. (d. 1. T.) (*Ng.*)
945 Viermal täglich guter Stuhl, doch nur wenig jedesmal.
Nach Leibkneipen, Stuhl mit Zusammenziehung des Mastdarms; 2 Stunden darauf wieder Stuhl, ohne Kneipen, doch vorher viel Winde-Abgang und darnach wieder Zusammenziehung des Mastdarms. (d. 1. T.) (*Mbn.*)
Sehr weicher Stuhl, Abends, ohne Beschwerde. (*Ng.*)
Weicher Stuhl, mit Drang und Schneiden in den dicken Därmen. (n. 2. T.)
Aufblähung von im Bauche herumgehenden Blähungen und statt eines Windes ging Durchfall-Stuhl ab (d. ersten 12 St.) — den zweiten Tag, bei Bewegung der Blähungen im Bauche, Zerschlagenheits-Schmerz der Gedärme — den dritten Tag Blähungs-Versetzung in der rechten Bauch-Seite drückenden Schmerzes — den vierten Tag, Blähungs-Versetzung in der rechten Bauch-Seite kneipenden Schmerzes.
950 Stuhl wie heiss beim Durchgange. (*Ng.*)
Breiartiger Stuhl zur ungeordneten Zeit. (d. erst. Tage.)
Durchfälliger Stuhl mit Zwängen im After und Rollen im Bauche, 16 Tage lang, durch Kaffeetrank erleichtert. (*Ng.*)
Halbflüssiger Stuhl, dreimal früh. (d. 6. T.) (*Ng.*)
Stuhl nach Umgehen im Bauche und Kneipen um den Nabel,

erst zusammenhängend, dann halbflüssig mit Brennen im After dabei und darnach. (d. 5. T.) (*Ng.*)

955 Halbflüssiger geringer, mit Gewalt abgehender Stuhl. (*Ng.*)

Durchfall mit Abgang von Maden-Würmern.

Grüner Stuhl (des Säuglings, dessen Amme Phosphor eingenommen).

Grüne, mehr weiche Stühle. (*Gr.*)

Grüne und schwarze Stühle. (*Lobstein.*)

960 Grauer Stuhl.

Unter dem weichen Stuhle weisse Schleim-Klümpchen. (*Gr.*)

Leuchtende Stühle. (*Voigtel.*)

Vor dem Stuhle, etwas Hitze im Körper.

Vor dem Stuhle, starker Frost.

965 Vor dem (harten) Stuhle, früh, Leibweh.

Vor dem Stuhlgange, arger Zusammenzieh-Schmerz, mit Stichen, im Mastdarme.

Vor und bei dem harten Stuhle, wundartiges Drücken am After.

Bei weichem Stuhle, Kriebeln und Jücken im Mastdarme.

Beim Abgange des nicht harten Stuhles, Schründen im Mastdarme.

970 Beim Stuhlgange, flüchtiger Schmerz vom Steissbeine durch das Rückgrat, bis in den Scheitel, was ihm den Kopf rückwärts zieht.

Beim Stuhle treten starke Mastdarm-Aderknoten hervor, die bei Berühren, Sitzen und Gehen brennend schmerzen. (n. etl. St.)

Beim Stuhlgange, Blut, zwei Morgen. (d. erst. Tage.)

Beim Stuhle, Blut, 4 Tage nach einander.

Mit dem Stuhle geht fast täglich Blut ab.

975 Starker Blut-Abgang aus dem After. (n. etl. St.)

Blut aus dem Mastdarme bei Winde-Abgang. (n. 11 T.)

Ein Tropfen Blut aus dem Mastdarme.

Nach dem Stuhle, Wundheit am After.

Nach dem Stuhle Drücken im Mastdarme.

980 Nach dem Stuhle, oft scharfes Kratzen und Brennen im After, mit brennendem Harndrange, ohne viel Urin-Abgang.

Nach dem Stuhle, Vortreten grosser After-Aderknoten, die sehr schmerzen.

Nach dem Stuhle, Stuhlzwang.

Phosphorus.

Einige Zeit nach dem Stuhle, furchtbares Zwängen im After und Mastdarme.
Nach geringer Anstrengung beim Stuhle, gleich Schmerz über dem After, 6 Tage nach einander. (n. 8 T.)
985 Nach weichem Stuhle, starkes Brennen im After und Mastdarme, und grosse Ermattung.
Nach (weichem) Stuhle grosse Erschlaffung im Bauche. (n. 3 T.)
Nach dem zweiten Stuhle, sehr schwindelig und einer Ohnmacht nahe.
Nach dem Stuhle saueres Erbrechen, oder doch Würgen einige Morgen über. (n. 14 T.)
Eine Weile nach dem Stuhle, kommt weisser, fressender Schleim aus dem After. (n. etl. St.)
990 Reissen im Mastdarme. (*Bds.*)
Kriebelndes Stechen im After, im Gehen. (*Ng.*)
Stechen und Krallen an der linken Seite des Afters nach dem Mittag-Essen. (*Ng.*)
So heftiger Schmerz im After, als wolle es ihm den Leib auseinander reissen, bei Schneiden und Umgehen im ganzen Bauche, mit stetem vergeblichen Stuhldrange; dabei Hitze in den Händen und Aengstlichkeit; nur durch Auflegen warmer Tücher ward der Schmerz gebessert. (d 3. T.) (*Ng.*)
Schneiden im After und Mastdarme, besonders Abends. (n. 6, 7 T.)
995 Nadelstiche im Mastdarme, ausser dem Stuhle.
Stechen im After.
Brennen im Mastdarme.
Risse im Mastdarme und den Geburtstheilen zum Niedersinken.
Anhaltendes krampfiges Drängen um den Mastdarm.
1000 Starker, beschwerlicher Mastdarm-Krampf, früh, im Bette.
Empfindung im Mastdarme, Abends, als wenn Etwas davor läge, was das Herausgehen des Kothes hinderte, bei nicht hartem Stuhle.
Der Mastdarm ist wie verengt und beim Durchgehen des, selbst weichen, Stuhles entsteht ein scharf beissender Wundheits-Schmerz darin, der mehrere Stunden anhält und sich herauf bis in den Bauch erstreckt.
Stark hervortretende Mastdarm-Aderknoten.

Wundheits-Schmerz in den After-Aderknoten, viele Tage, im Sitzen und Liegen, mit heftigem Drücken und Stechen darin beim Aufstehen.

1005 Kitzel und Jücken am After, Abends.

Fressen und Jücken am After. (n. 7 T.)

Jücken am After, nach Spazierengehen und Abends.

Oefteres Jücken und Kriebeln im After, nach Gehen im Freien.

Zum Harnen und Stuhl viel Drang. (n. 3 T.)

1010 Schwieriger Abgang des Harns, als wäre ein Widerstand da.

Alle Augenblicke stockt der Harn und will nicht fort; dabei Aufblähung.

Harnlassen erschwert durch einen dumpfen Schmerz im Unterbauche, früh, im Bette, der ihn verhinderte, das Wasser bis auf die letzten Tropfen zu lassen; nach kurzen Pausen fühlte er immer wieder neues Bedürfniss, Harn zu lassen, wo dann nur wenig und tropfenweise abging. (d. 9. T.) *(Gr.)*

Verminderter Harn. (d. 1. T.) *(Ng.)*

Oefterer Harn-Abgang. *(Ng.)*

1015 Oefteres Harnen, in gewöhnlicher Menge, 5 Mal in 2 Stunden, früh, nach dem Aufstehen, einige Tage. *(Htb.)*

Steter Harndrang, doch gehen immer nur einige Tropfen ab, im Stehen; im Sitzen vergehend. *(Ng.)*

Oefteres Harnen, aber wenig auf einmal. (n. 40 St.) *(Stf.)*

Vieler Harn-Abgang, *(Lobstein.)*

Vermehrter, dunkelbrauner Harn, nach Knoblauch und Schwefel riechend. *(Robbi.)*

1020 Vermehrter Harn. (d. 1. T.) *(Ng.)*

Vermehrtes und öfteres Harnen. (d. 2. T.) *(Ng.)*

Schneller, kaum aufzuhaltender Harndrang, früh. (n. 3 W.) *(Htb.)*

Harndrängen, mehr beim Sitzen, als beim Gehen.

Harndrang am Tage. (n. 3 T.)

1025 Viel Harnen beim Fahren. (n. etl. St.)

Heftiger Harndrang, ohne Durst, er konnte den Harn nicht aufhalten und er ging ihm wider Willen ab.

Oefteres Harnen, auch Nachts. (d. erst. 14 T.)

Nachts öfteres Harnen, nur zu wenigen Tropfen; lehmiger Harn.

Nächtliches Bettpissen. *(Ng.)*

Phosphorus.

1030 Unwillkührlicher Abgang des Harns, häufig. (*Weikard; Lobstein; Zisler*; bei *Bouttaz.*)
Da er der ersten Mahnung zum Harnen nicht folgte, floss der (röthliche) Urin unwillkührlich ab.
Beim Husten will der Harn fort, es gehen einige Tropfen ab.
Mangel an Harndrang, auch bei gefüllter Blase fühlte sie keine Regung, Harn zu lassen, konnte es jedoch, wenn sie wollte, ohne Beschwerde.
Der Harn bekommt einen stark ammoniakalischen Geruch, trübt sich und macht einen weissgelblichen Satz. (n. 6 T.)
1035 Scharfer, widrig riechender Harn, wie Veilchen-Wurzel.
Sehr übelriechender Harn, mehrere Tage über.
Viel wässrichter, farbloser Harn, bei den Schmerz-Anfällen.
Heller Harn, wie klares Wasser. (*Htb.*)
Blasser Harn. (d. 1. T.) (*Ng.*)
1040 Weisser, stark riechender Harn. (*Bds.*)
Brauner Harn, mit rothsandigem Satze.
Sehr rother, nach Schwefel riechender Harn, der nach 2 Stunden viel dicken, weissen schleimigen Satz fallen liess. (*Lobst.*)
Der beim Lassen goldgelbe Urin lässt bald einen weisslichen Satz fallen. (n. 30 St.) (*Stf.*)
Blassgelber Harn, bald eine Wolke zeigend. (d. 3. T.) (*Ng.*)
1045 Harn weissmolkichten Satzes.
Der Harn wird bald trübe und macht ziegelrothen Satz.
Schillerndes, farbiges Fett-Häutchen auf dem Harn. (*Gr.*)
Der blasse Harn setzt an den Seiten des Geschirrs eine weisse Rinde an.
Gelber Satz im Harne.
1050 Nach dem Harnen, früh, gleich matt zum Niederlegen.
Stechen in der Harnröhre und im After.
Unangenehme Empfindung vorn in der Harnröhre.
Nach dem Harnen, stechender Schmerz, vorn in der Ruthe.
Ein Stich vom Blasen-Halse in der Ruthe her, Abends, beim Einschlafen.
1055 Schneidendes Wasser, mit Blut-Harnen.
Brennen in der Harnröhre, mit Harndrang, Abends.
Zu Ende des Harnens, und nach demselben, beissender Schmerz in der Eichel. (n. 32 St.) (*Stf.*)
Beim Harnen, das erste Mal nach dem Stuhle, kamen einige Tropfen Schleim aus der Harnröhre unter Schmerz im Mittelfleische.

Brennen in der Harnröhre. *(Bds.)*
1060 Schnelles hin und her Ziehen in der Harnröhre bis zur Blase mit zusammenziehender Empfindung. (n. 10 T.)
Spannen über der Harnblase, im Unterbauche.
In der Eichel ein Stich, in der Gegend des Bändchens.
An der Vorhaut ein (bald heilendes) Geschwürchen.
Hodenschmerz mehrere Tage lang.
1065 Heftiges Ziehen im Hoden.
Ziehend dehnender Schmerz in den Samensträngen. *(Sr.)*
Geschwulst des Samenstranges, der nebst dem Hoden schmerzt, (bei weichem Stuhle).
Ungewöhnlicher Reiz in den Geschlechtstheilen. *(Bouttaz, Lobstein.)*
Mehr innerer Geschlechts-Reiz, Vormittags.
1070 Heftiger Geschlechtstrieb.
Die ersten Tage schweigt der Geschlechtstrieb.
Ausserordentlicher, unwiderstehlicher Trieb zum Beischlafe. *(Lobstein; Le Roi.)*
Steifheit der Ruthe, ohne Phantasie, Abends. *(Ng.)*
Bei einem alten Mann, noch hie und da eine kräftige Erektion, die ersten 7 Tage, dann aber 22 Tage gar keine, vom 29. Tage an aber bis zum 43., desto stärker.
1075 Erektionen bei Tag und Nacht.
Nachts öftere Ruthe-Steifheit. (n. 4 T.)
Heftige Früh-Erektionen. (n. 6 T.)
Erektionen, früh, nach dem Erwachen. *(Gr.)*
Männliche Abneigung vor Beischlaf. (n. 25 T.)
1080 Mangel an Erektion. (n. 17 T.)
Pollution, ohne Phantasie-Erregung. (n. 8 T.)
Pollution, bald nach Beischlafe.
Nach Pollution, nervöse Schwäche in den Lenden.
Pollution, Nachts; ohne geilen Traum. (n. 8 u. 10 T.) *(Gr.)*
1085 Pollution, Nachts, aus steifer Ruthe, unter angenehmen Gefühle. *(Gr.)*
Vorsteher-Drüsen-Saft, bei hartem Stuhle. *(Sr.)*
Völlige Impotenz, keine Erektion mehr.
Weibliche Abneigung vor Beischlaf (in der Nachwirkung?) (n. 25 T.)
Regel 4 Tage zu spät. (n. 17 T.)
1090 Regel 6 Tage zu spät. (n. 22 T.)
Regel 5 Tage zu spät. (n. 41 T.)

Die Regel macht Phosphor später erscheinen in der Nachwirkung.
Regel 4 Tage zu früh und zu gering. (n. 17 T.)
Regel 3 Tage zu früh. (n. 18 T.)
1095 Regel 9 Tage zu früh. (sogleich.)
Regel 2 Tage zu früh. (n. 18 T.)
Regel 2 Tage zu früh, sonst sehr dick, diesmal sehr hellroth. (*Ng.*)
Die viele Wochen ausgebliebene Regel tritt ein. (d. 3. T.)
Die sieben Wochen ausgebliebene Regel tritt ein. (d. 2. T.)
1100 Zweitägiger Blut-Abgang aus der Gebärmutter, in der Zeit von einer Regel zur andern. (n. 9 T.)
Nach anderthalbjährigem Ausbleiben der Periode (bei einer 51jährigen Frau) zeigt sie sich wieder mit Heftigkeit fünf Tage lang, das Blut von üblem Geruche.
Vor Eintritt der Regel blutet das Geschwür.
Bei der Regel, arge Zahnschmerzen, welche immer beim Essen anfingen.
Bei der Regel arges Leibweh. (n. 13 T.)
1105 Bei der Regel, viel Frost, mit kalten Händen und Füssen.
Bei der Regel, stechendes Jüken an den After-Blutknoten.
Bei der Regel, stechendes Jücken am ganzen Körper.
Bei der Regel, Kopf-Eingenommenheit und so abgespannt, dass sie beim Lesen einschlief.
Bei der Regel, starke Rückenschmerzen, wie zerschlagen.
1110 Bei der Regel fühlt sie sich (besonders Abends) sehr krank, hat Rückenschmerz, wie zerschlagen und zerrissen, Ziehen im ganzen Körper, Herzklopfen mit Aengstlichkeit, Kneipen über den Magen herüber, mit Zusammenzieh-Schmerz, war müde und matt bis zum Umfallen, und konnte wegen arger Uebelkeit nicht aufdauern, musste liegen.
Bei der Regel, stechender Kopfschmerz in der Stirne; die Augen fallen ihr zu, sie möchte sich legen.
Bei der Regel, zwei Tage nach einander Fieber; den ersten Nachmittag, erst Frost, dann Hitze und Kopfschmerz, ohne Durst; den zweiten Tag, Mittags eine Stunde Frost, dann krampfhaftes Schütteln des ganzen Körpers, mit Zähneklappen, dann Hitze, vorzüglich im Kopfe, und Kopfschmerzen. (n. 10 T.)
Vor und nach der Regel, Zahnfleisch-Geschwulst und dicker Backen.
Bei Eintritt der Regel, starke Uebelkeit beim Aufrichten im

Bette, saures Erbrechen, Brust-Beklemmung, kalter Stirn-Schweiss und Schwindel beim Gehen.

1115 Bei der Regel, krampfhafte Zusammenziehung der Beine, dass sie dieselben nicht ausstrecken konnte.

Am Rande der Schamlippen, ein paar Knötchen, brennend stechenden Schmerzes, 14 Tage lang.

Stiche durch das weibliche Becken.

Stillreissender Schmerz in den Geburtstheilen, als sey da Böses oder Geschwüriges, bei und nach Gehen im Freien.

Milchartiger Weissfluss.

1120 Schleimiger Weissfluss, früh, im Gehen. *(Ng.)*

Scharfer, wundmachender Weissfluss. (n. 5 T.)

Röthlicher Scheide-Fluss (bei einer alten Frau).

Zäher Weissfluss statt der Regel. (n. 20 T.)

Starker Weissfluss, sieben Tage lang. (n. 9 T.)

1125 Mehrere Abende_ nach einander öfteres Niesen, ohne Schnupfen.

Oefteres Niesen.

Oefteres Niesen. (n. ½ St.) *(Gr.)*

Oefterer Niese-Reiz und öfteres Niesen, mit Furcht davor, wegen argen Schmerzes im Halse, als wolle es Etwas ausreissen, mehrere Morgen. *(Ng.)*

Erst versagendes, dann vollständiges Niesen und Aufstossen. *(Ng.)*

1130 Niesen, gleich nach dem Mittag-Essen.

Krampfhaftes Niesen mit heftiger Empfindung im Kopfe und Verdrehung der Glieder unter Zusammenschnürung der Brust. *(Mbn.)*

Niesen, mit Poltern dabei in der linken Weiche. *(Ng.)*

Oefterer Drang zum Schnauben. (d. 4. T.) *(Ng.)*

Schnupfen- und Vollheits-Gefühl in der Nase, besonders oben in der linken Seite, mit losem Schleime. *(Ng.)*

1135 Verstopfte Nasenlöcher, alle Morgen.

Verstopfung der Nase, dass sie nur durch den geöffneten Mund athmen kann. *(Ng.)*

Trockenheits-Empfindung in der Nase, mit stetem Gefühl, als wolle sie zusammenkleben. *(Ng.)*

Trockenheits-Gefühl in der Nase. *(Stf.)*

Viel Schleim-Fluss aus der Nase, ohne Schnupfen.

1140 Wasser fliesst im Freien aus der Nase, ohne Schleim.

Phosphorus.

Gefühl öfters, als gingen Wassertropfen aus der Nase. (*Ng.*)
Grüngelber Ausfluss aus der Nase.
Gelber Schleim aus der Nase, früh, und Blut-Schnauben.
Pfropfe in der Nase. (*Hg.*)
1145 Verstopfungs-Gefühl der Nase, mit Kopf-Eingenommenheit, als wolle ein Schnupfen entstehen.
Stockschnupfen.
Es hängt ihr ein Schnupfen an, sie muss immer schnauben.
Schnupfen, Abends.
Starker Schnupfen, mit Nasen-Verstopfung. (*Ng.*)
1150 Schnupfen, mit viel Hitze im Kopfe. (n. 8 T.)
Sehr anhaltender Schnupfen.
Fliessschnupfen. (*Gr.*)
Oefterer Wechsel von Fliess- und Stock-Schnupfen. (*Ng.*)
Fliessschnupfen blossen Wassers. (*Ng.*)
1155 Fliessschnupfen aus einem Nasenloche, bei Verstopfung des andern. (*Ng.*)
Heftiger Fliessschnupfen mit grosser Kopf-Eingenommenheit, Mangel an Appetit und allgemeinem Krankheits-Gefühle. (n. 48 St.)
Schnupfen mit Hals-Entzündung und starker Kopf-Eingenommenheit.
Fliessschnupfen mit Abgang vielen Schleimes. (*Ng.*)
Kitzel in der Luftröhre, weckt sie zwei Nächte nach einander, um Mitternacht, und nöthigt zu trocknem Husten. (*Ng.*)
1160 Reizbarkeit des untern Theiles der Luftröhre, mit dämpfendem Drucke oben in der Brust. (*Htb.*)
Rauhheit und Brennen im Halse, bei und ausser dem Schlingen. (*Ng.*)
Rauhheit im Halse, die zum Husten reizt, früh. (*Ng.*)
Rauhheit im Kehlkopfe und in der Luftröhre, mit öfterem Hüsteln und Rachsen. (*Ng.*)
Rauhheit im Halse, 4 Tage lang, bei feuchtem Wetter. (*Mbn.*)
1165 Rauhheit im Halse mit starkem Schnupfen.
Rauhheit auf der Brust. (n. 24 St.)
Trockenheits-Gefühl in der Brust. (*Kortum.*)
Heiserkeit, früh.
Heiserkeit, der Kehlkopf wie pelzig, er kann kein lautes Wort sprechen.
1170 Heftiger Katarrh mit Heiserkeit.
Katarrhalische Brust-Verschleimung, früh.

V. 4

Heiserkeit. *(Ng.)*
Heisere, unreine Sprache, mehrere Tage. *(Ng.)*
Kratzen im Halse reizt zum Husten, Nachmittags, im Freien. *(Ng.)*
1175 Stetes vergebliches Rachsen. (n. ½ St.) *(Ng.)*
Der ausgerachsete Schleim ist kühl, früh. *(Ng.)*
Husten von stetem Kitzel im Halse. *(Ng.)*
Husten von Reiz in der Luftröhre, Nachmittags. *(Ng.)*
Husten, von ein paar Stössen, nach dem Mittag-Essen. *(Ng.)*
1180 Oefteres kurzes Hüsteln. (n. ½ St.) *(Ng.)*
Husten, mit Stich-Schmerz unter den Hypochondern.
Husten mit Stechen unter der Herzgrube, dass sie sich die Brust halten muss.
Bei jedem Husten-Stosse, ein scharfer Druck in der Herzgrube.
Husten mit Brennen im Halse. *(Ng.)*
1185 Beim Husten, säuerliches Erbrechen.
Beim Husten, Magenschmerz.
Beim Husten muss sie wegen Stich-Schmerz die Hand auf die Herzgrube drücken; dabei schmerzt es im Halse, wie roh.
Starker, stechender Husten-Reiz im Halse.
Husten von kalter Luft, welche ihm sehr auf die Brust fällt.
1190 Husten, beim Essen, locker, rasselnd, wie bei alten Leuten. *(Gll.)*
Husten, nach dem Mittag-Essen. *(Ng.)*
Husten, mit Wundheits-Gefühl im Halse, gleich nach dem Mittag-Essen. *(Ng.)*
Husten im Freien, und davon Brust- und Bauchschmerz.
Husten, am meisten beim (kalt oder warm) Trinken.
1195 Starker, trockner Husten, beim laut Lesen, Abends.
Arger, trockner Husten, bloss beim Sitzen und Liegen, gar nicht bei Bewegung.
Häufiges, trocknes, kurzes Hüsteln, von Reiz im Halse, den ganzen Tag, am meisten Abends. *(Ng.)*
Häufiges, trocknes Hüsteln, Abends, auch im Bette, den Schlaf hindernd. *(Ng.)*
Trockner, heftiger Husten, mit drückendem Kopfschmerze, den ganzen Tag. (sogleich.)
1200 Trockner, beschwerlicher Husten, wovon ihr vorn die Brust weh thut, weckt sie aus dem Schlafe, 14 Nächte nach einander.

Trockener Husten mit Kopfschmerz zum Zerspringen, mit Schnupfen. (n. 35 T.)
Hohler, meist trockner Husten, mit Drücken in der Herzgrube, wovor er die ganze Nacht nicht schlafen kann.
Husten, der Bauchweh macht, dass sie sich vor Schmerz den Leib halten muss.
Kitzel-Husten. (n. 8 T.)
1205 Husten mit Frost über den ganzen Körper.
Hohler Husten, meist früh im Bette und auch Nachts; wenn sie einschlafen wollte, hielt er sie vom Schlafe ab.
Lockerer Husten, ohne Auswurf, mit Schmerz und Wundheits-Gefühl in der Brust, dass sie sich zu husten fürchtete. (*Ng.*)
Heftiger Husten-Anfall, um Mitternacht, locker, doch ohne Auswurf, durch Aufsetzen erleichtert; eine Stunde lang, wonach sie unter Husten einschlief; früh nur Wundheits-Gefühl im Halse. (*Ng.*)
Keichiger Husten mit Dämpfen auf der Brust und etwas Schleim-Auswurfe. (n. 8 T.)
1210 Anstrengender Husten, zum Auswurfe zähen Schleimes.
Husten mit weissem, schwer zu lösendem Auswurfe.
Starker Husten mit Schleim-Auswurf weckt sie früh, 2 Uhr.
Oefterer Husten mit vielem Auswurfe, auch Nachts.
Husten, früh, nach dem Aufstehen, mit Auswurf durchsichtigen Schleimes und Gefühl in der Mitte des Brustbeins, als habe sich da Etwas losgerissen.
1215 Anhaltender Schleim-Husten unter Spann-Schmerz in der Brust. (*Kortum.*)
Husten, Tag und Nacht, mit viel Schleim-Auswurf, nach einigen Tagen kamen Stiche dazu, sehr heftig, in der Brust, bei starkem Husten.
Im schleimigen Brust-Auswurfe Blut-Aederchen. (n. 4 T.)
Blut-Auswurf mit Schleim, beim Husten. (n. 24 St.)
Blut-Auswurf mit Schleim, bei kurzem, gelindem Husten. (n. 36 St.)
1220 Blut-Auswurf mit angestrengtem Kotzen, ohne Schmerz, den Tag vor und den ersten Tag bei der Regel.
Aushusten von Eiterflöckchen mit schründendem Brennen hinter dem Brustbeine.
Beim Husten, Gefühl im Halse, als wenn ein Stück Fleisch mit heraus müsste. (*Ng.*)
Der Athem sehr kurz, nach jedesmaligem Husten. (*Ng.*)

Athmen verhindert, von Vollheit im Bauche, Vormittags, in allen Lagen. *(Ng.)*

1225 Bei schnellem Gehen benimmts den Athem. (n. etl. St.)

Schweräthmigkeit, Abends, im Bette. (n. 3 T.)

Neigung zum tief Athmen. *(Ng.)*

Keichen, beim Berg Steigen.

Er kann nur laut röchelnd athmen.

1230 Schwieriges Einathmen, wegen Spannung in der Herzgrube. *(Ng.)*

Brust sehr beklommen, Athem sehr kurz.

Kurzäthmigkeit und Schwindel.

Brust-Beengung. (n. 13 T.)

Aengstliches Athemholen, beim Nachdenken.

1235 Angst in der Brust, Abends.

Aengstlichkeit und Schwere auf der Brust, wie zusammengepresst, mit Athem-Versetzung. *(Ng.)*

Beängstigung auf der Brust, mit Athem-Mangel.

Aengstlichkeit auf der Brust, mit Klopfen unten in der rechten Brust-Seite.

Beklemmung im untern Theile der Brust, mit Kurzäthmigkeit, Abends. *(Ng.)*

1240 Beklemmung der Brust über dem Schwertknorpel, mit Athem-Beengung, Abends, bei jedem Bücken, durch Aufrichten stets erleichtert. *(Ng.)*

Beklemmung auf der Brust, öfters, mit Uebelkeit.

Engbrüstigkeit mit kurzen Uebelkeiten.

Engbrüstigkeit beim tief Athmen.

Brust-Beklemmung, schlimmer beim Sitzen, durch Aufstossen erleichtert. (n. 22 T.)

1245 Oeftere Brust-Beklemmung.

Schwere der Brust, als wenn eine Last drauf läge.

Schwere-Gefühl auf der Brust, beim Einathmen, im Gehen, gleich nach dem Mittag-Essen. *(Ng.)*

Die Brust ist immer so gespannt, als wäre ein Band darum gelegt.

Spannung und Trockenheit in der Brust. *(Kortum; Voigtel.)*

1250 Spannung auf der Brust, ohne Engbrüstigkeit.

Beengendes, spannendes Gefühl auf der Brust.

Gefühl über die Brust, als wären die Kleider zu eng.

Brust-Beklemmung, früh, mit Herzklopfen und Uebelkeit, eine Stunde lang.

Phosphorus.

Pressende Beklommenheit auf der Brust.
1255 Zusammenziehen der ganzen Lunge.
Zusammenziehen der Brust, bei Drücken oder Klemmen im Oberbauche.
Zusammenziehendes Pressen in der obern linken Brust.
Beengendes, spannendes Gefühl auf der Brust.
Beklemmung der Brust, früh, im Bette, eine halbe Stunde lang.
1260 Beklommenheit der Brust, nach Gehen im Freien, Nachts, dass sie nicht ausgähnen konnte.
Beklemmung des Athems mit Frost und argem Kopfschmerze, dass er sich kaum besinnen kann. (n 1 St.)
Beengung der Brust, wie von Blut-Andrang, vorzüglich früh, beim Erwachen.
Brustkrampf nach Fahren, gegen Abend.
Krampfiges Zusammenziehen in der Brust.
1265 Zusammenschnürend klemmende Empfindung, ganz oben in der Brust.
Brust-Krampf, der die Brust zusammenschnürt, mehrere Abende nach einander. (*Rl.*)
Beklemmung der Brust, als wenn das Blut ganz heiss zum Halse herauf drängte, früh. (n. 13 T.)
Blutdrang nach der Brust.
Blutdrang nach der Brust, bei jeder Gemüths-Bewegung, wobei es krampfig zwischen den Schulterblättern zusammenzieht.
1270 Blutdrang nach dem Herzen und Herzklopfen, was nach dem Essen sehr heftig wird. (n. 9 T.)
Herzklopfen mit Aengstlichkeit, Abends und früh, beim Erwachen, im Bette.
Oft starkes Herzklopfen.
Heftiges Herzklopfen, Nachmittags, nach kleiner Gemüths-Bewegung, eine Stunde lang, dass er nicht liegen bleiben konnte; beim Schlafengehen wieder ein kleiner Anfall. (n. 10 T.)
Herzklopfen, früh, nach gewöhnlichem Frühstücke.
1275 Herzklopfen, zuweilen einige (2, 3, 6) starke Schläge, (beim Gehen oder Sitzen nach Tische); beim Liegen, Nachts, auf der linken Seite, nur 1, 2 Schläge.
Einige starke Herzschläge, bei geringer Bewegung, besonders des linken Armes, beim Aufsitzen im Bette, beim Dehnen u. s. w., die in der Ruhe wieder vergehen.

Starkes Herzklopfen, früh, beim Erwachen im Bette und
Abends nach dem Niederlegen.
Schmerz, wie gestossen, hinter der rechten Brust, unter der
Achselgrube, beim Aufdrücken. *(Ng.)*
Schmerzhaftes, stumpfes Stechen, unter der linken Brust, tief
innerlich, beim Aufstehen vom Sitze. *(Ng.)*
1280 Stechen und Stiche in verschiedenen Theilen
der Brust, besonders im Sitzen, zuweilen mit Brennen.
(Ng.)
Stechen mitten im Brustbeine, wie mit Messer, bis in das
rechte Schulterblatt, von früh bis Abend, während des
Frühstücks etwas vermindert, so heftig, dass es den Athem
versetzte, ärger beim Einathmen, minder bei Bewegung.
(d. 4. T.) *(Ng.)*
Stiche in der linken Brust-Seite beim Athmen.
Starke Stiche in der Brust, links und rechts, bei Ruhe und
Bewegung.
Stechen in der linken Seite unter den Ribben, fünf
Tage lang.
1285 Stechen in der rechten Brust-Seite, beim Athmen. *(Gll.)*
Flüchtige Stiche am obern Theile der Brust, wo der Hals
anfängt.
Stiche äusserlich an der Brust, ohne Bezug auf Athmen.
Brennend heisses Aufsteigen aus dem Magen in die Brust,
im Sitzen, mit Aengstlichkeit und Schweiss auf Stirn und
Brust, im Sitzen. (n. 2St.) *(Ng.)*
Brenn-Gefühl am untern Ende des Brustbeins, bis gegen das
linke Schlüsselbein, nach dem Mittag-Essen. *(Ng.)*
1290 Brustschmerz vorzüglich beim Einathmen.
Drücken an der Brust, dass er nicht gut athmen kann.
Drücken unten auf der Brust.
Herabziehender Druck oben an der Brust, und drauf leeres
Aufstossen.
Zerschlagenheits-Schmerz oben in der Brust, beim Bücken,
Bewegen und Anfühlen.
1295 Jücken im Innern der Brust.
Jücken in der Brust (Luftröhre) und unter dem Halsgrüb-
chen, mit trocknem Husten, der es nicht erleichtert.
Mattigkeit der Brust.
Mattigkeit in der Brust, mehrere Tage, und Gefühl, als sollte
sie da einen Schmerz entdecken.
Heftiges Wehthun des grossen Brust-Muskels.

Phosphorus.

1300 Wundheits-Schmerz am Schlüsselbeine, für sich und bei Berührung.
Schmerz in der rechten Fleisch-Brust, als wenn die Drüsen heftig gedrückt würden.
Stiche in der weiblichen Brust. (*Ng.*)
Schmerz in der rechten Brust-Seite, als würde die Haut mit einer Nadel aufgehoben. (*Ng.*)
Tupfen wie mit einem Finger auf der rechten Brust-Seite, im Sitzen. (*Ng.*)
1305 Ein Stich im rechten Schlüsselbeine, an der Achsel. (*Ng.*)
Sehr warm, äusserlich an der Brust. (*Ng.*)
Brennendes Kneipen äusserlich unter der rechten Brust, mit Hitz-Aufsteigen in den Kopf. (*Ng.*)
Rothlauf an einer der beiden (mit Ausschlag besetzten) Brüste, mit Geschwulst, Röthe, Brennen, Stechen und endlicher Eiterung.
Entzündung und Geschwulst der linken Brustwarze, und der ganzen linken Brust, mit grossen Schmerzen und nach 10 Tagen mit Uebergang in Eiterung.
1310 Das Steissbein schmerzt bei Berührung, als wäre da ein Geschwür.
Schmerz im Steissbeine, der sie an jeder Bewegung hindert; sie konnte keine bequeme Lage finden; drauf schmerzhafte Steifheit im Nacken. (d.2.T.)
Kreuzschmerz beim Aufrichten vom Bücken und im Stehen, weniger beim Gehen.
Kreuzschmerz nach langem Sitzen. (n. 11 T.)
Nagender Schmerz im Kreuze und Kreuzbeine, wo er durch Reiben vergeht. (*Ng.*)
1315 Kreuzschmerz über dem heiligen Beine und den nahen Theilen der Darmknochen, besonders beim gebückt Sitzen und nach dem Mittag-Essen, mit grosser Mattigkeit. (*Htb.*)
Schwäche und Lähmigkeit im Kreuze.
Schwäche im Kreuze, wie eingeschlafen, im Sitzen und beim Aufstehen vom Sitze.
Brennen im Kreuze, besonders bei Zögerung des Monats-Flusses.
Viel Kreuz- und Rücken-Weh, dass er kaum vom Sitze aufstehen konnte.
1320 Heftiger Rückenschmerz bei längerem Sitzen.
Rückenschmerz nach Gehen.
Schwere und Müdigkeit im Rücken, beim Liegen.

Periodisch wiederkehrende, unerträgliche Rückenschmerzen, welche das Gehen hindern.
Ununterbrochenes Stechen im Rückgrate, den ganzen Tag, zu verschiedenen Stunden. (n. 22 T.)
1325 Ein heftiger Stich in den Rücken-Muskeln, über der linken Hüfte. (n. 7 T.)
Stiche in die Lenden-Wirbelbeine, zum Schreien. (*Ng.*)
Drücken dicht unter den Schulterblättern.
Schmerz, wie ein Pflock im linken Schulterblatte.
Gefühl, als packe sie Jemand fest auf beiden Schulterblättern, beim Heben und Tragen mit beiden Händen. (*Ng.*)
1330 Reissen im linken Schulterblatte, durch Reiben vergehend. (*Ng.*)
Reissen im rechten Schulterblatte.
Stechen im rechten Schulterblatte. (*Ng.*)
Stechen unter beiden Schulterblättern, öftere Stiche, eine Viertelstunde lang.
Stechen im Schulterblatte. (d. 2. T.) (*Sr.*)
1335 Stechender Schmerz im rechten Schulterblatte.
Zuckender Schmerz im linken Schulterblatte, bis in die Achsel, im Sitzen. (*Ng.*)
Klopfen und Reissen im rechten Schulterblatte, wie im Knochen, nach Reihen bald wiederkehrend. (*Ng.*)
Klopfender Schmerz auf einer kleinen Stelle zwischen den Schultern. (*Ng.*)
Gefühl im Nacken, wie von einer schweren Last.
1340 Druck im Nacken.
Reissen im Nacken, ausser und beim Bücken. (*Ng.*)
Steifigkeit des Nackens.
Hinterkopf und Genick sind schmerzhaft und ganz steif.
Steifer Hals.
1345 Die vordern Hals-Muskeln schmerzen empfindlich bei Berührung und Bewegung.
Stiche in einer Beule am Halse.
Ein Haselnuss grosser, harter Knäutel am Halse, unter dem Kinne, schmerzend beim Befühlen. (*Gr.*)
Zuckungen in den Hals-Muskeln.
Reissen in den Adern der rechten Hals-Seite bis in die Achsel. (*Ng.*)
1350 Stechen in der linken Hals-Seite. (*Ng.*)
Stechendes Kneipen äusserlich im Halse beim Gehen im Freien.

Phosphorus.

Stechen vorn am Halse, gegen das rechte Ohr hin, und von da, Reissen bis in den Scheitel. *(Ng.)*
Kälte-Gefühl und Reissen an der linken Hals-Seite. *(Ng.)*
In der Achselgrube heftig jückende Blüthchen, die nach Kratzen brennen. *(Hg.)*
1355 Geschwulst der Achseldrüsen, mit Brennschmerz in der Haut der Arme. *(Sr.)*
In der rechten Achselgrube heftiges Jücken und ein erbsengrosser Drüsen-Knoten darin.
Drücken und Ziehen in den Schultern. *(Gll.)*
Die Achsel schmerzt bei Berührung und Bewegung.
Schmerz der Achsel-Gelenke nach Gehen im Freien.
1360 Reissen in der linken Achsel, besonders Nachts, im Bette.
Reissen in der linken Achsel, auch im Gelenke, zuweilen mit Reissen im Knie, meist nach dem Mittag-Essen. *(Ng.)*
Stechen und Stiche in der rechten Achsel. *(Ng.)*
Ein stumpfer schmerzhafter Stich in der linken Achsel, nach dem Mittag-Essen; durch Bewegung vergehend, mit lang nachbleibender schmerzhafter Empfindlichkeit der Stelle. *(Ng.)*
Bohren in der rechten Achsel, nach dem Mittag-Essen, durch Bewegung vermehrt, in Ruhe gemindert. *(Ng.)*
1365 Rheumatischer Schmerz in der rechten Achsel, bis zu den obersten Ribben, eine Stunde lang. *(n. 7 T.)*
Rheumatischer Schmerz in der rechten Achsel, früh, nach dem Erwachen. *(n. 36 St.)*
Reissen in der linken Schulter, bei Kopfschmerz.
Verrenkungs-Schmerz der rechten Achsel, besonders beim Aufheben des Armes.
Stiche in den Achselhöhlen, durch die Schultern heraus. *(Ng.)*
1370 Stumpfes, breit aus einander gehendes Stechen unter beiden Achselhöhlen. *(Ng.)*
Knacken im Schulter-Gelenk.
Schwere in den Achseln und Armen. *(n. 2 T.)*
Ziehendes Strammen in den Arm-Muskeln, von den Achseln, bis zum halben Unterarme.
Zieh-Schmerz im ganzen Arme, welcher Abends zunimmt.
1375 Reissen im linken Arme und der Hand.
Eingeschlafenheit des linken Armes, mit Taubheit der Fin-

ger (ohne Kälte) und Krummziehen derselben, besonders früh; worauf der Arm ganz matt wird.

Der Arm, auf den sich der Kopf stützt, schläft ein.

Eingeschlafenheit der Arme.

Einschlafen des rechten Armes, früh. (n. 8 T.)

1380 Viel Jücken an den Armen.

Mattigkeit in den Armen, dass sie sie nicht rühren mochte. (n. 16 T.)

Mattigkeit in den Arm-Gelenken, mit aufgelaufnen Adern an den Händen.

Lähmiger, wundartiger Schmerz im Arme, mit Zittern, wenn sie Etwas in der Hand hält.

Verrenkungs-Schmerz des rechten Armes.

1385 Schmerz, Taubheits-Gefühl und Kraftlosigkeit im rechten Arme, am meisten um das Ellbogen-Gelenk, Abends, beim Niederlegen in's Bette, durch Veränderung der Lage des Theiles vergehend, doch bald darnach wiederkehrend und so oft wiederholt. (Htb.)

Reissen an der äussern Fläche des rechten Oberarms, nach Reiben am Unterarme erscheinend, wo es zugleich sichtbar hüpfte. (Ng.)

Zerschlagenheits-Schmerz im rechten Oberarm, im Sitzen. (Ng.)

Zerschlagenheits-Schmerz im linken Oberarm-Knochen, vom Ellbogen bis in die Achsel, auf und ab ziehend, im Sitzen. (Ng.)

Rheumatischer Schmerz im rechten Oberarme, nach einer kleinen Verkältung.

1390 Reissen im Oberarme.

Grosse Müdigkeit der Oberarme.

Brennen auf der Haut beider Oberarme. (Sr.)

Schmerzliches Drücken in der Beinhaut der Oberarm-Röhre und der Speiche, wie Knochenschmerz. (n. 6 St.)

Das Ellbogen-Gelenk schmerzt wie zerbrochen.

1395 Reissen und Ziehen im rechten Ellbogen-Gelenke.

Reissen und Bohren in den Ellbogen bis gegen die Achsel. (Ng.)

Reissen vom Ellbogen an der Inseite des Vorderarmes herab bis gegen das Daumen-Gelenk, als wolle es den Knochen ausreissen, nach Reiben vergehend. (Ng.)

Reissen und Stechen im rechten Ellbogen. (Ng.)

Phosphorus.

Stiche im Ellbogen-Gelenke, nach einem Schrecke, und dann auch an einer aufgeriebenen Stelle am Fusse.
1400 Nagender Schmerz im rechten Ellbogen, bis gegen die Achsel hin, im Sitzen. *(Ng.)*
Ein Schlag und Zucken in den Ellbogen-Knorren, im Sitzen. *(Ng.)*
Rothe Pünktchen fressenden Jückens auf einer Hand grossen Stelle der rechten Ellbogen-Beuge.
Arges Reissen an der Inseite des linken Vorderarmes, als wolle es die Haut wegreissen, früh. *(Ng.)*
Reissen in den Vorderarmen, besonders um das Hand-Gelenk. *(Ng.)*
1405 Reissen im Hand-Gelenke, mit lähmiger Schwäche, Abends. *(Ng.)*
Zerschlagenheits-Schmerz in der rechten Speiche. *(Ng.)*
Reissen und Risse in den Händen und Hand-Gelenken. *(Ng.)*
Schmerz wie verrenkt im Hand-Gelenk. *(Ng.)*
Reissen in den Mittelhand-Knochen. *(Gll.)*
1410 Reissen in der Hand, vorzüglich in den Knöcheln, meist Nachts im Bette.
Flüchtiges Reissen im Handknöchel und Daumen.
Ziehen in der Hand und den Fingern, nach Befeuchtung der Hände mit lauem Wasser.
Brennen und Stechen auf einer Stelle des rechten innern Hand-Randes. *(Ng.)*
Kriebeln der Hände im Freien, beim Gähnen (n. ¼ St.) *(Ng.)*
1415 Schwere und Zittern der Hände, beim Hängenlassen der Arme, mit Röthe und aufgelaufenen Adern, mit Gefühl als dränge viel Blut herein. *(Ng.)*
Blutdrang nach den Händen (und dem Kopfe), wie vom Magen aus, mit aufgelaufenen Adern auf den Handrücken. *(Ng.)*
Kalte Hände. *(Gr.)*
Zittrig in den Händen.
Zittern der Hände, früh.
1420 Die eine Hand ist ihm zuweilen wie lahm, mehrere Stunden.
Eingeschlafenheit beider Hände, früh, beim Erwachen, die Finger hatten kein Gefühl. (d. 21. T.)
Eingeschlafenheit der rechten Hand, früh, im Bette. (n. 9 T.)
Jücken an den Händen.
Haut an den Händen sehr rauh und trocken.
1425 Es entstehen Warzen an den Händen.

Hitzbläschen an beiden Handrücken, mit Jücken, Nachts am
schlimmsten. *(Gr.)*
Brenn-Gefühl in den Händen, ohne äussere Hitze.
Brenn-Gefühl in den Handtellern.
Empfindliche Stiche im Hand-Gelenke, in der Ruhe. (n. 17 T.)
1430 Schnelle Geschwulst der Hand und der Finger.
Geschwulst des Hand-Gelenkes, mit Klopfen darin, wie in
  einem Geschwüre, und Reissen bis in die Finger, selbst in
  der Ruhe und noch viel ärger beim Bewegen des so stei-
  fen Hand-Gelenkes. (nach Verkältung?)
Verrenkungs-Schmerz im Daumen, beim Zugreifen.
Geschwulst des hintern Daumen-Gelenkes, schmerzhaft beim
  Berühren, und spannend schmerzend, wie vergriffen, bei
  Bewegung.
Verrenkungs-Schmerz, oder wie vergriffen, im hintersten
  Daumen-Gelenke, bei Bewegung.
1435 Verstauchungs-Schmerz der Finger-Gelenke (n. 6 T.)
Taubheit und Gefühllosigkeit der Finger der einen Hand, bei
  Eingeschlafenheit der an der andern.
Der Mittelfinger der rechten Hand wird ganz taub, todt, blut-
  los und kalt, in mässig kalter Luft.
Zucken einzelner Finger. *(Gll.)*
Lähmiges Zucken zuweilen im rechten Daumen, beim Schrei-
  ben, dass er die Feder kaum halten kann. *(Gr.)*
1440 Es zieht ihm von Zeit zu Zeit die Finger krumm,
  wie Klamm.
Schwäche und Zucken in dem einen Finger, den ganzen Tag.
Starkes Zucken im linken kleinen Finger.
Schwere in den Fingerspitzen.
Klammartiges Ziehen und Reissen im kleinen Finger.
1445 Reissen im rechten kleinen Finger. *(Ng.)*
Lähmung der Finger, dass sie wohl fühlen, aber kaum zu
  bewegen sind. *(Gll.)*
Spannen in den Fingern der linken Hand.
Spannen im 4ten und 5ten Finger beider Hände, wie ver-
  staucht.
Geschwulst eines Fingers, mit Schmerz, am meisten beim
  Anstossen.
1450 Langwieriges Nagel-Geschwür, das nicht zuheilen will.
Rissige Haut der Finger-Gelenke, wie von grosser Kälte.
Die Hinterbacken schmerzen, wie unterköthig, bei
  längerem Sitzen.

Phosphorus.

Pulsiren in der Hinterbacke.
Fippern im Hinterbacken. *(Gll.)*
1455 Sichtbares, doch schmerzhaftes Zucken in der einen Hinterbacke und dem Oberschenkel.
Das rechte Hüft-Gelenk schmerzt.
Schmerzhaft lähmiges Gefühl in der linken Hüfte, Abends, dass er mit Mühe auftreten kann; doch im Sitzen und Liegen ohne Beschwerde. *(Sr.)*
Gefühl in der rechten Hüft-Gegend, als würde sie da festgehalten, ohne Schmerz, im Sitzen. *(Ng.)*
Arger Schmerz in der linken Schenkel-Beuge. *(Ng.)*
1460 Schmerz in den Hüften, wie verrenkt.
Stechen in der linken Hüfte, durch Reiben vergehend, nach dem Mittag-Essen. *(Ng.)*
Ein heftiger Stich in der rechten Hüfte nach der Brust zu. *(Stf.)*
Jücken auf den Hüften.
In den Beinen grosse Schwäche; sie fällt leicht.
1465 Einschlafen des linken Beines, ohne Ursache, früh.
Starke lähmige Empfindung im rechten Beine, Nachts.
Müdigkeit in den Beinen, früh.
Schmerz der Beine, früh, beim Aufstehen, wie nach einer grossen Fussreise.
Schwere und Müdigkeit in den Beinen, besonders beim Treppen-Steigen.
1470 Strammen im ganzen rechten Beine, auch in der Ruhe.
Spannen in den Beinen und drückender Steifheits-Schmerz des linken Beines.
Klammartiges Zusammenziehen in beiden Beinen und Füssen, mit Rucken.
Arger Druckschmerz im linken Sitzbeine, bei langem Sitzen.
Grosse Unruhe in den Beinen, bei eiskalten Händen, besonders Abends.
1475 Im Oberschenkel starkes hin und her Ziehen, bei der Mittags-Ruhe.
Zieh-Schmerz in den Oberschenkeln, durch Gehen, wozu er nöthigt, gemindert.
Augenblicklicher, reissender Schmerz am linken Oberschenkel, vom Knie heran.
Tacktmässiges Reissen am hintern Theile des Oberschenkels, Abends, nach Niederlegen. *(Ng.)*
Reissende Rucke, oben an der Hinterseite des Oberschenkels,

bis ins Knie, bei und nach Gehen im Freien, alle 4 Minuten, mit Wundheits-Schmerz der Stelle bei Berührung.

1480 Stechen und Brennen am rechten Oberschenkel, gleich über dem Knie, in kleinen Absätzen, durch Reiben vergehend; im Sitzen. *(Ng.)*

Brennen im Oberschenkel, bei Berührung sehr vermehrt.

Zerschlagenheits-Schmerz in der Mitte des Oberschenkels; die Stelle ist bei Berührung schmerzhaft, dass er vor Schmerz nicht gehen kann.

Jücken am Oberschenkel und in der Kniescheibe.

Starkes Jücken auf einer kleinen Stelle des Oberschenkels, mit Schründen nach Kratzen.

1485 Grosse, bei Berührung schmerzhafte Blüthen hinten an den Oberschenkeln.

Wundheit innen an den Oberschenkeln. *(Hg.)*

Flechten über den Knieen und unter der Kniescheibe.

In den Knieen, Nachts im Bette, immer Kälte.

Zittern in den Knieen.

1490 Krampfhaftes Ziehen, im Knie, beim Gehen.

Reissen in den Knieen in freier Luft, mehrere Abende.

Reissen in den Knieen und den Kniescheiben, zuweilen wie im Knochen; mitunter durch Reiben vergehend; auch nach dem Mittag-Essen. *(Ng.)*

Arges Reissen vom Knie an der Inseite der Wade hinab, als würde das Fleisch von den Knochen gerissen, durch Reiben vergehend; nach dem Mittag-Essen. *(Ng.)*

Zieh-Schmerz von den Knieen bis in die Füsse.

1495 Ziehen vom linken Knie bis in den Fuss. (n. 20 T.)

Ziehen vom Knie, bis zum Fusse, Abends, und nach jedem Ziehen, ein schmerzhafter Ruck. (n. 15 T.)

Reissen in der rechten Kniekehle, Nachts.

Strammen der Kniekehl-Flechsen beim Gehen, wie zu kurz.

Gichtisches Spannen in den Knieen, wie verstaucht; sie sind heiss anzufühlen.

1500 Lähmiges Gefühl im linken Knie. *(Sr.)*

Verrenkungs-Schmerz im linken Knie.

Dumpfer Schmerz um das rechte Knie-Gelenk.

Stechen in den Knieen, Nachts, in Anfällen.

Ein Stich an der innern Fläche des rechten Kniees, bei jedem Tritte; beim Sitzen und Heben des Schenkels aber, Zerschlagenheits-Schmerz über dem Knie, der beim Aufstehen vom Sitze vergeht. *(Ng.)*

Phosphorus.

1505 Reissen vom Knie bis in den Fussrücken, mit Eingeschlafenheit des vordern Theils des linken Fusses, durch Reiben vergehend. *(Ng.)*
Schnell entstandne, rothe entzündete Wulst schründenden Schmerzes, zwischen Wade und Kniekehle.
Spannung in der rechten Wade beim Gehen.
Wadenkrampf. *(Gll.)*
Wadenklamm und Herauf-Zucken des Unterschenkels beim Ausstrecken im Gehen.
1510 Eingeschlafenheit von der Wade bis an den Fuss, als wäre durch starkes Binden unterm Knie der Blutlauf gehemmt.
Starkes Jücken an den Waden und Schienbeinen.
Schmerz der Schienbeine beim Spazieren.
Zerschlagenheits-Schmerz in den Schienbeinen.
Zerschlagenheits-Schmerz in der Beinhaut des Schienbeines, wo es auch beim Berühren weh thut.
1515 Tacktmässiges Reissen am linken Schienbeine, vorn über dem Fusse, früh, beim Erwachen. *(Ng.)*
Reissende Stiche die Schienbeine hinab.
Viele kleine Flecke, wie Sommersprossen, am untern Theile des Schienbeins. *(Sr.)*
Viele kleine, blaurothe Flecken, fast wie Petechen, an den Unterschenkeln.
Schmerz im linken Fuss-Gelenke, bis nach der Wade herauf.
1520 Heftiges Reissen und Stechen in den Füssen, dass er Nachts davor nicht schlafen kann.
Reissen am innern Rande der linken Fusssohle, von der Ferse an vor, im Sitzen. *(Ng.)*
Reissen im linken Fussknöchel, Nachts, dass er nicht schlafen konnte.
Starkes Jücken an den Sohlen und Zehen, Abends.
Kriechen in den Füssen und Zehen, wie von Ameisen.
1525 Kriebeln unter den Zehen. *(Sr.)*
Kriebeln in den Füssen, Nachts, wie eingeschlafen.
Schmerz im Fuss-Gelenke, beim Gehen, wie vertreten, es spannt beim Auftreten. (n. 4T.)
Leichtes Verrenken und Verknicken des Fuss-Gelenkes beim Auftreten.
Lähmigkeits-Gefühl in den Füssen.
1530 Eiskalte Füsse, die selbst im Bette nicht warm werden. (im Juni.) *(Gr.)*
Lähmig ziehender Schmerz in den Fussknöcheln bis ins Knie.

Fuss-Schweiss.
Schwere in den Füssen, als wären sie geschwollen.
Schwere der Füsse. (n. 11 St.) *(Htb.)*
1535 Geschwulst der Flechsen am rechten Fussknöchel.
Geschwulst der Füsse, Abends. (n. 7 T.)
Fuss-Geschwulst, beim Gehen.
Geschwulst eines Fusses. *(Hg.)*
Geschwulst der Füsse, selbst früh. *(Sr.)*
1540 Flecke an den Füssen. *(Sr.)*
Blasen und Geschwüre an den Füssen mehren sich. *(Hg.)*
Stiche in der Fuss-Geschwulst.
Stechender Schmerz im rechten Fussknöchel, um welchen es geschwollen ist, sie kann nicht auftreten vor Schmerz.
Schmerz der Fusssohlen, als wäre sie zu weit gegangen.
1545 Schmerz der Fusssohlen, beim Gehen; sie sind roth.
Lästiges Trockenheits-Gefühl in den Sohlen. (n. 27 T.)
Klamm in den Fusssohlen. (n. 3 T.)
Anhaltende Neigung zu Klamm in den Fusssohlen und Zehen.
Klamm in den Sohlen. *(Sr.)*
1550 Rucke in den Füssen, mit kriebelndem Klamm in den Sohlen. *(Sr.)*
Rucke und Blitze in den Füssen. *(Sr.)*
Reissendes Stechen in beiden Fusssohlen.
Reissen und Stechen in den Sohlen, dass er nicht auftreten kann.
Puckender Schmerz in den Fersen, Nachts, sie muss sie warm reiben, sich zu erleichtern.
1555 Einschlafen des linken Fusses, beim übereinander Legen der Schenkel. *(Ng.)*
Schwäche und Eingeschlafenheits-Gefühl in den Füssen, mit grosser Unruhe. *(Sr.)*
Kriebeln in beiden Fersen.
Spannen in den Fersen, früh im Bette.
Eine Blase an der Ferse, welche aufging, feuchtete, und beim Gehen sehr schmerzte. (n. 14 T.)
1560 Die ehemals erfrornen Fersen und Zehen fangen an, sehr zu schmerzen, vorzüglich in den Schuhen, beim Gehen. (n. 48 St.)
Die vordem erfrornen Zehen schmerzen drückend und brennend in den Schuhen, beim Gehen.
Heftiger Schmerz im linken grossen Zeh.
Jücken unter den Zehen und auf den Sohlen.
Arge Stiche im grossen Zeh-Ballen, mit Entzündung daran.

1565 Es entstehen Frostbeulen, im März. (n. 9 T.)
Stechen im linken grossen Zeh, mehr bei Bewegung und Abends.
Reissen in den Zehen, im Sitzen, durch Reiben vergehend. *(Ng.)*
Zucken in der linken grossen Zehe, im Sitzen. *(Ng.)*
Ein heftiger Stich in der rechten grossen Zehe. *(Ng.)*
1570 Die grosse Zehe schmerzt, wie erfroren. *(Sr.)*
Schmerzen in den Hühneraugen, die durch Mark und Bein dringen.
Arges, stechendes Drücken in den Hühneraugen, wie Bohren mit einem Messer.
Stechen in den Hühneraugen, beim Gehen.
Alte Hühneraugen fangen an zu schmerzen am kleinen Zeh, der auch anschwillt.
1575 Hühneraugen an den Fersen schmerzen empfindlich, vom geringsten Drucke, schon vom Aufliegen des Bettes. *(Gr.)*
Stechen in den (später vergehenden) Hühneraugen. *(Sr.)*
Jückendes Ameisen-Kriebeln in den gelähmten Theilen. *(Robbi; Lobstein.)*
Jücken (oder auch Beissen wie von Ameisen) hier und da, durch Reiben vergehend. *(Ng.)*
Allgemeines Jücken am Körper. (n. 22 T.)
1580 Jücken im Rücken und in den Kniekehlen.
Arges Jücken, Nachts, an den Armen, Beinen, dem Rücken und Bauche. (n. 12 T.)
Viel Jücken und Fressen um den Bauch, an den Armen und Oberschenkeln; vom Kratzen entstanden rothe Striemen. (n. 26, 27 T.)
Jücken über den ganzen Körper, Nachts, mit vieler Hitze und Trockenheit im Munde. (n. 12 St.)
Brennendes Jücken über den ganzen Körper. (n. 10 T.)
1585 Oeftere kleine Stiche in der Haut am Leibe.
Oeftere Stiche in der Haut, wie Flohstiche.
Einzelne drückende Stiche hie und da am Körper.
Jückender Nessel-Ausschlag in grossen Blasen über den ganzen Körper, auch im Gesichte.
Runde Flechten-Flecke über den ganzen Körper. *(Sr.)*
1590 Viel Jücken, Ausschläge und Kratz-Bläschen. *(Hg.)*
Knollen- und Knoll Flecke, so wie die bräunlichen und rothbläulichen Stellen, an Farbe erhöht. *(Hg.)*

Durchschimmernde Kupfer-Flecke am Körper. *(Hg.)*
Bräunliche, dunkle, zuweilen erhabene Flecke in den Kniekehlen, auf der Brust, an der Stirn, und unterm Mundwinkel. *(Hg.)*
Knollen in der Haut (der Hinterbacken). *(Hg.)*
1595 Schmerzhafte, harte Blasen hie und da, ohne Jücken. *(Hg.)*
Blasen, wie Brand-Blasen, welche aufgingen und nässten. *(Hg.)*
Jückende Bläschen zwischen den Fingern und in der Kniekehle. *(Hg.)*
Kleine Blutschwäre im Nacken, auf der Brust und den Oberschenkeln.
Grosse Blutschwäre am Oberschenkel, auf der Brust und an der Stirn.
1600 Wunde, aufgeriebene Haut-Flecke mit Röthe und schründendem oder stechendem Schmerze, an verschiedenen Stellen des Körpers.
Abschuppung der Oberhaut. *(Gr.)*
Jücken der Warze an der Stirn.
Brennen in einer Warze, wie in einer schwärenden Wunde, Abends, nach dem Niederlegen.
Kneipend zusammenziehender Schmerz in einer schon vernarbten Stelle.
1605 Ausdringen schwarzen Blutes aus einer alten Vesicator-Narbe.
Spannendes Ziehen in den Drüsen, auch am Halse.
Erhöhtes Wärme-Gefühl in den gelähmten Theilen. *(Robbi.)*
Brennen in den Händen und Beinen.
Brennen auf den Armen und Oberschenkeln.
1610 Brennen an der ganzen rechten Körper-Seite.
Stechen auf der Brust und im Rücken, auch im rechten Arme, bei Bewegungen, besonders Nachts, im Bette. (n. 11 T.)
Ziehen in Armen und Beinen, mit Weinerlichkeit. (n. 13 T.)
Reissen im rechten Vorder-Arme und Knie, sobald sie kalt wird.
Nach Essen, Nachmittags hören die meisten Beschwerden auf. *(Ng.)*
1615 Die freie Luft thut ihm wohl und es scheint ihm darin besser zu seyn. (n 1, 2 St.) *(Ng.)*
Empfindlichkeit gegen kühle Witterung.
Wetter-Veränderung fühlt er schon im Voraus an den Schmerzen.

Phosphorus.

Bei Gewitter, Schwere der Glieder.
Es treibt sie, weit hinaus ins Freie zu gehen.
1620 Leichtes Verkälten in freier Luft, und davon Bauchkneipen, Genickschmerz, Steifheit der Arme, Zahnschmerz, Augen-Thränen, Schlucksen, Schneiden und Stechen in und über der Herzgrube, Kopf-Eingenommenheit, oder endlich kalte und feuchtkalte Füsse und Hände bei einer heissen Wange, u. s. w.
Auf Spaziergang, Schnupfen.
Verkältungs-Gefühl im ganzen Körper, mit Frösteln und Schläfrigkeit.
Nach einer kleinen Nässung und Erkältung der Füsse, Müdigkeit in allen Gliedern, Brennen in den Händen, Kopfschmerz und Niederliegen; den Tag darauf Schnupfen.
Nach geringem Nacht-Schweisse, beim Aufstehen Verkältung und Zahnweh, mit kleinen Rucken in den Zähnen.
1625 Blut sehr in Wallung.
Oeftere Wallung des Blutes und zuweilen starkes Herzklopfen.
Abends immer Blut-Wallung und Wärme-Gefühl.
Blutdrang nach Brust und Kopf, (n. 48 St.)
Blut-Wallung, Nachts, er hört das Blut gleichsam im Körper rauschen.
1630 Blut-Wallung von gewohntem Tabakrauchen. (n. 24 St.)
Blut-Wallung, Nachts, unter Frost und Zittern, zugleich Unruhe in den Därmen.
Kleine Wunden bluten sehr.
Blut-Abgang aus verschiedenen Theilen des Körpers, als Blut-Husten, Bluten des Zahnfleisches, der Afterknoten u. s. w.
Sie schwitzt sehr arg, bei geringer Bewegung.
1635 Bei lebhaftem Sprechen, Hitze in Kopf und Brust.
Wie verrenkt in allen Gliedern, bei schnellen Bewegungen.
Eingeschlafenheit der Hände und Füsse.
Hände und Füsse wie abgestorben.
Hände, Füsse und Nase, wie erstarrt.
1640 Eine Art von Fühllosigkeit im ganzen Körper. (*Menz* bei *Bouttaz.*)
Kälte, Wärme-Mangel im ganzen Körper. (*Menz.*)
Eiskalte Hände und Füsse, den ganzen Tag, auch im Bette.
Frostigkeit beim Sitzen, nicht beim Gehen.
Hysterische Mattigkeit, dass sie kein Bein fortsetzen kann,

mit stetem Gähnen, Aufrülpsen und Qual und Drücken auf der Brust.

1645 Bei den Schmerz-Anfällen, stetes Gähnen und wässrichter Harn.

So zittrig, früh, mit fühlbarem Zucken in den Gliedern. (n. 8 T.)

Gefühl von Zähneklappen und allgemeinem Zittern, früh, beim Erwachen.

Zittern der Hände. *(Htb)*

Zittern der Hände, dass er nicht schreiben kann. *(Ng.)*

[Schabe] **1650** Zittriges Gefühl im ganzen Körper, wie Pulsiren. *(Ng.)*

Zittern der Schenkel, wie Schauder. *(Ng.)*

Zittern. *(Lobstein.)*

Zittrig in der Brust und den Händen, als hätte sie zu viel Kaffee getrunken.

Widriges Krankheits-Gefühl und Uebelbehagen im ganzen Körper, besonders im Magen, selbst im Freien. *(Ng.; Le Roi.)*

1655 Abmagerung, besonders der Hände, dass die Adern deutlich hervorscheinen. *(Htb.)*

Abzehrung und hectisches Fieber. *(Lobstein.)*

Konvulsionen. *(Lobstein.)*

Tod, besonders durch Brand und Entzündung; in einem Falle leuchtete der Leichnam in allen seinen Theilen. *(Brera, Horn, Weikard, Le Roi.)*

Schmerz in allen Gliedern.

1660 Die Schmerzen sind am schlimmsten von Nachmittag 5, 6 Uhr, bis gegen Morgen.

Angegriffenheit, Zerschlagenheit der Glieder.

Alle Gelenke schmerzen, am meisten bei Bewegung.

Matt, zerschlagen, freudelos, zu Nichts aufgelegt.

Zerschlagenheits-Schmerz, aller Glieder.

1665 Wie zerschlagen am ganzen Körper, entkräftet und immer schläfrig; dabei sehr blass, doch Appetit zum Essen.

Zerschlagenheits-Schmerz und Schwere im linken Knie und Ellbogen.

Hände und Füsse, wie abgeschlagen.

Schwere der Hände und Füsse.

Schwere des ganzen Körpers.

1670 Schwerfälligkeit des Geistes und Körpers. (d. 2. T.)

Schmerzhafte Schwere des ganzen Körpers, bald im Kopfe, bald in der Brust, bald der Ober- und Unterschenkel, bald

überall zugleich, die ihn ganz unthätig und äusserst verdriesslich macht; vor der Schwere, allgemeiner matter Schweiss.
Hände und Füsse sind schwer, wie Blei.
Schwere in den Beinen. (n. 4 T.)
Schwere der Glieder, im Rücken, in den Beinen, fast bloss früh, beim Erwachen.
1675 Schwere der Glieder, früh, vor dem Aufstehen. *(Htb.)*
Schwere in den Arm- und Knie-Gelenken. *(Htb.)*
Trägheit und Schwere der Glieder.
Trägheit der Glieder, mehr Vormittags.
Widriges Gefühl im ganzen Körper, Mattigkeit und Schwäche in den Gelenken, besonders der Knie, bei Bewegung und im Sitzen. (n. 14 T.) *(Gr.)*
1680 Anhaltende Schwäche in den Arm- und Knie-Gelenken. *(Htb.)*
Viel Schwäche und Mattigkeit, besonders in den Beinen und Knieen, mit Lockerheits-Gefühl im Knie-Gelenke, dass er kaum stehen kann, zuweilen beim Gehen gebessert. *(Ng.)*
Schwäche und Mattigkeit in den Gliedern, besonders in den Knie-Gelenken, mit leichtem Stechen und Brennen daselbst; zuweilen am meisten früh nach dem Aufstehen und durch Ruhe verschlimmert, durch Gehen gebessert, mehre Tage. *(Htb.)*
Grosse Mattigkeit in den Gliedern, über drei Wochen. *(Bds.)*
Grosse Schwäche, früh, beim Aufstehen und den Tag über, allgemeines Krankheits-Gefühl, Soodbrennen, und nach schneller Bewegung, Heisshunger und Zittern der Glieder. *(Htb.)*
1685 Das Gehen greift ihn sehr an.
Von wenigem Gehen ungewöhnlich ermüdet und dabei etwas Kopfweh.
Matt und angegriffen, gegen Mittag, ohne Ursache, sie musste eine Stunde liegen. (n. 15 T.)
Oft jählinge Anfälle grosser Mattigkeit.
Allgemeine grosse, jählinge Kraftlosigkeit.
1690 Grosse Mattigkeit mit Uebelkeit.
Jählinge allgemeine Kraftlosigkeit mit grosser Gesichts-Hitze. (n. 11 T.)
Mattes, beengtes Gefühl den ganzen Tag.
Müdigkeit im ganzen Körper, besonders im Oberschenkel (bei einem sonst robusten Manne). (n. 9 T.)

Abspannung mehrere Tage, besonders in der Brust.
1695 Abspannung des Körpers und Geistes, früh.
Müdigkeit und Abspannung des ganzen Körpers, früh, nach dem Erwachen, nach dem Aufstehen vergehend. *(Ng.)*
Allgemeine Abspannung gegen Mittag, Nachmittags weniger. *(Ng.)*
Empfindung in Brust und Bauch, als wolle Alles zusammensinken.
Nach Sitzen wie gelähmt, einige Minuten lang.
1700 Wie gelähmt und krank im ganzen Körper.
Kraftlosigkeit in allen Gliedern, besonders in den Gelenken, wie gelähmt, bei gutem Appetite.
Die ganze rechte Seite ist wie gelähmt, dabei Uebelkeit.
Er geht wie lahm, ohne es selbst zu merken.
Geistig und körperlich wie gelähmt, früh, nach dem Aufstehen, den ganzen Tag.
1705 Lähmung in allen Gliedern, früh im Bette, was nach dem Aufstehen vergeht.
Wie gelähmt im Rücken und in den Armen, nach dem Mittags-Schlafe.
Auf wenig Wein, Nachmittags, bald so müde, dass er einige Stunden schlafen musste; darauf eine schlaflose Nacht. (n. 48 St.)
Vernichtung aller Kraft. *(Lobstein.)*
Ohnmacht. *(Robbi.)*
1710 Ohnmachts-Anwandlungen.
Er will immer gähnen und kann nicht, es versagt.
Oefteres Gähnen, mit Frostigkeit, Abends. *(Ng.)*
Oefteres Gähnen, Dehnen und Schläfrigkeit, auch nach dem Mittag-Essen. *(Ng.)*
Schläfrigkeit. *(Bds.)*
1715 Viel Schläfrigkeit, Abends.
Guter, langer Früh-Schlaf. (d. 2. T.) *(Ng.)*
Schweres Einschlafen und öfteres Erwachen. *(Ng.)*
Schlaflosigkeit. (n. 16 St.) *(Brera.)*
Schlaflosigkeit und Unruhe, Abends im Bette. (n. 36 St.)
1720 Abends im Bette nicht schläfrig, und dann leiser Schlaf, so dass ihn jedes kleine Geräusch aufweckt.
Sie konnte Nachts nicht einschlafen, wegen eines Gefühls, als gingen die Augen nicht zu, sondern müssten mit den Händen zugehalten werden und drehten sich im Kopfe herum. (n. 6 T.)

Er kann Abends, und Nachts nach Erwachen lange nicht wieder einschlafen.
Er kann vor Mitternacht nicht einschlafen, es treibt ihn aus dem Bette, und erst, wenn er sich dann wieder legt, schläft er ein. (*Gr.*)
Er liegt Abends sehr lange im Bette, ehe er einschläft.
1725 Er kann Nachts bloss auf der rechten Seite liegen.
Liegen, Nachts, auf der linken Seite macht ihm Beängstigung. (n. 19 T.)
Allgemeines Krankheits-Gefühl hindert Nachts den Schlaf bis 2 Uhr
Unruhiger Nacht-Schlaf. (*Htb.*)
Er kann Nachts unter 2, auch wohl 4 Stunden nicht einschlafen.
1730 Er konnte vor Unruhe bis Ein Uhr nicht einschlafen, und auch die Füsse nicht erwärmen, 4 Nächte nach einander.
Schlaflosigkeit, Nachts, von 1 bis 4 Uhr. (*Ng.*)
Unruhiger Schlaf mit geilen Träumen und Pollutionen, worüber er ganz munter ward, drauf wenig Schlaf, nur düseliger in den Morgenstunden vor 6 Uhr. (*Htb.*)
Abends um 10 Uhr, Erwachen mit argem Schwindel und Uebelkeit. (*Ng.*)
Nachts, im Bette, dumpfer Schmerz in den Hüftknochen, wie von hartem Lager; er musste immer seine Lage verändern; früh, nach dem Aufstehen verging's bald.
1735 Nach dem Mittags-Schlafe, wie eingeschlafen oder verrenkt im Rücken.
Nachts erwacht sie über Druck im Unterbauche, fast wie auf die Blase.
Nachts, arges Ziehen im rechten Arme und Beine.
Nachts, Gefühl, wie von verdorbenem Magen.
Abends im Bette unerträgliches Jücken der Hände. (*Gr.*)
1740 Nachts, sehr empfindliches, stichlichtes Jücken an beiden Handrücken, dass er nicht einschlafen kann; Kratzen hilft nicht. (*Gr.*)
Nachts, Aufstossen, wie von faulen Eiern.
Nachts, grosser Durst.
Nachts, unruhig, durch Magen-Drücken und Uebelkeiten.
Nachts, Zerschlagenheits-Schmerz in den Beinen, wie von allzugrosser Ermüdung.
1745 Nachts, Schmerzhaftigkeit des äussern Ohres, die ihn aus dem Schlafe weckt.

Nachts, heftige Stiche durch Ohr und Zähne.
Nachts, öfteres Erwachen über Bohren im Zahne.
Nachts, heftiges Herzklopfen. (d. 5. N.)
Nachts, 1 Uhr, Erwachen mit Leibschneiden, eine Stunde lang. (n. 21 T.)
1750 Nach Mitternacht erwacht er alle Nächte sehr missmuthig.
Im Schlafe, am Tage, läuft ihm, selbst im Sitzen, der Speichel aus dem Munde.
Nachts ein Druck im Bauche. (d. 1sten Tage.)
Nächtlicher Brust-Krampf; er glaubt zu ersticken. (*Rl.*)
Nachts, Erwachen mit Gefühl von Verengerung des Kehlkopfes und der Luftröhre, als müsse er ersticken.
1755 Nachts viel Brecherlichkeit und fortwährendes Aufstossen des Genossenen.
Nachts weckt ihn Nasen-Verstopfung und erschwerter Athem.
Abends im Bette, beim Umlegen, eine Art Schwindel, als ströme alles Blut nach dem Kopfe.
Abends im Bette Schwindel, als drehe sich das Bett im Kreise herum.
Nachts, beim Erwachen, wie betäubt, trunken, schwindelig, taumelig.
1760 Schläfrig, wie taumelig, ohne schlafen zu können.
Sie liegt am Tage im Betäubungs-Schlummer.
Schreckhaftes Auffahren beim Einschlafen.
Eingeschlummert, träumt er gleich ängstigende Dinge und erwacht wieder.
Sie kann Abends vor Unruhe nicht einschlafen, und wenn sie erwacht, hat sie gleiche Unruhe. (n. 5 T.)
1765 Abends im Bette, gleich grosse Aengstlichkeit und Unruhe.
Beängstigung die ganze Nacht, ohne Hitze, als hätte er Jemanden umgebracht, mit stetem Umherwerfen.
Aengstliches Phantasm beim Einschlafen, als packe ein böser Mensch ihn bei der Gurgel und wolle ihn würgen. (n. 4 T.)
Sie erwacht gegen Morgen mit Zusammenschrecken.
Sie erwacht alle Morgen mit Beängstigungen.
1770 Nachts grosse Unruhe mit Beängstigung.
Oefteres Erwachen, Nachts, mit Frostigkeit. (*Ng.*)
Schreckhaftes Zusammenfahren im Schlafe, gegen Morgen. (*Ng.*)
Peinigende Träume von Läusen. (*Ng.*)

Phosphorus.

Herumwerfen und Wimmern die ganze Nacht, mit sehr ängstlichen Träumen.

1775 Angst in unbesinnlichem Schlafe, leises Weinen, Händeringen, wie in Verzweiflung, Jammern, Umherwerfen, kurzer Athem; sie erfasst furchtsam die Umstehenden, oder greift wüthend nach ihnen.

Nachts, viel Hitze und Trockenheit im Munde, sie muss trinken, einige Nächte.

Nachts öfteres Erwachen, wegen Hitz-Gefühl, ohne Schweiss.

Nachts, trockene Hitze, ohne Durst, mit Schmerz der Theile, auf denen sie gelegen, wie von hartem Lager.

Nachts, nach Erwachen aus ängstlichen Träumen, Frost und Zittern am ganzen Körper, besonders im Bauche, arge Blutwallung und Brust-Beklemmung, dass er keinen Athem bekommen und kaum aufstehen konnte. (n. 10 T.)

1780 Oefteres Erwachen, Nachts, unter förmlichem Froste.

Unruhiger Schlaf mit Umherwerfen und Träumen, und während des Wachens, Beängstigung im ganzen Körper.

Nach langer Unruhe eingeschlafen, erwachte sie mit Beklemmung, wie von einer Last auf der Brust, Athem erschwerend. (n. 22 T.)

Sehr unruhiger Schlaf. *(Stf.)*

Nachts, verwirrte Träume.

1785 Verdriessliche Träume.

Unruhige Nächte wegen vieler Träume.

Schlaf unruhig und voll Träume, früh, beim Erwachen, Kopfschmerzen.

Unruhiger Schlaf mit vielen Träumen und öfterm Erwachen, mehrere Nächte.

Schlaf traumvoll, unterbrochen, abmattend.

1790 Er muss sich die Nacht immer umwenden.

Er liegt Nachts auf dem Rücken, die linke Hand unter dem Hinterkopfe.

Nacht-Unruhe, die den Schlaf hindert, mehrere Nächte.

Sehr unruhig Nachts und in steten Träumen.

Schwere, ängstliche Träume, gegen Morgen.

1795 Erwachen, nach 3 Stunden Schlaf, von schweren, ängstlichen Träumen gepeinigt.

Lebhafte Träume. *(Htb.)*

Lebhafte Träume voll unruhigen Treibens und

Geschäften, mit denen er nicht fertig werden konnte.

Aengstliche Träume. (n. 48 St.)

Viel ängstliche Träume.

1800 Besorgliche Träume von nothwendigen Geschäften, zu deren Verrichtung sie öfters aufsteht und Anstalten dazu macht.

Nachts, Aufschreien und Gespräche im Schlafe.

Aengstlicher Traum, von beissenden Thieren, sie schrie auf und erwachte sehr geängstigt.

Aengstlicher Traum, als stäche sie ein Insekt hinter die Ohren.

Traum, als ob sie geknippen würde, im Rücken, an der Brust u. s. w. und an den Sohlen gekitzelt.

1805 Träume von Räubern.

Träume von Feuer, mit Schreien und um sich Schlagen.

Traum von Blutsturz.

Traurige Träume.

Aergerliche Träume.

1810 Schreckhafter und ängstlicher Traum. (d. 1. N.)

Spasshafte Träume.

Geschichtliche Träume, alle Nächte.

Nachts ununterbrochene, erinnerliche Träume von Tages-Geschäften.

Träume, lebhaft, halb erinnerlich. *(Ng.)*

1815 Träume von Todten, von Raufereien u. s. w. *(Ng.)*

Tages-Schläfrigkeit. (n. 10, 11 T.)

Tages-Schläfrigkeit, nach Gehen im Freien und dem Mittag-Essen.

Grosse Tages-Schläfrigkeit, selbst vor dem Mittag-Essen.

Grosse Neigung, sitzend, mit vorgeneigtem Kopfe zu schlafen. (n. 5 St.) *(Gr.)*

1820 Sehr schlafsüchtig.

Dummer, sehr langer Schlaf.

Früh nicht ausgeschlafen, matt und träge.

Recken der Glieder, und Dehnen der Brust, früh, im Bette.

Früh, beim Aufstehen, viel Müdigkeit.

1825 Früh, bald nach dem Aufstehen, grosse Mattigkeit in den Gliedern, vorzüglich den Oberschenkeln.

Auch ihr ruhiger Schlaf erquickt nicht.

Früh, nach dem Aufstehen wie gelähmt und zerschlagen. (n. 6 T.)

Phosphorus.

Früh, nach dem Aufstehen, Hände und Füsse wie gelähmt.
Kühle-Gefühl im ganzen Körper. (*Ng.*)
1830 Verborgenes Frost-Zittern im ganzen Körper, selbst beim warmen Ofen. (*Ng.*)
Frieren an den Händen, bei Wärme, Röthe und aufgetriebenen Adern derselben. (*Ng.*)
Frost, Abends, gegen 6 Uhr, und Einschlafen vor Mattigkeit; gegen Mitternacht Erwachen aus schweren Träumen, unter starkem, allgemeinem Schweisse. (*Bds.*)
Kälte der Glieder. (*Voigtel, Brera.*)
Schauder, öfters, mit Gähnen und zuweilen mit Gänsehaut an den Armen. (*Ng.*)
1835 Leichter Schauder, mit Hitze an Kopf und Händen wechselnd. (n. 3 St.) (*Ng.*)
Schauder mit Kopf- und Magenweh. (n 3 St.) (*Ng.*)
Immer mehr Schauder, als Wärme, die nur kurz anhält, der Schauder durch Ofenwärme nicht zu tilgen. (n. 3 St.) (*Ng.*)
Ein kleiner Schauder, Abends, 7 Uhr. (*Ng.*)
Schauder über den ganzen Körper, ohne Frost.
1840 Frost-Schauder über den Rücken. (*Stf.*)
Am Tage läuft Frost den Rücken herauf.
Oefterer Frost, die ersten Tage.
Frösteln, Abends, bei Schlafengehen.
Frost, mehrere Abende, nach Niederlegen in's Bette.
1845 Frostigkeit, Abends, mit Aengstlichkeit.
Frost, alle Abende, mit Schauder, ohne Durst, doch mit Trokkenheit im Halse.
Frost und Schauder, bei Appetitlosigkeit, ohne darauf folgende Hitze.
Kälte, alle Nachmittage, und Mattigkeit mehrere Tage.
Zweistündiger Frost, früh, mit Gähnen, ohne Hitze drauf.
1850 Starker Schüttelfrost, die Nacht drauf Schweiss, den Tag vorher grosse Unruhe, zwei Tage hindurch. (d. 9. T.) (*Sr.*)
Heftiger Frost-Schauder: es lief ihm kalt über den Rücken, er musste sich legen und zudecken, wo er nur langsam warm ward, und beim Herausstrecken der Hand aus dem Bette, gleich neuen Schauder fühlte; dabei von Kälte erstarrte Hände, und schmerzhafte Kopf-Eingenommenheit, ohne Hitze darauf. (n. 26 St.) (*Stf.*)
Innerer Frost, mehrere Nachmittage, eine halbe oder ganze

Stunde lang, und zuweilen Gefühl, wie von heissem Wasser in der Herzgrube und im Rücken.

Starker Schüttel-Frost, Nachts, unter viermaligem Laxiren, drauf grosse Hitze und Schweiss über und über, und seitdem mehrere Vormitternächte, Schweiss.

Lange Kälte ohne Durst, dann Nacht-Durst, nach dem Fieber, Durchfall. *(Ng.)*

1855 Fieber, Nachmittags, von 5 bis 6 Uhr; erst starker Frost, dass er sich nicht erwärmen konnte, drauf Hitze mit Durst und innerem Froste, und als letzterer vergangen war, Hitze und Schweiss die ganze Nacht, im Bette, bis früh. (n. 8 St.)

Oefters erhöhte Wärme im ganzen Körper, zuweilen im Sitzen, im Freien vergehend, oder nach dem Mittag-Essen, zuweilen auch mit Aengstlichkeit, als sollte Schweiss ausbrechen. *(Ng.)*

Innere Wärme durch den ganzen Körper, mit Kopf-Eingenommenheit. *(Hlb.)*

Aengstliche Hitze im ganzen Körper, nach dem Frühstücke. (n. ½ St.) *(Ng.)*

Hitze, zuerst in den Händen, dann im Kopfe, dann im Nacken, mit Gefühl, als solle Schweiss ausbrechen. (n. 3 St.) *(Ng.)*

1860 Oefteres Hitz-Aufsteigen vom Rücken in den Kopf, mit Gesichts-Röthe, Nachmittags, im Sitzen. *(Ng.)*

Hitz-Gefühl und Hitze. *(Brera; Kortum; Voigtel.)*

Hitze im ganzen Körper, besonders an Kopf und Händen, mit Mund-Bitterkeit und Uebelkeit im Magen. (n. 2½ St.) *(Ng.)*

Fieber-Hitze und Schweiss, Nachts, bei nicht zu stillendem Heisshunger, dann Frost, mit Zähneklappen und äusserer Kälte; nach dem Froste, innere Hitze, besonders in den Händen, bei fortdauernder äusserer Kälte.

Nachts von Fieber erweckt, abwechselnd bald Hitze, bald Frost, mit argen Schmerzen in Kopf, Bauch und Beinen; Vormittags dann, Erbrechen, mehr als 24 Stunden lang, wovon aller Appetit und Schlaf verschwand. (n. 14 T.)

1865 Nach Mitternacht grosse Hitze, von 1 bis 4 Uhr, mit kurzem Athem, ohne Durst, mit allgemeinem, kurzem Schweisse, trockner Lippe und trockner Zungenspitze; der hintere Mund ist feucht.

Anfälle von fliegender Hitze, besonders Abends, dabei leise Fieber-Unruhe und brennende Hitze in den Handtellern.

Allgemeine Hitze, Abends, gegen 8 Uhr, mit Durstlosigkeit, ohne Schauder vorher.

Phosphorus.

Hitze, Vormittags, zwei Stunden lang, mit Durst auf Bier und Schüttelfrost vorher und Frost darauf; Alles im traumvollen Schlummer unter vielen Bewegungen mit den Händen.
Allgemeine, nicht unangenehm erhöhte Wärme des Körpers.
1870 Anhaltende Hitze, Schweiss und Durst. (*Hg.*)
Fieber-Hitze, Nachmittags, von 2 bis 3 und von 6 bis 7 Uhr, vorzüglich im Gesichte. (n. 14 T.)
Vieltägiges Nachmittags-Fieber, Hitze mit oder ohne vorgängigen Frost.
Oeftere Anfälle von Hitze, besonders im Gesichte, mit Mund-Trockenheit, ohne Durst.
Wärme des ganzen Körpers, mit Jücken im Innern. (*Weigel.*)
1875 Viel Hitze, Abends, besonders im Gesichte, mit Schwindel. (n. 8 T.)
Anfälle von ängstlicher Hitze zuweilen. (n. 6 T.)
Angst und Hitze. (*Conradi.*)
Nacht-Hitze, ohne Durst und Schweiss, von der sie oft erweckt wird.
Wärme und Schweiss am ganzen Körper, lang anhaltend, besonders an den Achseln, nur die Füsse sind trocken, eine Stunde nach dem Mittag-Essen. (*Ng.*)
1880 Allgemeine Hitze mit Schweiss, ohne Durst, von 7 bis 12 Uhr Mittags. (*Ng.*)
Kurze Hitze und Schweiss an Kopf und Händen. (n. 2 St.) (*Ng.*)
Hitze und Schweiss an Kopf und Händen, selbst an den Füssen, bei nur mässiger äusserer Wärme, drei Minuten lang, dann um 2 Uhr, fast alle halbe Stunden, und die folgenden Tage, jedoch in längeren Pausen und selbst im Freien. (*Ng.*)
Fieber mit kleinem, hartem, schnellem Pulse. (*Lobstein.*)
Fieber mit stark belegter Zunge. (*Kortum.*)
1885 Beschleunigter Blut-Umlauf. (*Jahn, Robbi.*)
Klopfen der Hals-Arterien. (*Kortum.*)
Vermehrter Puls, erhöhte Wärme und Wohlbehagen durch den ganzen Körper. (*Lobstein.*)
Beschleunigter, kleiner, schwerer Puls. (*Htb.*)
Puls schnell und voll. (*Ng. Lobstein.*)
1890 Puls schnell und matt. (*Bds.*)
Puls schnell und klein. (*Brera; Voigtel.*)
Puls langsamer, zuweilen dabei voll und hart. (n. 2, 3, 8 St.) (*Ng.*)
Puls während des Hitz-Anfalles nicht schneller. (*Ng.*)

Schweiss, bloss am Kopfe, nach Bewegung im Freien, im Zimmer. (n.1 St.) *(Ng.)*
1895 Schweiss an Kopf und Händen, öfters mit kurzer Kühle wechselnd. (n.3.T.) *(Ng.)*
Schweiss nur am Kopf und den Handtellern, nach Suppe-Essen. (n. 1½ St.) *(Ng.)*
Schweiss in den Handtellern. (n.¾ St.) *(Ng.)*
Schweiss erst nur an der vordern Hälfte des Körpers, besonders am Bauche, später an der Brust, dann unter den Achseln und auf dem Rücken; während des Mittag-Essens vergehend.
Schweiss während des Mittag-Essens. *(Ng.)*
1900 Ueberlaufender Schweiss, Vormittags. *(Ng.)*
Nachmitternacht, Schweiss im Schlafe, bis früh, ohne Durst. *(Ng.)*
Früh, gelinder Schweiss, nach dem Erwachen. (d. 3. 4. T.) *(Ng.)*
Vermehrte Schweiss- und Harn-Absonderung. *(Jahn, Lobst.)*
Nach Schwefel riechender Schweiss. *(Voigtel.)*
1905 Leuchtender Schweiss an der Stirne. *(Voigtel.)*
Alle Morgen Schweiss über und über, der ihn ermattet. (n. 24 St.)
Schweiss am Körper, mit Kälte des Kopfes.
Aengstlicher Schweiss. (n. etl. St.)
Nacht-Schweiss. (n. 1 u. 5 T.)
1910 Starker Nacht-Schweiss. (d.1.N.)
Nacht-Schweiss, 6 Nächte über. (n.4 T.)
Nachts, Schweiss und trüber Urin, nach Mattigkeit den ganzen Tag. (sogleich.)
Schweiss- und Angst-Gefühl, gegen Morgen. *(Gll.)*
Schweiss, früh im Bette, besonders um die Füsse und Hände. *(Sr.)*
1915 Früh-Schweiss, drei Tage lang. *(Sr.)*

Phosphoricum acidum. Phosphor-Säure.

Am besten ist's, zur Bereitung dieser für den homöopathischen Gebrauch zu dynamisirenden Arznei Einen Gran geschmolzener und trocken im verstopften Glase aufbewahrten Phosphor-Säure, man mag sie nun aus dem Phosphor selbst durch Salpeter-Säure geschieden oder aus Knochen gezogen haben auf folgende, mir zuerst eigne Weise: Ein Pfund weissgebrannte, zerstückelte Knochen wird in einem porcellanenen Napfe mit Einem Pfunde der stärksten Schwefel- (Vitriol-) Säure übergossen, und das Gemisch in 24 Stunden mehrmals mit einer Glasröhre umgerührt. Der so entstandene Brei wird dann mit zwei Pfunden starkem Branntwein oder Rum wohl zusammengemischt und verdünnt, das Ganze dann in einen Sack von Leinwand gebunden und zwischen zwei glatten Bretern, mit Gewichten beschwert, ausgepresst. Der Rest im Sacke kann nochmals mit zwei Pfunden starken Branntweins verdünnt und das Ausgepresste mit ersterer Flüssigkeit zusammengegossen ein Paar Tage, verdeckt, stehen bleiben, damit das Trübe sich daraus absetze. Das hell abgegossene dickt man über dem Feuer in einer gewärmten porcellanenen Schale ein und schmelzt es darin bei Glüh-Hitze. Die geschmolzene Phosphor-Säure muss krystallhell seyn. Sie wird, noch warm, zerstückelt und im wohl verstopften Glase aufbewahrt, da sie an der Luft schnell und gänzlich in eine (wasserhelle) dickliche Flüssigkeit zerrinnt, anzuwenden, die man, wie andre trockne Stoffe mit Milchzucker auf die am Ende des ersten Theils dieses Buchs angegebne Weise bis zur millionfachen Pulver-Verdünnung reibt und dann Einen Gran davon auflöset weiter durch Schütteln potenzirt.

Eine allzuheftige Wirkung der Phosphor-Säure wird durch Kampher gemildert.

In Fällen, wo die gehörig potenzirte Phosphor-Säure indicirt ist, heilte sie zugleich auch folgende Beschwerden:

Früh-Kopfweh; Unerträglichkeit des Geräusches und Gespräches; Schorfe auf dem Nasenrücken; Gestank aus der Nase; Brennen in den Backen; Blüthen am Kinne; Blüthen um Stirne und Kinn; Brennen im Unterbauche; Nacht-Harnen; Bei der Regel, Leberschmerz; Rauhheit der Kehle; Zum Husten reizendes Kratzen am Kehlkopfe; Kurzäthmigkeit und Unfähigkeit, anhaltend zu sprechen; Schwäche der Brust von Sprechen; Blüthen-Ausschläge an den Armen; Fuss-Schweiss; Flechten; Hühneraugen; Nacht-Schweiss.

Dr. *Hering* heilte damit: Unfähigkeit zu Geistes-Arbeit mit grossem Missmuthe und Trägheit des Geistes und Körpers; Kopfschwere als wäre er voll Wasser; Augen-Entzündung mit Brennen; Thränen; Scheu vor Sonnenlicht; Gelbwerden der Zähne; Anhaltende Uebelkeit im Halse; Nach dem Essen, wie Schwanken des Magens, auf und nieder; Zähes Schleim-Rachsen; Nagender Hodenschmerz; Schleim-Hüsteln, früh; Oeftere Stuhlgänge; Blutschwäre auf den Hinterbacken und unter den Achseln; Geschwulst am Hinterbacken; Fuss-Geschwulst; Hodenschmerz beim Anrühren: Jücken des Geschwürs; Flache, schmerzlose Geschwüre am Unterschenkel, ohne Röthe, mit zackig unebenem Grunde und schmutzigem Eiter; Grosse Müdigkeit nach Gehen; Milch-Harnen.

Die Namens-Verkürzungen meiner Mit-Beobachter sind: *(Br.) Becher; (Frz.) Franz; (Gr.) Gross; (Gtm.) Gutmann; (Fr. H.) Friedrich Hahnemann; (Hrm.) Herrmann; (Htm.) Hartmann; (Mr.) Meyer; (Stf.) Stapf; (Tth.) Teuthorn; (Wsl.) Wislicenus; (Hg.) Hering.*

Phosphoricum acidum.

Niedergeschlagenheit. (n. 4 T.)
Traurig.
Traurig und voll Sorgen, sie könne krank werden.
Unruhig und voll Angst, sie möchte krank werden.
5 Muss immer grübeln über seine Krankheit. *(Hg.)*
Traurig und besorgt wegen der Zukunft. *(Gtm.)*
Weinerlichkeit, wie vom Heimweh. *(Tth.)*
Traurig, ernsthaft, muthlos, bloss beim Gehen im Freien, je mehr er geht, desto mehr zunehmend; zu Hause verging es allmählig und er ward heiterer.
Aengstlichkeit und Unruhe durch den ganzen Körper.
10 Grosse Beängstigungen; er muss sich Nachmittags legen. (d. |3. T.)
Bangigkeit, als wenn die Brust zu eng wäre, mit innerer Hitze. (n. 8 St.) *(Hrm.)*
Innere Unruhe hindert ihn an der Arbeit.
Hastigkeit beim Sprechen; er kann Alles nicht geschwind genug bekommen.
Sehr gereizt, der Geist gedrückt, der Körper matt.
15 Stets verdriesslich mit Rede-Unlust.
Stille Verdriesslichkeit. *(Hrm.)*
Er spricht ungern, das Reden wird ihm sauer. *(Stf.)*
Er spricht wenig und beantwortet Fragen ungern. *(Hrm.)*
Unlust zu sprechen. *(Lgh.)*
20 Unzufriedenheit mit sich selbst, Selbstvorwürfe. *(Lgh.)*
Sehr misslaunig, ärgerlich, gereizt. *(Stf.)*
Er sieht sehr übellaunig und mürrisch aus, so dass ihn Jedermann fragt, was ihm fehle; er war jedoch nicht krank. *(Stf.)*

Eigensinnig über Alles.
Er ärgert sich leicht und wird leicht hitzig.
25 Ueber eine kleine Aergerniss wie ausser sich und heiss.
Still, gleichgültig, bohrt viel in der Nase. *(Hg.)*
Gleichgültig, unruhig. *(Stf.)*
Zur Arbeit unaufgelegt.
Sehr heiter und aufgelegt. *(Br.)*
30 Munteres, lebhaftes Gemüth. (n. 24 St.) *(Frz.)*
Sehr lustig und oft ganz ausgelassen.
Sie tanzte ohne Besinnung, heftig und wild, mehrere Tage, ohne sich, ausser Nachts, niederzulegen. *(Fr. H.)*
Es greift ihm den Verstand an. *(Fr. H.)*
Er kann die Gedanken nicht in gehörige Verbindung bringen.
35 Er kann von einem Gedanken nicht wegkommen und die damit zu verbindenden kommen nicht herbei.
Er kann beim Sprechen die gehörigen Worte nicht finden. (n. 2 St.)
Er darf nicht allein seyn, ohne in Gedankenlosigkeit und Unbewusstseyn zu verfallen, früh. *(Frz.)*
Mangel an Ideen, und Geistes-Schwäche; beim Nachdenken wards ihm schwindeligt. *(Hrm.)*
Träger, stumpfer, schwungloser Geist, ohne Phantasie, unaufgelegt selbst zu angenehmen geistigen Arbeiten. *(Stf.)*
40 Beim Lesen kamen ihm tausenderlei andre Gedanken in den Kopf, er konnte Nichts begreifen, das Gelesene war ihm dunkel und Alles gleich vergessen, mit schwierigem Besinnen auch auf das, was er längst wusste. *(Mr.)*
Sinnentäuschung, als höre er den Glockenschlag oder hohe neben ihm, ausser seinem Gesichts-Kreise liegende Dinge sich bewegen. *(Frz.)*
Abends im Sitzen kamen ihm lauter Ziffern vor die Augen, dabei ward es ihm dumm im Kopfe und schlimm, zuletzt sehr heiss.
Düsterheit des Kopfes. (n. 4 T.)
Wüstheit im Kopfe, drei Stunden lang. *(Frz.)*
45 Eingenommenheit des ganzen Kopfes. *(Hrm.)*
Eingenommenheit des Vorderkopfes, besonders der Augenhöhlen. *(Gr.)*
Eingenommenheit des Kopfes, wie von übermässigem Beischlafe, drei Tage lang. (sogleich.) *(Fr. H.)*
Eingenommenheit des Kopfes, Unfähigkeit zu denken. *(Hg.)*

Phosphoricum acidum.

Wüste im Kopfe und in den Gliedern, wie nach Rausch oder wie nicht ausgeschlafen. (*Frz.*)
50 Benebelter Kopf, Vormittags, wie übernächtig, oder wie auf Nacht-Schwärmerei.
Schwäche des Kopfes, früh, nach dem Aufstehen, als solle er taumeln.
Schwindel den ganzen Tag.
Schwindel, gegen Abend, beim Stehen und Gehen, wie trunken, er taumelt; mehrere Abende.
Schwindel beim Bücken. (*Hg.*)
55 Schwindel im Sitzen; er fürchtet immer umzufallen. (*Hg.*)
Schwindel, früh, zum Umfallen, beim Stehen.
Schwindel, mehrere Morgen, beim Aufstehen aus dem Bette.
Schwindel, der Kopf will vor und rückwärts sinken. (sogleich.) (*Hrm.*)
Schwindel beim Aufstehen nach langem Sitzen.
60 Schwindel nach Lesen.
Schwindel, früh, im Bette; beim Schliessen der Augen wars, als wenn sich die Füsse in die Höhe hüben und er auf den Kopf zu stehen käme. (*Br.*)
Schwindel öfters von Hitze im Kopfe, selbst im Sitzen; er musste beim Schreiben oft unwillkührlich nicken; die Dinge schienen sich zu drehen, der Tisch umzufallen, und im Gehen und Stehen wollte er vorstürzen, und musste einen Schritt vorwärts thun, sich zu erhalten. (*Mr.*)
Kopfweh, gleich früh, beim Erwachen, das beim Aufstehen vergeht.
Kopfschmerz in der Stirne, beim schnell Drehen des Kopfes und stark Auftreten.
65 Kopfweh im Hinterhaupte, zum Niederlegen.
Arge Kopfschmerzen zum Niederlegen, mit Steifheit des Genickes.
Immerwährender Kopfschmerz. (*Hrm.*)
Kopfschmerz durch die geringste Erschütterung oder durch Lärm ungeheuer vermehrt. (*Hrm.*)
Arger Kopfschmerz über den Augen, dass sie dieselben nicht öffnen konnte.
70 Kopfschmerz, wie nach Verheben, wie eine Schwere darin.
Schwere des Kopfes. (*Gtm.*)
Grosse Schwere des ganzen Kopfes, mit heftigem Drucke nach dem linken Stirnhügel ziehend. (*Htm.*)
Schwere und vorwärts Drücken im Hinterhaupte, beim Vor-

biegen des Kopfes, durch rückwärts Biegen desselben vergehend. *(Htm.)*

Dumpfer Kopfschmerz in der Stirn und den Schläfen, mit ziemlicher Munterkeit. *(Frz.)*

75 Dumpfer kriebelnder Kopfschmerz im Vorderhaupte, mit Stirn-Schweiss. *(Fr. H.)*

Dämischer Kopfschmerz, wenn er Abends in die warme Stube kömmt.

Dummheits-Kopfschmerz mit Sumsen im Kopfe, beim Husten dann Schmerz, als wolle der Kopf springen.

Druck-Schmerz im rechten Hinterhaupte, zum Theil auch nach vorn zu, den ganzen Tag, beim Aufdrücken und beim Drehen des Kopfes erhöht. (n. 7 St.) *(Gtm.)*

Drücken im Gehirn, hinter dem linken Ohre. *(Gtm.)*

80 Schmerzhaftes Drücken in der rechten Hinterhaupt-Seite, nach aussen. (n. 1½ St.) *(Htm.)*

Absetzender stumpf stechender Druck, tief im linken Scheitel. *(Gr.)*

Drückender dumpfer Schmerz über den Augenhöhlen, mit Stichen hinter den Ohren, Nachmittags. *(Tth.)*

Harter Druck an der linken Stirn-Seite. *(Hrm.)*

Heftiges Drücken im rechten Stirnhügel, nach aussen. *(Htm.)*

85 Drücken in der Stirn, wie nach Rausch. *(Mr.)*

Harter Druck über der linken Schläfe, bis ins Hinterhaupt, mit Scheu vor Bewegung. *(Mr.)*

Drücken im Kopfe, besonders beim Treppen-Steigen.

Harter Druck, fast wie Zerschlagenheit, in der Stirn oder in den Schläfen, wie auf der Oberfläche des Gehirns, beim Nachdenken, vorzüglich Abends, doch das Denken nicht hindernd.

Heftiger, äusserst harter Druck-Schmerz wie auf der Oberfläche des Gehirns und in der Beinhaut des Theils des Schädels, auf dem er eben liegt, nach Mitternacht, beim Erwachen, durch Liegenbleiben auf der Stelle wird er bis zum Unerträglichen erhöht, und beim Legen auf eine andere Stelle, beginnt er dort mit gleicher Wuth, während er auf der vorigen vergeht.

90 Starker Druck von der Stirn nach der Nase herab.

Druck im Kopfe, wie von einer Last, von oben herab, oder als wenn der Kopf oben zerschlagen wäre.

Arges Drücken in der Stirn, früh, beim Erwachen, dass sie ganz betäubt war und die Augen nicht öffnen konnte; der

Phosphoricum acidum.

Schmerz liess sie kaum reden und die leiseste Bewegung erhöhte ihn.
Aeusserst starker Druck im Kopfe, Nachmittags.
Kopfschmerz, als wenn das Gehirn aufwärts gedrückt würde, mit schmerzhaft pulsirendem Pochen darin.
95 Drückender und stechender Schmerz in allen Theilen des Kopfes, absatzweise.
Heftiges Drücken in der rechten Schläfe nach aussen. *(Htm.)*
Ein klemmender Druck in den Scheitelbeinen, heftiger bei Bewegung. *(Hrm.)*
Druck im Hinterhaupte, als ob er auf etwas Hartem läge. *(Mr.)*
Klemmendes, stumpfes, hartes Drücken in der linken Schläfe, in taktmässigen Absätzen. *(Gr.)*
100 Klemmender Druck und Reissen im Gehirn, bald hier, bald da. *(Hrm.)*
Ein klemmend reissender Druck im Hinterhaupte, durch Lärm und die geringste Bewegung vermehrt. *(Hrm.)*
Ein klemmendes Drücken in der rechten Schläfe. *(Gr.)*
Klemmender Druck in und an der rechten Schläfe, heftiger bei Bewegung. *(Hrm.)*
Schmerz im ganzen Gehirne, als würde es zusammengepresst. *(Glm.)*
105 Schmerz, als würden beide Schläfebeine mit einer Zange gegen einander geknippen. *(Gr.)*
Schmerz, Abends im Bette, als würden beide Schläfen in einzelnen Stücken zusammengeschnürt. *(Frz.)*
Heftiges Drängen und Pressen zum Scheitel heraus, drei Tage lang.
Zucken durch den Kopf, von hinten nach vorn, in pulsartig tacktmässigen Absätzen. *(Wsl.)*
Zucken im Kopfe.
110 Ziehender Druck im rechten Scheitel und Hinterhauptbeine, heftiger bei Bewegung. *(Hrm.)*
Ziehen in der linken Schläfe und dem vordern Ohrknorpel, bei Bewegung zu einem Drücken werdend. *(Hrm.)*
Reissen im Scheitel und Hinterhaupte. *(Hrm.)*
Reissen in der linken Schläfe, bis in die Stirn, ärger bei Bewegung. *(Hrm.)*
Stechen über dem linken Auge, aufwärts im Kopfe.
115 Stumpfes Stechen zur Mitte der Stirn heraus. *(Glm.)*

Phosphoricum acidum.

Ein stumpfer Stich fährt, wie von einem Pfeile, in die rechte Schläfe, bis tief ins Gehirn, in öfteren Absätzen. *(Gr.)*
Heftiges Stechen in der rechten Schläfe, bis ins Auge. *(Mr.)*
Starkes Stechen in der rechten Schläfe. *(Htm.)*
Stechen mit Ziehen auf dem Scheitel, durch Aufdrücken gemindert. *(Wsl.)*
120 Einzelne scharfe Stösse in der rechten Schläfe. *(Htm.)*
Einzelne Schläge im Kopfe, wie mit einem Hammer.
Hacken im Kopfe, wie mit einem Beile. *(Staphis heilte.) (Hg.)*
Brickelnder Kopfschmerz, früh beim Aufstehen, bis Mittag.
Brennender Kopfschmerz oben im Gehirne.
125 Wühlendes Bohren im rechten Hinterhaupte. *(Gtm.)*
Bohren mit Drücken in der linken Schläfe. *(Frz.)*
Bohren im Kopfe, als wenn Löcher durch die Hirnschale gebohrt würden, vorzüglich am Wirbel. *(Fr. H.)*
Schmerzhafte Erschütterung im Kopfe, beim Gehen.
Sausen im Kopfe.
130 Schmerz der Kopfhaut, beim Berühren, wie wund, oder wie von Ziehen an den Haaren.
Dumpfer Schmerz auf dem Haarkopfe. *(Gtm.)*
Drücken am Hinterhaupte, wie von hartem Lager, durch Reiben gemindert. *(Mr.)*
Druck-Schmerz an der rechten Schläfe. *(Gtm.)*
Drücken und Nagen auf der Stirn, an der Nasenwurzel. *(Frz.)*
135 Jückendes Fressen an der Stirn. *(Wsl.)*
Jücken auf dem Haarkopfe.
Zerschlagenheits-Schmerz am Hinterhaupte, da, wo sich die Nacken-Muskeln ansetzen. *(Frz.)*
Zieh-Schmerz in den Hinterhaupt-Knochen, alle Tage.
Ein brennender Stich auf dem Kopfe. *(Frz.)*
140 Ein spitziger, langanhaltender Stich, äusserlich auf dem Wirbel, durch Berührung verstärkt.
Brenn-Schmerz auf der rechten Seite des Haarkopfes. *(Gtm.)*
Brenn-Schmerz in der linken Stirnhaut. *(Gtm.)*
Wärme-Gefühl an der Seite des Stirnbeines. *(Frz.)*
Kälte-Gefühl auf dem Haarkopfe. *(Hrm.)*
145 Schmerzhafte Erhöhung auf der Kopf-Haut, mit Gefühl, als ob er da bei den Haaren gerauft werde; beim Befühlen, Zerschlagenheits-Schmerz.
Starkes Ausfallen der Haare.

Phosphoricum acidum.

Die Augenlider sind schwer, als wollten sie zufallen. (*Gr.*)
Die Augen schmerzen früh, beim Oeffnen, sie kann sie nicht lange aufbehalten.
Jählinger Schmerz im linken Auge, als drücke da ein Sandkörnchen oder sey ein Blüthchen daran. (*Frz.*)
150 Druck am linken untern Augenlide. (*Hrm.*)
Druck am rechten Augenlide und Schwere - Gefühl darin. (*Hrm.*)
Stetes Drücken auf den Augen, wie bei zu langem Sehen auf einen Gegenstand, zum Schliessen der Augen zwingend. (*Htm.*)
Drücken der Augen, als wären sie zu gross, mit Unbeweglichkeit derselben, als hätte er nicht ausgeschlafen, und Dummheit im Kopfe. (*Mr.*)
Drücken unter dem untern, linken Augenlide, durch Aufdrücken erhöht und dann gleich vergehend. (*Gtm.*)
155 Druck in beiden Augen, nach hinten zu. (*Hrm.*)
Drückendes Klemmen im linken obern Augenhöhlrande. (*Gr.*)
Schmerz, als würden die Augäpfel gewaltsam zusammen und in den Kopf gedrückt. (*Gr.*)
Gefühl, als würden die Augen herausgepresst, und daher öfteres Blinzeln. (*Hrm.*)
Jücken im Auge.
160 Jücken und Drücken im Auge.
Ziehendes Stechen durch die Augenlider, von einem Winkel nach dem andern hin, mit scharfen Stichen in den Winkeln und im Umfange der Augenhöhlen. (*Wsl.*)
Dumpfer, bald stechender, bald brennender Schmerz drängte den rechten Augapfel in den äussern Winkel, darauf vor dem Auge, wie eine lange Schneefläche, auf welche feurige Punkte herabfielen, und später eine ganz feurige Fläche vor den Augen, auf welche glänzend weisse Punkte herabfielen. (*Br.*)
Schnelle Stiche unter dem rechten Augenlide, wie elektrisch, er musste drauf die Augen zudrücken. (*Mr.*)
Scharfes Stechen in der dünnen Knochenwand der Augenhöhle, gegen die Nasenwurzel zu. (*Mr.*)
165 Fühlbare Kälte der innern Augenlid-Ränder, beim Schliessen der Augen. (*Htm.*)
Brennen in den Augen, mit brennenden Thränen. (*Mr.*)
Jähliges Brennen im linken Auge. (*Mr.*)

Brennen und Drücken in den Augen; sie kann Abends nicht ins Licht sehen.

Brennen in den Augendecken den ganzen Tag, und brennendes Jücken im innern Winkel.

170 Brennen unter dem obern Augenlide.

Brennen im innern Augenwinkel, meist Nachmittags, als dränge allzuviel Luft und Licht ein; beim Zudrücken der Augen ist es geringer.

Beissendes Brennen in den Augen, vorzüglich Abends, bei Licht.

Entzündung der Augen und ein Gerstenkorn am obern Lide.

Geschwulst und Röthe der untern Augenlider. *(Lgh.)*

175 Geschwulst der untern Augen-Bedeckungen und unter den Lidern. *(Mr.)*

Wässern beider Augen. *(Htm.)*

Beissendes Wasser läuft ihm aus den Augen. (n. etl. St.)

Trockner Eiter an den Lidern, früh, mit Schründen beim Reinigen der Augen.

Zuschwären der Augen.

180 Ein gelber Fleck im Weissen des Auges, gegen den innern Winkel, doch mehr noch nach der Hornhaut zu, zugleich Trübsichtigkeit, die bei Erweiterung der Pupille durch Vorhaltung der Hand vergeht. *(Mr.)*

Gläsernes Ansehn beider Augen, mit fast unwillkührlicher Beweglichkeit der Augäpfel, am meisten beim starr vor sich hin Sehen. *(Br.)*

Matte, gläserne Augen. *(Tth.)*

Glanzlose Augen. *(Hrm.)*

Matte, eingefallene Augen. *(Hrm.)*

185 Zucken des untern Augenlides, nach dem innern Winkel zu. (n. 9 St.) *(Wsl.)*

Stierer Blick. *(Hrm.)*

Erweiterte Pupillen erst, dann Verengerung derselben, 16 Stunden lang. (n. 1 St.) *(Tth.)*

Verengerte Pupillen, mehrere Tage lang. (n. ½ St.) *(Stf.)*

Zusammengezogene Pupillen ohne Veränderung der Sehkraft. (n. ¾ St.)

190 Erweiterte Pupillen, 6 Stunden lang. (n. 3 St.) *(Mr.)*

Erweiterte Pupillen. *(Lgh. u. Htm.)* (n. 1 St.)

Ungeheure Erweiterung der rechten Pupille, um so mehr, je mehr er die Augen zum Sehen anstrengte, und noch nach sieben

Phosphoricum acidum.

Tagen war sie viermal grösser, als die linke. (sogleich.) (*Br.*)

Stark erweiterte Pupillen. (n. 8½ St.) (*Htm.*)

Kurzsichtigkeit, beim Nähen, Lesen und Schreiben, wie Flor vor den Augen; sie erkennt die Buchstaben nicht; aber in der Ferne ist ihr Alles hell und klar; sieht sie einen Augenblick von der Arbeit weg, so kann sie wieder besser in der Nähe sehen; doch kömmt die Trübsichtigkeit beim Lesen gleich wieder, ohne Schmerz der Augen.

195 Er sieht besser in die Ferne, (Heilwirkung bei einem Kurzsichtigen. (*Lgh.*)

Vermehrte Kurzsichtigkeit. (*Hg.*)

Weiter, als 6 Schritte, ist ihm Alles in Nebel gehüllt. (*Hg.*)

Trübheit der Augen, mit Fippern davor und Drücken im innern Winkel, wenn sie lange auf eine Stelle sieht; nach Reiben kommen Thränen und die Trübheit vergeht.

Schwäche der Augen, mehr Vor- als Nachmittags; die entfernten Gegenstände waren wie in Nebel gehüllt und wurden nur bei angestrengtem Sehen deutlicher, jeder nahe, etwas helle Gegenstand aber blendete ihn und machte Drücken in den Augen, so auch wenn er plötzlich ins Dunkele kam.

200 Schwarzer Streif vor den Augen; Wischen hilft nicht; es ist ihr, als müsste sie mit gesenktem Kopfe unter der Stirn oben wegsehen können. (*Hg.*)

Flimmern vor den Augen, während des Lesens bei Lichte.

Im Ohre krampfhaft ziehender Schmerz.

Krampfhafter Zieh-Schmerz im rechten Ohre. (*Htm.*)

Ziehen im rechten innern und äussern Gehörgange. (*Hrm.*)

205 Feines Zucken im rechten Ohrläppchen. (*Wsl.*)

Zuckendes, bisweilen auch nur einfaches Reissen im linken Ohrknorpel. (*Hrm.*)

Reissen im äussern und innern Ohre. (*Mr.*)

Ein fast schmerzloser Stich im linken Ohre, der beim hinein Fühlen verging. (n. 6½ St.) (*Gtm.*)

Stiche in den Ohren, nur bei jedem musikalischen Tone und Glockenschlage, sogar beim eigenen Singen. (*Br.*)

210 Stiche im Ohre, nebst Ziehschmerz in den Kiefern und Zähnen.

Stiche in den Ohren, nebst Zieh-Schmerz im linken Backen.

Ein langdauernder feiner Stich, tief im rechten Ohre.

Brennende Stiche in den Ohren.

Phosphoricum acidum.

Jückende Stiche im Innern des rechten Ohres, anhaltend bei Bewegung des Unterkiefers. (n. 27 St.) *(Gtm.)*
215 Stechendes Jücken am rechten Ohrläppchen. (n.2St.) *(Frz.)*
Geschwulst und Hitze beider Ohren, mit Brennen und Jücken.
Ein grosser Knoten hinter dem rechten Ohrläppchen, vorzüglich beim Befühlen, wie wund schmerzend.
Starkes Wiederhallen jedes Schalles im Ohre. *(Hg.)*
Beständiges Singen vor den Ohren, stärker im Liegen.
220 Klingen vor den Ohren, wie Glocken. *(Mr.)*
Klingen im linken Ohre, Nachts.
Schreien im Ohre, beim Schnauben.
Sausen der Ohren, alle Tage.
Sausen vor den Ohren, vom Abend an, doch nicht beim Liegen im Bette, wohl aber früh wieder.
225 Brausen vor den Ohren, vorzüglich dem rechten. (n. 15 St.)
Brausen vor den Ohren, mit Schwerhörigkeit.
Er hört eine mässig entfernte Taschenuhr gar nicht, drei Spannen weit vom Ohre deutlicher, ganz dicht davor bloss ein Zischen, keinen Schlag. *(Br.)*
Er hört die sonst auf 20 Schritt vernommene Taschen-Uhr, nur auf 10 Schritte. *(Br.)*
Musikalische Töne blieben ihm lange Zeit unleidlich. *(Br.)*
230 Höchst empfindlicher Geruch.
Die Nasenspitze jückt, er muss kratzen. *(Mr.)*
Kriebeln und Brennen auf der Nase.
Ein Blüthchen auf der Nasenspitze, mit Klopfen darin und Schmerz bei Berührung.
Geschwulst des Nasenrückens, mit rothen Flecken, auch an der Seite, die bald kommen, bald vergehen, spannender Empfindung. *(Mr.)*
235 Jückender Schorf unten an der Nasen-Scheidewand.
Schleim-Stockung in der Nase.
Aus den Choanen kommt oft bitterer Schleim in den Rachen und Mund.
Kalte Nase. *(Hg.)*
Eiter-Ausfluss aus der Nase.
240 Bluten der Nase und öfteres Blut-Schnauben.
Gesichts-Blässe. *(Fr. H.)*
Blässe des Gesichtes, früh, gleich nach dem Aufstehen, mit Neigung zu stierem Blicke. *(Br.)*
Blaue Ränder um die Augen. *(Hrm.)*
Blau geränderte Augen. *(Mr.)*

Phosphoricum acidum. 91

245 Eingefallene, matte Augen. (*Hrm.*)
Hitze der Gesichts-Hälfte, auf der er nicht lag. (*Frz.*)
Oft ganz dunkelrothes Gesicht, auf Augenblicke, bei fliegender Hitze des Gesichtes.
Spannen der Gesichts-Haut, als wenn Eiweiss darauf trocknete, bei äusserlich fühlbarer Hitze derselben.
Krabbeln und Kriechen im Gesichte, wie von einem Insekte, und auch an andern Theilen. (*Hrm.*)
250 Feines, schnell vorübergehendes Ziehen durch den linken Backen, bis ins Ohr. (*Wsl.*)
Brennender Schmerz in der Wangenhaut, neben dem rechten Mundwinkel. (*Gtm.*)
Brenn-Schmerz auf einer kleinen Stelle der linken Backe. (*Fr. H.*)
Jücken im ganzen Gesichte.
Grosse Ausschlags-Blüthen im Gesichte.
255 Rothe Blüthen, kleiner, als eine Linse, auf den Backen und an der Nase, mit Eiter gefüllt und vorzüglich beim Berühren jückend. (*Hrm.*)
Eine grosse, auch bei Berührung wund schmerzende Blüthe an der Stirn.
Kleine Bückelchen an der Stirn.
In der Unterlippe heftiger Brenn-Schmerz, auch bei Bewegung derselben anhaltend. (*Gtm.*)
Brenn-Schmerz an der linken Seite der Unterlippe. (*Gtm.*)
260 Stumpfes Stechen und Kriebeln auf einem Punkte im Rothen der Lippe. (*Frz.*)
Aufgesprungene Unterlippe, in der Mitte.
Ein schräger Riss, wie geschnitten, auf der rechten Seite der Oberlippe, mit Wundheits-Schmerz vorzüglich bei Bewegung der Lippe, mehrere Tage. (*Stf.*)
Brennend schmerzende Blüthen auf dem Rothen beider Lippen.
Schwärende, vertiefte Stellen auf dem Rothen beider Lippen, mit spannendem Beissen, selbst für sich; sie setzen dunkelfarbige Haut an, welche sich leicht durch Waschen abreibt, wonach sie bluten und bei Berührung wund und beissend schmerzen.
265 Ausschlag am Rande der Unterlippe, nahe beim Mundwinkel.
Gelbbrauner, krustiger Eiter-Ausschlag auf der Unterlippe, nach dem Mundwinkel zu, ohne Schmerz, sechs Tage lang. (*Fr. H.*)

Phosphoricum acidum.

Der Unterkiefer schmerzt, vorn am Ohre, als würde er aus seinem Gelenke gerissen, heftiger beim Kauen. (*Hrm.*)

Schmerz, wie ein breit drückender Stich bei Berührung der Drüse unter dem linken Unterkiefer-Winkel, in Verbindung mit innerem Halsweh.

Stumpf drückender Zieh-Schmerz am rechten Unterkiefer-Winkel. (*Gtm.*)

270 Zahnweh argen Schmerzes in einem hohlen Zahne, wenn beim Essen Etwas hineinkommt, nach Ausräumung desselben vergehend.

Schmerz des Weisheits-Zahnes.

Ruckweises Reissen in den obern rechten Backzähnen, ohne Bezug auf Kauen.

Reissen in den Zähnen, bis in den Kopf, als würde der Zahn auseinander gepresst und herausgetrieben, durch Bett-Wärme, so wie durch alles Heisse oder Kalte verschlimmert.

Bohrend stechende Zahnschmerzen, die mit Backen-Geschwulst endigen.

275 Kälte-Gefühl, früh schmerzhaft, in den Wurzeln, vorzüglich der Backzähne, wenn er irgend Etwas kaut; nach dem Essen vergehend. (*Htm.*)

Buwwern im hohlen Zahne, wie buwwerndes Brennen.

Brenn-Schmerz in den Vorderzähnen, Nachts.

Stumpfheit der Zähne, wie von ätzender Säure.

Starkes Bluten aus einem hohlen Zahne.

280 Das innere Zahnfleisch ist geschwollen und schmerzt beim Essen und Berühren.

Wundheits-Schmerz des ganzen Zahnfleisches bei Berührung, mit Bluten beim Reiben.

Bluten des Zahnfleisches bei der geringsten Berührung.

Im Munde Schmerz, wie wund und roh, ausser dem Schlingen.

Grosse Trockenheit im Munde, Nachmittags, bei vielem, geschmacklosem, klebrichtem, seifichtem Schleime, den er öfters ausspuckt. (*Stf.*)

285 Viel gäschiger Speichel im Munde, von barschem Geschmacke. (n.2St.) (*Fr. H.*)

Viel säuerlicher Speichel im Munde.

Schleimicht, ölicht und durstig im Munde, früh.

Die Zunge ist ganz trocken. (n. 24 St.)

Trockenheits-Gefühl auf der Zunge und am Gaumen, ohne Durst. (*Frz.*)

Phosphoricum acidum. 93

290 Stechen in der Zungen-Spitze. *(Frz.)*
Jückendes Stechen auf der Zungen-Spitze. *(Wsl.)*
Stechender Schmerz in der rechten Zungen-Seite. *(Gtm.)*
Jücken auf der Zunge, mehrere Tage.
Brennen auf der Zunge. (sogleich.)
295 Brennen auf mehreren Punkten der Zunge, wie von etwas Aetzendem. *(Wsl.)*
Geschwulst der Zunge mit Schmerz beim Sprechen.
Der Gaumen ist trocken, ohne Durst. *(Frz.)*
Brennen hinten am Gaumen-Vorhange, als wäre er entzündet und wund. *(Frz.)*
Schmerzhafte Wundheit am Gaumen-Vorhange und Rohheit im Halse, besonders beim Ausathmen. *(Frz.)*
300 Geschwulst- und Wundheits-Gefühl an den Choanen. *(Frz.)*
Der Hals schmerzt beim Schlingen in der Gegend des Schildknorpels.
Halsweh, wie roh; sie muss kotzen, und es schmerzt sie beim Reden und Schlingen.
Wundheits-Gefühl im Halse, beim Schlingen.
Schründen im Halse, ausser dem Schlingen.
305 Kratzen im Halse, beim Brod-Schlingen.
Stechen im Halse, beim Speise-Schlingen.
Ein drückender Stich im Halse, so lange er Speichel hinterschlingt.
Halsweh auf der linken Seite, wie ein Geschwür, klopfend, spannend, und wie trocken, ausser dem Schlingen; das Sprechen ist beschwerlich, und beim Schlingen ein kratzig wunder Schmerz bis in die Ohren, wo es ebenfalls kratzig stechend schmerzt.
Entzündung des innern Halses, mit einem Bläschen beissenden Schmerzes.
310 Er konnte nicht gut schlingen, es war, als habe sich hinter dem Gaumen Etwas vorgelegt. *(Mr.)*
Geschmack faulicht, lätschig. *(Gtm.)*
Steter, säuerlicher Mund-Geschmack. *(Wsl.)*
Faulichter, dunstiger Mund-Geschmack.
Kräuterartiger Geschmack, früh, auch des Frühstückes.
315 Langer Nach-Geschmack des genossenen Brodes, mit etwas Kratzen im Halse.
Langer Nachgeschmack der Speisen, früh, besonders des Brodes.

Schwarzes Brod ekelt ihn an, schon von Ansehen, und besonders wegen seines säuerlichen Geruches, auch beim Genusse desselben, fast zum Erbrechen. *(Br.)*

Brod schmeckt gallbitter, bei übrigens richtigem Geschmacke. *(Fr. H.)*

Heftiger Durst. *(Fr. H.)*

320 Kaum zu stillender Durst auf kalte Milch. *(Br.)*

Viel Bier-Durst, nach den Leibschmerzen, den ganzen Tag. *(Mr.)*

Appetitlosigkeit. *(Hrm.)*

Das Kind verlangt immer nach Essen, ohne doch viel zu essen. *(Hg.)*

Essen hat nur einen ganz geringen, doch keinen fremden Geschmack. *(Fr. H.)*

325 Nach und bei dem Essen, Kopf-Eingenommenheit.

Nach jedem Essen, Drücken im Magen, wie von einer Last, mit Schläfrigkeit, dass er Nichts arbeiten kann.

Nach dem Essen (Frühstück), solche Abspannung, dass sie zusammensank und in's Bett getragen werden musste.

Nach Essen und Trinken, Drücken im Magen und grosse Schläfrigkeit.

Nach dem Essen, Schwere im Magen, wie Blei.

330 Nach dem Essen, Kopf-Eingenommenheit, zwei Stunden lang.

Nach dem Essen so voll, unbehaglich und ängstlich.

Nach Tische gleich so voll im Bauche, doch leidlicher Appetit.

Nach dem Essen, anhaltendes öfteres Luft-Aufstossen und jedes Mal Kollern im Magen zuvor. *(Tth.)*

Oefteres Luft-Aufstossen. *(Wsl.)*

335 Unvollkommnes, widriges Aufstossen. *(Frz.)*

Säuerliches Aufstossen, eine Stunde nach Tische. *(Frz.)*

Sauer im Magen. *(Hg.)*

Brennendes, säuerliches Aufstossen, nicht hörbar und nicht bis in den Mund kommend. *(Br.)*

Uebelkeit, wie im Gaumen. *(Hrm.)*

340 Uebelkeits-Regung auf der Brust, mit Wasser-Zusammenlaufen im Munde. *(Frz.)*

Brech-Uebelkeit in der Magen-Gegend. *(Tth.)*

Sehr brecherlich, Abends, zum Niederlegen zwingend.

Arge Uebelkeit, dass sie sich legen musste (nach dem Essen), vorher Winden um den Magen. *(Fr. H.)*

Erbrechen der Speisen und dann fast alle Stunden Erbrechen, Tag und Nacht, bis früh. (*Fr. H.*)
345 Saures Erbrechen. (*Hg.*)
Magen-Drücken, schon vor und auch nach dem Essen, durch Bewegung verschlimmert.
Drückender Magenschmerz bei jeder Berührung der Herzgrube, er darf sich nicht fest zuknöpfen.
Drückendes Stechen in der Herzgrube, als solle Etwas weggezogen werden. (*Hg.*)
Stechen in der Herzgrube und von da aus ein Ziehen nach dem Kreuze zu.
350 Kälte im Magen.
Brennen im Magen, unter der Herzgrube, dann nach links ziehend. (*Mr.*)
In den Hypochondern, Drücken und Pressen, mit grosser Angst, als dürfe er nicht leben bleiben, meist im Stehen. (*Frz.*)
Periodisches, drückendes Klemmen unter den kurzen Ribben. (*Gr.*)
Drückendes Klemmen, nach einigem Gehen, gleich über der Leber- und von da bis in die Nabel-Gegend. (*Gr.*)
355 Klemmen in den Hypochondern, nach der linken Seite zu. (*Gr.*)
Gefühl von Schwere der Leber.
Stechen in der Leber- und Milz-Gegend.
Brenn-Schmerz in einer Stelle der Leber-Gegend.
Bauch-Aufgetriebenheit, schon durch Abgang nur eines Windes ganz beseitigt. (*Htm.*)
360 Anspannung des Bauches, mit Vollheits-Gefühl, ohne Blähungen. (*Tth.*)
Spannender Schmerz im Oberbauche, der fast den Athem benahm. (*Gtm.*)
Gespannter Bauch, mit Uebelkeit.
Druck an mehreren Orten im Unterbauche. (*Hrm.*)
Drückender kneipender Bauch-Schmerz, wie Blähungs-Kolik, beim Gehen (im Freien).
365 Klemmendes Bauchweh, Abends, beim Spazieren.
Anhaltendes, stark drückendes Klemmen in der Nabel-Gegend. (*Gr.*)
Periodisches drückendes Klemmen im Nabel. (*Gr.*)
Zusammenziehen der Därme, früh, beim Stuhlgange, und darauf Beissen im Mastdarme.

Ungeheures, kneipendes Zusammenziehen der Därme von beiden Seiten der Nabel-Gegend. (*Htm.*)
370 Greifen und Kneipen in der Nabel-Gegend, im Sitzen. (*Mr.*)
Schneidendes Kneipen im Bauche, wie zu Durchfall, Abends, vor Schlafengehen. (*Frz.*)
Schneidender Schmerz, quer durch den Bauch in Anfällen. (*Frz.*)
Schneidendes Bauchweh im Gehen. (*Frz.*)
Schneidender Schmerz im Bauche und zugleich stumpf stechendes Drücken im Steissbeine. (*Gtm.*)
375 Spannender Stich-Schmerz in der ganzen rechten Bauch- und Brust-Seite, der fast den Athem benahm. (*Gtm.*)
Schneidende Bauchschmerzen, mit Ziehen im Becken, Nachts.
Absetzende, drückende, stumpfe Stiche um die Nabel-Gegend herum und an vielen andern Stellen des Körpers und der Glieder. (*Gr.*)
Feine absetzende Stiche im Bauche, nach der Herzgrube herauf, vorzüglich beim Aufrichten des Körpers im Sitzen. (*Wsl.*)
Stechender Bauchschmerz unter der letzten linken Ribbe, heftiger beim Einathmen. (*Gtm.*)
380 Bohrender Stich in der Haut des Oberbauches, anhaltend beim Ein- und Ausathmen. (*Gtm.*)
Stechen ganz unten im Bauche, gleich über dem Schoosse, bloss bei Veränderung der Lage, wenn er zu gehen anfängt, oder sich eben setzt.
In den Bauch-Muskeln linker Seite, Nadelstiche. (*Wsl.*)
Brennen und Schründen in der Nabel-Gegend, beim Gehen im Freien.
Im linken Schoose schneidender Schmerz. (*Gtm.*)
385 Geschwulst der Leistendrüsen. (*Hg.*)
Herausdrücken im rechten Schoosse, als wolle ein Bruch entstehen im Gehen, durch Aufdrücken vermehrt. (*Gtm.*)
Einzelne glucksende Zucke im rechten Schoosse.
Blähungs-Einklemmung,
Lautes Knurren im ganzen Bauche, vorzüglich im Oberbauche, bloss im Liegen. (*Gtm.*)
390 Knurren und Kollern in der Magen-Gegend. (*Htm.*)
Hörbares Kollern im Bauche. (*Br.*)
Heftiges Kollern in der linken Bauch-Seite.
Gluckern im Bauche, wie von Wasser (quatschend), wenn er sich vor oder hinter biegt, auch beim Befühlen des Bauches.

Phosphoricum acidum. 97

Viel Blähungen und Blähungs-Abgang. *(Htm.)*
395 Stuhl erst nach 32 Stunden, erst hart, dann breiig. *(Mr.)*
Kein Stuhl, mit Blähungs-Qual im Bauche, zwei Tage lang. (n. 10 T.)
Kein Stuhl, mit sehr aufgetriebenem Bauche.
Oefterer Stuhldrang.
Vergeblicher Stuhldrang, 24 Stunden lang, dann schwieriger Stuhl, den folgenden Tag keinen. *(Frz.)*
400 Harter Stuhl. (n. 5 St.) *(Gtm.)*
Harter, brockiger Stuhl. *(Mr.)*
Sehr harter, schwieriger Stuhl. (n. 30 St.) *(Frz.)*
Stuhl mit grosser Anstrengung, ob er gleich nicht hart ist.
Täglich Stuhl, die ersten 6 Tage, dann nur alle 48, später nur alle 72 Stunden.
405 Stuhl weich und häufig. (n. 72 St.) *(Br.)*
Weicher Stuhl, alle 2, 3 Stunden. (n. 24 St.) *(Fr. H.)*
Durchfall, nicht schwächend.
Viermaliger Durchfall, alle Viertelstunden einmal, mit Bauchweh. *(Fr. H.)*
Weissgraue Durchfall-Stühle.
410 Unwillkührlicher, breiichter, hellgelber Stuhl, unter Gefühl, als wolle eine Blähung abgehen.
Beim Stuhle, Austreten der Mastdarm-Aderknoten, wie Tauben-Eier gross.
Nach schwerem Stuhle, Reissen im After, wie von etwas Scharfem.
Nach dem Stuhle, langes Drängen und Zwang, ohne Leibweh, der erste Koth war stets hart, der folgende breiig. *(Tth.)*
Reissen im After und an der Ruthe, Abends und früh.
415 Reissen im Mastdarme und Durchfalls-Regung, ohne Stuhl. *(Frz.)*
Jückender Stich im äussern Umfange des Afters. *(Gtm.)*
Jückendes Fressen über dem Mastdarme, am Steissbeine.
Beissendes Jücken am After.
Harn-Verhaltung die ersten 7 Stunden, dann öfteres, doch geringeres Harnen, als sonst, mit Brennen am Blasenhalse. *(Mr.)*
420 Drang zum Harnen, mit wenig Abgang. (n. $\frac{1}{2}$ bis 3 St.) *(Lgh.)*
Drang zum Harnen, Tags wohl 8 Mal, Nachts 2, 3 Mal.
Drängen zum Harnen und Brennen dabei.

Phosphoricum acidum.

Drängen in der Harnröhre und im Mastdarme, wie beim schneidenden Wasser.
Häufiges Harnen. (n. 24 St.)
425 Harnfluss mit schneidendem Brennen in der Harnröhre, und Krampf-Schmerzen im Kreuze.
Oefteres und reichliches Harnen, viele Tage. *(Hrm.)*
Häufigerer, stärkerer Harn-Abgang während der letzten Tage. *(Htm.)*
Häufiger Abgang wässrichten Harnes, den er oft kaum halten konnte. (n. 10, 14 St.) *(Frz.)*
Häufiger, dunkler Harn, der eine Wolke bildet. (d. 2. T.) *(Frz.)*
430 Heller, wasserfarbiger Harn. *(Wsl.)*
Wasserheller Harn, mit Satz nach Stehen. *(Hg.)*
Ganz blasser Harn, der gleich eine dicke, weissliche Wolke bildet. *(Gr.)*
Beim Harnen, ein Brennen und darauf vermehrter Tripper-Ausfluss.
Beim Ende des Harnens, Gefühl, als drücke eine im Unterbauche liegende Last nach den Geschlechtstheilen zu. (n. $\frac{1}{2}$ St.) *(Gr.)*
435 Starkes Brennen in der Harnröhre, das den Harn aufhält, und darnach immer wieder zum Harnen reizt.
Brennen, beim Harnen, und ehe das Wasser kam, ein Schneiden, unter vergeblichem Nöthigen.
Ziehen in der Harnröhre, bis an den After hin.
Oft Rohheits-Gefühl in der Harnröhre, zuweilen Stechen darin.
Stechen in der Harnröhre, ausser dem Harnen. (sogleich.)
440 Kriebeln in der Harnröhre, ausser dem Harnen.
Schmerzhafte Stiche am Ende der Harnröhre. *(Wsl.)*
Schmerzlich krampfhaftes Zusammenschnüren der Harnblase, ohne Harndrang. *(Htm.)*
Geschwulst der Harnröhr-Mündung.
An der Ruthe, hinten, äusserlich, kriebelndes Jücken. *(Frz.)*
445 In der Eichel Gefühl von Schwere, besonders beim Harnen. *(Hrm.)*
Jückendes, feines Stechen an der Eichel. *(Hrm.)*
Feines Stechen an der Spitze der Eichel. *(Lgh.)*
Brennendes Schneiden in der Eichel, unter herausdrückendem Schmerze in den Schössen.

Phosphoricum acidum. 99

Jückendes Kriebeln am Fleischbändchen.
450 Bläschen neben dem Fleischbändchen, jückend nur beim Aufdrücken.
Feuchtende, jückende Bläschen am Bändchen, nach vorgängigem Kriebeln daselbst.
An den Feigwarzen, Hitze und Brennen.
Wundheits-Schmerz an den Feigwarzen, im Gehen und Sitzen.
In den Hoden, ziehendes Schründen, wie von Wundheit.
455 Drücken in beiden Hoden, beim Befühlen und Gehen erhöht. *(Hrm.)*
Brennendes Reissen im linken Hoden, und Brennen in der Vorsteherdrüse, unter häufigen Erektionen. *(Frz.)*
Jücken am Hodensacke.
Am Hodensacke, ein jückender, langer Stich. *(Frz.)*
Kriebeln am Hodensacke, wie von Ameisen, nach Kratzen in Brennen und Wundheits-Schmerz übergehend. *(Htm.)*
460 Wundheits-Schmerz am Hodensacke. *(Frz.)*
Entzündungs-Geschwulst des Hodensackes.
Geschwulst des linken Hoden. *(Hg.)*
Härte und Spannen des Samenstranges. *(H.)*
Geschwulst des Samenstranges bei Benommenheit des Kopfes.
465 Kleine rothe Blüthchen am Hodensacke und an dem hintern Theile der Ruthe, mit Hitz-Gefühl darin. *(Br.)*
Haar-Ausfallen an den Schamtheilen. *(Br.)*
Geschlechtstrieb mangelnd.
Anschwellung der Ruthe, mehrere Minuten, ohne irgend eine Ursache. *(Htm.)*
Neigung zu Ruthe-Steifheit, früh, beim Stehen.
470 Erektion, früh, im Bette.
Heftige Ruthe-Steifheit, ohne Geschlechtstrieb.
Samen-Abgang, beim Pressen zum Stuhle. *(Hg.)*
Allzuhäufige Pollutionen.
Bei gehöriger, körperlicher und geistiger Aufgeregtheit zum Beischlafe und anhaltendem Begattungs-Vermögen, sinkt endlich die Ruthe beim höchsten Genusse zur Schlaffheit herab, ohne Samen-Erguss.
475 Die viele Monate ausgebliebene Regel wird zum Vollmonde wieder hergestellt.
Weissfluss, nach der Regel, einige Tage über.

Starker, gelblicher Weissfluss mit Jücken, 4, 5 Tage lang, einige Tage nach der Regel.

Trockne Nase. *(Hg.)*
Schnupfen-Fieber; es thun ihm alle Glieder weh und es schmeckt ihm Nichts.
480 Heftiger Schnupfen, mit rothen Nasenrändern. *(Hg.)*
Zusammenziehender, das Halsgrübchen gleichsam verengernder Schmerz, schlimmer beim Biegen des Halses. *(Gtm.)*
Rauhheit im Halse, die am Reden hindert. *(Fr. H.)*
Starke Heiserkeit.
Husten-Reiz zuweilen, der aber bloss ein paar Stiche im Gaumen, keinen Husten hervorbringt.
485 Husten-Reiz von Kitzel im Halsgrübchen.
Husten wie durch Feder-Kitzeln von der Brust-Mitte, bis zum Kehlkopfe. *(Hg.)*
Fortwährender Reiz-Husten.
Husten, von Brennen in der Brust erregt.
Starker Husten, der zum Erbrechen hebt, doch ohne Schmerz. *(Fr. H.)*
490 Husten mit Brech-Neigung.
Husten mit Speise-Erbrechen.
Trockner Husten von Kitzel, tief in der Brust, gleich über der Herzgrube; Abends nach dem Niederlegen ist der Husten am schlimmsten. *(Fr. H.)*
Husten mit Auswurf, nach Vollheit der Brust beim Erwachen.
Heftiger Husten mit starkem Auswurfe, wovon der Unterleib schmerzt.
495 Husten, früh, mit gelbem Auswurfe.
Husten, Auswurf kräuterartigen Geschmacks und Geruchs.
Vor dem Husten schreit er schon im Voraus über Leibschmerzen.
Vom Husten Kopfweh, als sollte der Schädel springen.
Beim Husten und Fliessschnupfen, Brennen in der Brust und im Halse heran bis in den Mund, auch wenn sie nicht hustete.
500 Athmen schwer und beengt, mit kleinen Stichen zwischen den kurzen Ribben, am meisten der linken Seite. *(Htm.)*
Gerüche benehmen ihm den Athem.
Athem-Mangel, beim Erwachen aus halbstündigem Vormittags-Schlafe, unter Unruhe und Schweiss am Körper.

Phosphoricum acidum.

Sehr beängstigt auf der Brust.
Brust-Schmerz, wie von Mattigkeit, oder wie nach langem Sitzen, durch die ganze Brust, von Gehen gemindert.
505 Schmerz auf den rechten, untersten Ribben, beim darauf Drücken.
Brust-Beklemmung, Nachmittags, es zog die Brust zusammen, mit Stichen.
Schmerzhafte Beklemmung der Brust, beim Anfange des Gehens. *(Stf.)*
Schmerz der Brust, wie eingeschnürt.
Schmerzhafter Brust- oder Zwergfell-Krampf, in der Gegend der untersten rechten Ribben, schnell und unverhofft entstehend; sie darf sich nicht schnell gerade richten, muss ganz krumm sitzen, und beim Athmen sticht's da.
510 Drücken in der Brust, mehrere Stunden. (d. 5. T.)
Drücken in der Brust, nach dem Magen zu, was sie beklommen macht.
Drücken auf der Brust, Nachts, dass er nur schwer athmen kann. *(Hg.)*
Arges Drücken über die ganze Brust, Nachts aus dem Schlafe weckend; es zog nach dem Bauche und verschwand nach Winde-Abgang.
Drücken und Beklemmung hinter dem Brustbeine, das Einathmen erschwerend. *(Frz.)*
515 Druck-Schmerz in der linken Brust, am heftigsten beim Athmen. *(Gtm.)*
Drücken in der Mitte der Brust, am heftigsten beim Ausathmen, als wollte es das Brustbein herausdrücken, heftiger beim Aufdrücken aufs Brustbein, Bücken und Husten. *(Gtm.)*
Klemmendes Drücken in der rechten Brust-Seite, in der Gegend der siebenten Ribbe. *(Gr.)*
Absetzendes, klemmendes Drücken, nahe am Brustbeine, um die siebente Ribbe. *(Gr.)*
Klemmendes Drücken in der Gegend der linken Brustwarze. *(Gr.)*
520 Klemmender Druck, vorn in der Nähe des Brustbeins, unter der rechten letzten falschen Ribbe. *(Hrm.)*
Klemmender Druck unter der rechten Achselgrube, der Brustwarze gegenüber. *(Hrm.)*
Heftig klemmender Schmerz in der Herz-Gegend, und nach dem Brustbeine hin, in Absätzen, Abends beim Gehen. *(Hg.)*

Schneidendes Drücken auf der linken Brust-Seite, beim tief Athmen. *(Wsl.)*

Stechen in der untern rechten Brust, im Sitzen, beim Einathmen; im Gehen verschwindend.

525 Stumpfe Stiche in der Mitte des Brustbeins. *(Gtm.)*

Stumpfes Stechen in der linken Seite, zwischen der untersten Ribbe und dem Becken, durch die ganze Bauchhöhle, beim Einathmen heftiger. *(Hrm.)*

Scharfe Stiche in der Gegend der rechten untern Ribben. *(Hrm.)*

Scharfes Stechen in der obern Brust, unter dem rechten Arme, auf Augenblicke den Athem versetzend. *(Mr.)*

Bohrender, stumpfer anhaltender Stich in der linken Brust, beim Einathmen heftiger. *(Gtm.)*

530 Bohrendes Kneipen in der linken Brust, anhaltend beim Athmen. *(Gtm.)*

Kneipendes Stechen in der ganzen Brust. *(Gtm.)*

Brennender Wundheits-Schmerz innerlich an der letzten Ribbe. *(Frz.)*

Aeusserliches Brennen auf der Brust.

Brennen auf der Brust. *(Fr. H.)*

535 Brennend schneidender Schmerz in der linken Brust im Sitzen, stärker beim Befühlen. *(Mr.)*

Kriebelnder Schmerz in der Brust, in der Ruhe; beim Bükken, Betasten und jedem Bewegen thut's auf dem Brustbeine weh.

Empfindung auf der Seite der Brust, als wären die Ribben eingeschlagen. *(Frz.)*

Scharfer Druck in der linken Brustdrüse. *(Fr. H.)*

Jückendes Stechen, wie von vielen Flöhen, zwischen beiden Brüsten, worüber sie um Mitternacht aufwacht und davon weder ruhig liegen, noch sitzen kann, sondern aufstehen und umhergehen muss *(Fr. H.)*

540 Jückendes Fressen an den rechten falschen Ribben, er muss kratzen. *(Hrm.)*

Herzklopfen, nach jedem Aufschrecken im Schlafe.

Am Steissbeine ein jückender Stich. *(Gtm.)*

Feine Stiche am Steissbeine und auf dem Brustbeine. *(Wsl.)*

Im Kreuze ein lebendiger Schmerz, wie Ziehen und Drücken, zuweilen reissend, nur im Stehen deutlich fühlbar. *(Frz.)*

545 Absetzender, schnell ziehender, drückender Kreuzschmerz

Phosphoricum acidum.

am meisten im Stehen, weniger im Gehen; durch Aufdrücken, Niedersetzen und Bücken vergehend. (*Frz.*)

Absetzendes Reissen im Kreuze, nach Aufrichten vom Bücken; beim Stillstehen ruckweise ruhig ziehend. (*Frz.*)

Brennender Schmerz auf einer Stelle gleich über dem Kreuze.

Ein arger Stich im Kreuze, beim Aufrichten nach Niederkauern.

Jücken und Schweiss im Rücken.

550 In den Rücken-Wirbeln, schmerzhaftes Ziehen, als wären sie zerschlagen, meist im Sitzen. (*Frz.*)

Reissender Schmerz im Rücken, Nachts.

Kneipender Schmerz in der Mitte des Rückgrats. (*Wsl.*)

Ein Stich in den Lenden, beim Heben, der im Sitzen fortwährend anhielt, beim Bewegen aber sogleich verschwand.

Stechen in der Nieren-Gegend.

555 Kleine, heftige, ruckende Stiche in der Mitte des Rückgrats. (*Htm.*)

Jückendes Fressen um die Lendenwirbel und an andern Theilen des Rumpfes, auch am Oberschenkel; er muss kratzen. (*Hrm.*)

Rothe Blüthchen auf dem Rücken, der Brust und dem Halse vorzüglich über den Schulterblättern, vorzüglich Abends, weniger am Morgen sichtbar, bloss beim Reiben und Berühren der Kleider empfindlich, und 14 Tage andauernd. (*Wsl.*)

Ausschlag auf dem Schulterblatte, ohne Jücken, nur beim Betasten schmerzend.

Auf dem linken Schulterblatte, schmerzhaftes Reissen, im Sitzen, bei vorgebeugtem Körper. (*Frz.*)

560 Heimliches Ziehen und Drücken auf den Knochen, wie Nagen, unter der Spitze des Schulterblattes. (*Frz.*)

Im Nacken, ziehend stechendes Drücken, unvermerkt nach dem Hinterhaupte gehend und daselbst verschwindend. (*Htm.*)

Zuckende Empfindung im Nacken, in der Ruhe, doch öfterer noch beim Aufrichten des Kopfes. (*Br.*)

Steifigkeits-Gefühl im Nacken, in der Ruhe, durch Bewegung vergehend. (*Htm.*)

Brennender Wundheits-Schmerz, seitwärts am Nacken. (*Frz.*)

565 Am Halse, vorn und auf den Seiten, Druck. (*Hrm.*)

Kneipender Schmerz auf einer kleinen Stelle des Halses. (*Frz.*)

Schmerzhaftes Drücken auf der linken Hals-Seite, als wolle er innerlich böse werden, doch weder durch Schlingen, noch durch Sprechen verschlimmert. (*Frz.*)

Krampfhaftes Ziehen in den rechten Halsmuskeln, bis zum Auge hin, beim Drehen des Kopfes.

Die rechten Halsmuskeln thun sehr weh.

570 Schmerzhafte Steifheit der linken Halsmuskeln, es strammt bis in den Kopf.

Achsel-Drüsen-Geschwulst, die von selbst verging.

Im Achsel-Gelenke, Ziehen und Pochen.

Rheumatisch lähmiger Schmerz im rechten Schulter-Gelenke. (*Hg.*)

Reissen in der Achsel und in der linken Hand.

575 Klemmender Druck auf der rechten Schulterhöhe. (*Hrm.*)

Blutschwäre auf der rechten Schulter. (*Hg.*)

Am Arme hie und da, und auf der Schulter, Brennen, wie von glühenden Kohlen.

Schwäche im Arme, Vormittags, dass er zitterte.

Der (beschädigte) Arm wird steif und schmerzt bei jeder Bewegung; die Hand wird bleischwer; im Geschwüre pickt und sticht es und im Daumenballen und den Fingern reisst und sticht es; die Hand fühlt innerlich ein schmerzhaftes Brennen, und beim Hangenlassen des Armes schiesst das Blut in die Hand vor.

580 Ziehen in beiden Armen herab von der Achsel an.

Am Oberarme ein jückender Stich, durch Kratzen nicht getilgt. (*Gtm.*)

Muskel-Zucken am Oberarme, durch Bewegung getilgt. (*Gtm.*)

Schmerzhaft zuckendes Reissen in den Armen, Fingern und Gliedern überhaupt. (*Gr.*)

Lähmiger klemmender Druck an den Oberarmen, durch Berührung erhöht. (*Hrm.*)

585 Gefühl von Eiskälte auf dem rechten Oberarme. (*Mr.*)

Ziehen im Oberarme, vom Ellbogen nach der Schulter.

In den Ellbogen-Spitzen, brennende Empfindung.

Schmerz des Ellbogen-Gelenkes beim Anfühlen.

Ziehendes Schneiden in den Ellbogen-Hand- und hintern Finger-Gelenken.

590 Die Vorderarme schmerzen wie zerschlagen, beim Auflegen damit auf den Tisch. (*Frz.*)

Phosphoricum acidum.

Klemmender Druck am Vorderarme, nach innen und unten. (*Hrm.*)

Schmerzhaft klemmende Schwere im rechten Vorderarme. (*Htm.*)

Scharfstechendes Bohren an der Inseite des linken Vorderarms nah an der Ellbogen-Beuge, am schlimmsten in der Ruhe. (*Gtm.*)

Lähmiger Schmerz aussen am Vorderarme, unter dem Ellbogen, die Bewegung des Armes aber nicht hindernd.

595 Im Hand-Gelenke, Steifheits-Gefühl und Klemmen, durch Bewegung erhöht. (*Htm.*)

Kneipendes Klemmen zwischen den rechten Mittelhand-Knochen, als würden sie zusammengeklemmt. (*Htm.*)

Reissendes auf- und abwärts Rollen, zuweilen mit Stechen in den Knochen der Hände, Finger und Vorderarme. (*Br.*)

Kneipender Schmerz über dem rechten Hand-Gelenke. (*Wsl.*)

Reissen quer über das rechte Hand-Gelenk. (*Mr.*)

600 Ziehendes Stechen in den Handflächen. (*Htm.*)

Vermehrte Wärme in beiden Handflächen. (*Fr. H.*)

Zittern der Hände beim Schreiben, mit Kriebeln und Jücken darin. (*Wsl.*)

Jücken auf beiden Handrücken, durch Kratzen vermehrt.

Ein Ueberbein zwischen den Mittelhand-Knochen, höchst schmerzhaft, besonders Nachts, am meisten bei Berührung.

605 Rauhe, runzelige, dürre Haut der Hände.

In den Finger-Gelenken, Stiche.

Reissen in den Fingern, vorzüglich in den Gelenken, mit Spannen bei Bewegung, als wären die Flechsen zu kurz. (*Hrm.*)

Heftiges, scharfstechendes Reissen im hintersten Gliede des rechten Mittelfingers. (*Htm.*)

Klammschmerz in den Fingern der linken Hand, ohne Bezug auf Bewegung. (*Gr.*)

610 Schmerzhaft drückendes Ziehen am kleinen Finger, vorzüglich am Gelenke, durch Beugung des Fingers in die Hand herein vergehend. (*Fr.*)

Absetzende, stumpfe Stiche im Daumenballen. (*Gr.*)

Feines Stechen durch den Rücken des rechten Daumens, bis unter den Nagel. (*Wsl.*)

Hinter dem Finger-Nagel, Entzündung und Eiterung.

Fressendes Jücken am linken Mittelfinger, nach Kratzen bald wiederkehrend. (*Gr.*)

615 Abgestorbenheit einer Seite des linken Zeigefingers, während des Frostes, mit scharfer Abgränzung. *(Frz.)*
Eingeschlafenheit, Kälte, Gelbheit und Runzeln der Finger, bei langsamem, sehr kleinem, kaum fühlbarem Pulse. *(Mr.)*
Taubheit der Fingerspitzen.
Tiefsitzende, harte, jückende Bläschen im Daumenballen. *(Hg.)*
Blüthenartige, rothe Fleckchen auf den Fingerrücken, ohne Empfindung. *(Br.)*
620 Rothe Blüthchen, wie ein Nadelkopf gross, an und zwischen den Fingern; ohne Empfindung, fünf Tage lang, zuletzt mit einer weissen Erhöhung in ihrer Mitte. (n. 11 T.) *(Br.)*
Am Hinterbacken, ein Blutschwär.
Klammartiges Ziehen im linken Hinterbacken im Gehen. *(Frz.)*
Jückendes Zucken in beiden Gefäss-Muskeln. *(Gtm.)*
Jücken an der rechten Hüfte.
625 Das Hüft-Gelenk schmerzt beim Gehen und Betasten, wie zerbrochen.
Schmerz im Hüft-Gelenke, beim Aufstehen vom Sitze. *(Hg.)*
Krampf im Hüft-Gelenke, durch den ganzen Schenkel Reissen, bei Essen und Sitzen unerträglich. *(Hg.)*
Dehnender und Zerschlagenheits-Schmerz im Hüft-Gelenke, schlimmer bei Bewegung. *(Br.)*
Schwere und Lähmigkeit im Hüft-Gelenke, zu Anfange des Gehens nach Sitzen; nach einiger Bewegung vergehend. *(Htm.)*
630 Die Beine schmerzen in den Ober- und Unterschenkeln beim Gehen wie zerschlagen. *(Mr.)*
Reissen im Beine vom Oberschenkel bis in die grosse Zehe. *(Hg.)*
Schwere, die bald schmerzhaft wird, in allen Gelenken der Unterglieder. *(Hg.)*
Rheumatische Lähmigkeit des ganzen linken Schenkels. *(Hg.)*
Einschlafen der Beine, im Sitzen.
635 Am Oberschenkel stumpfer Druck. *(Hrm.)*
Drückender Klamm-Schmerz im rechten Oberschenkel *(Hrm.)*
Reissen oben am Oberschenkel, wie von der Kniekehle herauf. *(Frz.)*
Reissendes Drücken oben an der Aussenseite des Oberschenkels und zugleich am Schienbeine. *(Frz.)*

Phosphoricum acidum. 107

Brenn-Gefühl in den hintern Oberschenkel-Muskeln, im Stehen, verschwindet im Gehen. *(Frz.)*
640 Starke Stiche in den Oberschenkeln, bei Bewegung, am meisten beim Setzen und Aufstehen vom Sitze.
Bohrender, stumpfer Stich im linken Oberschenkel, nahe am Bauchringe, in der Ruhe. *(Gtm.)*
Zerschlagenheits-Schmerz in den Oberschenkel-Muskeln.
Zerschlagenheits-Schmerz quer über die Mitte der Oberschenkel, sie wollen zusammenbrechen beim Gehen, dass er taumelt. *(Mr.)*
Oberschenkel wie abgeschlagen, kann sich kaum fortschleppen, ärger nach dem Schlafe. *(Hg.)*
645 Schenkeldrüsen schmerzhaft geschwollen, kann die Füsse nicht ausstrecken. *(Hg.)*
Müdigkeit und ängstliche Unruhe in den Oberschenkeln, im Sitzen, dass er die Füsse immer bewegen muss. *(Mr.)*
Scharfes Drücken in den rechten Oberschenkel-Muskeln, bis zum Knie. *(Wsl.)*
Schmerzhaft pulsirendes Zucken von der Mitte des Oberschenkels, bis zum Knie. *(Wsl.)*
Druck am Oberschenkel, eine Hand breit über beiden Knieen. *(Hrm.)*
650 Drückendes Klemmen über dem Knie, aussen am Oberschenkel. *(Gr.)*
In den Kniekehl-Flechsen, dehnender Schmerz, schlimmer bei Bewegung und auch beim Befühlen. *(Br.)*
Schmerzliches Ziehen tief im linken Knie und nach dem Schienbeine herab, im Gehen, wenn im Gehen der Körper auf diesem einen Beine gestützt ist. *(Gr.)*
Stechender Schmerz in der rechten Kniescheibe, am schlimmsten bei Bewegung. *(Gtm.)*
Heftig jückende Blüthen auf dem Knie und an der Wade, am Tage und besonders Abends im Bette, mit Brennen nach Kratzen; die Blüthen flossen zusammen, griffen um sich und wurden zu leicht blutenden Geschwüren. *(Mr.)*
655 In den Unterschenkeln ein Druck, unter beiden Knieen. *(Hrm.)*
Stumpfer, klemmender Druck, gleich unter dem linken Knie, alle 5, 6 Minuten 2 bis 6 Sekunden lang. *(Gr.)*
Krampfhaftes Ziehen im Unterschenkel, auch Nachts im Bette; sie musste am Tage davor aufstehen und gehen, Nachts das Bein bald dahin, bald dorthin legen.

Fühlbares Pulsiren im linken Unterschenkel, in der Ruhe. *(Gtm.)*
Jückendes Fressen am linken Unterschenkel, nach Kratzen, wozu es reizt, bald stärker wiederkehrend. *(Hrm.)*
660 Mattigkeit in den Unterschenkeln, beim Gehen. *(Mr.)*
Kriebeln am rechten Unterschenkel. *(Gr.)*
Am Schienbeine, Jücken.
Druck-Schmerz im rechten Schienbeine, in der Ruhe, im Gehen verschwindend. *(Gtm.)*
Nächtliches brennendes Reissen im Schienbeine, von oben nach unten. *(Hg.)*
665 Scharfes Stechen im Untertheile des Schienbeins. *(Lgh.)*
In der Wade, schneidendes Stechen, abwärts. *(Htm.)*
Krampfhaftes Zwicken in der linken Wade, nach Reiben einige Zeit nachlassend. *(Wsl.)*
Im Fuss-Gelenke, dumpfer, lähmiger Schmerz in der Ruhe, mit Knacken darin beim Bewegen. *(Gtm.)*
Schmerz, wie verstaucht, im Fuss-Gelenke, selbst früh, im Bette.
670 Krampfige Schmerzen in den Füssen, von Bewegung. *(Hg.)*
Spannend stechender Schmerz am rechten innern Fussknöchel, bis nach den Schienbeine herauf.
Spannen und Eingeschlafenheit im vordern Theile des rechten Fusses und den Zehen, im Gehen. *(Gtm.)*
Klemmender Druck auf den Fusssohlen. *(Hrm.)*
Heftige, ruckartige Stiche auf der rechten Sohle. *(Htm.)*
675 Absetzender Druck auf der linken Fusssohle, nach der grossen Zehe zu. *(Hrm.)*
Stechen in der Fusssohle und Ferse, und in der Ruhe Blei-Schwere darin. *(Hg.)*
Fersen und Zeh-Ballen schmerzen wie wund beim Auftreten. *(Hg.)*
Schründender Schmerz an der äussern Seite des rechten Fusses, früh.
Brennendes Stechen in den Sohlen, vorzüglich Abends, früh bloss Brennen darin.
680 Brennen in den Füssen und Sohlen.
Brennen in den Sohlen und im Kopfe. *(Hg.)*
Brennende Hitze der Fuss-Sohlen, bei Wundheit zwischen den Zehen.

Kälte der Beine von den Fussknöcheln bis an die Waden, immerwährend.

Der linke Fuss ist ganz taub, fühllos und todt, bloss beim Gehen.

685 Arges Jücken am Fussknöchel, durch Kratzen wird die Stelle roth.

Jücken an den Fersen.

Im Ballen der linken grossen Zehe, reissende Stiche. (*Htm.*)

Klemmender Druck an den beiden letzten rechten Zehen. (*Hrm.*)

Anhaltend bohrender Stich in der linken kleinen Zehe, in Ruhe und Bewegung. (*Gtm.*)

690 Alle Zehen schmerzen wie geschwürig. (*Hg.*)

Ein ins Fleisch gewachsener Nagel macht Entzündung und Schmerz.

Geschwulst des Knöchels der grossen Zehe, mit Brennen, Klopfen; bei Berührung Messerschnitte, wovon die Zehe zuckt; sogar Furcht vor Annäherung oder Schlucken erregt die Schmerzen. (*Hg.*)

Wasser-Blasen auf den Zeh-Ballen. (*Hg.*)

In den Hühneraugen Stechen und Brennen, 8 Tage lang.

695 Laufen über den ganzen Körper, wie von Ameisen, mit einzelnen feinen Stichen. (*Hrm.* und *Wsl.*)

Kriebeln, wie Ameisenlaufen, bald hier, bald da. (*Gr.*)

Jückendes Kriebeln am Körper und an den Händen, Abends nach Niederlegen. (*Gr.*)

Schnell entstehendes Jücken hie und da am Körper, auf dem Rücken, an den Armen, an der Scham-Gegend und selbst auf der Kopf-Haut, durch Kratzen nur kurz getilgt. (*Stf.*)

Heftiges, brennend stechendes Jücken an mehreren Stellen, nach Kratzen vermehrtes Brennen und Stechen mit erhöhter Röthe.

700 Die Haut thut überall weh, selbst das Rasiren schmerzt. (*Hg.*)

Rothe Flecke an den Ober- und Untergliedern, die wie Feuer brennen.

Erhöhte Röthe des ganzen Körpers, mit einzelnen grossen rothen Stellen auf den Achseln, ohne Empfindung, und rothen Streifen über den Kniescheiben und von den Hüften bis zum Nabel, dabei grosse Empfindlichkeit gegen die Luft; Bett-Wärme thut wohl. (*Wsl.*)

Ausschlag rother, glatter Knötchen am Vorderarme und Halse, mit rothem Hofe, nur beim Betasten schmerzend, wie wund.

Friesel am ganzen Körper, mehr brennend als jückend.
705 Krätzbläschen am Hinterbacken, den Zehballen und Zehen. *(Hg.)*
Wunde Stellen, an Zehen, Leisten, Scham. *(Hg.)*
Die Geschwüre schmerzen brennend.
Jede beschädigte Stelle schmerzt wie wund.
Schründender Schmerz in den Wunden, selbst in Knochen-Wunden.
710 Alle Schmerzen von Phosphor-Säure bleiben durch äussern Druck unverändert. *(Gr.)*
Die Nachtschmerzen lassen sich durch Druck mindern. *(Hg.)*
Er muss immer den Platz verändern, weil die Schmerzen bei Bewegung geringer sind, als in Ruhe. *(Hg.)*
Kaffee schien zu stören; Rum nicht. *(Hg.)*
Empfindlicher Schmerz, wie Schaben mit einem Messer, auf der Beinhaut aller Knochen. *(Mr.)*
715 Krampfhaftes Ziehen in Händen und Füssen, wie Eingeschlafenheit, Abends und früh.
Eingeschlafenheit der Arme und Beine, Nachts, dass er die Glieder durch Andere bewegen lassen muss.
Eingeschlafenheits-Kribeln und Kraftlosigkeit in den Ober- und Untergliedern.
Zerschlagenheit aller Gelenke, früh, an den Armen, den Beinen und dem Genicke.
Zerschlagenheit der Hände und Füsse, wie gelähmt.
720 Wie kontrakt in den Gliedern. *(Fr. H.)*
Wie zerschlagen in den Hüften, Armen, Oberschenkeln und im Nacken, wie vom Wachsen, mit einzelnen reissenden Stichen in allen diesen Theilen zugleich, besonders beim Treppen-Steigen und Anfange des Gehens. *(Br.)*
Muskelzucken hie und da besonders in den Beinen.
Wie ein Toben im Blute.
Grosse Unruhe, ein Drängen und Treiben im Blute, er ist wie ausser sich.
725 Abends, Unruhe im Körper bei Jücken in den Augenwinkeln, an den Nasenlöchern, im Gesichte und auf dem Haarkopfe.
Bei vielem Sprechen, Hitze im Kopfe, mit eiskalten Händen.
Schweiss-Anfälle über und über, im Sitzen.
Er schwitzt unbändig beim Gehen.
Sehr empfindlich gegen kühle Luft. *(Hg.)*

Phosphoricum acidum. **111**

730 Von Spazierengehen sehr angegriffen, matt und niedergeschlagen; zu Hause Frösteln. (n. 24 St.)
Beim Gehen im Freien, starker Schweiss über und über, vorzüglich an den Zeugungstheilen.
Abmagerung mit elendem Aussehen und tiefliegenden Augen.
Schwerfälliger Körper, unthätiger Geist.
Matter Körper, gedrückter Geist. (d. 4. T.)
735 Er glaubt im Gehen zu wanken. (*Fr. H.*)
Nach Treppen-Steigen Schwäche, mit Schmerz in der Herzgrube. (*Hg.*)
Schwächer und matter.
So schwach, früh nach dem Aufstehen, bei blassem Aussehen, dass sie sich wieder einige Zeit legen muss, dann ist sie wohl.
Mattigkeit in allen Theilen des Körpers. (*Hrm.*)
740 Mattigkeit des Körpers. (*Wsl.*)
Eine Art Fallsucht. (sogleich.) (*Fr. H.*)
Viel Gähnen, wobei das Wasser aus den Augen läuft.
Stetes Gähnen und Renken der Oberglieder, mit Schläfrigkeit. (*Htm.*)
Grosse Schläfrigkeit und Müdigkeit am Tage, welche beim Gehen weicht; Nachts Schlaflosigkeit, Hitze und Schweiss vom Abend bis Mitternacht.
745 Schläfrigkeit, die ihm die Augen zuzieht, mit Gähnen, den ganzen Tag, vorzüglich auch Abends. (*Frz.*)
Schlafsucht nach dem Mittag-Essen, er schläft mitten im Reden ein. (*Mr.*)
Er schläft mitten im Schreiben unwiderstehlich ein, fest und tief. (*Fr. H.*)
Abends zeitig schläfrig und früh grosse Schläfrigkeit, lange Zeit.
Früh nicht zu ermuntern und sehr schläfrig.
750 Er schläft, wie aus Mattigkeit, zeitiger ein und schläft fester, als sonst.
Fester Tages-Schlaf, Nacht-Schlaf unterbrochen. (*Hg.*)
So tiefer Schlaf, dass er früh kaum zu erwecken ist. (*Htm.*)
Spätes Einschlafen, Abends. (n. 3 T.)
Spätes Einschlafen, Abends, es kamen ihm einige Stunden lang lauter Ziffern vor die Augen, was beim Aufrichten im Bette verging.
755 Abends, vor dem Einschlafen, Hitze in den Backen und Ohren.

Unruhiger Schlaf mit trockner Hitze. (d.6.N.)
Nachts weckt ihn Heisshunger.
Aengstliches Erwachen.
Allzuzeitiges Erwachen, Nachts und dann schwer wieder Einschlafen. *(Fr. H.)*
760 Früh im Bette, Unruhe.
Früh, beim Aufstehen, sehr misslaunig, matt und schläfrig.
Früh, Druck im Kopfe und Bittergeschmack im Munde. (d. 5. T.)
Im Schlummer wimmert er sehr.
Im Schlummer zuckt er mit den Händen, und redet und jammert, bei halb offnen Augen.
765 Bald lachende, bald weinende Mienen im Schlummer, unter Verdrehung der halb geöffneten Augen.
Singen im Schlafe. *(Hg.)*
Nachts im Schlafe beisst er sich oft in die Zunge. *(Hg.)*
Nachts, Samen-Erguss, ohne Ruthe-Steifheit. (d.1.N.)
Traumvoller Schlaf, mit Erektionen.
770 Geile Träume, mit Samen-Erguss. *(Gtm.)*
Theils ärgerliche, theils gleichgültige Träume; gegen Morgen legt er die Arme unter den Kopf, die ihm dann einschlafen. *(Frz.)*
Lebhafte Träume, wie am Tage, von Schmausereien.
Träume, alle Nächte, von den am Abend ihm zuletzt vorgekommenen Dingen.
Wunderliche Träume.
775 Beunruhigende Träume.
Vor Mitternacht angenehme, nach Mitternacht fürchterliche, doch wenig erinnerliche Träume. *(Gtm.)*
Lebhafter, grauenvoller, doch unerinnerlicher Traum. *(Stf.)*
Aengstliche Träume von Todten, mit Furcht beim Erwachen. *(Frz.)*
Träume voll Zank und Streit; unruhige Nacht. *(Lgh.)*
780 Oefteres Aufschrecken, Nachts, als falle er von einer Höhe oder ins Wasser. *(Lgh.)*
Nachts, um 1 Uhr, Erwachen mit trüben, sorgenvollen Gedanken, bei ziemlich hellem Bewusstseyn, eine halbe Stunde lang; drauf wieder ruhiger Schlaf bis früh. *(Stf.)*
Schauder-Anfälle, Abends, drauf Nachts, ermattender Schweiss. (d.2.T.)
Oefteres kaltes Ueberlaufen, mit Frösteln und Herzklopfen.

Phosphoricum acidum.

Frost, Abends, beim Niederlegen, und nach dem ersten Erwachen, Hitze über und über, ohne Durst. (n. 12 St.)

785 Schüttelfrost, Vormittags, mit blauen Nägeln, Reissen in den Hand-Gelenken und lähmiger Schwäche der Arme.

Frost zum Zittern, Abends, früh dann Gesichts-Hitze, Trokkenheit im Munde und stechendes Halsweh beim Schlingen.

Arger Schüttelfrost, von Nachmittag bis Abends, 10 Uhr, dann trockne Hitze, so gross, dass er fast bewusstlos ward.

Frost am ganzen Körper, mit Ziehen in den Gliedern, weckt sie, Abends, nach einer Stunde Schlaf auf, alle Nächte, ohne Hitze darauf.

Stundenlang Frost und Kälte, gegen Abend, ohne Durst und ohne Hitze darauf.

790 Abwechselung von Schauder und Hitze, Abends.

Oeftere Abwechslungen von Frost und Hitze, Abends; die trockne Gesichts-Hitze ohne Röthe, mit Frost; nach dem Aufhören der Hitze noch stärkerer Frost, am ganzen Leibe überläuft es ihn kalt; gegen Morgen starker Schweiss im Nacht-Schlafe, d. i. wenn er, nach dem Erwachen, wieder eingeschlafen war.

Frost-Gefühl am Gesichte, den Schläfen, der Stirn, wie von Anwehen eines kühlen Hauches, mit Kälte-Gefühl in den Fingerspitzen, die auch äusserlich ganz kalt waren. (*Stf.*)

Schauder über den Unterleib mit kalten Fingerspitzen, zwei Stunden lang, ohne Durst, am meisten beim Zutritte der geringsten freien Luft, ohne Hitze darauf. (*Tth.*)

Oefteres Kälte-Gefühl am rechten Backen, bei Wärme-Gefühl des linken, ohne äusserlich fühlbare veränderte Temperatur. (*Br.*)

795 Kälte-Gefühl, bei Frostigkeit und Kälte im Bauche. (*Hg.*)

Frostigkeit, selbst beim Gehen in der warmen Stube. (*Stf.*)

Frost über den ganzen Körper. (*Mr.*)

Frost den ganzen Vormittag, ruckweise, wie allgemeiner Schauder, selbst in der Stube, mit blauen, eiskalten Händen und trocknem Gaumen, ohne besondern Durst. (*Frz.*)

Schüttelfrost am ganzen Körper, mit eiskalten Fingern, ohne Durst, (eine Stunde nach dem Essen); nach vier Stunden, erhöhte Wärme, ohne Durst. (*Mr.*)

800 Ueberlaufende, Minuten lange Frost-Schauder von Zeit zu Zeit, ohne Durst, mit gleich darauffolgender, ebensoschnell mit Frösteln wechselnder Hitze. (*Gr.*)

Puls unregelmässig, öfters einen oder zwei Schläge aussetzend. *(Wsl.)*

Vollerer Puls, bei aufgetriebenen Schläfe-Arterien und Hand-Adern. *(Wsl.)*

Starker Puls. *(Br.)*

Kann Hitze nicht vertragen. *(Hg.)*

805 Fieberhitze ohne Durst, am Tage von 11 bis 5 Uhr. *(Hg.)*

Hitze am ganzen Körper, Abends, und unruhige Nacht darauf.

Trockne Hitze bei Schlafengehen. (d. 4. T.)

Hitze am ganzen Kopfe, Abends, nach dem Niederlegen, bei sehr kalten Füssen und nur mässig warmem Körper. *(Htm.)*

Hitze im Gesichte mit Durst, Nachmittags, ohne Röthe. *(Frz.)*

810 Viel Hitze im Gesichte, Nachts. *(Br.)*

Innere Hitze durch den ganzen Körper, ohne Durst, äusserlich nicht fühlbar und ohne Backen-Röthe, mit tief Athmen und Bänglichkeit. *(Wsl.)*

Hitze auf den Backen und fliegende Hitze im Rücken, Abends, beim Gehen im Freien. *(Frz.)*

Viel Hitze und Schweiss über und über, bei Tag und Nacht, mit heftigem Wasser-Durste.

Starker Nacht-Schweiss, zwei Nächte, um Mitternacht und im Wachen, am Kopfe anfangend und am stärksten auf der Brust.

815 Früh-Schweiss, mit schweren Träumen von Todten und als wenn er gejagt würde.

Starker Früh-Schweiss.

Schweiss die ganze Nacht, mit heissen Füssen und heisser Stirne. *(Hg.)*

Schweiss im Nacken, besonders im Tag-Schlafe. *(Hg.)*

Platina, Platigne.

Chemisch reine Platigne welche weich ist, und sich mit dem Messer schneiden lässt, wird in Königswasser (Salpeter- und Kochsalzsäure), in der Hitze aufgelösst, die erhaltene, goldgelbe Auflösung mit destillirtem Wasser gehörig verdünnt und ein glattgeschliffenes Stahl-Stäbchen hineingehangen, woran sich die Platigne als eine krystallinische Rinde ansetzt, welche, leicht zerreiblich, mit destillirtem Wasser mehrmal ausgesüsst, und zwischen Fliesspapier wohl getrocknet wird. Hiervon wird Ein Gran zur Bereitung der homöopathischen Dynamisationen angewendet, wie zu Ende des ersten Theils der chr. Kr. gelehrt wird:

Wann die Platigne homöopathisch in einem Krankheits-Falle gehörig angezeigt war, hob sie zugleich folgende, etwa zugleich gegenwärtige Beschwerden:
Appetitlosigkeit; Aufstossen nach dem Essen; Leib-Verstopfung auf Reisen; Abgang von Prostata-Saft; Verhärtung der Bährmutter; Mattigkeit der Beine; Kalte Füsse; Stockschnupfen.
Allzuheftige Wirkungen der Platigne werden durch Pulsatille und Riechen an versüssten Salpetergeist gemildert.

Die mit *Gr.* bezeichneten Symptome sind von Dr. *Gross* in Jüterbock.

Platiña.

Niedergeschlagen, still, traurig. *(Gr.)*
Sie meint ganz verlassen zu seyn und allein in der Welt zu stehen. *(Gr.)*
Aengstlichkeit mit Zittern der Hände und überwallender Hitze. *(Gr.)*
Beängstigung mit Herzklopfen, besonders beim Spazieren.
5 Aengstlichkeits-Gefühl oft plötzlich durch den ganzen Körper. *(Gr.)*
Grosse Aengstlichkeit, mit heftigem Herzklopfen, indem sie in einer Gesellschaft reden will, so dass ihr das Reden sauer wird. *(Gr.)*
Angst, wie zum Sterben, als wolle die Besinnung vergehen, mit Zittern in allen Gliedern, Athem-Beklemmung und starkem Herzklopfen. *(Gr.)*
Bänglich und ängstlich um's Herz und den ganzen Tag verdriesslich. *(Gr.)*
Gefühl, als müsse er bald sterben, mit Grausen bei diesem Gedanken. *(Gr.)*
10 Gefühl, als müsse sie bald sterben, mit grosser Weinerlichkeit und wirklichem Weinen. *(Gr.)*
Grosse Gemüths-Unruhe, dass sie nirgends zu bleiben weiss, bei Trübsinnigkeit, die ihr auch das Erfreulichste verleidet; sie glaubt, sie passe nicht in die Welt, ist des Lebens überdrüssig, hat aber vor dem nahe geglaubten Tode grossen Abscheu. *(Gr.)*
Sehr missmuthig und träge früh. (n. 48 St.) *(Gr.)*
Mürrisch und unzufrieden. *(Gr.)*
Verstimmt auf lange Zeit, von geringem Aerger; er spricht nur, wenn er muss, höchst unfreundlich, abgebrochen, zankend. *(Gr.)*

Platina.

15 Uneins mit der ganzen Welt, ist ihr alles zu enge, bei Weinerlichkeit. (*Gr.*)

Empfindliches Gemüth.

Traurig und mürrisch sitzt sie allein, ohne zu reden und kann sich des Schlafes nicht erwehren; dann untröstliches Weinen, besonders, wenn man sie anredet. (*Gr.*)

Stillschweigen und unwillkürliches Weinen, selbst nach der freundlichsten Zusprache, so dass sie sich selbst über sich ärgert. (*Gr.*)

Weinerlichkeit und Weiren, nach erhaltenen sanften Vorwürfen. (*Gr.*)

20 Weinerliche, trübe Stimmung, besonders Abends. (*Gr.*)

Besonders Nachmittags und Abends sehr angegriffenes Gemüth. (*Gr.*)

Sehr weinerlich und verdriesslich; sie muss oft unwillkürlich weinen, was sie erleichtert. (*Gr.*)

Weinerlichkeit und Trübsinn schlimmer im Zimmer, besser im Freien. (*Gr.*)

Sehr weinerlich und bei geringer Veranlassung allzu sehr gerührt.

25 Traurig und verdriesslich, den ersten Morgen, den folgenden unbeschreiblich selig, besonders im Freien, dass sie hätte Alles umarmen und über das Traurigste lachen mögen. (*Gr.*)

Sehr ernst und einsylbig den ersten Tag; den folgenden kommt ihr Alles spasshaft und lächerlich vor. (*Gr.*)

Grosse Heiterkeit, dass sie hätte tanzen mögen, eine halbe Stunde nach dem Weinen. (*Gr.*)

Grosse Heiterkeit erst, zwei Tage lang; Alles erscheint ihr freudig, über das Traurigste hätte sie lachen mögen; am 3ten Tage dann grosse Traurigkeit, früh und Abends, mit Weinen, selbst über Frohes und Lächerliches, auch wenn man sie anredet. (*Gr.*)

Unwillkürliche Neigung zum Pfeifen und Singen. (*Gr.*)

30 Bei Heiterkeit des Gemüthes leidet der Körper und umgekehrt, bei Gemüthsleiden ist der Körper wohl. (*Gr.*)

Gefühl von erhöhter Kraft, geistiger Ruhe und Aufgelegtheit zum Denken. (*Gr.*)

Sehr ärgerlich und leicht heftig; er hätte Unschuldige prügeln mögen. (*Gr.*)

Sehr ärgerlich und gereizt über unschuldige Dinge und Worte, dass sie auf sich bisweilen und auf Freunde losschlagen möchte. *(Gr.)*

Wankelmüthigkeit *(Gr.)*

35 Phantasie-Täuschung, beim Eintritte in das Zimmer, nach einstündigem Fussgange als sey Alles um sie sehr klein und alle Personen physisch und geistig geringer, sie selbst aber körperlich gross und erhaben; das Zimmer scheint ihr düster und unangenehm; dabei Bänglichkeit, trübe, verdriessliche Stimmung, drehender Schwindel und Unbehaglichkeit in ihrer sonst lieben Umgebung; im Freien, bei Sonnenschein, vergeht stets Alles. *(Gr.)*

Verächtliches, bedauerndes Herabblicken auf sonst ehrwürdige Leute mit einer gewissen Wegwerfung, in Anfällen, ohne ihren Willen. *(Gr.)*

Bei der Verächtlichkeits-Laune, plötzlich Heisshunger und gieriges, hastiges Essen; zur gewöhnlichen Essens-Zeit dann kein Appetit, sie isst ohne Lust. *(Gr.)*

Hoffärtige, stolze Empfindungen. *(Gr.)*

Untheilnehmend, kalt, zerstreut, in Gesellschaft von Freunden, im Freien; sie antwortet nur, wenn sie muss, und halb bewusst, erst nacher überlegend, ob ihre Antwort passend gewesen sey; ihre Gedanken waren stets abwesend, ohne dass sie wusste, wo sie seyen. *(Gr.)*

40 Gleichgültigkeit, es war ihm gleich, ob seine abwesende Gattin sterbe. *(Gr.)*

Es ist ihr, als gehöre sie gar nicht in ihre Familie; es kommt ihr, nach kurzer Abwesenheit, Alles ganz anders vor. *(Gr.)*

Zerstreutheit, sie hört die Gespräche an, weiss aber nach Beendigung derselben Nichts mehr davon. *(Gr.)*

Grosse Zerstreutheit und Vergesslichkeit, sie hört selbst nicht das Gegenwärtige, auch bei mehrmaligem Reden auf sie hinein. *(Gr.)*

Unaufgelegt zu geistiger Arbeit. *(Gr.)*

45 Eingenommenheit, besonders der Stirn. *(Gr.)*

Benommenheit des Kopfes. *(Gr.)*

Dumpfe, schmerzhafte Eingenommenheit in der Stirn. *(Gr.)*

Dumpf spannende Eingenommenheit, wie ein Bret vor dem Kopfe, öfters. *(Gr.)*

Schwindel in flüchtigen Anfällen, gleich hinter einander,

Platina.

Abends, im Stehen, als solle er das Bewusstseyn verlieren. (*Gr.*)
50 Starker Schwindel, dass sie die Augen nicht bewegen darf, mehr am Tage, als Nachts, meist beim Herzklopfen.
Kopfweh, nach dem Schwindel, wie Zerreissen und Zerfetzen.
Flüchtiger Kopfschmerz über der linken Augenbraue. (*Gr.*)
Kopfweh wie eingespannt, dumpf schmerzlich. (*Gr.*)
Spannendes Taubheits-Gefühl im ganzen Vorderkopfe, wie nach einem Schlage, bis zum Nasenbeine. (*Gr.*)
55 Taubheits-Gefühl im Vorderkopfe, wie eingeschnürt, in einem warmen, menschenvollen Zimmer, bald bis zu argem, dumpfwühlendem Zusammenpressen erhöht, mit verdriesslicher Ungeduld, und Hitze am Oberkörper, besonders am Kopfe, als wolle Angst-Schweiss ausbrechen; Abends, in kühler Luft, ungewöhnliche Hitze und beim Anfange des Gehens schmerzliches Schüttern des Gehirns, wie eine an den Schädel anschlagende Kugel; später beim Liegen im Bette, dazu noch Wuwwern in den Ohren, worüber er unter Nachlass der Schmerzen einschläft. (*Gr.*)
Krampfhaftes Zusammenziehen fährt plötzlich von der rechten Schläfe zur linken durch den Kopf; drauf Taubheits-Gefühl, wie zu festgebunden, mit Zittrigkeit, beider Seiten des Kopfes. (*Gr.*)
Klamm-Schmerz in der rechten Schläfe, Nachmittags. (*Gr.*)
Klamm-Schmerz in der Stirne, wie eingeschraubt. (*Gr.*)
Klammartiges, ziehendes Zusammenschnüren im Kopfe, von Zeit zu Zeit, besonders um die Stirn; es beginnt schwach, steigt heftig und endet schwach. (*Gr.*)
60 Klammartiges Einwärts-Pressen in der Schläfe. (*Gr.*)
Klammartiges Spannen in den Schläfen, wie eingeschraubt. (*Gr.*)
Zusammenpressen in der Stirn, in Absätzen. (*Gr.*)
Heftiges Pressen in der Stirn, als wollte Alles heraus, mit Last-Gefühl auf dem Kopfe, das die Augen zudrückte und Thränen auspresste; durch Vorbücken und die geringste Bewegung des Kopfes vermehrt; vor dem Anfalle, sehr angst um's Herz, dann wie vor die Stirn geschlagen, dass sie nicht reden kann; unter steigender Angst, mit brennender Hitze und hoher Röthe des Gesichtes und heftigem Durste, erhöhtes Kopfweh bis Abends 10 Uhr; es kam mehrere Tage zu derselben Stunde wieder. (*Gr.*)

Flüchtiges einwärts Pressen auf der Mitte des Scheitels. *(Gr.)*
65 Stumpfes hinein Pressen, plötzlich, in die linke Stirn-Seite. (n.3St.) *(Gr.)*
Wellenförmiges einwärts Drücken in der linken Schläfe. *(Gr.)*
Drücken unter dem rechten Stirnhügel, in Absätzen zu und abnehmend. *(Gr.)*
Drückender Kopfschmerz, als hätte sie Wasser darin, weckt sie um Mitternacht; dabei grosse Trockenheit und empfindliches Kratzen im Halse, starke Verdriesslichkeit und allgemeiner Schweiss, besonders im Gesichte, in grossen Tropfen. *(Gr.)*
Drücken, dumpf wühlend, an der linken Stirn-Hälfte nach dem Mittag-Essen, beim Gehen im Freien, und dann auch im Zimmer andauernd. *(Gr.)*
70 Quetschungs-Schmerz plötzlich, auf einer kleinen Stelle des linken Seitenbeines. *(Gr.)*
Stumpfer Druck im rechten Seitenbeine, als stäke ein Pflock darin. *(Gr.)*
Drückender Klamm-Schmerz in der linken Schläfe, schwach beginnend, steigend, fallend. *(Gr.)*
Schmerz, wie von einem Schlage, auf der rechten Kopf-Seite und vorn. *(Gr.)*
Flüchtiger Schmerz, wie gestossen, am rechten Stirnhügel. *(Gr.)*
75 Klammartiges Ziehen von der linken Seite des Hinterhaupt-Beins bis zum Unterkiefer, durch den Kopf. *(Gr.)*
Ruckweises Ziehen in der rechten und linken Kopf-Seite. *(Gr.)*
Ziehen von der linken Stirn in die Schläfe, wo es drückt. *(Gr.)*
Scharfe Stiche in der linken Kopf-Seite, Abends, im Bette. *(Gr.)*
Einzelne stumpfe Stiche im Vorderkopfe. *(Gr.)*
80 Stumpfes, ätzendes Stechen auf einer kleinen Stelle des linken Seitenbeines, in Absätzen. *(Gr.)*
Brennender Nadelstich in der linken Schläfe, durch Kratzen vergehend. *(Gr.)*
Heftiges Bohren mitten auf der Stirn, nach und nach schwächer werdend und vergehend. *(Gr.)*
Oben auf dem Scheitel, tauber Schmerz, als würde die Kopf-

Platina.

haut zusammengezogen, und als läge ein schweres Gewicht darauf. (n.½St.) *(Gr.)*

Kriebeln, wie Ameisenlaufen, in der rechten Schläfe, dann an der Seite des Unterkiefers herab, mit Kälte-Gefühl. *(Gr.)*

85 Brennen auf dem Kopfe. *(Gr.)*

Schmerzliches Ziehen an verschiedenen Stellen des Kopfes. *(Gr.)*

Schmerzhaftigkeit der Kopf-Decken, Nachts, unerträglich, als wenn er auf harten Steinen läge; er musste aufsitzen.

Kaltes Ueberlaufen im Hinterhaupte, nach dem Backen herab, wo es dumpf brennend schmerzt; dann zieht's in einem hohlen Zahne. *(Gr.)*

Ueber der rechten Augenhöhle, wellenförmiges, betäubendes Drücken. *(Gr.)*

90 Absetzender Klamm-Schmerz, neben dem äussern rechten Augenhöhl-Rande. *(Gr.)*

Schmerz, wie nach Schlag auf dem rechten Augenbrau-Bogen. *(Gr.)*

Wundes Fressen, wie aufgerieben, am obern Augenhöhl-Rande. *(Gr.)*

Spann-Schmerz in den obern Augenhöhl-Rändern und den Augäpfeln, die wie zusammengedrückt sind. *(Gr.)*

Brennendes Hitz-Gefühl in den Augen, mit Schläfrigkeit, als wollten sie zufallen, beim Schliessen, weniger Schmerz, beim stark Sehen auf Etwas, Gefühl, als wollten sie thränen; mehr im Zimmer, als im Freien. *(Gr.)*

95 Schläfriges Drücken in den Augen, Vormittags, ohne Schlaf-Neigung. (n.2St.) *(Gr.)*

Kriebeln öfters im rechten Augenwinkel; er muss reiben. *(Gr.)*

Schründen und Kälte-Gefühl im rechten Auge. *(Gr.)*

Fippern der Augenlider. *(Gr.)*

Gefühl, als wäre ein Sandkorn in's rechte Auge gekommen, sie muss blinken. *(Gr.)*

100 Schmerzloses Herumziehen um das linke Auge, mit Trübsichtigkeit, wie durch Flor, und Gefühl, als sey das Auge fest zugeklebt. *(Gr.)*

Schmerz der Augen, Abends, bei Licht, und bei angestrengtem Sehen, erst jücken sie, dass sie reiben muss, dann fangen sie an zu schwären, schmerzen sehr, es schimmert und zittert ihr davor, dass sie nichts sieht, und die Augen schliessen muss, wobei sie einschläft. *(Gr.)*

Ohrzwang klammartigen Schmerzes, in beiden Ohren. *(Gr.)*
Reissen, Ziehen und stumpfes Stechen im rechten Ohre, eine Art Ohrzwang. *(Gr.)*
Dumpfes Stechen im rechten Gehör-Gange, in Absätzen. *(Gr.)*
105 Stumpf stechende Rucke im rechten äussern Ohre, mit Taubheits- und Kälte-Gefühl bis durch die Backen in die Lippen. *(Gr.)*
Gefühl, als zöge kalte Luft in das rechte Ohr. *(Gr.)*
Brennende, auch äusserlich fühlbare Wärme der Ohren, mit Röthe. *(Gr.)*
Wühlen im rechten und ruckweises Ziehen im linken Ohr. *(Gr.)*
Aetzendes Fressen am linken Ohrläppchen; er muss reiben. *(Gr.)*
110 Fressendes Kriebeln im rechten Ohrgange. (n. 1 St.) *(Gr.)*
Klingen der Ohren.
Klingen der Ohren, dann Reissen darin. *(Gr.)*
Starkes Klingen und Kriebeln im rechten Ohre, längere Zeit. *(Gr.)*
Sausen in den Ohren, mit Stichen im Kopfe.
115 Fauchen in den Ohren, als wären sie verstopft, durch das kleinste Geräusch so vermehrt, dass sie gesprochene Worte schwer vernimmt.
Brausen im rechten Ohre. *(Gr.)*
Sausen im rechten Ohre, wie vom Fittich eines grossen Vogels. *(Gr.)*
Wuwwern und dumpfes Rollen im Ohre, alle Morgen und später auch alle Abende, nach dem Niederlegen, mehrere Wochen lang zu derselben Stunde. *(Gr.)*
Wuwwern im rechten Ohre, mit klammartig drückender Kopf-Eingenommenheit. *(Gr.)*
120 Donnernde Rucke im rechten Ohre, wie ferner Kanonen-Donner. *(Gr.)*
An der Nase, Fressen, wie von Etwas scharfem.
Klammschmerz auf der rechten Seite des Nasenbeins mit Taubheits-Gefühl. *(Gr.)*
Klammartige Zucke im linken Nasenflügel, in taktmässigen Absätzen. *(Gr.)*
Zupfen an der Nase, über dem linken Flügel, als würde er bei einem Haare gezogen, dann Taubheits-Gefühl wie von einem ausgerissenen Haare. *(Gr.)*

Platina.

125 Gesicht, blass, eingefallen. *(Gr.)*
Blasses, elendes Ansehen, mehrere Tage. *(Gr.)*
Starke Gesichts-Hitze, die Augen brannten und jückten sehr.
Brennende Gesichts-Hitze mit glühender Röthe, dabei grosse Mund-Trockenheit mit heftigem Durste, drückender Kopfschmerz und schwindeligtes Fippern vor den Augen, welche thränten; mhrere Abende von 5 bis 9 Uhr. *(Gr.)*
Hitze des Gesichts und ganzen Kopfes, Schwüle und dumpfer Schmerz in der Stirn; sie weiss sich nicht zu lassen. *(Gr.)*
130 Kälte-Gefühl, Kriebeln und Taubheit in der ganzen rechten Gesichts-Seite. *(Gr.)*
Klammartiges, schmerzliches Taubheits-Gefühl im linken Jochbeine. *(Gr.)*
Spannendes Taubheits-Gefühl in den Jochbeinen und Warzenfortsätzen, als wäre der Kopf zusammengeschraubt *(Gr.)*
Stumpfer, betäubender Druck im rechten Jochbeine und der ganzen Nasen-Hälfte. *(Gr.)*
Stumpfer Druck, wie von Quetschung, am linken Warzenfortsatze, beim Aufdrücken. *(Gr.)*
135 Ein brennender, feiner Stich in der linken Wange; er muss kratzen. *(Gr.)*
Ein jückender Stich in der Backenhaut, wie von einem Splitter, durch Reiben sogleich vergehend. *(Gr.)*
Fressen auf den Wangen, nach Kratzen, wozu es reizt, bald wiederkehrend. *(Gr.)*
Am Kinne unter dem Mundwinkel, dumpf schmerzliches Kälte-Gefühl. *(Gr.)*
In der Oberlippe, absetzend klammartiges Zucken, früh, im Bette. *(Gr.)*
140 Wundes Fressen um den Mund, zum Kratzen reizend, wie nach Rasiren mit stumpfem Messer. *(Gr.)*
Wasser-Bläschen am äussern Rande der Unterlippe, beissenden Schmerzes. (n. 6 St.) *(Gr.)*
Ein Bläschen am Inrande der Oberlippe, nur bei Berührung heftig stechend schmerzend. *(Gr.)*
Trockne Oberlippe, wie verbrannt. *(Gr.)*
Grosse Trockenheit und Rauhheit der Lippen. *(Gr.)*
145 Abschälen der Lippen und Bluten, viele Tage, unter heftigem, im Freien schründendem Schmerze. *(Gr.)*

Schrunden an der Unterlippe, gleich unter dem Rothen, wie wund gerieben. *(Gr.)*

Schrunden an der innern Lippe, mit schmerzhaftem Lockerheits-Gefühl der obern Zähne. *(Gr.)*

Schrunden auf der innern Fläche der Unterlippe und am Zahnfleische beider Kiefer. *(Gr.)*

Im Kinne, spannendes Taubheits-Gefühl, wie eingeschraubt. *(Gr.)*

150 Stumpfe Rucke im Kinne, als würde es aufgestaucht. *(Gr.)*

Langsam absetzende, stumpfe Stösse unten am Kinne. *(Gr.)*

Wundes, ätzendes Fressen am Kinne, er muss reiben. *(Gr.)*

Kleines, blaurothes Adernetz am Kinne, wie von varikösen Aederchen, ohne Schmerz, mehrere Tage. *(Gr.)*

Am Unterkiefer linker Seite, Klamm-Schmerz. *(Gr.)*

155 Klamm-Schmerz am untern Rande des Unterkiefers, ohne Bezug auf Bewegung. *(Gr.)*

Zahnweh flüchtigen, klammartigen Ziehens durch die untere und die obere Zahnreihe. *(Gr.)*

Tauber Schmerz in der linken untern Zahnreihe, früh, nach dem Aufstehen. *(Gr.)*

Anhaltend wühlendes Ziehen in einem hohlen und einem gesunden (Schneide-) Zahne. *(Gr.)*

Ziehen und Pochen in einem Backzahne, erst der obern, dann der untern Reihe, als ob er hohl wäre. *(Gr.)*

160 Ruckweises Ziehen erst auf der rechten Hals-Seite, dann in einem hohlen Zahne, zulezt im Ohre, wo es ruckweise stumpf sticht. *(Gr.)*

Im Munde, den ganzen Tag, besonders nach dem Essen, klebrig und schleimig, auch früh, bei sehr böser Laune. *(Gr.)*

Wasser-Zusammenlaufen im Munde, zuweilen. *(Gr.)*

Brennen unter der Zunge, oder auch an der rechten Seite derselben. *(Gr.)*

Kriebeln auf der Zunge. *(Gr.)*

165 Wie verbrannt auf der Zunge, durch Ueberstreichen mit den Zähnen sehr vermehrt. *(Gr.)*

Im Halse kratzig, wie roh, Abends, nach dem Niederlegen und den folgenden Tag, zuweilen mit Reiz zu kurz Husten. *(Gr.)*

Schmerzhaftes Rohheits-Gefühl im Halse, als hinge ein Stück Haut herab, ausser und bei leerem Schlucken. *(Cr.)*

Schründen, wie roh und wund in der rechten Gaumen-Hälfte, mit Kriebeln im linken Nasenloche. *(Gr.)*
Kratzen im Halse, wie zum Schnupfen, oder wie von beissigen Genüssen; sie muss oft räuspern, wobei es stechend schmerzt. *(Gr.)*
170 Leiser Schmerz im Halse geht plötzlich als ziehendes Schwerheits-Gefühl durch den Kopf. *(Gr.)*
Klammartiges Ziehen im Halse, um das Zungenbein, als wäre Alles zugeschnürt. *(Gr.)*
Drücken im Halse, als würde er zugeschnürt. *(Gr.)*
Gefühl, als sey das Zäpfchen verlängert. *(Gr.)*
Schmerzhafte Geschwulst der rechten Mandel.
175 Schleim von Zeit zu Zeit im Halse, bei dem Kratzen; sie muss räuspern. *(Gr.)*
Süsser Geschmack auf der Zungenspitze. *(Gr.)*
Fast stets hungrig.
Appetitlosigkeit. *(Gr.)*
Das Essen widersteht ihr bei weinerlicher Laune. *(Gr.)*
180 Die ersten Bissen schmecken, doch bald Vollheit und Sattheit. *(Gr.)*
Sie ist gleich satt, Abends, wegen grosser Traurigkeit; später isst sie. *(Gr.)*
Tabak will bei Verlangen darnach, nicht schmecken, es stellt sich bald Widerwille dagegen ein. *(Gr.)*
Nach Tische, Kneipen in der Nabel-Gegend, wie zum Durchfalle. *(Gr.)*
Leeres Aufstossen, früh, nüchtern. *(Gr.)*
185 Oefteres Luft-Aufstossen, zu jeder Zeit. *(Gr.)*
Leeres Aufstossen, bei hungrigem Magen. (n.½St.) *(Gr.)*
Lautes Luft-Aufstossen, nüchtern und nach dem Essen. *(Gr.)*
Schluckendes Aufstossen und Winde-Abgang nach dem Essen. *(Gr.)*
Plötzliches Aufstossen bittersüsser Feuchtigkeit, an der er sich verschlückert, dass er husten muss, mit lang nachbleibendem Kratzen im Rachen; auch nach dem Mittag-Essen. *(Gr.)*
190 Ekel-Gefühl in der Magen-Gegend. *(Gr.)*
Wabblichkeit in der Magen-Gegend, früh. *(Gr.)*
Uebelkeit und nüchterne Weichlichkeit in der Herzgrube, worauf es gelind kneipend in den Bauch hinabgeht. *(Gr.)*

Uebelkeit, bei Appetit zum (richtig schmeckenden) Essen. *(Gr.)*

Anhaltende Uebelkeit, bei grosser Mattigkeit, Aengstlichkeit und Zitter-Empfindung durch den ganzen Körper, Vormittags. *(Gr.)*

195 Brech-Uebelkeit, ohne Erbrechen, in Absätzen erhöht, mit grosser Weichlichkeit, bei Müdigkeit der Beine. *(Gr.)*

In der Magen-Gegend, sichtbares Zucken, wie Muskelhüpfen. *(Gr.)*

Drücken in der Herzgrube, auch bei Berührung. *(Gr.)*

Drücken in der Herzgrube, nach dem Essen (von Butterbrod), wie von unverdauter Speise. *(Gr.)*

Vollheit im Magen und Bauche, früh nüchtern, wie von Ueberladung, mit viel leerem Aufstossen. *(Gr.)*

200 Gefühl in der Herzgrube, als habe sie zuviel Luft verschluckt, mit Aufsteigen zum Halsgrübchen und vergeblicher Neigung zum Aufstossen, durch jedes leere Schlucksen sehr erhöht. *(Gr.)*

Auftreibung der Herzgrube und des Magens, mit Gefühl von Kratzen und Zerreissen im Magen.

Drückend ziehender Schmerz unter der Herzgrube, wie von Verheben. *(Gr.)*

Zusammenzieh-Schmerz um die Herzgrube, wie zu fest geschnürt, als könne sie davor nicht athmen. *(Gr.)*

Schmerzliches Gefühl um die Herzgrube, wie zu fest geschnürt, mit Neigung zum Essen, als würde es dadurch vergehen. *(Gr.)*

205 Beklemmung um die Herzgrube, ohne Bezug auf Athmen. *(Gr.)*

Kneipen in der Herzgruben-Gegend, und gleich drauf Pressen nach dem Unterbauche herab, wie Blähungs-Gewühl; verging erst nach Regung von Blähungen, die aber später erst mühsam abgingen; die Empfindung im Schoosse kehrte immer wieder, mit Anspannung des Bauches. *(Gr.)*

Kriebeln in der Herzgrube bis zum Halse herauf, wie von verschlucktem Federstaube; sie muss kotzen *(Gr.)*

Jücken (Krümmen in der Magen-Gegend, durch Reiben vergehend. *(Gr.)*

Gähren in der Magen-Gegend.

210 Stumpfes hämmerndes Pochen in und neben der Herzgrube, an einem Rippenknorpel. *(sogleich.) (Gr.)*

Heftige Stiche rechts neben der Herzgrube. *(Gr.)*

Platina.

Stumpfe Stösse in der Herzgrube. (*Gr.*)
Heftige stumpf stechende Stösse in der Herzgrube, in langsamen Absätzen. (n.¼St.) (*Gr.*)
Nagen und Winden im Magen, früh, mit Heisshunger und Wasser-Zusammenlauf im Munde; Essen erleichtert nicht. (*Gr.*)
215 Bauchweh gegen Morgen, durch Aufrichten im Bette erhöht, und dann allmählig aufhörend. (*Gr.*)
Bauch Abends sehr aufgetrieben.
Angespannter Leib, nach dem Mittag-Essen. (*Gr.*)
Krampfhafte Bauch-Auftreibung, an mehreren Stellen, wie grosse Blasen; an andern Stellen krampfhafte Eingezogenheit und Vertiefung desselben.
Gefühl im ganzen Bauche, wie zu fest geschnürt. (*Gr.*)
220 Zusammen-Kneipen des ganzen Bauches in der Nabel-Gegend bis in den Rücken. (*Gr.*)
Schmerzliches Zusammenkneipen unter den linken kurzen Ribben. (*Gr.*)
Ruckweises Kneipen, bald hier, bald da im Bauche. (*Gr.*)
Ruckweises Ziehen in der rechten Bauch-Seite, mit einiger Athem-Versetzung. (*Gr.*)
Kneipen in der Nabel-Gegend, wie zum Durchfalle. (*Gr.*)
225 Ruckweises Kneipen in beiden Bauch-Seiten, durch Winde-Abgang erleichtert. (*Gr.*)
Schneiden und Kneipen um den Nabel, wie von Blähungen, das dann mit Stuhl- und Blähungs-Regung herunterzieht. (*Gr.*)
Schneidender Schmerz fährt schnell durch den Bauch, mit Müdigkeit der Kniee darnach. (*Gr.*)
Ziehen durch den Bauch, von der Brust nach beiden Schössen, worauf es in den Genitalien schmerzhaft zusammengeht. (*Gr.*)
Winden um den Nabel, mit Athem-Beklemmung und Zitter-Empfindung durch den ganzen Körper. (*Gr.*)
230 Ein sehr schmerzlicher Stich, tief im Bauche, über dem Nabel, bei plötzlichem Aufrichten nach Kauern. (*Gr.*)
Stumpfe Stiche mitten im Nabel. (*Gr.*)
Stumpfe, absetzende Stösse im Bauche, gleich unterhalb der kurzen Ribben. (*Gr.*)
Stiche im Bauche, früh.
Feines Stechen in der rechten Bauch-Seite, durch Liegen darauf nach vorn in die Nabel-Gegend und linke Seite

gehend, durch Liegen auf der linken Seite verschlimmert. *(Gr.)*

235 Schmerz im Bauche, wie von Schreck, nach Aengstlichkeits-Gefühl im ganzen Bauche; dabei Drang wie zu Durchfall, obgleich nur wenig gewöhnlicher Stuhl mit grosser Anstrengung fortgeht. *(Gr.)*

Gelindes Brennen um den Nabel herum. *(Gr.)*

Plötzliches, brennendes Herabfahren in der rechten Bauch-Seite. *(Gr.)*

Brenn-Gefühl auf einer kleinen Stelle der linken Bauch-Seite, in Absätzen. *(Gr.)*

Aeusserlich auf einer kleinen Stelle des Bauches, flüchtiges Zucken, wie stumpfer Stoss. (sogleich.) *(Gr.)*

240 Stumpfer Schmerz, wie von Stoss, mitten auf dem Bauche, unter dem Nabel. *(Gr.)*

Stumpfer Druck an einer linken kurzen Ribbe, nach Aufdrücken, wie von Stoss oder Fall schmerzend. *(Gr.)*

Pochen, wie stumpfe Stösse, an einer untern wahren Ribbe. *(Gr.)*

Umgehen im Bauche, wie Blähungs-Gewühl. *(Gr.)*

Knurren im Oberbauche, früh nüchtern. (n.½St.) *(Gr.)*

245 Gluckern im Bauche, früh, nüchtern, wie von Flüssigkeit, mit kneipender Unruhe in den Därmen. (d.7.T.) *(Gr.)*

Winde gehen nur mühsam und spärlich ab und gesellen sich stets zum Stuhle. *(Gr.)*

Ein Wind geht ab mit Gefühl, als sollte Durchfall erfolgen. *(Gr.)*

Kurzer, abgebrochener Winde-Abgang, nicht leicht ohne Anstrengung der Bauchmuskeln. *(Gr.)*

Häufiger Abgang geruchloser Winde. *(Gr.)*

250 Viel Winde-Abgang den Tag über.

Stuhl Verstopfung, auch zu mehreren Tagen. *(Gr.)*

Steter Stuhldrang. *(Gr.)*

Oefteres Noththun mit geringem Stuhle, der nur stückweise, nach starkem Pressen erfolgt, unter schmerzlichem Schwäche-Gefühl und Straffheits-Empfindung in den Bauch-Muskeln. *(Gr.)*

Vergebliches Noththun zum Stuhle. *(Gr.)*

255 Stuhl schwer unter vielem Schneiden, Brennen und Austreten der After-Knoten.

Verhärteter Stuhl, wie verbrannt, mit gelindem Drängen zuvor und darnach. *(Gr.)*

Platina.

Sparsame Ausleerung zähen, lehmartig zusammenhangenden Stuhles, unter langem Pressen und Anstrengen der Bauch-Muskeln. (n. 2 St.) (*Gr.*)
Brei-Stuhl, früh, halb verdaut und etwas blutig, drauf vermehrtes Spannen im linken Hypochonder und im Kreuze.
Brei-Stuhl, Abends, mit Maden-Würmern.
260 Bei Stuhldrang geht ein Stück Bandwurm ab.
Stuhl alle zwei Tage, mit vielem Pressen und zuweilen mit Blut.
Stuhl mehr dünn, mit gelindem Zwängen im After vor- und nachher. (*Gr.*)
Stuhl dünner, als sonst, schnell und gewaltsam abgehend. (*Gr.*)
Gewaltsam, geräuschvoller, Stuhl, nach dem Mittag-Essen, erst dünn, dann fester, bei stärkerem Drange, in Stücken, die er einzeln herausdrücken muss, fast zerreibbar trocken; nach dem Abgange Schütteln und Schauder besonders am Oberkörper, und nach Aufstehen vom Stuhle, leiser Schmerz und Schwäche-Gefühl um den Nabel. (*Gr.*)
265 Auch bei nicht hartem Stuhle, starkes Pressen und darnach jedesmal ein heftiger Stich im After mit nachfolgendem krampfhaftem Zusammenziehen der Hinterbacken, nach dem Kreuze zugehend; des Schmerzes wegen muss sie mit dem Pressen einhalten. (*Gr.*)
Nach Stuhl- und Harn-Abgang schüttelts ihn, mit Schauder an Kopf, Brust und Armen. (n. 2 St.) (*Gr.*)
Viel Blut-Abgang aus dem After.
Kriebelndes Zwängen im After, wie zum Durchfalle, alle Abende vor Schlafengehen, um dieselbe Zeit. (*Gr.*)
Kriebeln und Jücken im After, Abends, wie von Maden-Würmern, 3 Wochen lang. (*Gr.*)
270 Brennen im Mastdarme, beim Stuhle und darauf arges Jücken darin.
Arge stumpfe Stiche vorn im Mastdarme, dass sie schreien möchte. (*Gr.*)
Flüchtiges Gefühl, wie zum Durchfalle, im Mastdarme herauf, nach Winde-Abgang vergehend. (*Gr.*)
Heftiges Pressen im Mastdarme, ohne Stuhl. (*Gr.*)
Der Harn fliesst langsam ab, er muss aber oft harnen.
275 Blassgelber Harn, früh, Nachmittags wasserhell. (*Gr.*)
Sehr rother Harn, mit weissen Wolken.
V. 9

Der Harn wird trübe und färbt das Gefäss an den Wänden roth.

Neben den Schamtheilen, wundes Fressen, wie aufgerieben. *(Gr.)*

Am Hodensacke oft wundes Fressen, wie aufgerieben, dass er oft die Lage desselben ändern muss; auch beim Liegen im Bette; viele Tage. *(Gr.)*

280 Erektionen gegen Morgen. *(Gr.)*

Stete Erektionen im Schlafe, mit verliebten Träumen. (n. 6 T.) *(Gr.)*

Stete Nacht-Erektionen ohne Samen-Erguss und ohne geile Träume. *(Gr.)*

Beischlaf mit sehr wenig Genuss und sehr kurz.

In beiden Schössen schmerzhaftes Ziehen, als sollte die Regel eintreten. *(Gr.)*

285 Drücken im Unterbauche, mit Weichlichkeit, wie vor Eintritt der Regel. *(Gr.)*

Schmerzliches Herabpressen nach den Geburtstheilen, wie zur Regel, zuweilen mit Stuhldrang, durch die Schösse über den Hüften nach dem Kreuze zuziehend, wo es dann länger schmerzt. *(Gr.)*

Schmerzhafte Empfindlichkeit und anhaltendes Drücken am Schamberge und in den Geburtstheilen, mit innerem, fast stetem Frost-Schauder und äusserlich fühlbarer Kälte (ausser am Gesichte). *(Gr.)*

In der verhärteten Gebärmutter, Krampf und Stechen.

Abends im Bette, verschwindet der schmerzliche Drang zur Regel sogleich, kommt aber früh, gleich nach dem Aufstehen wieder. *(Gr.)*

290 Schneiden im Unterbauche, wie zur Regel, mit ziehendem Kopfweh. (sogleich.) *(Gr.)*

Am zweiten Tage der Regel, Bauch-Kneipen, dann herab Pressen in den Schössen, mit Drücken in den Geburtstheilen wechselnd, unter vermehrtem Blut-Andrange und Blut-Abgange. *(Gr.)*

Bei starkem Regel-Flusse, Drängen im Unterbauche, mit Verstimmtheit.

Regel 6 Tage zu früh, mit Durchfall.

Regel um 14 Tage zu früh und sehr stark. *(Gr.)*

295 Die Monate lang ausgebliebene Regel erschien nach 11 Tagen.

Platina.

Regel 6 Tage zu früh, (sogleich am Abend), 8 Tage lang, mit ziehendem Leibschmerze am ersten Tage. (*Gr.*)
Den ersten Tag der Regel, Abgang viel geronnenen Blutes.
Wollüstiges Kriebeln in den Geburtstheilen und im Bauche, mit ängstlicher Beklemmung und Herzklopfen; drauf schmerzloses Drücken unten in den Geschlechtstheilen, mit Abspannung und Stichen im Vorderkopfe. (*Gr.*)
Weissfluss, wie Eiweiss, ohne Empfindung, nur am Tage, theils nach Harn-Abgang, theils nach Aufstehen vom Sitze.

---

300 Kriebeln in der Nase, mit vergeblichem Niese-Reiz und Augen-Thränen; er muss reiben. (*Gr.*)
Stockschnupfen in einem Naseloche, dann, beim Gehen im Freien, starker Fliessschnupfen mit Niesen, drauf ebenso im andern Nasenloche Verstopfung, und drauf wieder Fliessschnupfen. (*Gr.*)
Mehr Schleim-Absonderung aus der Nase. (*Gr.*)
Plötzliche Athem-Versetzung im Halse, wie bei Gehen gegen scharfen Wind. (*Gr.*)
Athem-Beklemmung, mit warmem Aufsteigen von der Herzgrube bis ins Halsgrübchen, sie muss tief athmen; dabei heissere Stimme, die nach der Beklemmung wieder vergeht. (*Gr.*)
305 Grosse Beklemmung und Aengstlichkeit in der Brust, mit warmem Aufsteigen öfters von der Herzgrube bis in das Halsgrübchen. (*Gr.*)
Schwäche der Brust, als fehle der Athem, sie athmet tief, kann aber nicht tief genug, weil Schwäche der Athemwerkzeuge es hindert. (*Gr.*)
Athem-Mangel, wenn sie ein wenig geht. (*Gr.*)
Tiefes Athmen, von Gefühl, als läge eine Last auf der Brust. (*Gr.*)
Oefteres tief Athmen, ohne Bänglichkeit oder Beklemmung der Brust. (*Gr.*)
310 Engbrüstigkeit, als sey sie zu fest geschnürt, mit schwerem, langsamen Athmen. (*Gr.*)
Brust-Schmerz, drückend, wie nach Verheben. (*Gr.*)
Klamm-Schmerz in der linken Brust-Seite, schwach steigend und ebenso abnehmend. (*Gr.*)
Stumpf stossendes Drücken in der linken Brust-Hälf-

te, theils unter der Achselgrube, theils in der Mitte der Brust, ohne Bezug auf Athmen. (n. 3 St. u. d. 8. T.) *(Gr.)*

Absetzendes klammartiges Drücken in der Brust, unterhalb des rechten Schlüsselbeines. *(Gr.)*

315 Stumpfe Stösse an einem Ribben-Knorpel links unten neben dem Brustbeine. *(Gr.)*

Schneidende Stösse in der rechten Brust-Hälfte herauf. *(Gr.)*

Stumpfes Drücken auf einer kleinen Stelle der obern Brust. *(Gr.)*

Ein stumpfer, empfindlicher Stich öfters in der rechten Brust-Seite, besonders beim Einathmen. (n. 5 St.) *(Gr.)*

Ein schneller Stich in der linken Brust-Seite, unter der Achsel, dass er zusammenfuhr. *(Gr.)*

320 Brennen zwischen zwei linken Brust-Ribben, in taktmässigen Absätzen. *(Gr.)*

Brennen und Stechen unten am Herzen.

Zuckendes Brickeln auf einer Stelle der rechten Brust-Seite, nach Kratzen bald wiederkehrend. *(Gr.)*

Nüchternheits-Gefühl in der Brust, wie nach zu frühem Aufstehen, lange nach dem Aufstehen dauernd, erhöht allmählig, mit Uebelkeit; gegen Mittag vergehend. *(Gr.)*

Im Schwanzbeine, Taubheits-Gefühl, wie nach Schlag, im Sitzen. *(Gr.)*

325 Klammartiger Schmerz am Schaufelbeine, beim Aufdrücken, wie gestossen. *(Gr.)*

Kreuzschmerz, wie zerbrochen, besonders beim Hinterbeugen fühlbar. *(Gr.)*

Rücken- und Kreuzschmerz, wie zerbrochen, nach einem einstündigen Fuss-Gange. *(Gr.)*

Stumpfer Druck, wie von einem Pflocke, rechts neben der Mitte des Rückgrats; beim Aufdrücken Schmerz, wie in einer bösen Wunde, lang anhaltend. *(Gr.)*

Stumpfes Drücken und langsam absetzende, stumpfe Stösse in der Mitte und linken Seite des Rückens. *(Gr.)*

330 Schründendes Stechen auf der rechten Rücken-Hälfte, wie von Nadeln. (d. 7. T.) *(Gr.)*

Wie wund gerieben in der linken Rücken-Seite, im Sitzen, mit brennenden stumpfen, absetzenden Stichen. *(Gr.)*

Im rechten Schulterblatte, ruckweises Ziehen durch den ganzen Arm, bis in die Hand. *(Gr.)*

Absetzend drückendes Wundheits-Gefühl am äussern Rande des rechten Schulterblattes. (n. $\frac{3}{4}$ St.) *(Gr.)*

Drücken, mit Kühle-Empfindung, am untern Ende des linken Schulterblattes. (*Gr.*)

335 Schmerz, wie von Schlag, auf der linken Schulterhöhe, schwach beginnend, allmählig steigend und ebenso abnehmend. (*Gr.*)

Druck-Schmerz auf der rechten Schulterhöhe, als hätte er eine grosse Last darauf getragen.

Genick-Schwäche, der Kopf sinkt vor.

Schwäche im Genicke, als könne sie den Kopf nicht halten. (*Gr.*)

Spannendes Taubheits-Gefühl im Genicke, gleich am Hinterhaupte, wie zusammengebunden. (n. 3 St.) (*Gr.*)

340 Klamm in den Nacken-Muskeln, wie von hartem Lager, schlimmer bei Bewegung. (*Gr.*)

Klamm-Schmerz auf der Hals-Seite, beim Wenden desselben nach der Schulter. (*Gr.*)

Im Kropfe, leises Kitzeln und Wehthun, besonders beim Befühlen. (sogleich.) (*Gr.*)

In den Achseln grosse Schwäche.

Klamm-Schmerz gleich neben der Achsel, wie in der Brust, als wäre Alles fest zusammengeschnürt. (*Gr.*)

345 Scharfe Stiche in der Achsel, dass er mit dem Arme zuckt und ihn fast hätte sinken lassen müssen. (*Gr.*)

Erschlaffung beider Arme, als hätte sie Schweres gehalten, durch hin und her Bewegen gemindert, doch in der Ruhe sogleich wiederkehrend, mit Ziehen wie an einem Faden, von der Achsel bis in die Hand. (*Gr.*)

Schmerz der Arme, wie zerschlagen und zerschmettert.

Plötzliche Lähmigkeit, wie nach Schlag, auf einer kleinen Stelle bald des rechten, bald des linken Armes. (*Gr.*)

Schwere in den Armen.

350 Wie gelähmt im linken Arme, dass sie ihn sinken lassen möchte, viel schlimmer beim Anlehnen des Armes an den Stuhl, im Sitzen; auch bloss beim Anlehnen der Schulter. (*Gr.*)

Müdigkeit und Schwäche des linken Armes, mit Ziehen darin. (*Gr.*)

Brennen im rechten Arme von der Achsel bis ins Hand-Gelenk. (*Gr.*)

Im Oberarme, dumpfer Schmerz wie von einem Schlage, am empfindlichsten beim Bewegen und Ausstrecken desselben. (*Gr.*)

Ein kleiner, schmerzloser blauer Fleck am linken Oberarme, der bald kleiner und dunkelroth wird. *(Gr.)*

355 Am Ellbogen wundes Brennen, wie geschabt, oder mit Wollenem gerieben. *(Gr.)*

Schmerz im rechten Ellbogen, wie in der Beinhaut. *(Gr.)*

Schmerz gleich überm Ellbogen-Gelenke, wie gequetscht oder geschlagen, in wellenförmigem Zu- und Abnehmen. (n. 10 M.) *(Gr.)*

Der Vorderarm schmerzt klammartig, beim Aufstützen des Ellbogens. *(Gr.)*

Zuckender Schmerz an der linken Ellbogen-Röhre, in der Flechse, dicht am Hand-Gelenke, in jeder Lage, in Absätzen. *(Gr.)*

360 Lähmungs-Gefühl im rechten Vorderarme, von oben bis unten herabziehend. *(Gr.)*

Schmerz im rechten Vorderarme, mit einwärts Ziehen der Finger beim gerade Machen des Armes. *(Gr.)*

Wellenförmiger, schlagender Schmerz an einzelnen Stellen der Vorderarm- und Unterschenkel-Knochen. *(Gr.)*

Klammartiges Erstarrungs-Gefühl im linken Vorderarme und der Hand. *(Gr.)*

Klammartiges, absetzendes Drücken an der Beuge-Seite des linken Vorderarmes. *(Gr.)*

365 In der Hand, Gefühl wie von Ameisen oder von Anwehen kühler Luft. *(Gr.)*

Klamm in der Hand, bei Anstrengung derselben. *(Gr.)*

Zuckender Klamm im Mittelhand-Knochen des Daumens und dessen Gelenken, heftiger beim starken Bewegen. *(Gr.)*

Zittern der Hand und der Finger, beim frei Halten derselben. *(Gr.)*

Klamm-Schmerz in der Hand, hinter den beiden ersten Fingern. *(Gr.)*

370 Klamm-Schmerz im linken Handballen. *(Gr.)*

Klamm-Schmerz der Hände und Finger, besonders in den Gelenken, vorzüglich beim fest Zugreifen. *(Gr.)*

Klammartiges, taktmässiges Zucken gleich unter dem äussern Handknöchel. *(Gr.)*

Brennende, feine Stiche im Mittelhand-Knochen-Gelenke des Zeigefingers, nach Kratzen, wozu sie nöthigen, bald wiederkehrend. *(Gr.)*

Jücken und Fressen auf der rechten Handwurzel, dass er nicht genug kratzen kann. *(Gr.)*

Platina. 135

375 Jückendes Brickeln auf beiden Handrücken, nach Kratzen vergehend. *(Gr.)*
Brennendes Brickeln, wie von Nesseln, zu heftigem Kratzen reizend. *(Gr.)*
Klammartiges Ziehen in der rechten Hand und dem Zeigefinger, ruckweise. *(Gr.)*
Krummziehen der Finger, mit schmerzhaftem Ziehen im Arme herauf; beim herab Beugen des Armes. *(Gr.)*
Empfindliches Taubheits-Gefühl und Zittern des rechten Daumens, früh, als wäre er gequetscht. *(Gr.)*
580 Taubheit des kleinen Fingers, längere Zeit. *(Gr.)*
Schmerz im obersten Gliede des Zeigefingers, als wolle ein Geschwür aufbrechen. *(Gr.)*
Jücken (Krimmen) im linken Zeigefinger, zum Kratzen nöthigend. *(Gr.)*
Kriebeln an der Inseite des rechten Daumens. *(Gr.)*
In der Hüfte, gleich über dem Gelenke, klemmender Spann-Schmerz, wie nach Schlag, in Absätzen steigend und fallend. *(Gr.)*
585 In den Beinen, Muskelzucken, nach einigem Gehen, besonders in den Unterschenkeln. *(Gr.)*
Neigung, die Beine zu entblössen, Nachts, wie wohl ihm nicht warm ist. *(Gr.)*
Eingeschlafenheits-Kriebeln in den über einander geschlagenen Beinen, im Sitzen. *(Gr.)*
Die Oberschenkel schmerzen im Sitzen mit ausgestreckten Beinen, wie zerbrochen; mit wellenartigem, klammartigem Durchfahren beim Heranziehen der Beine. *(Gr.)*
Schwäche-Gefühl mit zittriger Unruhe in den Oberschenkeln, besonders nach den Knieen zu, wie nach Ermüdung durch Gehen, bloss im Sitzen. *(Gr.)*
590 Schwäche-Gefühl in den Oberschenkeln (und ganzen Beinen), wie zerschlagen, mit zittriger Unruhe darin, im Sitzen und Stehen. (n. 2 St.) *(Gr.)*
Strammen der Oberschenkel im Sitzen, wie zu fest umwickelt, mit Schwäche-Gefühl darin. *(Gr.)*
Klamm-Schmerz in pulsirenden Absätzen in der Mitte des Oberschenkels, beim Sitzen. *(Gr.)*
Klammartiges Taubheits-Gefühl, wie nach Schlag, auf der vordern Seite des rechten Oberschenkels. *(Gr.)*
Klamm-Schmerz auf der hintern Seite des Oberschenkels, im Sitzen. *(Gr.)*

395 Klamm-Schmerz an der Inseite des rechten Oberschenkels. *(Gr.)*

Zerschlagenheits-Schmerz der Oberschenkel. *(Gr.)*

Zerschlagenheits-Schmerz in der Mitte der Oberschenkel, mehr im Sitzen, als im Gehen. *(Gr.)*

Ziehen oben am linken Oberschenkel, beim Auftreten so heftig, dass sie zusammenknickt. *(Gr.)*

Ruckweises Ziehen in den Oberschenkeln, über den Knieen. *(Gr.)*

400 Ziehen und Reissen nach beiden Oberschenkeln von der Mitte des Schoosses an, durch Berühren sehr erhöht, so wie durch Einathmen. *(Gr.)*

Stumpfer Schmerz, wie nach Fall, oben am linken Oberschenkel, im Sitzen. (d. 6. T.) *(Gr.)*

Im Knie, erst Ziehen, dann Brennen und beim Auftreten Verrenkungs-Schmerz. *(Gr.)*

Brennendes Brickeln am rechten Knie. *(Gr.)*

Heftiges Spannen in der linken Kniekehle, nach schnell Gehen im Freien. *(Gr.)*

405 Stumpfer Druck an der Inseite der linken Kniekehle, beim Sitzen mit herangezogenen Beinen. *(Gr.)*

Schmerz, wie nach einem starken Schlage, im linken Knie. *(Gr.)*

Quetschungs-Schmerz links über dem Knie. *(Gr.)*

Zittriges Taubheits-Gefühl, wie zu fest gebunden, in den Knieen, bis in den Fuss. *(Gr.)*

Taubheits- und Schwäche-Gefühl, so wie stumpfer Druck an der Inseite der linken Kniekehle, beim Sitzen. *(Gr.)*

410 **Grosses Schwäche-Gefühl in den Knie-Gelenken und der Umgegend, mehr im Stehen, als im Sitzen, mit Wanken.** *(Gr.)*

Schwäche in den Knie-Gelenken zum Zusammenknicken, mehr im Stehen, als beim Gehen, am schlimmsten beim Treppen-Steigen. *(Gr.)*

Schwäche-Gefühl in den Knieen, beim Gehen; im Sitzen auch in den Oberschenkeln, wie nach Ermüdung durch Gehen. *(Gr.)*

Schmerzliches Schwäche-Gefühl, gleich unter dem Knie, beim Auftreten im Gehen. *(Gr.)*

In den Unterschenkeln, unter dem Knie, schmerzliche Müdigkeit, beim Sitzen. *(Gr.)*

Platina.

415 Schründendes Pulsiren in der Mitte des rechten Unterschenkels, auf der vordern Fläche. *(Gr.)*

Klammartige Rucke die Unterschenkel hinab, mit Erstarrungs-Gefühl, auch in den Füssen, beim Sitzen, besonders Abends. *(Gr.)*

Empfindliche Schläge an den Schienbeinen hinab. *(Gr.)*

Zittrige kriebelnde Unruhe in den Unterschenkeln, im Sitzen mit Taubheits- und Erstarrungs-Gefühl; vorzüglich Abends erhöht, und auch im Bette. *(Gr.)*

Mattigkeit der Unterschenkel, nach einem kleinen Fuss-Gange, mit Athem-Beklemmung, mehr im Anfange des Gehens, als nachher; zuletzt Uebelkeit. *(Gr.)*

420 Klammartiges Ziehen durch die rechte Wade, nach Niedersetzen auf vorher geringes Gehen. *(Gr.)*

Strammen und Schlagen in der rechten Wade, dass der Fuss zittert, im Sitzen. *(Gr.)*

Die Füsse sind müde, mit Geschwulst-Gefühl um die Knöchel; beim Sitzen geht die Müdigkeit mit Strammen bis in die Waden, Abends. *(Gr.)*

Schmerz im Fuss-Gelenke, wie vertreten. *(Gr.)*

Taubheits- und Müdigkeits-Gefühl in den Füssen, wie nach angestrengtem Stehen, nur beim Sitzen. *(Gr.)*

425 Schmerzliches Reissen auf dem linken Fussrücken, mit stumpfen Schnitten quer über demselben. *(Gr.)*

Spann-Schmerz im Fussspanne, besonders bei vorgeneigtem Stehen. *(Gr.)*

Schründen über dem Fuss-Gelenke, nach aussen zu. *(Gr.)*

Wundes Fressen und Schründen um die Fussknöchel, bei Berührung des Kleides wie roh und aufgerieben schmerzend. *(Gr.)*

Stichlichtes Fressen auf einer kleinen Stelle der Sohle; er muss kratzen. *(Gr.)*

430 Ein heftiger Stich über dem Fuss-Gelenke, durch Kratzen nicht gemindert. *(Gr.)*

Stechen in beiden Fussballen, Abends, nach dem Niederlegen, bis Mitternacht. *(Gr.)*

Schmerzliches Zupfen an der rechten Fusssohle im Stehen und unter derselben kriebelndes Drücken im Sitzen. *(Gr.)*

Harter Druck unten auf die rechte Fusssohle, nahe an den Zehen. *(Gr.)*

Klamm-Schmerz im rechten Mittelfuss-Knochen. *(Gr.)*

435 Klammartiges Ziehen in der rechten Ferse. *(Gr.)*

Zittriger Schmerz auf einer Stelle des Fussrückens, wie von äusserem Drucke. *(Gr.)*
In der grossen Zehe, Schmerz, wie zu fest umwickelt. *(Gr.)*
Klammartiges, brennendes Spannen in der linken grossen Zehe. *(Gr.)*
Klammartiges Ziehen in den Zehen, besonders in der grossen. *(Gr.)*
440 Klammartiges Pochen in der linken grossen Zehe, in unregelmässigen Absätzen. *(Gr.)*
Schmerzliches Pochen unter der kleinen Zehe. *(Gr.)*
Reissen mit Pucken, wie in einem Geschwüre, in den rechten Zehen, besonders in der grossen. *(Gr.)*
Stichlichtes Jücken unter der grossen Zehe. *(Gr.)*
Jückendes Kriebeln in der rechten grossen Zehe, dass sie immer kratzen möchte. *(Gr.)*
445 Brennend kriebelndes Stechen unter der grossen Zehe, wie von vielen Nadeln. *(Gr.)*
Wundheits-Schmerz im (ehemals erfrornen) Zehballen, besonders im Gehen. *(Gr.)*
Geschwulst des Zehballens, mit nächtlichen reissenden Schmerzen. *(Gr.)*
Brecherlichkeits-Anfall beim Gehen im Freien, besonders bei Gehen gegen den Wind, im Zimmer, beim Auflegen des Kopfes auf den Tisch gemindert; doch beim Aufrichten wieder unerträglich erhöht, mit drehendem Schwindel, der beim Sehen in die Höhe sich sehr verschlimmerte; dabei Gesichts-Verdunkelung, wie von Rauch, beim Niederlegen mit dem Kopfe sogleich ein Mittelzustand zwischen Schlaf und Wachen, mit lebhaften Träumen; beim Aufrichten verschwand Alles. *(Gr.)*
Drückender Zieh-Schmerz quer über die Gegend der Herzgrube, in Absätzen steigend und abnehmend, wobei es zugleich in die Mitte des Oberarmes fährt, als würde er gewaltsam gepackt, mit Lähmigkeit und Taubheit desselben; der Schmerz in der Seite mehrt sich durch Lachen, Einathmen, Drücken, und bei jedem Schritte giebt's da eine schmerzliche Erschütterung. *(Gr.)*
450 Brennen bald hier, bald da in den Gliedern. *(Gr.)*
Ziehen an verschiedenen Stellen des Körpers, hintereinander, bald in der Brust-Seite, bald im Hinterhaupte, bald im Leibe, bald in den Schultern u. s. w. *(Gr.)*
Flüchtige Stiche durch den ganzen Körper.

Jückendes Fressen, stichelndes Brickeln, und brennendes Kitzeln hier und da, besonders an den Armen, Händen und am Hodensacke, dass er nicht genug kratzen kann, heftiger gegen Abend, wenn er ins Bette kommt. (*Gr.*)

Brennendes Brickeln hie und da am Leibe, das schnell von selbst verschwindet. (n. 1½ St.) (*Gr.*)

455 Jückendes Stechen am ganzen Körper, wie von Ungeziefer, durch Kratzen nicht getilgt. (*Gr.*)

Bald brennendes, bald jückendes Brickeln hier und da, dass er kratzen muss. (n. ½ St.) (*Gr.*)

Verschlimmerung der Zufälle, Abends, vor Schlafengehen.

Schmerzliches Taubheits-Gefühl, wie von einem Schlage hie und da, besonders am Kopfe, stets auf kleinen Stellen. (*Gr.*)

Quetschungs-Schmerz hie und da, der jedoch schnell vergeht. (*Gr.*)

460 Krampfartiges Zucken hier und da in den Gliedern, wie pochende Rucke. (*Gr.*)

Flüchtiges, klammartiges Ziehen hie und da, wie von Erkältung. (*Gr.*)

Die von Klamm-Schmerz ergriffenen Stellen schmerzen beim Drücken wie gestossen. (*Gr.*)

Schmerzhafte Zittrigkeit des ganzen Körpers, mit Klopfen in den Adern.

Zitter-Empfindung zuweilen durch den ganzen Körper. (*Gr.*)

465 Erst Zitter Gefühl der Hände und Füsse, dann Frostigkeit und gewaltsames Zittern des ganzen Körpers, wie im höchsten Schüttelfroste, mit Zähneklappen; dabei das Gesicht warm, die Hände kalt. (*Gr.*)

Müde, schlaff, hinfällig. (*Gr.*)

Müdigkeit im ganzen Körper, zum Umfallen, sie wankt beim Stehen. (*Gr.*)

Grosses Mattigkeits-Gefühl im ganzen Körper, als hätte sie zu wenig geschlafen. (*Gr.*)

Müdigkeit, von freier Luft, bis zum Schlafen. (*Gr.*)

470 Wanken beim Stehen, als hätten die Beine keinen Halt. (n. 2 St.) (*Gr.*)

Schwäche, vorzüglich beim Sitzen, die Füsse sind wie übermüdet, voll zittriger Unruhe. (*Gr.*)

Mattigkeit, mit Gefühl im Gesichte, als sollte kalter Schweiss ausbrechen. (*Gr.*)

Höchste Abspannung und Schläfrigkeit, gleich nach dem Mittag-Essen. *(Gr.)*

Grosse Neigung zu heftigem, fast krampfhaftem Gähnen. *(Gr.)*

475 Gähnen, Nachmittags, ohne Schläfrigkeit. *(Gr.)*

Oefteres Gähnen, Nachmittags, so heftig, dass ihr die Augen übergehen. *(Gr.)*

Heftiges Gähnen, nach Tische, dass ihr die Halsmuskeln davon schmerzen. *(Gr.)*

Muss sich dehnen und recken, was ihr sehr wohl thut, Nachmittags. *(Gr.)*

Ungewohnte Ermattung und Schläfrigkeit, Abends. *(Gr.)*

480 Abends sehr schläfrig, sie schläft während des Sprechens ein. *(Gr.)*

Grosse Schläfrigkeit Abends, sobald sie die Augen schliesst, träumt sie von fernen, fremden Dingen, wacht aber sogleich darüber auf. *(Gr.)*

Abends grosse Schläfrigkeit; sie schläft beim Lesen ein, erwacht öfters aus dem Schlafe und fragt: was? weil sie die Reden der Umstehenden undeutlich vernimmt; Nachts schläft sie dann fest, ohne durch Geräusch zu erwachen. *(Gr.)*

Aufschrecken, Abends, als sie im Sitzen eingeschlafen war. *(Gr.)*

Spätes Einschlafen, erst nach Mitternacht, mit Reissen im Zehballen. *(Gr.)*

485 Er kann vor Mitternacht nicht einschlafen, Schlaf dann kurz unter steten Träumen.

Nachts erwacht sie wie dumm und kann sich lange nicht besinnen.

Sie erwacht Nachts wie verdutzt, und kann sich gar nicht besinnen, wo sie und welche Zeit es ist. *(Gr.)*

Nachts 12 Uhr, Erwachen mit unabweislichen Ideen, die er ängstlich festhält; bis an den Morgen kein Schlaf. *(Gr.)*

Er erwacht um Mitternacht, wirft sich herum und findet keine Lage recht. *(Gr.)*

490 Er erwacht um Mitternacht mit wehmüthigen Gedanken und starkem Durste, schläft jedoch nach einer Stunde wieder ein. *(Gr.)*

Aengstliche Träume, und beim schnellen Erwachen finstre Gedanken und trübe Phantasie-Bilder.

Platina.

Aengstliche, verworrene Träume von Krieg und Blutvergiessen. *(Gr.)*
Träumt vom Tode ihrer fernen Schwester, und wundert sich, keine Ahnung davon gehabt zu haben. *(Gr.)*
Unerinnerliche Träume. *(Gr.)*
495 Unzusammenhängende Träume, Abends, beim Einnicken.
Träume von Feuersbrunst, sie kann nicht fertig werden mit Vorbereitungen zum Gange dahin. *(Gr.)*
Selbst im Mittags-Schlafe träumt er verworren von gewöhnlichen Dingen und kann sich beim Erwachen des Geträumten nicht gleich erinnern. *(Gr.)*
Schlaflosigkeit nach 3 Uhr, keine Lage war ihm recht. *(Gr.)*
Sie erwacht früh 3 Uhr, ohne allen Schmerz und schläft bald wieder ein, mehrere Nächte. *(Gr.)*
500 Er erwacht früh sehr verdriesslich und ängstlich, als hätte er im Schlafe Böses erfahren und viel geweint. *(Gr.)*
Guter Schlaf mit angenehmen, erinnerlichen Träumen. *(Gr.)*
Nach langem, festen Schlafe, früh doch noch schläfrig. *(Gr.)*
Ungewöhnlich langer Früh-Schlaf. *(Gr.)*
Früh, beim Erwachen liegt er mit ausgestreckten Beinen, oder mit ganz herangezogenen Schenkeln und weit ausgespreizten Knieen, eine oder beide Hände über dem Kopfe, und stets auf dem Rücken, mit grosser Neigung die Schenkel zu entblössen und steten Erektionen. *(Gr.)*
505 Früh, beim Erwachen liegt er mit ausgestreckten Beinen, die rechte Hand unterm Kopfe, die linke auf der entblössten Herzgrube, mit Neigung, die Schenkel und den Leib zu entblössen, doch ohne Hitze. *(Gr.)*
Nachts Unruhe im Bauche, wie von Erkältung. *(Gr.)*
Nachts, Brenn-Schmerz in den Zehen. *(Gr.)*
Früh, beim Aufstehen, Gähnen, obschon er lange und erquicklich geschlafen hat. *(Gr.)*
Nachts, nach Aufstehen, Krampf und Krümmung der Fusssohlen. *(Gr.)*
510 Nachts, starkes Jücken am ganzen Körper.
Frost, Abends beim Auskleiden, mit Zähneklappen.
Frost, Abends vor Schlafengehen, auch im Bette noch etwas Kälte; dabei unruhiger Schlaf und öfteres Erwachen mit Aengstlichkeit, Zitter-Gefühl durch den ganzen Körper, Uebelkeit und Kopfweh. *(Gr.)*
Gefühl stets, als wolle ihn frieren, mit häufigen Schaudern

an den Beinen herab, besonders in freier, selbst warmer Luft. *(Gr.)*

Schüttelfrost über den ganzen Körper, bis an die Füsse herab. *(Gr.)*

515 Kälte-Ueberlaufen im Rücken. *(Gr.)*

Frost-Zittern, Abends. *(Gr.)*

Stetes Schauder-Gefühl durch den Körper, besonders durch die Beine. *(Gr.)*

Oefteres Frösteln von oben herab über die Arme und den ganzen Körper, als solle Gänsehaut entstehen. *(Gr.)*

Fieber-Schauder durchrieselt nach dem Gähnen den ganzen Körper. *(Gr.)*

520 Schüttelfrost überläuft sie beim Eintritt ins Freie, aus dem Zimmer. *(Gr.)*

Plötzlich Schauder an Kopf, Brust und Armen nach dem Eintritte in ein wärmeres Zimmer. *(Gr.)*

Frösteln, Vormittags, mit Schläfrigkeit. *(Gr.)*

Frostigkeit und Schauder mit fliegender Hitze untermischt, nebst verdriesslicher Wort-Kargheit, im Freien; später, angenehme Wärme durch den ganzen Körper, mit Rückkehr der Heiterkeit. *(Gr.)*

Es wird ihr plötzlich ganz heiss und sie glaubt, sehr roth auszusehen, obgleich ihre Farbe nur gewöhnlich ist.

525 Oefterer Durst nach Wasser und öfteres Trinken. *(Gr.)*

Durst, gleich nach dem Abend-Essen, dass sie gleich sehr viel trinkt, wodurch der Durst gestillt wird. *(Gr.)*

Schweiss während des Schlafes. *(Gr.)*

Sarsaparilla, Sassaparilla.

Die lange, dünne Wurzel des Smilax Sassaparilla ward, als die Syphilis durch unmässige Gaben Quecksilber (schon vor 300 Jahren) von den Aerzten gegen die davon enstandenen grossen Zerrüttungen der Gesundheit vom gemeinen Manne in Süd-Amerika zufällig hülfreich befunden, was seitdem in Europa nachgeahmt ward in ähulichen Fällen, wo sie aber von den Aerzten immer in Abkochung dem Kranken verordnet wird. Man hatte daher viel davon nöthig, um eine wirksame Arznei davon zu bekommen, oft eine Unze davon und noch mehr für jeden Tag von dieser theuern Wurzel, ein Aufwand den nur reiche Kranke bestreiten konnten, zumal wenn die Cur Jahre lang, wie oft, fortgesetzt werden sollte. Man hatte, wie man sieht, selbst im Verlaufe einiger Jahrhunderte nicht wahrgenommen, dass die an sich höchst kräftige Wurzel durch Kochen fast alle ihre wirksamen Theile verlirt! Es war also nicht viel für den Kranken verloren, wenn der Apotheker statt der so theuern Sassaparille die fast nichts kostende, ähnlich dünne, lange, unkräftige Sand-Riedgraswurzel (carex arenaria) darunter mischte oder ihr gänzlich unterschob und so ungeheuern Gewinn zog. Lange Zeit hindurch hielten selbst die Aerzte dafür, dass man die Wurzel der carex arenaria füglich statt der Sassaparilla anwenden könne, weil es auch eine lange, dünne Wurzel und so vermuthlich von ähnlichen Kräften sey — ein eigenmächtiges, grundloses Verfahren der Fabrikanten der gewöhnlichen Materia medica, welche auch die Rinde von Salix und Aesculus hippocastanum für die Chinarinde an Arzneikräften gleich dekretirten.

Die Wahrheit aber ist, dass die wahre Sassaparille, vorzüglich die Braune, welche auf Hayti (San Domingo) wächst, eine in sehr kleiner Gabe höchst kräftige Arznei-Substanz ist, die aber auf andere Art als in Dekokt dem Kranken gegeben werden muss, wo sie, wie gesagt, fast alle Kraft verliert.

Die Homöopathie bedient sich nicht nur der ächtesten Arzneien, (sie bedarf nur sehr wenig von jeder) und zwar in der kräftigsten Form.

Die mit Weingeist ausgezogenen Tinkturen aller trocknen Arznei-Substanzen enthalten, wie die Erfahrung seit mehren Jahren mich überzeugt hat, nicht alle, nicht die ganzen Arzneikräfte derselben.

Von einem kleinen Stücke guter, nicht verlegener Sassaparill-Wurzel schabt man daher Einen Gran der Rinde derselben ab und reibt denselben zu homöopathischem Behufe mit 99 Gran Milchzucker zur hundertfachen und dann so weiter zur millionfachen Pulver-Verdünnung, wovon dann ein Gran in Auflösung weiter potenzirt wird, wie die Vorschrift zu Ende des ersten Theils dieses Buchs lehrt.

In Fällen, wo die Sassaparille homöopathisch angezeigt war, nahm sie auch folgende, etwa zugleich gegenwärtige Beschwerden mit hinweg:

Uebelkeiten; Blut mit dem Stuhle; Kalte Füsse vor Schlafengehen; Stirn-Schweiss, Abends im Bette; langjähriger Stockschnupfen; Abgeschlagenheit der Hände und Füsse.

Riechen an Campher ist Antidot; Essig scheint die Beschwerden Anfangs zu erhöhen.

Die Namensverkürzungen sind: *(Br.) Brunner; (Htm.) Hartmann; (Hrm.) Herrmann; (Ng.) der Ungenannte; (Tth.) Teuthorn; (Sr.) Dr. Schréter.*

Sassaparilla.

Niedergeschlagen.
Weinerlich und sehr verstimmt, Vormittags.
Die Seele wird von den Schmerzen ungemein angegriffen; der Geist ist unterdrückt, das Gemüth trübe; er fühlt sich unglücklich und stöhnt unwillkürlich.
Traurig und niedergeschlagen, in sich vertieft. (*Ng.*)
5 Grosse Aengstlichkeit, erst im Kopfe, dann im ganzen Körper, mit Zittern, am meisten in den Füssen. (*Ng.*)
Unthätig, lass, arbeitsscheu, ungeschickt.
Unaufgelegt zur Arbeit, mürrisch und heiss im Gesichte. (sogleich.)
Mürrisch ohne Arbeits-Unlust. (*Tth.*)
Mürrisch, doch Neigung zur Arbeit. (*Htm.*)
10 Stille Verdriesslichkeit. (*Hrm.*)
Sehr misslaunig, früh, mit Schwere des Kopfes. (*Ng.*)
Sehr üble Laune, den ganzen Tag. (*Ng.*)
Es ist ihr Alles zuwider, sie hat an Nichts Freude, nur Vormittags. (*Ng.*)
Aeusserst verdriesslich, es ärgert ihn die Fliege an der Wand.
15 Sehr ärgerlich und kann das Aergerliche nicht vergessen.
Jedes Wort kann ihn beleidigen. (*Htm.*)
Sehr veränderliche Laune, alle 2 oder 3 Tage. (*Ng.*)
Heitrer und muntrer, als gewöhnlich. (d. 1. 2. T.)
Sehr aufgelegt, lustig und scherzend, den ganzen Tag. (*Ng.*)
20 Aufgelegt zum Arbeiten, Nachmittags. (*Sr.*)
Heiterer und munterer, als sonst. (d. 1. 2. T.) (*Sr.*)
Zerstreutheit.
Unfähigkeit zu geistigen Arbeiten. (sogleich.)
Düsterheit im Kopfe, mit Blähungs-Beschwerden.

Sassaparilla.

25 Dummlichkeit und Schwere im Kopfe, zuweilen, als wenn die Schläfe zusammengedrückt würden. *(Ng.)*
Schwere in der linken Schläfe. *(Sr.)*
Kopf etwas schwer an der linken Schläfe bis Mittag. *(Sr.)*
Schwere im Kopfe, mit Spannen in der rechten Hals-Seite, besonders bei Bewegung des Kopfes. *(Ng.)*
Eingenommenheit des Kopfes bei längerem Sitzen, mit Nebel vor den Augen, Abgeschlagenheit der Glieder, Nasen-Verstopfung und düsterem Gemüthe. *(Sr.)*
30 Die Eingenommenheit des Kopfes verlor sich stets gegen Abend. *(Sr.)*
Dumm und eingenommen im Kopfe, den ganzen Vormittag, Nachmittags verdriesslich und unaufgelegt.
Schwäche im Kopfe, wie nach einem Fieber, mit Betäubung.
Schwindel; am Fenster stehend fiel er plötzlich bewusstlos hinterrücks zu Boden; der Hals dabei geschwollen, saures Aufstossen vorher und nachher, die Brust darauf wie gepresst, und die Nacht dann starker Schweiss.
Schwindel öfters, den ganzen Vormittag. *(Ng.)*
35 Schwindel, und Torkeln, wie betrunken. *(Ng.)*
Schwindel mit Uebelkeit, früh, bei langem Sehen auf einen Gegenstand. *(Ng.)*
Schwindel beim Sitzen und Gehen; der Kopf will vorwärts sinken. *(Hrm.)*
Kopfweh, wie Drücken von einer grossen Last im Kopfe, der vorsinken will. *(Hrm.)*
Drücken in der linken Stirn-Seite. *(Htm.)*
40 Drücken in der Stirn und dem Hinterhaupte. *(Htm.)*
Drücken auf der linken Kopf-Seite, vorzüglich in der Schläfe, in Ruhe und Bewegung. *(H'm.)*
Drückender Schmerz, mehr im Oberkopfe, langsam steigend und langsam nachlassend. *(Htm.)*
Drückend pressender Schmerz in der Stirn. *(Htm.)*
Drücken und Jücken tief in der rechten Kopf-Hälfte, früh. *(Ng.)*
45 Drücken und Schwere-Gefühl um die ganze Stirn, Vormittags und nach dem Mittag-Essen. *(Ng.)*
Drücken mit öfteren Stichen in der linken Kopf-Seite, früh. *(Ng.)*
Druck im rechten Stirnhügel, mit feinen Stichen, langsam sich erhebend. *(Htm.)*

Sassaparilla.

Starkes Drücken in der rechten Schläfe, mit ziehenden Stichen vom Hinterhaupte nach der Stirn zu. (*Htm.*)
Heftiges Drücken und Stechen am Wirbel, rechts. (*Hrm.*)
50 Heftiges Drücken und darauf Stechen im linken Stirnhügel. (*Htm.*)
Drückend stechender Schmerz am Schläfebeine, durch Berührung vermehrt. (*Hrm.*)
Dumpfer Kopfschmerz, wie gebunden oder eingeschraubt. (*Ng.*)
Wie zusammengeschraubt in beiden Kopf-Seiten, nach dem Frühstücke. (*Ng.*)
Krampfhafter einseitiger Kopfschmerz, der mit Flimmern und schwarz Werden vor den Augen beginnt; dabei ist er wie ohne Besinnung, muss liegen und kann nicht sprechen, da jedes Wort im Kopfe dröhnt.
55 Reissen in der ganzen Stirn-Gegend, zuweilen auch tief im Gehirn, nur beim Gehen und Reden. (*Ng.*)
Ein druckartiges Reissen in der ganzen linken Kopf-Seite. (*Htm.*)
Stechendes Reissen im linken Scheitel. (*Hrm.*)
Stechendes Reissen am Seitenbeine. (*Hrm.*)
Stechender Schmerz im linken Hinterhaupte. (*Htm.*)
60 Stechen von der rechten Schläfe bis in die untern Zähne. (*Ng.*)
Dumpfes Stechen in der linken Kopf-Seite, bis zum Nacken.
Heftiges Stechen in der Stirn, im Freien vergehend. (*Ng.*)
Lebhafte, feine Stiche in der Mitte der Stirn. (*Htm.*)
Durchdringendes Stechen im linken Stirnhügel, Abends. (*Ng.*)
65 Ein durchdringender, erschreckender Stich in der rechten Schläfe. (*Ng.*)
Stechen, bald im Kopfe, bald in einem Ohre. (*Ng.*)
Heftige, drückend reissende Stiche in der rechten Kopf-Seite, so arg, dass ihn schaudert. (*Htm.*)
Pochender Kopfschmerz, Abends; Nachts ärger mit starker Uebelkeit und saurem Erbrechen.
Klopfen in der rechten Stirn-Gegend, beim Gehen im Freien. (*Ng.*)
70 Klopfen im Kopfe, bis gegen Mittag. (*Ng.*)
Arges Klopfen in der rechten Kopf-Seite, tief im Gehirn. (*Ng.*)
Sumsen im Kopfe, gegen Mittag. (*Ng.*)
Wuwwern und Wallen im Kopfe. (*Ng.*)

Sehr warm im Kopfe, beim Mittag-Essen, mit Schweiss an der Stirn. *(Ng.)*
75 Aeussere Kopfschmerzen, wie Drucke und Schnitte.
Drückendes Reissen am Kopfe, hie und da, durch Bewegung und Gehen erhöht. *(Hrm.)*
Drückendes Ziehen am rechten Schläfebeine und Ohrknorpel. *(Hrm.)*
Stechendes Ziehen vom rechten Warzenfortsatze bis zum linken Stirnhügel. *(Hrm.)*
Stechendes Ziehen am rechten Seiten- und Schläfebeine. *(Hrm.)*
80 Dumpfes Stechen am linken Stirnhügel. *(Hrm.)*
Pulsirendes Stechen an der Stirne.
Brennende, stumpfe Stiche am linken Schläfebeine. *(Hrm.)*
Zupfen an der rechten Hinterhaupt-Seite. *(Ng.)*
Die Schmerzen am Kopfe sind bei Berührung und im Gehen ärger. *(Hrm.)*
85 Ausfallen der Haare, bei grosser Empfindlichkeit der Kopfhaut beim Kämmen. *(Ng.)*
Jücken hinten auf dem Haarkopfe.
Augenschmerz, wenn er Etwas beim Tages-Lichte ansieht.
Früh greifen alle Gegenstände die Augen an.
Drücken im Augapfel, Abends, unterm Lesen bei Lichte, und rother Schein des Papieres.
90 Drücken im linken Auge, wie von einem Sandkorne. *(Ng.)*
Drücken im linken, dann auch im rechten Auge, mit Trübsichtigkeit. *(Ng.)*
Stechen öfters in beiden Augen, als wenn Staub oder Sand darin wäre; im Freien scheint es besser zu seyn. *(Ng.)*
Stechen im Auge, beim Schliessen der Lider, und arger Schmerz beim Drücken auf die geschlossenen Augen; dabei ein breiter rother Streif von der Hornhaut gegen den äussern Augenwinkel; die innern Winkel sind blau angelaufen und der rechte ist etwas geschwollen. *(Ng.)*
Brennen in den Augenlidern fortwährend, zuweilen mit drükkendem Schmerze darin-wechselnd.
95 Heftiges Brennen und Zugeklebtheit der Augen, früh beim Erwachen. *(Ng.)*
Entzündete, trockne Augenlider.
Thränen der Augen, einen Tag um den andern. *(Ng.)*
Thränen der Augen am Tage; früh sind sie verklebt. (d.4.T.) *(Ng.)*

Sassaparilla.

Fippern im rechten obern Augenlide.
100 Pupillen erweitert. (n.2 St.) (*Tth.*)
Trübsichtigkeit, wie im Nebel. (d.1.T.) (*Ng.*)
Nebel vor den Augen, das Lesen wird ihm schwer. (*Hrm.*)
Steter Nebel vor den Augen. (d.2.T.) (*Ng.*)
Grosse Trübheit des linken Auges, als wenn ein Flor darüber wäre. (*Ng.*)
105 Im Ohre heftiges Drücken und Zusammenpressen, bis in die Schläfe, wo es presst. (*Htm.*)
Zusammenziehende Empfindung im rechten Ohre. (*Htm.*)
Schmerzhaftes Zusammenziehen am äussern rechten Ohre. (*Htm.*)
Reissen im rechten Ohre, früh. (d.4.T.) (*Ng.*)
Ein drückendes Reissen im rechten Ohr-Knorpel und äusserm Gehörgange. (*Hrm.*)
110 Geschwürschmerz tief im linken Ohre und um den vordern Theil desselben. (*Ng.*)
Heftiges stumpfes Stechen, tief im rechten Ohre. (*Ng.*)
Stumpfes Stechen an der Wurzel des rechten Warzenfortsatzes, bei Berührung vergehend. (*Hrm.*)
Heftiges Jücken im linken äusseren Gehörgange, früh, durch Kratzen nicht zu tilgen. (*Ng.*)
Ziehen und sichtbares Zupfen in den Ohrläppchen. (*Ng.*)
115 Ein Schorf am Ohrläppchen, erst brennend schmerzend, dann jückend.
Reissen hinter dem linken Ohre hinauf, öfters, Nachmittags. (*Ng.*)
Stechen unter und vor dem linken Ohre, früh. (d.6.T.) (*Ng.*)
Klingen im linken Ohre. (*Htm.*)
Lauten im linken Ohre, längere Zeit. (d.6.T.) (*Ng.*)
120 Entzündung und Geschwulst einer Drüse unter dem rechten Ohre, die dann in Eiterung übergeht. (*Ng.*)
In der Nasenspitze, Nadelstiche.
Jückender Ausschlag unter der Nase, wie von scharfem Ausflusse.
Jücken an der linken Seite der Nase und um die Augen.
Jückender Ausschlag unter der Nase.
125 Ausschlag im linken Nasenloche, böse Nase.
Bluten der Nase, mit Gefühl, als wenn darin kleine Bläschen zersprängen. (*Ng.*)
Bluten aus dem rechten Nasenloche.
Bluten der Nase. (*Brunner*, in *Rahn's* Magazin I.)

Gesichts-Hitze, kurz dauernd, mit Stirn-Schweiss und mit Hitze auf der Brust und auf dem Rücken, verbunden mit Nadelstichen von innen nach aussen, am meisten und stärksten am Halse. *(Hrm.)*

130 Ziehend stechendes Reissen in den Kau-Muskeln rechter Seite, welche sich krampfhaft zusammengezogen zu haben schienen. *(Htm.)*

Steifheit und Spannen in den Kau-Muskeln und Kiefer-Gelenken, bei Bewegung der Theile. *(Ng.)*

Schmerz im Gesichte, wie blaugestossen an beiden untern Augenhöhl-Rändern, früh, nach dem Erwachen, doch nur beim Aufdrücken. *(Ng.)*

Feinstechendes Jücken im Gesichte und auf dem Haarkopfe, so wie um den Hals und die Schultern, mit grossem Wärme-Gefühl an diesen Theilen, nach Kratzen sogleich an einem andern Orte beginnend. *(Htm.)*

Blassrothe, wenig erhabene, rauhe Flecke auf der Stirn, Linsen gross, ohne Jücken. *(Sr.)*

135 Jückendes Blüthchen am Backen, das sich weit umher entzündete, mit argem Brennen, einen dicken, grossen Schorf ansetzte und an der freien Luft reissend schmerzte. (n. 19 T.)

Pusteln im Gesichte, ohne Empfindung. *(Hrm.)*

Pustel in der Mitte der Stirn. *(Ng.)*

Jückende Blüthen am Kinne. *(Ng.)*

Ein jückendes Bläschen unter dem Kinne. *(Ng.)*

140 Ausschlags-Blüthchen an den Seiten des Kinnes, mit Jücken, bald Eiter in der Spitze fassend.

Helle Blase rechts an der Unterlippe. *(Ng.)*

Flechte auf der Oberlippe, mit Schmerzen wie von vielen Stecknadeln.

Die Kinnladen schmerzen, als würden sie zerbrochen.

Drückend stechender Schmerz am untern und innern Rande des rechten Unterkiefers, doch nur beim Befühlen und zurück Biegen des Kopfes. *(Hrm.)*

145 Zahnschmerz, zwei Abende nach einander. *(Ng.)*

Die Backzähne beider Seiten fangen an zu schmerzen. *(Ng.)*

Die rechten obern Zähne sind beim darauf Beissen sehr empfindlich. *(Ng.)*

Zahnschmerz auf der rechten Seite, mit Kriebeln in den Wurzeln der Zähne; nach Stochern bis Blut kommt, hört der eine Zeit lang heftig gewesene Schmerz auf; Abends. (*Ng.*)

Ziehendes Zahnweh in der rechten untern Reihe, mit Schwere des Kopfes, besonders auf der rechten Seite, von früh bis Abend. (*Ng.*)

150 Reissen in den Zähnen von kaltem Luftzuge oder kaltem Getränke. (*Sr.*)

Stechen in einem schon länger schmerzhaften Zahne. (*Ng.*)

Das Zahnfleisch der rechten untern Reihe schmerzt beim Tabakrauchen. (*Ng.*)

Reissen im Zahnfleische der rechten untern Reihe, Abends. (*Ng.*)

Stechendes Reissen im Zahnfleische und der Wurzel des letzten rechten Backzahnes unterer Reihe. (*Hrm.*)

155 Geschwulst und Wundheits-Schmerz des Zahnfleisches der innern Seite des Unterkiefers.

Zunge rauh, mehrere Morgen beim Erwachen, nach dem Essen vergehend. (*Ng.*)

Stiche in der Zunge.

Weisslich belegte Zunge, früh, bei richtigem Geschmacke. (*Ng.*)

Schwämmchen auf der Zunge und am Gaumen. (*Sr.*)

160 Schleimiger Mund, früh. (*Ng.*)

Steter Speichel-Zulauf im Munde. (*Ng.*)

Trockenheit im Munde, ohne Durst. (*Ng.*)

Trockenheit im Munde und Halse, früh, im Bette. (*Ng.*)

Zäher Schleim im Halse, früh, durch Räuspern nicht zu lösen, mehrere Tage. (*Ng.*)

165 Stetes Schleim-Rachsen, früh; der Schleim erzeugt sich immer wieder. (*Ng.*)

Drückend ziehender Schmerz im weichen Gaumen. (*Hrm.*)

Trockenheit im Halse und Stechen beim Schlingen, früh. (*Ng.*)

Schmerz in der rechten Hals-Seite, mit Stechen beim Schlingen, wie von einer Gersten-Gramme, in der Seite hinauf bis zum Ohre heraus, erst Nachmittags, nach dem Niederlegen vergehend. (*Ng.*)

Krampfhaftes Drängen im Halse, Nachts. (*Ng.*)

170 Zusammenschnürendes Gefühl im Halse und der Brust mit erschwertem Athem, öfters des Tages. (*Ng.*)

Krampfhafte Zusammengezogenheit des Halses; er muss die

Bekleidung lösen, um Athem zu bekommen, was aber nicht helfen will. *(Ng.)*
Rauh und trocken im Halse, früh, nach dem Erwachen. *(Ng.)*
Rauhigkeit im Halse, öfters wiederkehrend. *(Ng.)*
Rauhigkeit im Halse, einen Tag um den andern *(Ng.)*
175 Geschmack im Munde stets süss, mehrere Tage. *(Ng.)*
Süsser Mund-Geschmack, beim Tabakrauchen. *(Ng.)*
Bittrer Mund-Geschmack, früh, nach dem Aufstehen. *(Ng.)*
Bittrer Geschmack auf der Unterlippe, früh. (d.8.T.) *(Ng.)*
Bittrer Geschmack des Brodes. *(Tth.)*
180 Uebler, kräuterartiger Geschmack im Munde.
Metallischer Geschmack, 2 Tage lang. *(Sr.)*
Fader, süsslicher Geschmack. *(Sr.)*
Garstiger, ganz saurer und schleimiger Geschmack im Halse, früh, wie Sauerteig.
Kein Appetit und kein Hunger, das Essen hatte zu wenig Geschmack, und nach demselben war es ihm, als hätte er Nichts gegessen, wie wenn der Magen gefühllos wäre.
185 Kein Appetit zum Frühstücke. (d.6.T.) *(Ng.)*
Kein Hunger und kein Appetit, Mittags; er ass nur wenig. (d.2.T.) *(Ng.)*
Stärkerer Appetit, als gewöhnlich, mehrere Tage. *(Ng.)*
Kein Appetit zu Rauchtabak, dessen Geschmack ihm ganz verändert schien. *(Ng.)*
Durstlosigkeit beim Essen, gegen Gewohnheit. (d. 1.—4. T.) *(Ng.)*
190 Gänzliche Durstlosigkeit die ganze Zeit. *(Ng.)*
Durst, öfters des Tages. *(Ng.)*
Durst, schon früh, mit allgemeiner Wärme. (d.3.T.) *(Ng.)*
Durst nach Wasser, Nachmittags, nach vormittägigem Froste. *(Ng.)*
Stetes unvollkommenes Aufstossen. *(Htm.)*
195 Vergebliche Neigung zum Aufstossen; mit krampfhaftem Winden im Magen, gleich nach dem Mittag-Essen. *(Ng.)*
Schluchzendes Aufstossen, bald nach dem Einnehmen. *(Ng.)*
Oefteres leeres Aufstossen, Vormittags und Abends. *(Ng.)*
Aufstossen mit Geschmack des Genossenen, nach dem Mittag-Essen. *(Ng.)*
Erst bittersaures, dann leeres Aufstossen. *(Ng.)*
200 Bittres Aufstossen, früh, nach dem Aufstehen, mit bittrem Mund-Geschmacke. *(Ng.)*
Bittres Aufstossen beim Mittag-Essen. *(Ng.)*

Sassaparilla.

Bittres Aufstossen nach Trinken und Suppe-Essen. (Ng.)
Anhaltendes saures Aufstossen.
Schlucksen, Abends, lang anhaltend. (Ng.)
205 Schlucksen nach dem Mittag-Essen. (Ng.)
Bittersaures Aufschwulken, Abends. (Ng.)
Bittres Aufschwulken, vor und nach dem Mittag - Essen. (Ng.)
Saures Aufschwulken, Nachmittags. (Ng.)
Uebel und brecherlich; es hebt immerwährend. (Ng.)
210 Grosse Uebelkeit mit stetem vergeblichen Brech-Reize. (Ng.)
Stete Uebelkeit, ohne Brecherlichkeit. (Ng.)
Ekel beim Denken an die genossenen Speisen.
Uebelkeit im Halse, von Aufsteigen eines übeln Dunstes in den Mund, bei Eingenommenheit des Kopfes.
Starke Uebelkeit, früh, bis zum Erbrechen, bei verstärktem, kräuterartigen Geschmacke im Munde.
215 Uebelkeit und Mattigkeit nach dem Mittag-Essen.
Wenn er auch noch so wenig isst, treibt's ihm doch den Magen sehr stark auf, gleich als hätte er viel gegessen.
Drückender Schmerz in der Herzgrube und gerade unter dem Schwertknorpel, durch Anfühlen vermehrt. (Hrm.)
Drücken in der Herzgrube, Abends, beim Singen. (Ng.)
Oft krampfhafte Empfindungen in der Herzgrube.
220 Zusammenschnüren im Magen, mit Uebelkeit, Nachts vergehend. (Ng.)
Hitze im Magen, wie nach geistigen Getränken, nach Genuss eines Bissen Brodes. (Ng.)
Hitze und Brennen im Magen. (Ng.)
Die linke Hypochonder-Gegend schmerzt wie zerschlagen, mit Klopfen. (Ng.)
Stechen in der linken Hypochonder-Gegend, besonders beim rechts Biegen. (Ng.)
225 Stechen in der linken Bauch-Seite. (bald.)
Stechen unterhalb der linken Ribben, in der Lenden-Gegend, 2 Stunden lang, ohne Bezug auf Athmen. (Ng.)
Arges Stechen unter den rechten Ribben und im Bauche, eine Stunde nach dem Mittag-Essen. (Ng.)
Bauch sehr empfindlich beim darauf Drücken. (Ng.)
Drängendes Zusammenschnüren im Unterbauche, nach Winde-Abgang vergehend, Abends und Vormittags. (Ng.)
230 Zusammenzieh-Schmerz der Gedärme, dann heftiges Kol-

lern und Knurren, bald rund um den Nabel herum, bald gegen die Brust hinauf, bald wieder abwärts, wie zum Durchfalle. *(Ng.)*
Oft krampfhafte Empfindungen im Bauche.
Kolikartiges Bauchweh, früh. (d.2.T.) *(Ng.)*
Grosse Vollheit im Bauche, nach jedem Genusse. *(Ng.)*
Aufblähung des Bauches. *(Ng.)*
235 Wie leer und ausgeweidet im Bauche, bald nach dem Frühstücke. (d.8.T.) *(Ng.)*
Starkes Kneipen im Bauche, und darauf schmerzhaftes Zusammenziehen des After-Schliessmuskels. *(Htm.)*
Kneipen und Knurren im Bauche, nach dem Essen, später auf der linken Seite gegen den Magen heraufgehend und nur durch Zusammenkrümmen beseitigt. *(Ng.)*
Kneipen und Kollern im Bauche, von Nachmittags bis Mitternacht, das Einschlafen hindernd. *(Ng.)*
Schneiden auf einer kleinen Stelle um den Nabel, früh. *(Ng.)*
240 Schneiden um den Nabel, bei jedem Gähnen. *(Ng.)*
Schneiden um den Nabel, dann Umgehen im Bauche, nach Winde-Abgang vergehend. *(Ng.)*
Schneiden auf einem schmalen Streifen der linken Bauch-Seite, querüber gegen den Rücken; dann Rollen im Bauche und Vergehen des Schmerzes. *(Ng.)*
Heftiges Bauchschneiden, Nachmittags, dann öftere halbflüssige Durchfalls-Stühle. *(Ng.)*
Druckschmerz im linken Bauche.
245 Drückendes Ziehen im Bauche, wie nach Erkältung. *(Hrm.)*
Schmerzhaftes einwärts Drücken und Kneipen in der linken Bauch-Seite, auf einer kleinen Stelle, nur durch tief Athmen verschlimmert. *(Htm.)*
Stechen in der linken Bauch-Seite, früh, im Sitzen; bei Bewegung vergehend. *(Ng.)*
Stechen, bald in der rechten, bald in der linken Bauch-Seite. *(Ng.)*
Brennen und Hitze im Bauche. *(Ng.)*
250 Kälte und Umgehen im Bauche. *(Ng.)*
Umgehen im Bauche mit Brennen. *(Ng.)*
Kollern im Bauche, mit Leerheits-Gefühl darin. *(Hrm.)*
Kollern und Glucksen im Bauche, mit Leerheits-Gefühl darin. *(Htm.)*

Lautes Quaken im Bauche, wie bei Krämpfen, nach Aufstossen eine Zeit nachlassend. *(Ng.)*
255 Umgehen im Bauche, wie zum Durchfalle, den ganzen Tag. *(Ng.)*
Knurren und Rollen im Bauche, alle Tage. *(Ng.)*
Winde-Abgang, oben und unten.
Häufiger Winde-Abgang, den ganzen Tag. (n. 8 T.) *(Ng.)*
Winde-Abgang faulichten Geruches, Abends. *(Ng.)*
260 Abgang von stinkenden Winden.
Im rechten Schoosse starke Spannung.
Kneipen in der linken Schooss-Gegend. *(Htm.)*
Kein Stuhl. (d. 3. u. 4. T.) *(Ng.)*
Noththun, aber kein Stuhl.
265 Starkes Noththun, mit Zusammenziehen der Gedärme, und ungeheurem Drücken nach unten, als sollten die Bauch-Eingeweide mit herausgedrückt werden, etliche Minuten lang; dann erst geht ruckweise Etwas ab, mit argem Reissen und Schneiden im Mastdarme, und darauf gleich wieder Stuhldrang, als würde der Mastdarm herausgepresst, dass er vor Schmerz kaum sitzen kann.
Gefühl von Unthätigkeit in den Eingeweiden.
Unaufhaltbares, arges Noththun, und dennoch geringer, weicher Stuhl, mit grosser Schwierigkeit durch den verengert deuchtenden Mastdarm hindurchgehend.
Stuhl unter vielem Noththun und Drängen im Mastdarme.
Harter Stuhl und öfteres Harnen. (d. 10. T.) *(Ng.)*
270 Harter Stuhl, den ersten Tag; den folgenden Leib-Verstopfung, den dritten erst harter, dann weicher Koth-Abgang. *(Tth.)*
Geringer, harter Stuhl, unter Schneiden im Bauche. *(Ng.)*
Sehr harter Stuhl. (d. 2. T.) *(Ng.)*
Zweimal fester Stuhl. (d. 1. T.) *(Ng.)*
Oefterer Drang zu Stuhl, mit geringem Abgange, und mit Zwang im After darnach. *(Ng.)*
275 Pechartiger, klebriger, anhängender Stuhl, mehrere Tage. *(Ng.)*
Der Stuhl weicher als sonst, bei schwachem Drucke in der Magen-Gegend. *(Sr.)*
Weicher, reichlicher Stuhl. (d. 1. T.) *(Sr.)*
Stuhlgang am Ende halbflüssig. (d. 9. T.) *(Ng.)*
Stuhl, dessen erster Theil hart, der letzte weich war, mit Brennen im After darnach. *(Ng.)*

280 Weicher Stuhl mit Zwang im After darnach. (d. 2. T.) *(Ng.)*

Zweimaliger Durchfall. (d. 4. T.) *(Sr.)*

Oeftere Durchfall-Stühle täglich, mit Bauchschmerzen. *(Ng.)*

Flüssiger Stuhl, Abends, mit Brennen im After darnach. *(Ng.)*

Beim Stuhle, Abends, Ohnmachts-Anwandlung.

285 Beim Durchfall-Stuhle, Empfindung ätzender Schärfe im Mastdarme, während des Abganges.

Beim Durchfalle, Kollern und Gähren im Bauche, mit Abgang stinkender Winde.

Jücken an der rechten Seite des Afters, durch Kratzen vergehend. *(Ng.)*

Wundheits-Schmerz am After weckt ihn Nachts auf und geht dann in ein brennendes Jücken über, das den ganzen Tag fortwährt.

Geschwür am After, Nuss gross, mit einer schwarzen Blatter besetzt, unter Schmerzen schnell aufgehend und Eiter ergiessend.

290 Oefterer Harndrang mit geringem Abgange unter Brennen. *(Ng.)*

Oefterer Harndrang mit nur einigen Tropfen Abgang, ohne Drängen; auch zu Ende der Regel. *(Ng.)*

Oefteres Drängen zum Harnen, mit geringem doch unschmerzhaftem Abgange. *(Ng.)*

Der geringe Harn bei dem öfteren Drängen ist hell und roth. *(Ng.)*

Zwang bei dem geringen Harn-Abgange. *(Ng.)*

295 Harnzwang unter Pressen und Drücken auf die Blase, doch will der Harn nicht kommen, und wenn er kommt, schneidet es.

Fast den ganzen Tag drückt es ihn auf's Wasser, aber es geht wenig Harn.

Starker Harnzwang, wie beim Blasensteine, unter Abgang weisser, scharfer, trüber Materie, mit Schleim. *(Brunner.)*

Harn sehr gering und öfters aussetzend, bei öfterem Drängen und Brennen. (d. 4. T.) *(Ng.)*

Harn und Stuhl sehr verspätet und gering. (d. 2. T.) *(Ng.)*

300 Nur einmaliges Harnen, den ganzen Tag, mit Brennen beim Abgange, doch in gehöriger Menge. *(Ng.)*

Kein Harn, Vormittags, Nachmittags dreimal nach einander viel Abgang blassen Harnes, dann wieder keiner. *(Ng.)*

Oefteres Harnen. (d. 1. T.) *(Ng.)*
Der Harn geht, ohne besondern Durst, öfterer als gewöhnlich und täglich reichlicher ab. *(Tth.)*
Oefteres reichliches Harnen. (n. 4 St.) *(Htm.)*
305 Oefteres Lassen bleichen, reichlichen Harnes, der sich im Stehen trübt, wie Lehmwasser. (d. 5. T.) *(Ng.)*
Viel Abgang wässrichten Harnes, unter Brennen in der Harnröhre. (d. 1. u. 2. T.) *(Ng.)*
Blasser Harn, in dünnem unkräftigem Strahle, mit Flocken im Harne. *(Sr.)*
Der häufig gelassene Harn setzt eine Wolke ab. (d. 6. T.) *(Ng.)*
Der Harn wird am neunten Tage wieder häufiger, und er muss auch Nachts dazu aufstehen. *(Ng.)*
310 Er muss Nachts zwei-, drei- Mal zum Harnen aufstehen und lässt ungemein viel, 14 Tage lang. (n. 2 u. 4 T.) *(Ng.)*
Harndrang weckt ihn jeden Morgen aus dem Schlafe. *(Tth.)*
Der Harn geht ohne Gefühl in den Harnwegen ab. *(Tth.)*
Blasser Harn, Nachmittags. *(Ng.)*
Der hochgelbe Urin setzt eine dünne Wolke ab. (d. 8. T.) *(Ng.)*
315 Hochfarbiger, scheinbar vermehrter Harn (während der Regel). (d. 16. T.) *(Ng.)*
Sehr feuriger Harn, doch ohne Brennen. *(Ng.)*
Rother, geringer Harn, früh. *(Ng.)*
Der Harn geht gegen das Ende mit Blut gemischt ab. *(Sr.)*
Der Urin wird im Stehen trübe und setzt viel lehmfarbigen Satz ab, mehrere Tage lang. (n. 48 St.) *(Ng.)*
320 Urin schon beim Lassen trübe, mit Brennen. (d. 3. T.) *(Ng.)*
Harn gleich nach dem Lassen trüb, wie Lehmwasser und gering. (d. 6. T.) *(Ng.)*
Brennen beim Harnen, mit Abgang länglicher Flocken. *(Brunner.)*
Brennen beim Harnen. *(Sr.)*
Brennen in der ganzen Harnröhre bei jedem Harnen.
325 Beim Harnen, kratziges Scharren in der ganzen Harnröhre. (n. 12 St.)
Schmerzhaftes Zusammenschnüren der Blase, ohne Harndrang. *(Htm.)*
Nach dem Abgange des Harns, brennender und jückend

reissender Schmerz von der Eichel bis zur Wurzel der Ruthe.

Scharf schneidende Stiche in der Harnröhre. (n. etl. St.)

Gelber Eiter-Ausfluss aus der Harnröhre, mit Röthe und Entzündung der Eichel und abendlichem Wundfieber, mit Schauder. *(Sr.)*

530 Um die Schamtheile unerträglicher Gestank.

Flechte auf der Vorhaut.

Die Erektionen scheinen vermindert. *(Ng.)*

Pollution. (d. erste Nacht.)

Schmerzhafte Pollutionen, fast jede Nacht, mit geilen Träumen. *(Sr.)*

535 Neigung zum Beischlaf, mehrere Tage, mit öfteren Samen-Ergiessungen. *(Sr.)*

Regel um 3 Tage verspätet, und bei jedem vollkommnen Flusse hört der Harndrang auf. *(Ng.)*

Verzögert die Regel-Erscheinung um 5 Tage.

Regel sehr gering, aber sehr scharf, mit Brennen an der Inseite der Oberschenkel, dass sie dieselben vor Schmerz nicht zusammen bringen darf; das Blut fliesst nur dann und wann. *(Ng.)*

Regel um 3 Tage zu früh. (n. 14 T.)

540 Vor der Regel, drei Tage, jückender Stirn-Ausschlag, der nach Reiben brennt und nässt.

Bei Eintritt der Regel, Wundheit der rechten Schooss-Beuge und Harndrängen. *(Ng.)*

Bei der Regel oft Bauch-Kneipen.

Bei der Regel, Greifen in der Herzgrube, nach dem Kreuze zu.

Schleimiger, ziemlich starker Weissfluss, beim Gehen. *(Ng.)*

---

545 Versagendes Niesen. (d. 8. T.) *(Ng.)*

Niesen, früh, nach dem Aufstehen. *(Ng.)*

Niesen und Fliessschnupfen, bloss früh. (d. 2. T.) *(Ng.)*

Nasen-Verstopfung, Vormittags. *(Ng.)*

Stockschnupfen, ohne Niesen, keine Luft durch die Nase.

550 Schnupfen und Husten.

Sehr dicker Nasen-Schleim. *(Ng.)*

Starker Husten am Tage, der durch eine kitzelnde Geschwür-Empfindung im Rachen hervorgebracht wird.

Trockner Husten von Rauhheit im Halse erregt. *(Ng.)*

Sassaparilla.

Trockner Husten, mit Brennen in der Nase beim Schnauben. (*Ng.*)
355 Husten und Kopfweh. (d.2.T.) (*Ng.*)
Beim Husten, Rauhheit im Halse, früh. (d.2.T.) (*Ng.*)
Athem schwer und kurz, nach dem Mittag-Essen. (*Ng.*)
Uebelriechender Athem.
Sehr engbrüstig, er muss oft kurz athmen. (*Ng.*)
360 Athem-Versetzung und Beengung auf der Brust, Abends und den folgenden Morgen. (*Ng.*)
Arge Athem-Versetzung beim Arbeiten; er kann nur mit Mühe Luft genug bekommen. (d.4.T.) (*Ng.*)
Beklemmung auf der Brust, die das Athmen erschwert, früh. (*Ng.*)
So engbrüstig, schwerathmig und erschöpft, dass er das Halstuch lösen musste, längere Zeit. (*Ng.*)
Athem-Versetzung wie durch Krampf, oder wie durch ein Hinderniss in der Lunge, mit Zusammenschnüren im Halse, bei grosser Aengstlichkeit. (*Ng.*)
365 Die Brust ist ihm meist wie eingeschraubt und Alles ihm zu eng, beim Athmen und Gehen, so dass er die Kleider lösen muss, um genug Luft zu bekommen. (*Ng.*)
Schmerzhaftes Zusammenschnüren in der Brust, oft mit plötzlicher Erweiterung wechselnd. (*Ng.*)
Oefteres tief Athmen, nach dem Mittag-Essen. (*Ng.*)
Beim tief Athmen Schmerz, als sässe Etwas fest im Rücken.
Drücken öfters auf der Brust. (d.2.T.) (*Ng.*)
370 Drücken auf der Brust mit kurzem Athem. (d.6.T.) (*Ng.*)
Drücken und Beengung auf der Brust, Nachts und früh. (*Ng.*)
Drücken am Brustbeine, ärger beim Betasten. (*Hrm.*)
Drückendes Ziehen am Schlüsselbeine, neben dem Brustbeine. (*Hrm.*)
Stechen in der Mitte des Brustbeins, früh. (*Ng.*)
375 Stechen in der rechten Brust-Seite auch bei Bewegung und im Stehen. (*Ng.*)
Stechen in der linken Brust-Seite, beim Gehen im Freien, und zugleich in der Stirne, früh. (*Ng.*)
Heftiges Stechen in der linken Ribben-Gegend, dass er vor Schmerz sich zusammenkrümmen musste, Abends im Sitzen. (*Ng.*)
Stiche mitten auf der Brust, neben dem Brustbeine, ohne Bezug auf Athmen. (*Htm.*)

Stiche in der rechten Brust, ohne Bezug auf Athmen. *(Htm.)*
380 Ein drückendes Stechen unter der letzten wahren Ribbe. *(Hrm.)*
Stich-Schmerz in der linken Brust-Seite, beim Gehen.
Aussen an der Brust Spann-Schmerz, wie zu kurz, beim gerade Richten und aufrecht Gehen. (n. 24 St.)
Die Brustwarzen sind welk, ungefühlig, unreizbar.
Jücken um die Brustwarzen.
385 Herzklopfen oft, am Tage.
Herzklopfen, fast immerwährend, mit etwas Aengstlichkeit und Befürchtungen.
Kreuzschmerz, der auf beiden Seiten um das Becken herum nach vorn, nach den Geschlechtstheilen zuging, Nachts und bei Bewegung am schlimmsten.
Spannschmerz bei der mindesten Bewegung, vom Kreuze über die linke Hüfte, das Gehen hindernd.
Heftiger Kreuzschmerz beim Bücken und nachher. *(Ng.)*
390 Zerschlagenheits-Schmerz der Kreuz-Gegend, Abends. *(Ng.)*
Kriebeln am Kreuze, wie von Ameisen. *(Ng.)*
Im Rücken, zwischen den Schulterblättern, kleine heftige Stiche. *(Htm.)*
Stechen, auch reissendes, neben dem Rückgrate vom rechten Schulterblatte bis zur letzten falschen Ribbe, beim Einathmen sehr erhöht, und beim tief Athmen den Athem ganz hemmend. *(Hrm.)*
Rückenschmerz, bei längerem Bücken heftig drückend zunehmend, in der Ruhe gebessert, doch bei jeder Wendung des Körpers wieder stichweise hervorbrechend. (d. 4. T.) *(Sr.)*
395 Genick-Schmerz, früh, bei Bewegung des Kopfes. *(Ng.)*
Spannen im Genicke, mit Stechen bei Bewegung des Kopfes. *(Ng.)*
Reissen im Genicke und von da über den Scheitel rechts nach der Stirn. *(Ng.)*
In den Hals-Muskeln, drückendes Stechen, durch Berührung und Bewegung erhöht. *(Hrm.)*
Heftige, anhaltende, ziehende Stiche in den rechten Hals-Muskeln, vom Schlüsselbeine bis in das Zungenbein. *(Htm.)*
400 Drückende, schmerzhafte Stiche im Schildknorpel, ohne Bezug auf Schlingen. *(Htm.)*

Sassaparilla.

Verrenkungs-Schmerz in der linken Hals-Seite, bei Bewegung des Kopfes. *(Ng.)*
Pucken oder Zucken in der linken Hals-Seite. *(Ng.)*
Geschwulst der rechten Hals-Seite, mit Schmerz bei Berührung.
In den Armen, Steifheits-Gefühl, bei Bewegung nach der Ruhe. *(Ng.)*
405 Reissen im rechten Arme, von der Achsel bis zum Hand-Gelenke. *(Ng.)*
Reissen im linken Arme, von der Achsel bis in die Fingerspitzen, zuweilen mit Drücken auf der Brust. *(Ng.)*
Schmerz wie von Stoss oder Schlag beim Bewegen des Armes, in der Schulter, in der Ruhe weniger. *(Ng.)*
In den Achseln, Reissen, bis in die Ellbogen, öfters. *(Ng.)*
Stechen in den Achseln, beim Aufheben des Armes. *(Ng.)*
410 Lähmiger Schmerz im rechten Achsel-Gelenke, nur bei Bewegung des Armes. *(Ng.)*
Knacken im rechten Achsel-Gelenke, bei Bewegung desselben. *(Ng.)*
Am Oberarme, nah' am Achsel-Gelenke, ein pulsartig absetzender äusserlich stechender Schmerz. *(Tth.)*
Stumpfes Stechen oben und vorn am Oberarm-Knochen. *(Hrm.)*
Reissen an der obern Fläche des linken Oberarmes, bis gegen das Hand-Gelenk, mit Stechen in der rechten Brust-Seite, Abends. *(Ng.)*
415 Im Ellbogen Schmerz, als sey eine Flechse übersprungen, bei schnellem einwärts Drehen des Vorderarmes.
Lähmige Müdigkeit in den Ellbogen-Gelenken.
Am Vorderarme, neben und an dem Ellbogen-Gelenke, lähmiges Reissen, ärger in der Ruhe als bei Bewegung. *(Hrm.)*
Drückendes Reissen am Ellbogenbeine, zuweilen bis zum Mittelhand-Knochen. *(Hrm.)*
Drückendes Stechen in den Muskeln an beiden Ellbogenbeinen. *(Hrm.)*
420 Ziehend stechendes Reissen an der Inseite des rechten Vorderarmes. *(Htm.)*
Reissende Stiche über dem linken Hand-Gelenke, aufwärts. *(Htm.)*
Reissen über den Vorderarm, oben, hinter dem Hand-Gelenke, mit ziehend reissenden Stichen nach dem Finger zu. *(Htm.)*

Die Hand schmerzt, ohne Geschwulst. (*Brunner.*)
Reissen im linken Hand-Gelenke. (*Ng.*)
425 Verrenkungs-Schmerz im rechten Hand-Gelenke, nach dem vierten Finger zu ziehend. (*Htm.*)
Absetzendes, drückendes Stechen im Mittelhand-Knochen des rechten Zeigefingers, zwei Tage lang. (*Hrm.*)
Kalte Hände, kälter nach den Fingerspitzen zu, acht Tage lang. (*Tth.*)
Jücken auf der Hand und den Finger Rücken.
Steifheits-Gefühl, Jücken und brennende Hitze in den Händen, mit aufgelaufenen Adern, bei Bewegung gemindert. (*Ng.*)
430 Helle Wasserblase am rechten Hand-Gelenke, erst jückend dann brennend; nach Oeffnen, Wasser-Erguss, verstärktes Brennen, Entzündung und ein Schorf, mit besonders nächtlichem Jücken. (*Ng.*)
Auf den Finger-Rücken, Reissen, nach der Spitze zu. (*Ng.*)
Druckartiges Stechen in den Muskeln des linken Daumens in Ruhe und Bewegung. (*Htm.*)
Kleine Stiche im hintersten Gelenke des rechten kleinen Fingers. (*Htm.*)
Stechen, wie von unzähligen Nadeln, im ersten Gelenke des Daumens, später schmerzt die Stelle auch beim Berühren.
435 Schmerz der Fingerspitzen, beim Aufdrücken, wie unterschworen, oder wie wenn Salz in eine Wunde kommt.
Ziehendes Reissen durch die Knochen des vierten rechten Fingers, durch die Knochen hindurch, von Bewegung der Gelenke vermehrt. (*Htm.*)
Einschlafen der Finger.
Der Daumen entzündet sich, mit Pochen und Brennen, am schlimmsten Nachts.
Starker Schweiss der Hände.
440 Flechten auf den Händen.
Grosse Schrunden in der Haut des Daumens, brennenden Schmerzes. (*Ng.*)
Jückende Eiterbläschen an den Fingern und an andern Theilen des Körpers. (n. 9 T.)
Am rechten Gefässbeine drückendes Stechen in jeder Lage. (*Hrm.*)
In den Hüft-Gelenken, lähmig, zerschlagen und müde; sie muss sich setzen, was aber nicht erleichtert.

Sassaparilla.

443 Drückende Schwere im linken Oberschenkel, im Sitzen und Gehen, ohne Schmerz. *(Htm.)*
Dumpfes Drücken am rechten Oberschenkel, etwas über der Kniekehle im Sitzen. *(Htm.)*
Drücken an der Inseite des linken Oberschenkels, nahe am Knie-Gelenke. *(Hrm.)*
Drückendes Reissen am Oberschenkel, nahe am Knie-Gelenke, nach oben und aussen. *(Hrm.)*
Reissen öfters über dem linken Knie, von Abend bis Mitternacht. *(Ng.)*
450 Stechendes Drücken am linken Oberschenkel, nah an der Kniescheibe. *(Hrm.)*
Stechend ziehendes Drücken über dem rechten Knie. *(Htm.)*
Am Knie einzelne lebhafte, feine Stiche auf der innern Seite. *(Htm.)*
Geschwulst und Steifheit des Kniees, mit stechendem Schmerze, dass er vor Schmerz das Knie kaum etwas seitwärts bewegen konnte.
Schmerzhafte Risse im rechten Knie, beim Gähnen, im Stehen. *(Ng.)*
455 Reissen im linken Knie. *(Ng.)*
Heftiges Stechen erst und dann Reissen in der linken Kniekehle. *(Ng.)*
Im Unterschenkel, Reissen, tief im linken Schienbeine. *(Ng.)*
Reissen im rechten Schienbeine hinab. *(Ng.)*
Dumpfes Ziehen, aufwärts über das rechte Schienbein. *(Htm.)*
460 Reissen in den Muskeln des rechten Unterschenkels. *(Htm.)*
Steifigkeit im rechten Schenkel, wie zusammengezogen in der Kniekehle und Wade. *(Sr.)*
Krampf vom Schienbeine bis in die Zehen.
Schmerz in den Waden, wie nach Klamm.
Arger Waden-Klamm.
465 Rothe, flechtenartige Flecke an den Waden, mit argem Jücken.
Die Fusssohlen sind schmerzhaft empfindlich.
Heftiges Reissen in der linken Fusssohle, nach Mitternacht, von der Ferse bis gegen die Zehen, dann starkes Jücken, und nach Kratzen ein starker Stich durch die Ferse bis in den Fussrücken. *(Ng.)*

Jückendes Ziehen auf der Fusssohle.

Schmerzhaftes, in Zucken übergehendes Ziehen auf dem Rücken des rechten Fusses. *(Htm.)*

470 Stiche, wie von Nadeln, über dem äussern Knöchel des rechten Fusses. *(Hrm.)*

Schmerzhaft drückendes und stechen. Klopfen an der Inseite der rechten Fusssohle und darauf an der ganzen Sohle, im Sitzen. *(Htm.)*

Spann-Gefühl in den Muskeln und Zehen des linken Fusses, als wollte es die Zehen einwärts ziehen, früh. *(Ng.)*

Spann-Gefühl im rechten Fusse, als sey derselbe geschwollen.

Geschwulst-Gefühl in beiden Füssen, mit Jücken und Hitze in den Fusssohlen, nach einiger Bewegung gemindert. *(Ng.)*

475 Geschwulst und Röthe der rechten Fusswurzel, mit Schmerz, der sich Nachmittags verstärkte. *(Brunner.)*

Geschwulst der Füsse.

Kriebeln im Fusse, beim Aufheben und Niedersetzen desselben. *(Ng.)*

Knacken im Fuss-Gelenke bei jeder Bewegung. *(Ng.)*

Kälte der Füsse.

480 Die Zehen drücken ihm in den Nägeln wie geschwollen. *(Sr.)*

In der grossen Zehe des rechten Fusses, ziehendes Reissen. *(Htm.)*

Reissen in der linken grossen Zehe, mehr an der Spitze, Abends. *(Ng.)*

In allen Gelenken des Körpers, Reissen, bald hier, bald da, mehrere Tage, doch nur kurz. *(Ng.)*

Reissen fast in allen Gliedern, Nachts, mit Kopfweh darnach. *(Ng.)*

485 Zieh-Schmerzen in den Schulterblättern und Beinen.

Blitzschnelle Zieh-Schmerzen hie und da am Körper und am Kopfe.

Jücken an vielen, oder fast allen Stellen des Körpers, zu verschiedenen Zeiten, auch auf dem Haarkopfe und im Gesichte, durch Kratzen meist nicht zu tilgen, oder darnach wiederkehrend. *(Ng.)*

Jücken, jeden Abend vor Schlafengehen, was sich im Bette verliert.

Jücken am Vorderarme, nach der Hand zu, und an der Inseite des Kniees, über der Kniekehle, vorzüglich Abends, im Bette.

490 Stechendes Jücken über den ganzen Körper, Abends, von 5 bis 7 Uhr, und früh, beim Aufstehen.

Brennendes Jücken über den ganzen Körper, mit Frost-Schauder.

Brennendes Jücken am Bauche und an den Oberschenkeln.

Jücken am ganzen Körper, hie und da, am ärgsten Abends, vor und nach dem Niederlegen, durch Kratzen sehr vermehrt. *(Ng.)*

Jücken mit Brennen nach Kratzen unter den Waden, Abends und früh. *(Ng.)*

495 Jücken, mit Bläschen oder mit Blüthen nach Kratzen, an den Vorderarmen, Oberschenkeln, Knieen, Waden und andern Stellen. *(Ng.)*

Rothe Blüthchen von der Grösse eines Stecknadel-Kopfes, ohne Feuchtigkeit, auf dem Rücken und den Oberschenkeln, nur in der Wärme (fressend) jückend, was durch Kratzen nur kurz vergeht. *(Hrm.)*

Nesselartiger Quaddeln-Ausschlag unerträglich jückend stechend, am Halse, an der Brust, den Augenlidern, den Händen und am ganzen Leibe, mit argem Brennen nach Reiben.

Frieselblüthen, sobald er aus der warmen Stube an die kalte Luft kommt.

Flechten entstehen an allen Theilen des Körpers.

500 Viele kleine Warzen.

Die aufgekratzten Pusteln geben lang eiternde Geschwüre. *(Ng.)*

Kleine Eiter-Beulen an der rechten Nasen-Seite, am rechten Fussrücken, am linken Hinterbacken, zuweilen mit stechendem Schmerze bei Berührung. *(Ng.)*

Im Freien scheint das Befinden besser. *(Ng.)*

Anfall von Uebelkeit nach dem Frühstücke, mit saurem Aufstossen; im Stehen am offenen Fenster ward es ihm schwindlicht, er verlor das Bewusstseyn, stürzte rücklings zu Boden, und nachdem man ihn aufgehoben, kam er wieder zu sich und fühlte eine grosse Spannung über die Brust.

505 Zittern an Händen und Füssen, mit Reissen in der Stirn und Kneipen im Bauche. *(Ng.)*

Grosse Mattigkeit, besonders in den Beinen, und vorzüglich in den Oberschenkeln, Knieen und Füssen, auch während der Regel. *(Ng.)*

Abgeschlagen und matt im ganzen Körper, Vormittags, nach dem Essen vergehend. *(Ng.)*
Oefteres Gähnen, mit Thränen der Augen, oder auch Vormittags, mit Schauder. *(Ng.)*
Stetes Gähnen.
510 Schläfrigkeit mit Gähnen. (sehr bald.)
Sehr schläfrig und träge, Vormittags. *(Ng.)*
Baldiges Einschlafen, Abends, mit heftigem Aufschrecken. (d. 8. T.) *(Ng.)*
Erwachen, Nachts, wie durch einen erschreckenden Schall. *(Tth.)*
Unruhiger Schlaf, mit vielem Umwenden.
515 Unruhiger, unerquicklicher Schlaf.
Unruhiger Nacht-Schlaf, mit Neigung zum Beischlaf, Samen-Ergiessung und Zucken in beiden Vorderarmen. *(Sr.)*
Sehr unterbrochener Schlaf. (d. 10. T.) *(Ng.)*
Fast ganz schlaflose Nacht, ohne Ursache. (d. 1. T.) *(Ng.)*
Wenig Schlaf, mit Aufschrecken. *(Ng.)*
520 Unruhiger Schlaf mit Träumen von Unglücksfällen.
Furchtbare Träume bei festem Schlafe.
Träume von fürchterlichen Dingen, z. B. einer grossen Spinne.
Träume von Verstorbenen, von Geistern und Schlägerei mit ihnen; dabei Nasenbluten. *(Ng.)*
Traum von Aergerniss. *(Ng.)*
525 Wollüstige Träume. *(Ng.)*
Träume von Geschäften und Gegenständen des Tages. *(Ng.)*
Schwere, schreckhafte Träume, von Fallen u. dgl. mit schreckhaftem Auffahren. *(Ng.)*
Oefteres Aufschrecken Nachts und darnach schweres wieder Einschlafen. *(Ng.)*
Nachts fuhr sie eilig auf, kratzte sich, ihrer unbewusst am Oberschenkel und schlief gleich wieder fort. *(Ng.)*
530 Halbes Erwachen Nachts, über Schmerz, ohne zu wissen, wo, doch glaubte sie früh, dass es im Bauche gewesen sey (einen Tag vor der Regel). *(Ng.)*
Erwachen, Nachmitternacht, über Schneiden im Bauche. *(Ng.)*
Erwachen mehrere Nächte um 2 Uhr und dann langes wach Bleiben. *(Ng.)*
Oefteres Erwachen, Nachts, mit Kälte. *(Ng.)*

Nachts Waden-Klamm.
535 Nachts, beim Erwachen, starker Schweiss in den Gelenken.
Nachts und früh, beim Erwachen, findet er sich auf dem Rücken liegend; viele Nächte über.
In den Vormitternachts-Stunden kann er nicht schlafen vor Unruhe in seinem ganzen Wesen und ungemeiner Beweglichkeit in allen Gliedern.
Frösteln öfters an den Armen, den Oberschenkeln, dem Rükken und an und in dem Unterleibe.
Fieberhafte Kälte, öfters am Tage, mit blauen Nägeln und Verlust aller Lebens-Wärme in Armen und Beinen.
540 Innerer Frost und Schläfrigkeit.
Schauder über den ganzen Körper, von unten nach oben. (*Hrm.*)
Kurz überlaufende Kälte, Vormittags. (*Ng.*)
Er kann sich im warmen Zimmer schwer erwärmen, den ganzen Vormittag. (*Ng.*)
Frostigkeit, auch in der warmen Stube. (d.2.T.) (*Ng.*)
545 Frost und Schütteln, ohne äussere Kälte. (*Ng.*)
Heftiger Frost, vor dem Mittag-Essen, mit Schütteln und Zähneklappen, $\frac{1}{4}$ Stunde lang. (*Ng.*)
Abends, Frost, eine Stunde lang, ohne Hitze oder Schweiss darauf. (*Ng.*)
Frost und Kälte am ganzen Körper, selbst am Ofen bei ungewöhnlicher Wärme des Gesichtes und der Brust. (*Hrm.*)
Starker Frost, Nachts, im Bette, mit sehr kalten Füssen, bei Hitze des Gesichtes und der Brust. (*Hrm.*)
550 Frost, Nachts, beim Erwachen. (d.9.T.) (*Ng.*)
Schüttelfrost, Nachts, ohne Hitze darauf. (d.5.T.) (*Ng.*)
Frost, früh im Bette, $\frac{1}{4}$ Stunde lang. (*Ng.*)
Frost-Ueberlaufen, sobald sie in die freie Luft kommt. (*Ng.*)
Schauder mit Gänsehaut, bei starkem Aufstossen, Vormittags. (*Ng.*)
555 Frost-Schauder, Abends beim Niederlegen, im Bette vergehend. (d.2.T.) (*Ng.*)
Neigung zu Frost und Schauder, Vormittags, dann bis Abend, Wärme mit Schweiss am ganzen Körper. (*Ng.*)
Vermehrte Wärme, Lustigkeit und Stärke-Gefühl, Abends. (d.9.T.) (*Ng.*)
Hitze im ganzen Leibe, kurze Zeit. (*Ng.*)

Sehr warm im ganzen Körper, als wenn Schweiss ausbrechen wollte, nach dem Frühstücke. *(Ng.)*

560 Hitze, Abends im Bette, eine Stunde vor dem Einschlafen; das Blut wallt, das Herz klopft und vor der Stirne steht Schweiss; zwei Abende nach einander.

Der ganze Körper scheint sich in einem steten Fieberzustande zu befinden.

Sepia, Sepia-Saft.

Dieser braunschwarze Saft (vor mir bloss zum Zeichnen gebräuchlich) ist im Unterleibe des grossen Meer-Insekts, Dintenfisch (sepia octopoda) genannt, in einer Blase enthalten, und wird von ihm zuweilen ausgespritzt, das Wasser um sich her zu verdunkeln, vermuthlich um sich dadurch seiner Beute zu versichern, oder auch, um sich vor seinen Feinden zu verbergen.

Von diesem, am häufigsten im mittelländischen Meere anzutreffenden Thiere trocknet man diese Saft-Blase, welche dann in Rom für Zeichner feil und von daher zu beziehen ist.

Im Wasser löset sich der trockne Sepie-Saft (Sepie) sehr leicht in allen Verhältnissen auf, ist aber in diesem seinen rohen Zustande in Weingeist unauflöslich.

Diese Sepie wird wie andre trockne, rohe Arznei-Substanzen zu homöopathischem Gebrauche zubereitet (s. am Ende des ersten Theils d. chr. Kr.).

Die Sepie erwies sich vorzugsweise hülfreich, wenn bei übrigens passender Wahl nach den Symptomen des Krankheitsfalles eine oder die andere der folgenden Beschwerden mit zugegen war:

Niedergeschlagenheit und Weinen; Trübsinn; Schwermuth; Tiefsinnigkeit; Muthlosigkeit; Aengstlichkeit Abends im Bette; Aengstlichkeit und Bänglichkeit mit fliegender Hitze; Schreckhaftigkeit; Scheu gegen sein Geschäft; Gleichgültigkeit gegen die Seinen; Augenblickliche Schwindel-Anfälle mit Besinnungslosigkeit beim Gehen im Freien und Schreiben; Schwindel; Schwaches Gedächtniss; Eingenommenheit des Kopfes und Unfähigkeit zu geistigen Arbeiten; Schwere des Kopfes;

Uebelkeits-Kopfschmerz; Kopf-Gicht-Anfälle mit bohrendem, zum Schreien zwingendem Schmerze und mit Erbrechen; Klopfender Kopfschmerz, vorzüglich im Hinterhaupte; **Blutdrang nach dem Kopfe, beim Bücken**; Kälte auf dem Kopfe; Jükken auf dem Kopfe, in der Nase, in den Ohren; Ausfallen der Haare; Vorwärts-Zucken des Kopfes; Unvermögen, die Augenlider Nachts zu öffnen; Schwere und Herabsinken des obern Augenlides; Drücken in den Augen; Brickeln in den Augen, Abends, bei Kerzen-Licht; Nächtliches Zuschwären der Augen; Abendliche Geschwulst der Augen; Trockner Schorf an den Augenlid-Rändern, früh, beim Erwachen; **Langsichtigkeit; Wie Flor vor den Augen**; Schwarze Punkte und feurige Streifen vor den Augen; **Schwarze vor den Augen schwimmende Flecke**; Amaurose bei verengerten Pupillen; Ueberempfindlichkeit des Gehörs bei Musik; Schwerhörigkeit; **Brausen und Sausen vor den Ohren**; Langwierig entzündete, ausgeschlagene Nasenspitze; Oefteres Blut-Schnauben; Oefteres Nasenbluten; **Geruchs-Mangel**; Gelbheit des Gesichtes; Jükken im Gesichte; Rothlauf-Entzündung und Geschwulst der ganzen Gesichts-Seite, von einer hohlen Zahnwurzel aus *(Gll)*; Trockene, schälige Lippen; Geschwulst des Zahnfleisches; **Bluten des Zahnfleisches**; Wundheit des Zahnfleisches; Stechendes Zahnweh; Trockenheit im Munde; Riechen aus dem Munde; Weiss belegte Zunge; Wundheit der Zungenspitze; Zusammenzucken im Halse; Klebrigkeit im Halse; Schleim-Rachsen, früh; Früh-Durst; Heisshunger; **Säure im Munde, nach dem Essen**; Abneigung vor Essen; Widerwille gegen Fleisch und Milch; Das Essen will nicht hinunter; Grosse Essgierde; Gefrässigkeit; Widriges Aufstossen, mit Uebelkeit, nach Fett-Genuss; Aufstossen; Saures Aufstossen; Aufstossen nach dem Geschmacke des Genossenen; **Würmerbeseigen, besonders nach Trinken**; Würmerbeseigen mit Wabblichkeit und Winden um den Magen zuvor; Drückend stechender Schmerz in der Herzgrube und Magen-Gegend; Klopfen in der Herzgrube; Schmerz in der Herzgrube beim Gehen; Magenschmerz nach dem Abend-Essen; Schweiss aufs Essen; Magen-Drücken beim Essen; Magen-Drücken nach dem Essen; Schwierige Verdauung; Nach dem Essen Kratzen und Brennen im Schlunde herauf, **Leerheit im Magen**; Stechen in der Leber; Brennen im Magen und Unterleibe; Bohren in den Hypochondern; Stechen im linken Hypochonder; Wühlen, Drücken und Schneiden im Unterbauche; Drücken im Unterbauche, bis

Sepia.

in die Herzgruben-Gegend herauf; Gefühl von Fest-Sitzen und Härte im Unterbauche; dicker Bauch bei Müttern; Leerheits-Gefühl im Bauche; Kälte des Bauches; Bauch-Wassersucht; Häufige Erzeugung und Versetzung der Blähungen; **Kollern und Knurren im Bauche,** besonders nach dem Essen; Leibschneiden nach Körper-Bewegung; Vergebliches Noththun; Zögernder Stuhl; **Allzuweicher Stuhl**; Schleim-Stuhl; Blut-Abgang beim Stuhle; Schleim-Abgang aus dem Mastdarme, ohne Stuhl, mit Stechen und Reissen im After und Mastdarme hinauf; Ungenüglicher Stuhl; Lorbeerartiger Stuhl; Brennen im Mastdarme beim Stuhle; Aussiepern von Feuchtigkeit aus dem Mastdarme; Kriebeln im Mastdarme; After-Jücken; Blutdrang nach dem After; Austreten der Mastdarm-Aderknoten; **Mastdarm-Vorfall beim Stuhle;** Drücken auf den Urin; Nacht-Harnen; Unwillkürlicher Harn-Abgang im ersten Schlafe; Dunkler Harn; Schründen in der Harnröhre beim Harnen; Schmerzhaftigkeit des Hodens; Schwäche der Geschlechtstheile; Jücken um die Geschlechtstheile; Geschwulst des Hodensackes; Unterdrückte Regel; Pressen und Drängen auf die Geburtstheile; Wundheit an der Scham und zwischen den Beinen; Hitze in und an den Geschlechtstheilen; Allzuschwache Regel; Zerschlagenheits-Schmerzen bei der Regel; **Scheidefluss gelben Wassers.**

Nasen-Verstopfung; Lästige Trockenheit der Nase; **Schnupfen;** Stockschnupfen; Heiserkeit, Katarrh verwandelt sich in Schnupfen; Husten, früh und Abends, mit salzigem Auswurfe, Reiz- und Kitzel-Husten mit Leibverstopfung; Schwer sich lösender Brust-Auswurf; Kurzäthmigkeit beim Gehen; Engbrüstigkeit, Brust-Beklemmung und kurzer Athem beim Gehen, Steigen und Liegen Abends im Bette; Drücken im Brustbeine; Wallung in der Brust; Wund-Weh in der Mitte der Brust; Brustschmerz von Bewegung; Beklemmung auf der Brust; Stechen in der linken Brust-Seite; Stiche auf der Brust bei Kopf-Arbeit; Seitenschmerz beim Athmen und Husten; Kreuzschmerz; Press-Schmerz im Kreuze; Klopfen im Kreuze; Schwäche im Kreuze beim Gehen; Rücken- und Kreuz-Schmerz; Oefterer Rückenschmerz, Wühlen, Schneiden und Drücken; Frösteln im Rücken; Jückender Ausschlag auf dem Rücken; Reissen und Klamm im Rücken; Rücken-Steifheit; **Genick-Steifheit;** Achsel-Gruben-Schweiss; Nässende Flechte unter der linken Achselgrube; Mattigkeit der Arme; Strammen im Arme; Verrenkungs-Schmerz des Achsel-Gelenkes; Spannen am Unterarme; **Lähmiges Ziehen im Arme**, dass er ihn sinken lassen muss; Stechen im Hand-Gelenke bei Bewegung; Brennen in den Handtellern; Kaltschweissige Hände; Verkrüppelung der Finger-Nägel; Reissendes Stechen vom obern Rande des Bekkens in der Leisten-Fuge herum, bis vorn in den Oberschenkel; Lähmigkeit der Beine; **Kälte der Beine und Füsse**; Stichartige Rucke im Oberschenkel, das Bein heraufzuziehen nöthigend; Stiche in den Schienbeinen; Laufen im Beine, wie von einer Maus; Zieh-Schmerz in den Unterschenkeln und im grossen Zeh; Klamm in den Waden; Geschwulst der Beine und Füsse; Stechen auf dem Fussrücken; Brennen und Brickeln in den Füssen; Fuss-Zucken im Mittags-Schlafe; **Fuss-Schweiss**; Unterdrückter Fuss-Schweiss; Brennen in den Füssen; Kriebeln und Eingeschlafenheit der Sohlen; Stiche in den Hühneraugen; Eingeschlafenheit der Arme und Beine, besonders nach Hand-Arbeit; Storren und Ungelenktheit der Hand-, Knie- und Fuss-Gelenke; Geschwüre auf den Finger- und Zeh-Gelenken; Unruhe und Klopfen in allen Gliedern; Brenn-Schmerzen an vielen Theilen des Körpers; **Anfälle von fliegender Hitze**; Hitze von Aerger und bei wichtigen Gesprächen; Hitz-Anfälle im Sitzen und beim Gehen im Freien; Blut-Wallungen; Herzklopfen; Schweiss im Sitzen; Heftiges Schwitzen bei geringer Körper-Bewegung; **Mangel an natürlicher Körper-Wärme**; Empfindlichkeit gegen freie Luft; Grosse Verkältlichkeit; Leichtes Verheben; Reissendes Bohren von der Magen-Gegend, nach den Lendenwirbeln zu; Magen-Krampf mit gleichzeitigem Brust-Krampfe; Muskel-Zucken an den Gliedern; Bräunliche Flecke an Brust, Bauch und Rücken; **Rucken und Zucken der Glieder am Tage**; Oefteres Ausdehnen und Renken der Glieder; Grosse Nachtheile von Aerger; Zitternde Mattigkeit; Trägheit und Schwerbeweglichkeit des Körpers; Kraftlosigkeit; Kraftlosigkeit beim Erwachen; Unfestigkeit des Körpers; Anfälle von Mattigkeit; Leicht Ermüdung beim Spazieren; Bei Körper-Anstrengung, Stiche im Arme; Tages-Schläfrigkeit; Allzuzeitige Abend-Schläfrigkeit; Täuschung im Schlafe, als werde er gerufen; Schwärmen im Schlafe; Viele Träume; Aengstliche, schreckhafte Träume; Oefteres Erwachen, Nachts, ohne Ursache; Unerquicklicher Schlaf; Nacht-Schweiss; Früh-Schweiss; Saurer Früh-Schweiss.

Eine allzustarke Wirkung der Sepia scheint sich durch Gewächs-Säure zu mindern, aber das kräftigste Antidot ist das

Sepia.

Riechen in versüssten Salpeter-Geist, weniger das Riechen an die Billion-Verdünnung des rohen Spiessglanzes oder weinsteinsauren Spiessglanzes; in Fällen aber, wo der Blutlauf zu sehr erregt worden, Riechen in eine Aconit-Dynamisation.

Die Namensverkürzungen der Mit-Beobachter sind: *(Gll.) Goullon; (Gff.) v. Gersdorff; (Gr.) Gross; (Hlb.) Hartlaub; (Whl.) Wahle.*

Sepia.

Niedergeschlagen, traurig.
Traurig, vorzüglich Abends.
Traurig und betrübt, am meisten beim Gehen im Freien.
Sehr traurig, mit ungewöhnlicher Mattigkeit.
5 Traurig über ihre Gesundheit.
Trübe Vorstellungen über seine Krankheit, auf die Zukunft.
Schwermüthig, besonders früh.
Bekümmert über ihre Gesundheit, ängstlich, gereizt und sehr schwach.
Sie macht sich lauter kummervolle Gedanken über ihre Gesundheit, wähnt die Auszehrung zu bekommen und bald zu sterben.
10 Alle ihre Uebel stellen sich ihrem Gemüthe in sehr traurigem Lichte dar, so dass sie zagt.
Wenn er an die vergangenen Uebel nur denkt, wird gleich der Puls schneller und der Athem vergeht ihm.
Grosse Traurigkeit und öftere Anfälle von Weinen, was sie kaum unterdrücken konnte.
Weinerlich.
Reizbar weinerlich.
15 Sie hätte vor Unmuth über Alles weinen mögen, ohne Ursache.
Trübsinn; sie fühlt sich unglücklich, ohne Veranlassung.
Menschenscheu.
Sie wünscht allein zu seyn und zu liegen mit geschlossenen Augen.
Er darf keinen Augenblick allein seyn.
20 Besorgt und ängstlich, mit Verdriesslichkeit.
Bängliches Zittern, mit kaltem Schweiss an der Stirn.

Sepia.

Beängstigung, in Anfällen.
Arge Angst im Geblüte.
Aengstlichkeit, Bänglichkeit, zu manchen Zeiten.
25 Aengstlich, gegen Abend.
Aengstlichkeit, Abends, sie wird ganz roth im Gesichte, und so wechseln die Hitz-Schauer von Zeit zu Zeit.
Grosse innere Unruhe, viele Tage lang, mit Hastigkeit; er möchte gleich beim Anfange schon mit der Arbeit fertig seyn.
Unruhig und unheiter, viele Tage; mit traurigen Erinnerungen beschäftigt, ängstlich, hat sie nicht lange Geduld auf einer Stelle.
Muthlos und verdriesslich.
30 Gänzliche Muthlosigkeit. (n. etl. St.)
Höchster Lebens-Ueberdruss; es war ihm, als könne er ein so elendes Daseyn nicht länger ertragen, und als müsse er vergehen, wenn er sich nicht entleibte. (n. 24 St.)
Sehr schreckhaft und furchtsam.
Unzufriedenheit.
Sehr leicht gekränkt.
35 Verdriesslich und verdrossen zu allen Geschäften.
Missmuth, besonders früh.
Grämliches Gemüth, wie nach heimlichen Aerger.
Aufgeregtheit.
Sehr gereizt im ganzen Körper.
40 Nerven gegen jedes Geräusch sehr empfindlich.
Von Klavierspielen sehr angegriffen.
Die Erinnerung an vergangene Unannehmlichkeiten versetzt ihn in äussersten Unmuth.
Es fallen ihm von selbst ärgerliche Vorfälle aus vergangenen Zeiten ein, worüber er so empört wird, dass er ganz ausser sich kommt und sich nicht zu lassen weiss, unter Angst, Herzklopfen und Schweiss am ganzen Körper. (d. 15. T.)
Sie tadelt Alles und will Alles nicht, was Andre wollen, unter Weinen und Gesichts-Hitze.
45 Es ist ihr Nichts recht, sie hat an Allem auszusetzen.
Er ärgert sich über jede Kleinigkeit.
Verdriesslich und zum Zanken aufgelegt.
Aergerliche Empfindlichkeit. *(Gff.)*
Aergerlich, besonders früh.
50 Grosse Neigung sich zu ärgern.

Von Aerger so aufgeregt, dass sie einen Schlagfluss befürchtet, wobei ihr schwarz vor den Augen wird.
Neigung zu Zorn.
Zornig, verdriesslich.
Sehr ärgerlich und heftig.
55 Eine Kleinigkeit kann heftige Zorn-Aufwallung, mit Zittern (besonders der Hände) hervorbringen. *(Gff.)*
Höchst empfindlich bei geringem Anlasse; ein Anfall von verzweifelt wüthigen Gebehrden, mit Schluchzen; sie wirft sich aufs Bett und bleibt, ohne zu essen, den ganzen Tag liegen (gleich vor der Regel).
Trägheit des Geistes und Niedergeschlagenheit. (n. 23 T.)
Träger Geist. (n. 6 T.)
Grosse Gleichgültigkeit gegen Alles, kein rechtes Lebens-Gefühl.
60 Gleichgültigkeit.
Sehr gleichgültig gegen Alles, theilnahmlos und apathisch. (n. 6, 7, 8 T.)
Keine Lust zu arbeiten, unaufmerksam, zerstreut. (n. 6, 7 T.)
Abwechselnd aufgeräumt und traurig.
Unwillkürliches Lachen und Weinen, abwechselnd, ohne entsprechende Gemüths-Stimmung.
65 Schwaches Gedächtniss. (n. 20, 48 St.)
Er verschreibt sich oft.
Er war zerstreut, sprach unrichtig und verwechselte die Worte. (n. 9 T.)
Er denkt Dinge, die er nicht denken will, spricht in Ausdrücken, die er selbst besser weiss, nimmt sich zu thun vor, was wider seine Absicht ist, und befindet sich so mit sich selbst im Widerstreite und daher in sehr unangenehmer, unruhiger Stimmung. (n. 24 St.)
Unbesinnlich und gedankenlos, bei aller Arbeits-Lust.
70 Schwerer Gedankenfluss.
Düsterheit und Unfähigkeit zu denken, den ganzen Vormittag und viele Nachmittage nach einander.
Wie dumm im Kopfe, anfallsweise, mit Schaudern und Ausbleiben des Athems auf Augenblicke; dann musste sie tief athmen.
Eingenommenheit des Kopfes. (n. 24 St.)
Eingenommenheit des linken Hinterhaupts. (n. 3 St.) *(Gff.)*
75 Eingenommenheit des Vorderhaupts. (n. $3\frac{1}{4}$ St.) *(Gff.)*

Eingenommenheit des Kopfes, wie bei starkem Schnupfen, mit Taumeligkeit.

Eingenommenheit des Kopfes, mit Drücken in den Augen, durch Gehen im Freien vermehrt.

Schwäche des Kopfes, dass sie fast gar nicht denken kann, besonders Nachmittags.

Eingenommen im ganzen Kopfe und Wackeligkeit desselben, mit Spannung der Hals- und Nacken-Muskeln.

80 Benebelung des Kopfes, oft früh, beim Aufstehen aus dem Bette.

Schmerzhafte Düsterheit im Kopfe, besonders in der Stirne. (Htb.)

Trübe und dumpf im Kopfe, mit Wirbeln darin, vier Tage lang.

Dutzig und düselig im Kopfe, dass er oft nicht weiss, was er thut.

Immer wie betäubt im Kopfe.

85 Betäubung des Kopfes, mit Engheit auf der Brust und Schwäche im ganzen Körper.

Schwere des Kopfes, alle Morgen beim Aufstehen, was erst nach ein Paar Stunden sich bessert.

Schwindeligt im Kopfe, sie kann ihn kaum ertragen.

Drehend und taumelig.

Schwindel, früh im Bette, beim Aufrichten, als wenn sich alles im Zimmer bewegte.

90 Schwindel beim Gehen, als bewegten sich alle Gegenstände.

Schwindel, dass er beim Gehen und in die Höhe Sehen stolpert.

Schwindel bloss beim Gehen im Freien, sie musste sich führen lassen.

Schwindel, wenn sie eine grosse ebene Fläche vor sich sieht.

Schwindel bei Bewegung der Arme.

95 Schwindel-Anfälle beim Gehen im Freien, von 2, 3 Minuten Dauer; es war, als wenn Etwas im Kopfe herumkollerte, und sie taumelte dabei; drauf, Abends, Kopfweh und Ohren-Brummen.

Sehr schwindelig zuweilen, mit Unlust zu jeder Beschäftigung.

Schwindel zum Hinfallen, alle Morgen beim Aufstehen.

Schwindel jeden Nachmittag, von 3 bis 5 Uhr, es geht ihr Alles im Kreise herum, beim Gehen, Sitzen und Liegen.

Düseliger Schwindel, alle Nachmittage, von 4 bis 6 Uhr im Sitzen und Gehen.

V.

100 Zwei Schwindel-Stösse beim Bücken, als wollten die Sinne vergehen, nach dem Abend-Essen.
Schwindel mit Kälte der Hände und Füsse. (n. 34 T.)
Drehend und schwankend, beim Trinken unschuldigen Getränkes, im Sitzen, dass er glaubte, der Schlag werde ihn rühren, 5 Minuten lang; drauf überlaufende Hitze von 5 Minuten.
Kopfweh alle Minuten einmal, das wie aus dem Rücken herauf kam, ein Stechen im Kopfe, bei jedem Tritte.
Dumpfer Kopfschmerz, alle Morgen, doch erst nach dem Aufstehen aus dem Bette.

105 Empfindlicher Kopfschmerz, früh, beim Erwachen (und nach dem Aufstehen)
Kopfschmerz, früh, mit Uebelkeit, bis Mittag.
Kopfweh, früh, in der Stirne, wie zum Schnupfen.
Kopfweh in der Stirn und dem Scheitel; drauf Aengstlichkeit in der Herzgrube, mit Zittern; darnach starkes Nasenbluten.
Gefühl von Lähmung in der Stirne.

110 Kopfweh, am stärksten gegen Abend, vorzüglich beim Schütteln des Kopfes.
Kopfweh, wie von Erschütterung, nach dem Mittags-Schlafe.
Erschütterung des Gehirns, beim Anstossen mit dem Fusse.
Bewegung im Gehirn, beim Schütteln des Kopfes.
Blut-Andrang nach dem Kopfe. (n. 5 T.)

115 Hitze im Kopfe, dass es ihm gleichsam zu den Ohren herausbrennt; davon schweres Gehör und trübes Gesicht.
Starke Hitze im Kopfe, früh, mit Gefühl, als wolle die Nase bluten.
Schmerzhafte Hitze im Kopfe, oft mit Hitze-Ueberlaufen über den Körper.
Heftige aufsteigende Kopf-Hitze, alle 5 Minuten.
Hitze im Kopfe, Abends. (n. 3 T.)

120 Aeussere Wärme war ihr unerträglich beim heftigen Kopfweh, und doch fror sie.
Kopfweh als sollte der Kopf springen, auch bei Husten.
Pochender Kopfschmerz, Abends.
Klopfen im Kopfe, auf der Seite, auf der sie liegt.
Arg pochender Kopfschmerz in den Schläfen.

125 Schmerzhaftes Klopfen im Hinterkopfe.
Klopfender Kopfschmerz bei jeder Bewegung.

Klopfendes, sehr schmerzhaftes Kopfweh im Scheitel, früh, bald nach dem Aufstehen. (n. 6 T.)
Klopfen oben im Kopfe, sehr schmerzhaft, bei der mindesten Bewegung; beim Drehen der Augen und bei Bewegung des Kopfes oder Körpers will es oben hinaus; auch in der grössten Ruhe undeutliches Klopfen.
Kneipende Rucke im Kopfe, früh, beim Aufstehen.
150 Einzelne, heftige, wellenartige Rucke von drückendem Kopfweh, ganz vorn in der Stirn. (n. 35 St.) *(Gff.)*
Arges schmerzhaftes Zucken in der Stirn.
Drücken, Zucken und Pucken, mit Hitze im Kopfe, als wenn Alles zur Stirn und den Augen herauswollte, drei Tage.
Drückender Kopfschmerz in der heissen Stirne, Abends, von 7 bis 8 Uhr. (n. 4, 5 T.)
Kopfschmerz bloss im Vorderhaupte, meist gegen die Stirn zu, ein in der Stunde wohl 8, 10 Mal wiederholter Druck auf das Gehirn, der in $\frac{1}{2}$ Minute wieder nachliess; er setzte dann wohl wieder eine oder anderthalb Stunden aus; auch den zweiten Tag etwas wiederkehrend. (n. 22 T.)
155 Drücken meist in der Stirn und den Augen; zuletzt Uebelkeit mit Spucken vielen Speichels.
Stumpfer Druck-Schmerz auf einer kleinen Stelle des Hinterhauptes. *(Gff.)*
Druck oben auf das Vorderhaupt. *(Gff.)*
Heftiges Drücken im Kopfe, den ganzen Tag, mit Schwindel, Weinerlichkeit und starkem Schnupfen.
Drückendes Kopfweh im rechten Hinterhaupte. *(Gff.)*
140 Drückender Kopfschmerz im Hinterhaupte, Abends, bis Mitternacht.
Drückendes Weh, wie auf Etwas Böses, am linken Hinterhaupte.
Einseitiger, tief drückender Kopfschmerz mit Druck-Schmerz in den Backzähnen.
Drücken und Spannen in der Stirn und den Augen, mit Brennen.
Druck oben auf dem Scheitel, nach Kopf-Arbeit.
145 Drückende Schwere des Kopfes in den Schläfen und über der Stirn, als wenn der Kopf voll Blut strotzte, wie bei starkem Schnupfen.
Schwere im Hinterkopfe, vorzüglich früh.
Schwere des Kopfes, dass sie ihn kaum heben konnte.

Schwere des Kopfes, Abends, und nach dem Niederlegen, einseitiger Kopfschmerz.

Pressend wühlender jückender Kopfschmerz, mit Steifheit des Nackens und Empfindlichkeit des Kopfes bei Berührung.

150 Bohrend wühlender Kopfschmerz in der Stirn, von Vormittag an, den ganzen Tag, bei der mindesten Bewegung.

Klemmender Schmerz im Wirbel und im obern Theile des Hinterkopfes, mit Wundheits-Gefühl, das zuletzt brennend wird. *(Gff.)*

Zusammenpressen im Oberkopfe, den ganzen Tag, mit grosser Engbrüstigkeit. (n. 11 T.)

Kopfweh wie von innen herauspressend. (n. 13 T.)

Kopfweh, als sollten die Augen herausfallen.

155 Heftiger Kopfschmerz, als sollte der Kopf bersten.

Zusammenziehender Kopfschmerz in der Stirn.

Ein drückender Zusammenzieh-Schmerz im Oberkopfe. (d. erst. Tage.)

Schwungweises Zusammenziehen im Oberkopfe, Abends.

Kneipender Schmerz an einer Kopf-Seite, in Anfällen.

160 Kopfweh, Vormittags, als sey das Gehirn zerquetscht.

Schmerzhaftes Knacken im Kopfe, als ob etwas darin zerbräche, mit Genick-Schmerz beim Drehen des Kopfes.

Stechend drückender Kopfschmerz, anhaltend unten in der Stirne, dicht über dem linken Auge, schlimmer bei Bewegung im Zimmer, weit besser beim Gehen im Freien.

Stechender Kopfschmerz. (n. 18 T.)

Stechen in der Stirne, bald hier, bald da.

165 Stiche in der Stirn, wie von Nadeln, täglich, beim schnell Gehen, mit Brecherlichkeit.

Stechen in der Stirn mit Brecherlichkeit (sie konnte Nichts essen); durch Niederlegen gebessert.

Stumpfe Stiche im ganzen Kopfe, zuletzt im Hinterhaupte, die ihn ganz unthätig machen.

Starke Stiche im Hinterhaupte, nach dem Scheitel zu.

Ein einzelner Stich durch den Kopf zuweilen.

170 Stechen in der linken Schläfe.

Stechen an der Schläfe.

Stechender Kopfschmerz in beiden Schläfen, Abends.

Stiche oft in der linken Kopf-Seite, Nachmittags; auch im Hinterhaupte, Abends.

Heftiges Stechen über der linken Augenhöhle heraus, mit gänzlicher Zusammenziehung des Auges, 3 Tage nach ein-

Sepia.

ander, früh nach dem Aufstehen, bis Mittag; im Freien etwas gebessert. (*Htb.*)
175 Stechen im Kopfe, über dem Ohre, einige Minuten lang.
Stechender Kopfschmerz zu den Augen heraus, den ganzen Tag.
Ziehen im Hinterkopfe.
Oefterer Zieh-Schmerz im Vorderhaupte. (*Gff.*)
Schmerzliches Ziehen, bald im rechten, bald im linken Hinterhaupte, unten. (n. 5 St.) (*Gff.*)
180 Zieh-Schmerz im Hinterhaupte, das beim Befühlen äusserlich wie unterschworen schmerzt.
Zieh-Schmerz wie äusserlich an der Stirn bis zum Hinterhaupte, in einzelnen Zügen.
Rheumatisches Ziehen an der linken Kopf-Seite.
Oberflächliches Ziehen und Bohren im Kopfe, mehr Nachts, wovor sie um Mitternacht nicht im Bette bleiben konnte; es zog bis in die Schläfe, das Ohr und die Zähne. (n. 6 T.)
Reissen am Kopfe, über der Stirn und in den Augen, von Nachmittag 2 Uhr bis Abends zum Schlafengehen.
185 Reissen im obern Theile der rechten Stirne. (n. 8 St.) (*Gff.*)
Reissen im linken Stirnhügel. (n. 11½ St.) (*Gff.*)
Reissen über den Augen.
Reissen in der linken Schläfe bis in den obern Theil der linken Kopf-Seite. (*Gff.*)
Absetzendes, leises Reissen tief unten im linken Hinterhaupte, nah am Halse.
190 Reissen im Hinterhaupte.
Reissendes Ziehen und Stechen von der Stirn und dem Hinterhaupte, nach dem Scheitel zu.
Schmerz im Hinterhaupte, am meisten Nachts, und am schlimmsten beim Liegen darauf, wie hohl, und wie unterschworen, äusserlich und innerlich, durch Aufdrücken mit der Hand gelindert.
Die Kopfhaut schmerzt beim Befühlen, als ob die Haar-Wurzeln weh thäten. (n. 3 T.)
Starkes Ausfallen der Haare. (n. 1 u. 8 T.)
195 Bewegung der Kopfhaut vor- und rückwärts; er muss die Backzähne auf einander beissen.
Viel Jücken auf dem Haarkopfe. (n. 16 T.)
Jücken auf dem Wirbel des Kopfes, mit starkem Ausfallen der Haare.
Jücken am Hinterhaupte, Abends.

Fressendes Jücken auf dem Haarkopfe.
200 Arges Jücken auf dem Kopfe, wenn der Kopfschmerz vergeht.
Nässiger Haarkopf.
Mehre Schorfe auf dem Kopfe (40 Tage lang).
Kleine, sehr jückende Blätterchen am Hinterhaupte, nach dem Nacken zu, die dann zu einem zollgrossen Geschwüre wurden, mit rauher Kruste, unter der es lange noch fort nässte.
Geschwulst am Kopfe, über der Schläfe. (n. 48 St.)
205 Geschwulst an der Stirne. (n. 4, 15 T.)
Kleine rothe Blüthchen an der Stirne, rauhe Stirne. (d. 1 — 6 T.)
Schmerzhafte Knötchen auf der Stirne,
Schmerzhafte Blüthchen an der Stirne.
Der Kopf ruckt und zuckt früh wohl 6 bis 7 Mal vorwärts, bei völligem Bewusstseyn.
210 Augenweh mehrmals, mit Kopfweh und Hitze in den Augen.
Blut-Andrang nach den Augen.
Druck über den Augen, wenn er in hellem Tages-Lichte geht. (n. 11 T.)
Drücken, Hitze und Flimmern in den Augen, wie tausend Sonnen.
Die Augenlider schmerzen beim Erwachen wie zu schwer, und als könne er sie nicht aufhalten.
215 Zwei Morgen nach einander sind beim Erwachen die Augenlider so fest zugezogen, als drückte Blei darauf; ohne Verklebtheit.
Druck auf den untern Theil des rechten Augapfels. *(Gff.)*
Schmerzlicher Druck auf den obern Theil beider Augäpfel, besonders im rechten öfters. *(Gff.)*
Drückender Schmerz beim rechts Wenden des Auges.
Druck im rechten Auge, wie von einem hineingefallenen Sandkorne, durch Reiben verschlimmert, beim Zudrücken der Augen am fühlbarsten. *(Gff.)*
220 Reissender Druck in den Augenhöhlen, besonders des linken Auges. *(Gff.)*
Kriebeln am innern Rande der linken Augenhöhle. *(Gff.)*
Jücken an den Augenlidern.
Jücken an den Augen.
Jücken an den Augäpfeln.

Sepia.

225 Heftiges Jücken im linken äussern Augenwinkel, mit Wundheits-Schmerz nach Reiben. (*Gff.*)

Jücken des innern Augenwinkels, früh, nach dem Erwachen; nach Reiben entsteht Beissen und starkes Thränen, und dann Wundheits-Gefühl im äussern Winkel, der etwas zusammengeklebt ist. (*Gff.*)

Arg jückendes Beissen im innern Winkel des linken Auges, mit Thränen und etwas gerötheter Bindehaut. (*Gff.*)

Beissen im rechten Auge, Abends, mit Neigung der Lider, sich mit Gewalt zu schliessen.

Stechen im linken Auge.

230 Schründender Schmerz in beiden Augen.

Brennen der Augen, früh und Schwäche derselben.

Brennen im äussern Augenwinkel, öfters des Tages, eine Stunde lang.

Brenn-Gefühl am Rande des untern linken Augenlides, gegen den äussern Winkel zu. (*Gff.*)

Hitze im linken Auge, früh, mit Geschwulst im innern Winkel.

235 Entzündung der Augen, mit Röthe des Weissen und Stechen und Drücken darin.

Entzündung der Augen, welche kein kaltes Wasser verträgt.

Entzündung des Augenlides mit einem Gerstenkorne daran.

Geschwulst und einige Röthe des rechten obern Augenlides, früh. (*Gff.*)

Geschwulst unter den Augen, früh, nach dem Erwachen.

240 Starke, rothe Geschwulst des untern Augenlides, drückenden und brennenden Schmerzes.

Röthe des Weissen im Auge. (n. 17 T.)

Röthe des Augen-Weisses, früh, beim Erwachen, mit brennendem Beissen und Drücken.

Geschwulst des Auges, mit Kopfweh derselben Seite.

Schorfe in den Augenbrauen, 8 Wochen lang.

245 Ein rother Flechten-Fleck auf dem obern Augenlide, schabig und sich schälend.

Gläsernes Ansehen der Augen.

Schwimmendes Ansehen der Augen, früh beim Erwachen, mit Beissen in den Winkeln. (*Gff.*)

Thränen der Augen, früh und Abends. (n. 12 T.)

Thränen der Augen, im Freien.

250 Verschworne, mit Eiter zugeklebte Augen, früh.

Zusammenkleben der Augenlider, bloss Abends.

Zucken an den Augenlidern

Fippern der Augenlider.

Tägliches Fippern unter den Augen.

255 Oefteres Fippern am linken untern Augenlide, mit Gefühl als wolle das Auge thränen, was zum öfteren Wischen nöthigt.

Die Augen werden durch Lesen und Schreiben angegriffen und schmerzen im innern Winkel wie wund. *(Gff.)*

Bei Anstrengung der Augen, Gefühl von Uebelkeit und Beängstigung.

Trübheit des Gesichts beim Schreiben, dass er kaum mehr deutlich etwas erkennen konnte.

Vergehen der Augen.

260 Er sieht nur die eine Hälfte der Gegenstände gut, die andre ist ihm dunkel.

Feuriger Zickzack vor den Augen hindert das Sehen.

Viel schwarze Flecken vor den Augen.

Weisses Flimmern vor den Augen.

Feuerfunken vor den Augen, mit grosser Mattigkeit.

265 Flimmern vor den Augen, beim Sehen ins Helle; er sieht einen zickzackartig umgränzten Farbenkreis.

Grüner Schein um das Kerzen-Licht.

Tages-Licht blendet die Augen und macht Kopfweh.

Das Kerzen-Licht beschwert die Augen beim Lesen und Schreiben, durch eine zusammenziehende Empfindung

Ohrenweh im linken Ohre, als würde es herausgerissen.

270 Reissen in der Erhöhung hinter dem rechten Ohre. *(Gff.)*

Zieh-Schmerz und Hitze am rechten Ohre.

Ziehend stechender Schmerz im innern Ohre, nach aussen zu.

Drückender und stechender Ohrzwang in beiden Ohren. *(Gff.)*

Nach innen pressender heftiger Druck unter und vor dem linken und rechten Ohre. *(Gff.)*

275 Ohrzwang. (n. 24 T.)

Schmerz in den Ohren, Abends, wie Ohrzwang. (n. 16 T.)

Anhaltendes Zwängen in beiden Ohren, Nachts.

Herauspressen im Ohre, beim Pressen zum Stuhlgange. (n. 3 T.)

Wundheits-Schmerz im Ohre.

280 Schmerz wie unterschworen im äussern Gehörgange, beim hinein Fassen.

Stiche im schwachen Ohre, worüber sie laut jammert.

Starkes Stechen im linken Ohre und linken Backen.

Sepia.

Stechen in der Ohrdrüse, welche anschwillt und dann beim Drehen des Kopfes spannend schmerzt.
Einzelne spitzige Stiche im Innern des linken Ohres. (*Gff.*)
285 Kriebeln im rechten Ohre.
Hitze und Röthe des linken Ohres. (*Htb.*)
Geschwulst an der Oeffnung des Gehörganges, die beim Drükken neben dem Gegenbock stechend schmerzt.
Viel Jücken im schwachen Ohre, täglich.
Viel Jücken im guten Ohre, arges Brausen und Anhäufung eitrigen, weissen Ohrschmalzes.
290 Dünner Eiter fliesst aus dem Ohre, mit Jücken.
Viel eiternder Ausschlag am äussern Ohre.
Sehr empfindlich gegen Geräusch.
Knistern vor den Ohren, wie von Papier.
Gluckern im Ohre, beim Aufrichten vom Bücken.
295 Häufiges Klingen im Ohre. (n. 24 St.)
Singen vor dem Ohre.
Poltern im rechten Ohre.
Sausen und Klopfen im Ohre.
Starkes Tönen und Sumsen in den Ohren. (sogleich.)
300 Sausen und Brausen in den Ohren, mit Empfindung, als wären sie verstopft, doch hörte sie.
Sausen vor dem Ohre, Abends beim Schreiben, mit Pfeifen dazwischen.
Tieftöniges Heulen im Ohre, nach dem Takte des Pulses, beim darauf Liegen, zwei Nächte.
Brausen im Ohre; dann hörte sie nichts damit.
Brausen und pulsartiges Fauchen im rechten Ohre, Nachts. (*Gll.*)
305 Jählinge kurze Taubheit der Ohren, wie von einem Pflocke darin.
In der Nasenwurzel, Druck-Schmerz.
Stich-Schmerz in der Nasen-Spitze beim Berühren, als wenn ein spitzes Haar sich da einstäche.
Jücken an der Nasen-Spitze.
Wundheits-Gefühl in der Nase, bei jedem Luft-Einziehen sehr schmerzhaft.
310 Geschwollne, entzündete Nase, die Nasenlöcher böse und geschwürig.
Sehr schmerzhafte, entzündete Geschwulst der Nase.
Grindiges Nasenloch.
Ein Schwärchen in einem Nasenloche, langer Dauer.

Ein Knötchen an der Nasenwurzel, ohne Schmerz.
315 Eine Ausschlags-Blüthe neben der Nase, wie eine Blutblase.
Blüthchen neben dem rechten Nasenloche, das sich zu einem grossen Schorfe bildet.
Schmerzhafter Ausschlag auf der Nasenspitze.
Er schnaubt früh Blutfasern aus.
Blut-Schnauben und Nasen-Bluten. (n. 6, 7, 9 T.)
320 Bluten der Nase, beim Schnauben, Abends.
Heftiges Nasen-Bluten. (n. 12 T.)
Nasen-Bluten, sieben Stunden lang, doch nur von Zeit zu Zeit einzelne Tropfen.
Gesichts-Blässe. (n. 24 St.)
Krankes, blasses Ansehen früh, mit trüben, rothen Augen.
325 Gelbheit des Gesichtes und beider Augenweisse, einen Tag lang.
Gelbe Flecke im Gesichte und ein gelber Sattel quer über die Oberbacke und Nase. (n. 20 T.)
Röthe und fliegende Hitze im Gesichte.
Hitze im Gesichte, alle Morgen beim Erwachen.
Sehr erhitztes Gesicht, Abends, mit Hitze im Kopfe.
330 Grosse Hitze und Röthe im Gesichte, Mittags bei kalten Füssen.
Hitze im Gesichte früh, Abends Gesichts-Blässe.
Von Sprechen wird's ihm gleich so heiss im Gesichte.
Aufgedunsenes Gesicht. (n. 5 u. n. 40 T.)
Starke Geschwulst des Gesichtes, ohne Röthe.
335 Spannen und Zusammenziehen der Haut im Gesichte, besonders der Stirne.
Erst leiser Kitzel an der linken Schläfe, dann Gefühl, als würde die Haut in die Höhe gezogen. (*Gff.*)
Druckschmerz im Jochbeine und Nasenbeine.
Reissender Schmerz im linken Backen und von da übers Ohr nach dem Hinterhaupte zu.
Krampfhafter Schmerz in den Gesichts-Knochen.
340 Ziehender Schmerz im Gesichte, mit Backen-Geschwulst.
Kurzes heftiges Reissen von der Stirne bis neben den rechten Nasenflügel herab. (*Gff.*)
Leises Reissen am rechten Backen-Knochen, unter der Schläfe. (*Gff.*)
Reissen in den Ober-Kiefern. (*Gff.*)
Reissen am linken Kiefer-Gelenke, dicht vor dem Ohre. (*Gff.*)

345 Jücken im ganzen Gesichte.
Jücken im obern Theile der Backen, und nach Reiben, brennendes Beissen.
Ausschlags-Blüthen auf dem rechten Backen.
Blüthen im Gesichte welche etwas jücken.
Ausschlag im Gesichte, wie rothe Rauhheit der Haut.
350 Viele schwarze Schweisslöcher im Gesichte.
Lippen heiss.
Heftiges Brennen in der Oberlippe, dicht unter der Nase.
Schneiden in der Oberlippe, wie von einem Splitter.
Wundheits-Schmerz an der rechten Seite der Unterlippe nach den Mund-Winkel hin. (*Gff.*)
355 Gelbheit um den Mund.
Flechten-Ausschlag auf den Lippen.
Nässender Blüthen-Ausschlag am Rande des Rothen der Ober-Lippe.
Blüthen-Ausschlag in der Mitte des Rothen der Ober-Lippe. (d. 4. T.)
Grosser schorfiger Ausschlag im Rothen beider Lippen (nach einer Reise in der Kälte).
360 Ausschlag im Mundwinkel mit Schmerz bei Berührung.
Schmerzhaftes Geschwür im Innern der Unterlippe, von kaltem Wasser gelindert.
Innere Unterlippe wie wund und voll schmerzhafter Blasen. (n. 7 T.)
Ein sehr schmerzhaftes Eiter-Blüthchen in der Mitte der Unterlippe.
Spannen der Unterlippe.
365 Starke Geschwulst der Unterlippe, früh.
Flechtenartige Quaddeln um den Mund.
Eine Flechte am Munde.
Am Kinne Ausschlags-Blüthen, die bei Berührung geschwürig schmerzen.
Jückende Ausschlags-Blüthen am Kinne.
370 Lang dauernder Schorf am Kinne.
Beim Kauen ist es, als könnten die Kiefer nicht von einander gehen, und als wollte es im Gelenke knacken.
Krampfhafter Schmerz im Unterkiefer und zuvor am Halse.
Die Unterkiefer-Drüse ist geschwollen, beim Aufdrücken schmerzt's im Zahne.
Schmerz in den Unterkiefer-Drüsen für sich, als würden sie gequetscht; auch bei Berührung sind sie schmerzhaft.

575 Fein stechender Schmerz zuweilen im linken Unterkiefer und den Drüsen darunter, besonders bei Berührung.
Zahnschmerz beim Beissen und Aufdrücken mit der Zunge.
Die Zähne schmerzen sehr beim Berühren und beim Sprechen.
Er beisst Nachts im Schlafe die Zähne zusammen, was ihn sehr schmerzt.
Widriges Kälte-Gefühl in den untern Vorderzähnen.
580 Ziehendes Kälte-Gefühl in einzelnen obern Schneide-Zähnen.
Sie kann keinen Luft-Zug an den Zähnen vertragen; im Bette keine Schmerzen, bloss früh, nach einer Stunde Aufseyn; auch bei Berührung und beim Putzen der Zähne kein Schmerz.
Dumpfer Schmerz in alten Zahnwurzeln; Kaltes fährt empfindlich hindurch.
Alle Zähne sind schmerzhaft, besonders ein hohler Backzahn, der wie zu lang und aufgetrieben weh thut, mit Geschwulst des Zahnfleisches und Backens, womit der Schmerz aufhört. (*Htb.*)
Schwerheits-Schmerz in den obern Schneidezähnen.
585 Brummen in den Vorderzähnen. (*Gff.*)
Nächtlicher Zahnschmerz, wovor sie nicht schlafen konnte, und früh, da sie aufhörten, war sie so gereizt, dass sie ungeachtet grosser Schwäche auch nun nicht einschlafen konnte.
Ziehschmerz im rechten und linken hintersten untern Backzahne. (*Gff.*)
Ziehen in den obern Backzähnen. (*Gff.*)
Ziehender Zahnschmerz, wenn Heisses oder Kaltes in den Mund kommt.
590 Ziehen in den Zähnen wie von einem Schröpfkopfe.
Ziehen im hohlen Zahne bis ins Ohr, durch kaltes Wasser verschlimmert.
Ziehschmerz in einem guten Zahne, wenn im warmen Zimmer die Luft hinein kam, in freier, kalter Luft nicht.
Ziehend schneidender Zahnschmerz.
Reissen unter den Schneidezähnen, im Unterkiefer. (*Gff.*)
595 Reissender Zahnschmerz zum linken Ohre heraus, bei und nach dem Essen.
Rheumatischer Druck zieht durch die Zähne und durch die Stirne in einzelnen Rucken. (*Gff.*)

Sepia.

Risse und Rucke in den Zähnen, Nachmittags, aller 4 Athemzüge; beim Liegen schlimmer, unter starkem Speichel-Zuflusse.
Reissender und zuckender Zahnschmerz von 6 Uhr Nachmittags, bis nach Mitternacht 1, 2 Uhr; 4 Tage nach einander.
Einzelne Rucke in den Zähnen, bei Tag und Nacht, wenn Zugwind in den Mund oder das Ohr kam, und hinterdrein Unruhe erregendes Mucken darin.
400 Drückende Rucke in den Backzähnen, am meisten beim Bücken.
Dumpf drückender Schmerz in den Backzähnen, mit Schmerz in den Unterkiefer-Drüsen. (n. 24 St.)
Wühlen in den Oberzähnen.
Nagen in den hintern Backzähnen.
Stechender Zahnschmerz, dass sie hätte weinen mögen.
405 Stechen in den Vorderzähnen.
Ein Stich bis in den Spitzzahn, unter dem rechten Augenlide, wie im Knochen.
Stechen im Zahne und im Kiefer, bis ins Ohr; sie konnte Nachts nicht davor schlafen und am Tage musste sie ein Tuch darüber binden.
Stechendes Klopfen in verschiedenen Zahnwurzeln, mit Brennen im Zahnfleische, beim Eintritte in die Stube nach Gehen im Kalten erneuert, sowie auch nach Essen und Beissen, besonders wenn Warmes darauf kommt, 8 Tage lang, worauf der Zahn anfängt, schwarz und hohl zu werden.
Klopfender Zahnschmerz, am dritten Tage stechend, mit schnellem Hohlwerden des Zahnes.
410 Dröhnen in einem obern Schneidezahne. *(Gll.)*
Schnelles Hohlwerden der Zähne.
Grosse Stumpfheit der Zähne, sieben Tage lang.
Ein Schneidezahn tritt aus seiner Höhle und wird zu lang.
Lockerheit der untern Schneidezähne.
415 Alle Zähne werden wackelig und schmerzhaft, und das Zahnfleisch blutet leicht beim Ausspucken. (d. 6. T.)
Starkes Bluten der Zähne, früh.
Im Zahnfleische über den zwei obern Vorderzähnen, Ziehen. *(Gff.)*
Stechen im Zahnfleische.
Geschwulst des innern Zahnfleisches.
420 Dickes, dunkelrothes Zahnfleisch, mit schmerzhaftem Puk-

ken, als beginne es zu eitern, so arg, dass es kaum auszuhalten ist.

Schmerzhafte Zahnfleisch-Geschwulst.

Viel Schmerz am geschwollenen Zahnfleische hohler Zähne, mit Backen-Geschwulst.

Bläschen am Zahnfleische brennenden Schmerzes bei Berührung.

Wund schmerzende Zahnfleisch-Geschwulst.

425 Wundheits-Schmerz und Geschwulst des Zahnfleisches; es klafft ab und blutet bei der geringsten Berührung.

Wundes, geschwüriges Zahnfleisch. (*Gll.*)

Bluten des Zahnfleisches, fast ohne alle Veranlassung.

Mund innerlich verschwollen, dass er fast keine Speise hinein bringen kann.

Geschwulst des innern Mundes und Zahnfleisches, mit Brennen im Munde, bis in den Hals.

430 Geschwulst der Haut der Mund-Höhle und des innern Zahnfleisches, dass der innere Mund wie verengert erscheint.

Die Zunge schmerzt wie wund. (n. 17. T.)

Weisse Zunge.

Belegte Zunge.

Verschleimte Zunge 1, 2 Stunden nach dem Essen.

435 Schmerz der Zunge, wie verbrannt, 5 Tage lang.

Schmerz wie verbrannt auf der Zunge, beim (gewohnten) Tabakrauchen.

Reissen und Beissen, wie von Pfeffer, hinten an der rechten Zungen-Seite. (*Gff.*)

Scharfes Beissen vorn auf der Zunge. (n. 32 St.) (*Gff.*)

Bläschen auf der Zunge, und Schmerz, wie verbrannt.

440 Schmerzhafte Bläschen an der Zungen-Spitze, oben und unten.

Schmerz auf der rechten Zungen-Seite (die dann mit dicken Schleime belegt ist), das Kauen und deutliche Sprechen hindernd.

Blüthe an der Zungen-Spitze und sehr süsser Speichel.

Der Gaumen schmerzt vorn wie verbrannt.

Schmerz, wie verbrannt, am vordern Theile des Gaumens, gleich hinter den Zähnen, bei Berührung mit dem Finger oder der Zunge.

445 Viel Speichel-Fluss, Abends.

Zufluss salzigen Speichels im Munde.

Er muss immer viel spucken.

Sepia.

Trockenheit und Rauhheit der Zunge und des Gaumens.
Starke Trockenheit der Zunge, früh, beim Erwachen, als wäre sie verbrannt.

450 Häufige Trockenheit im Munde, als wolle ihr die Zunge ankleben, ohne Durst.
Trockenheit des Mundes, des Halses und der Zunge, welche früh ganz rauh ist.
Trockenheit im Munde und Halse, früh beim Erwachen, dass sie keinen Ton hervorbringen und nicht reden konnte. (n. 6 T.)
Trockenheit im Halse, den ganzen Tag.
Trockenheit im Schlunde. (n. 11 T.)

455 Trockenheit im Halse, Abends vor Schlafengehen, die sich von Trinken nicht mindert. (n. 8 T.) *(Gr.)*
Immer trocken und wie spannig im Halse.
Halsweh beissend und kratzend, hinten im Rachen und oben am Gaumen, wie vor einem heftigen Schnupfen. *(Gff.)*
Kratzig im Halse, Abends.
Kratziges Gefühl im Halse, beim Schlingen. *(Gff.)*

460 Rauhheit im Rachen und Brennen, das sich beim Räuspern vermehrt.
Viel Schleim im Halse, er muss räuspern und rachsen.
Viel Schleim am Gaumensegel.
Schleim-Rachsen, früh. (n. 4 T.)
Häufiger Schleim-Auswurf aus dem Rachen.

465 Blutiger Schleim wird in Menge ausgerachst. (d. 15. T.)
Leises Kriebeln im Halse, mit Heiserkeits-Gefühl, das zu öfterem Räuspern reizt. *(Gff.)*
Erst beissende, dann schneidende, zuweilen auch drückende Empfindung links am Schlunde. *(Gff.)*
Halsweh mit geschwollenen Hals-Drüsen.
Drückendes Halsweh oben in der rechten Seite. *(Gff.)*

470 Druck im Halse, auch bei der lockersten Bekleidung desselben.
Druck im Halse in der Gegend der Mandeln, als wenn das Halstuch zu fest gebunden wäre.
Drücken im Halse, nach dem Rücken zu, beim Schlingen von Speise und Trank.
Drücken im Halse, als hätte er etwas verschluckt, was nicht hinter wollte.
Druck im Halse, wie von einem Pflocke, den er hinunter

schlingen zu müssen glaubt; durch Rachsen oder Husten kommt Schleim heraus.
475 Gefühl eines Knäutels im Schlunde.
Gefühl wie von einem Pflocke im Halse, beim Schlingen, Abends.
Zusammenschnürend drückendes Halsweh, dicht über und auf dem Kehlkopfe. *(Gff.)*
Kneipen im Halse, vom Kehlkopfe aufwärts.
Schmerzhaftes Zusammenziehen und Druck im Halse.
480 Wundheits-Schmerz im Halse, beim Schlingen.
Stechend kratzender Wundheits-Schmerz am Schlund-Kopfe, beim leer Schlingen.
Stechendes Halsweh beim Schlingen.
Taubes Gefühl in der rechten Mandel. (n. 4 T.)
Hitz-Gefühl im Halse.
485 Entzündung des Halses.
Entzündung und Geschwulst oben im Halse.
Entzündung, starke Geschwulst und Eiterung der linken Mandel; er konnte vor Schmerz nicht schlingen, hatte Hitze im ganzen Körper, Durst und Brennen in den Augen. (n. 11 T.)
Schweres Schlingen; die Schling-Muskeln sind wie gelähmt, mehrere Abende. (n. 36 T.)
Beim Niederschlingen der Speisen, arger Schmerz am obern Magenmunde.
490 Schmerzhafter Ruck vom Halse bis zur Herzgrube, früh, beim Aufrichten im Bette.
Tabakrauchen bekömmt nicht, zieht den Schlund zusammen.
Uebler Geruch aus dem Munde.
Faulichtschmeckender Schleim auf der Zunge.
Mist-Geschmack im Munde. (n. 5 T.)
495 Säuerlicher Mund-Geschmack. (n. 20 St.)
Saurer Geschmack im Munde, bei Hartleibigkeit. (n. 11 T.)
Saurer Geschmack im Munde, früh, beim Erwachen.
Saurer bitterlicher Mund-Geschmack. (n. 5 T.)
Widrig bitterer Geschmack im Munde, früh.
500 Garstiger Mund-Geschmack, wie alter Schnupfen.
Bitter-Geschmack im Munde, bloss beim Rachsen.
Bitter-Geschmack des Essens.
Garstiger Geschmack früh und trocken und schleimig im Munde.
Faulichter Nachgeschmack nach Biertrinken.

505 Zuckersüsser Geschmack im Munde.
Viel Durst. (n. 13 T.)
Durstlosigkeit. (n. 9 T.)
Viel Abend-Durst.
Keine Esslust, aber Durst.
510 Wie übersatt, mit Gefühl von Ekel und Abspannung. *(Gff.)*
Ekel gegen alle Speise, vorzüglich gegen Fleisch; er konnte nur Butterbrod und Suppe zu sich nehmen.
Schon der Gedanke an Essen machte ihm Uebelkeit, bei richtigem Mund-Geschmacke.
Kein Appetit, es hatte ihr Alles keinen Geschmack.
Kein Appetit, es schmeckte ihr Nichts.
515 Das Essen will nicht hinunter.
Vollheit des Magens, Mittags.
Verminderter Appetit, es schmeckt ihr Alles zu salzig.
Wenig Appetit, aber viel Durst.
Wenig Appetit, doch wenn er isst, schmeckt's.
520 Scheint das Tabakrauchen zu verleiden (in der Nachwirkung?)
Verlangen auf Essig.
Leidliche Esslust, aber durchaus nicht auf Fleisch, was er viele Tage ganz verschmäht.
Heftiges Verlangen auf Wein, den er sonst nie trank.
Wilder Hunger, und wenn er nicht befriedigt wird, läuft das Wasser im Munde zusammen.
525 Wenn er Essen zu sehen bekommt, wässert ihm auch der Mund, und er bekommt Appetit.
Uebermässiger Appetit, sie ward nicht satt; nach dem Essen Mattigkeit, Aufstossen der Speisen, bis in den Mund, wie Aufschwulken.
Grosser Hunger, Abends.
Er will immer essen, und wenn er nur an Essen denkt, läuft ihm das Wasser im Munde zusammen.
Leerheits-Gefühl im Magen.
530 Leerheit im Magen, mit Uebelkeit sobald sie an eine zu geniessende Speise nur denkt.
Schmerzhaftes Hunger-Gefühl im Magen.
Nach wenigem Essen, Aufstossen.
Nach Essen und Trinken, viel Aufstossen.
Nach dem Essen, Aufstossen blosser Luft.
535 Nach dem Frühstücke, bittres Aufstossen.
Bei dem Essen, starke Bitterkeit im Munde.
V.

Nach dem Abend-Essen, Schlucksen.
Nach dem Mittag-Essen, Aussetzen der Herzschläge.
Beim Essen, Pulsiren in der Herzgrube, und jemehr er isst, desto ärger.
540 Beim Essen solche Angst und Hitze, dass ihr Gesicht ganz dick und roth, Augen, Ohren und Nase davon eingenommen wird und an den Fingerspitzen Schweisstropfen hängen.
Beim Abend-Essen, Leibschneiden und darauf dreimaliger Stuhl mit Drängen. (d.3.T.)
Gleich nach dem Mittag-Essen, Fieber-Bewegungen.
Die Verdauung erregt Hitze und Herzklopfen. (n.3 T.)
Nach Tische, Hitze im Gesichte.
545 Nach Tische, Schwindel, zum Anhalten.
Gleich nach dem Essen, Kopf-Befangenheit; jede Kopf-Bedeckung, drückte, Hut und Mütze.
Nach warmen Speisen, starker Schweiss im Gesichte.
Nach dem Essen, Stiche im Kopfe.
Gleich nach dem Essen, dumpfes Reissen in der Stirne.
550 Nach dem Mittag-Essen, allgemeiner starker Schweiss, mit Hitz-Empfindung.
Bei und gleich nach dem Essen erneuern und erhöhen sich die Schmerzen.
Nach dem Essen, Mittags und Abends, Reissen im ganzen Oberschenkel, besonders in den Knieen.
Gleich nach dem Essen, wie wund im Halse, und wie Krampf an der Inseite der Halswirbel.
Nach Tische, Trägheit.
555 Nach dem Essen, trockner Husten.
Nach dem Essen, Drücken wie von Blähungen, rechts tief im Unterbauche und später in der Seite, nur bei Bewegung des Theiles und beim Vorbücken fühlbar. *(Gff.)*
Nach dem Mittag-Essen, Bauch-Aufblähung, durch Aufstossen gemindert, bis Abends, wo sie sich ohne Winde-Abgang verlor.
Nach Essen (von etwas Suppe) gleich starke Bauch-Auftreibung. *(Gff.)*
Nach dem Mittag-Essen, sehr angeschwollener Bauch.
560 Nach Genuss von abgekochter Milch, Durchfall.
Eine Stunde nach dem Mittag-Essen (auch früher), Zieh-Schmerz im Magen und Nagen bis zum Rücken, wo es am empfindlichsten ist, drauf grosse Abspannung und Mattigkeit.

Sepia.

Aufstossen, Abends, anhaltend und heftig; zuvor schon grosse Bauch-Aufgetriebenheit.
Sehr häufiges Aufstossen. (auch n. 24 St.)
Aufstossen mit Heben zum Erbrechen. (n. 26 St.)
565 Oefteres gurksendes, leeres Aufstossen. *(Gff.)*
Bittres Aufstossen, früh, beim Aufstehen, mit Bitter-Geschmack im Munde und Halse; doch schmeckt das Essen und nach demselben ist die Bitterkeit weg.
Bittres Aufstossen mit Uebelkeit.
Saures Aufstossen nach dem Abend-Essen.
Aufstossen wie faules Ei.
570 Beim Aufstossen, früh, Kneipen im Magen, als wollte Etwas losreissen.
Beim Aufstossen, Stechen in der Herzgrube, in der linken Seite und zwischen den Schulterblättern.
Nach dem Aufstossen, Brennen im Magen. *(Gff.)*
Schmerzhaftes Aufstossen; es kommt Blutiges davon in den Mund (nach schnellem Reiten). (n. 4 St.)
Beim Aufstossen (in einer sehr warmen Stube) kam ihm Blut in den Mund, das er ausrachsete.
575 Aufstossen, mit Schlucksen wechselnd.
Schlucksen nach dem Essen, eine Viertelstunde lang.
Schlucksen beim (gewohnten) Tabakrauchen und Zusammenziehen im Schlunde, mit Gefühl, als wäre ein Pflock darin, der ihm Uebelkeit machte, wobei das Wasser im Munde zusammenläuft.
Brennen vom Magen herauf. *(Gff.)*
Soodbrennen, Vormittags und Nachmittags, mehrere Stunden lang, von der Herzgrube bis in den Hals, worin es ihm dann säuerlich und kratzig ist.
580 Wie Würmerbeseigen lief ihm Nachmittags viel Wasser im Munde zusammen, was durch Essen verging.
Uebelkeit, ruckweise den ganzen Tag, auch nach dem Essen, mit Zufluss wässrichten Speichels, bei stetem säuerlich bitterm Mund-Geschmacke ohne Esslust, doch richtigem Geschmacke der Speisen. (n. 4 T.)
Uebelkeit, früh nüchtern, mehrere Morgen.
Uebelkeit, früh beim Erwachen, gegen Abend und Nachts. *(Gff.)*
Früh-Uebelkeit, als wenn sich Alles im Leibe herum drehete.
585 Früh, beim Mund-Ausspülen, hob es ihr zum Brechen.
Uebelkeit, früh, beim (gewohnten) Fahren im Wagen.

Uebelkeit und Schwache.
Uebelkeit (fast sogleich), drauf Ziehen durch alle Glieder.
Uebelkeit, alle Morgen 10 Uhr, ohne Aufstossen, etliche Minuten.
590 Uebelkeit mit Bitterkeit im Halse, ohne Erbrechen.
Uebelkeit bloss jeden Morgen, nach Etwas Essen vergehend.
Brecherlich, ängstlich, schwindelicht.
Erbrechen, nach Früh-Uebelkeit und einigem Genusse, und darauf noch Würgen.
Das Erbrechen (in der Schwangerschaft) strengt sie oft so an, dass Blut mitkommt.
595 Starkes, mehrmaliges Erbrechen, Nachts, mit heftigem Kopfschmerz. (n. 12 St.)
Gall-Erbrechen, zwei Morgen. (n. 3 T.)
Täglich zwei einstündige Anfälle von Zusammengreifen in den Hypochondern mit Uebelkeit, von da wie Stechen in den Rücken gehend, dann auch Stechen in der Brust und Gähnen, bis er sich erbrach, Galle und Speisen.
Erbrechen milchigen Wassers (in der Schwangerschaft), obgleich sie keine Milch getrunken hatte.
Magen-Drücken, nach dem Essen und beim Anfühlen.
600 Drücken in der Herzgrube.
Pressen in der Herzgrube. (n. 30 St.)
Drücken im Magen, Nachts, drei Nächte nach einander.
Drücken auf den Magen, wie von einem Steine.
Hartes Drücken in der Herzgrube, wie von einem Steine, selbst nüchtern, doch ärger von Brod-Essen.
605 Drücken im Magen, als wäre es wund darin.
Drücken in der Herzgrube, durch eine gährende Bewegung nach unten zu vergehend. (n. 3¼ St.) (*Gff.*)
Drücken im Magen, von früh bis Mittag 1 Uhr.
Drücken im Magen, Abends und darnach Kopfschmerz.
Heftiges Drücken, links unter den Ribben, was durch Liegen vergeht.
610 Reissender Druck um die Herzgrube herum. (*Gff.*)
Schwere im Magen, mit dumpfem Schmerze um den ganzen Bauch.
Krampfiger Schmerz im Magen und Bauche.
Zusammenziehen in der Magen-Gegend.
Stechender Schmerz im Magen und im aufgetriebenen Bauche, Nachmittags.

Sepia.

615 Der mindeste Druck auf die Magen-Gegend macht grossen Schmerz.
Brennen im Magen und in der Herzgrube.
Hitze im Magen und in der Herzgrube, mit Gefühl, als würde Essen sie erleichtern.
Schnelle Stiche in der Herzgrube, bei schnellem Niederschlingen während des Essens.
Stiche in der Herzgrube.
620 Feine Nadelstiche in der Herzgrube.
Stechen dicht unter der Herzgrube beim Einathmen. (*Gff.*)
Kollern im Magen.
In den Hypochondern und der Herzgrube, stechend spannender Schmerz, bei Bewegung mit Bücken.
Spannend stechender Schmerz um die Hypochondern, jede Bewegung hindernd, am schlimmsten beim Gehen.
625 Minuten lang anhaltender Stich um die rechte unterste Ribbe nach der Herzgrube hin, durch leeres Aufstossen vergehend. (*Gff.*)
Stiche fahren unter den Hypochondern quer durch den Oberbauch, dass sie schreien möchte, öfters.
Stiche öfters unter den rechten Ribben.
Stechender Schmerz unter den rechten kurzen Ribben, bei abendlichem trocknem Kotz-Husten.
Klopfen in der Leber-Gegend.
630 Stiche in beiden Oberbauch-Seiten, beim Husten.
Stiche strahlen zuweilen aus der Oberbauch-Gegend, dicht unter der Herzgrube, schief in die linke Seite hinauf. (*Gff.*)
Stiche quer durch den Bauch, von der rechten Seite zur linken, so schnell, wie ein Blitz. (n. 36 T.)
Stich-Schmerz in beiden Unterbauch-Seiten.
Arges Stechen in der linken Bauch-Seite.
635 Stechen in der Bauch-Seite, eine Stunde lang, drauf Schweräthmigkeit.
Heftiges Stechen in der Leber-Gegend, Abends 8 Minuten lang, sie schmerzt dann auch beim Befühlen, bei Hartleibigkeit.
Stumpfer Stich in der Leber-Gegend. (n. 3 St.) (*Gff.*)
Wundheits-Schmerz in der Leber-Gegend. (n. 5 St.) (*Gff.*)
Schmerz in der rechten Bauch-Seite.
640 Einfacher Schmerz in der Leber, bei Fahren auf unebnem Wege, dicht unter der letzten Ribbe, Athem versetzend.

Sepia.

Vollheits-Gefühl in der Leber-Gegend.
Heftiges Klemmen in der Leber-Gegend, durch Aufstossen und Winde-Abgang gemindert. *(Gff.)*
Ziehender Druck in der Leber-Gegend, Abends. *(Gff.)*
Drückender Schmerz in der Leber-Gegend.
645 Druckschmerz in der rechten Bauch-Seite.
Einige Zucke in der Leber.
Ziehender Schmerz in beiden Bauch-Seiten in wiederholten Anfällen.
Schmerzhaftes Gefühl in beiden Bauch-Seiten, wie von einem steifen Körper daselbst, oder einem Pflocke; der ihm das Bücken schmerzhaft oder unmöglich machte.
Bauchschmerz vom Nabel bis zur Scham, am meisten beim Betasten.
650 Stiche quer durch den Bauch, gleich über den Hüften.
Stechen und abwechselnd Kneipen in den Därmen, in Anfällen von 10 Minuten Dauer.
Stiche vom Nabel bis zur Scham, beim Husten und Kotzen.
Stich-Schmerz in den rechten Bauch-Muskeln mit sichtbarem Zucken.
Stiche im Schoosse.
655 Stiche, früh, durch den linken Schooss.
Schründend bohrender Schmerz rechts neben dem Nabel. (n. 18 T.)
Drücken im Unterleibe.
Drückendes Weh im Oberbauche, Nachmittags. *(Gff.)*
Schmerz in der Nabel-Gegend, sehr empfindlich beim Husten und Bücken.
660 Drückendes Weh im angespannten Oberbauche, eine Stunde nach dem Mittag-Essen und nach etwas Bewegung im Freien. *(Gff.)*
Drücken im ganzen Bauche, drei Tage nach einander nach dem Essen vermehrt, mit Eingenommenheit des Kopfes und Anspannung der Haut desselben. *(Htb.)*
Viel Druck und Spannung im Oberbauche, zuweilen durch inneres Gähren gemildert; zugleich Drücken und Stechen in der Nabel-Gegend. *(Gff.)*
Drücken im Bauche, was nach erfolgtem Stuhle weicht.
Schwere im Unterleibe.
665 Gefühl wie von einer Last im Bauche, beim Bewegen.
Schmerz mitten im Bauche, von Nachmittag bis Schlafengehen; es lag da wie ein Klumpen fest; der Schmerz zog

Sepia.

sich gegen Abend nach oben, mit Schläfrigkeit, ohne dass sie jedoch Nachts schlafen konnte.
Drücken im Unterbauche, links unter dem Nabel, und zuweilen ganz in der linken Seite. *(Gff.)*
Druck vorn im Unterbauche, rechter Seite. *(Gff.)*
Wellenartiger Druck in der rechten Leisten-Gegend von innen heraus. *(Gff.)*
670 Schmerzhafter Druck in der Bruch-Stelle bei starkem Lachen.
Ziehend spannender Druck im Unterleibe. *(Gff.)*
Auftreibung des Bauches. (auch n. etl. St.)
Anspannung des Bauches, früh. (n. 2 T.)
Sehr aufgetriebener Bauch, ohne Stuhl.
675 Arge Bauch-Auftreibung, besonders Abends.
Schmerzhafte Bauch-Auftreibung, beim Fahren im Wagen.
Vorzüglich Abends harter, aufgetriebener Bauch, auch die Adern der Bauch-Haut sind aufgelaufen; dabei stechender Schmerz im Bruche.
Blähungs-Anhäufung im Bauche bei Gehen im Freien.
Häufige harte Auftreibung des Bauches, mit Schneiden in den Gedärmen.
680 Erst grosse Auftreibung des Bauches, dann arges Kollern und Bewegung darin.
Auftreibung des Bauches, unter Durchfall und Bauch-Kneipen.
Leibweh, früh im Bette.
Bauchweh, früh, ganz im Becken, herauspressend, windend und zusammenziehend. *(Gll.)*
Heftiges Schneiden quer über den Leib, wie von Blähungen, durch Bewegung vergehend; zugleich Schneiden im linken Hoden.
685 Heftiges Leibschneiden bis an die Brust, mit herumgehenden Blähungen, die keinen Ausgang finden. (n. 4 T.)
Schneiden im Bauche, Nachts, mit Harndrang.
Schneidendes Bauchweh, nach Mitternacht. *(Gff.)*
Heftiges Leibschneiden, früh.
Schneiden im Unterbauche, Nachmittags, anhaltend und auch in einzelnen Rucken.
690 Leibschneiden mit öfterer Uebelkeit.
Oeftere Anfälle von Leibschneiden; sie muss sich ganz zusammenkrümmen, ein paar Minuten lang.
Kneipendes Schneiden in den Därmen, mit stöhnender Angst, als würde unwillkürlich Stuhl abgehen.

Kneipen im Bauche, fast jeden Morgen eine Stunde lang, mit Uebelkeit, Wabblichkeit und Speichel-Zufluss im Munde.

Tägliches Kneipen im Bauche, ohne Durchfall, gleich als erzeugten sich mehrere Blähungen, durch Aufstossen gemildert.

695 Kneipen im Bauche oft, ohne Blähungen.

Kneipen im Unterbauche, den ganzen Tag, in viertelstündigen Anfällen, bei täglich nur einmaligem hartem Stuhle, drei Tage nach einander. (n. 48 St.)

Greifen in den Därmen, mit Gefühl, als wenn sie umgedreht würden.

Krämpfe im Unterleibe. (n. 17 T.)

Krampfhaftes Zusammenziehen in der rechten Unterbauch-Seite.

700 Oeftere Anfälle von Zusammenzieh-Schmerz in der rechten Bauch-Seite, am schlimmsten früh, und darauf arger, zusammenschnürender Schmerz des Magens, von da der Schmerz in die Brust ging; Aufstossen beseitigte ihn.

Heftiger Bauchschmerz, dass sie sich zusammenkrümmen musste.

Wühlen und Zusammenziehen im Bauche, mit Abgang vieler Winde.

Wühlen im Bauche, mit Uebelkeit.

Brennen im Bauche, beim Gehen im Freien.

705 Brennender Schmerz links unter dem Nabel. (*Gff.*)

Brennen und Hitz-Gefühl in der Lenden- (Nieren-) Gegend, beim Tiefathmen

Brennen in der rechten Bauch-Seite, beim weit Gehen.

Brennen in der rechten Dünnung. (*Gff.*)

Brennen im Bauche, beim Sitzen, im Gehen sich verlierend.

710 Schmerz im Bauche, als wären die Eingeweide kurz und klein geschlagen.

Schmerz im Bauche, Nachmittags, als würden die Därme herausgerissen.

Klopfen hie und da im Bauche.

Die Bauchmuskeln schmerzen bei Bewegung, bloss Nachts.

Wollüstiges Jücken im linken Schoosse, Abends im Bette, durch Reiben unerträglich erhöht, durch leises Kitzeln aber mit der Fingerspitze schnell getilgt.

715 **Leerheits-Gefühl im Bauche.**

Unruhe im Bauche.
Unruhe im Bauche, als wenn Durchfall kommen wollte, durch Winde-Abgang vergehend.
Poltern und Pfeifen im Bauche, mit Auftreibung desselben. (*Gll.*)
Poltern im Bauche.
720 Lautes Knurren im Bauche.
Heftige Gährung im Unterleibe. (*Gff.*)
Kollern und Blähungs-Bewegung im Bauche, wie bei Durchfall.
Kollern, Abends, und Blähungs-Versetzung, die Winde gehen im Bauche herum.
Kollern im Bauche, mit Aufstossen. (n. 2 T.)
725 Feines, schnelles Glucksen in der rechten Oberbauch-Hälfte. (*Gff.*)
Aeusserlich fühlbares Glückern in der linken Unterbauch-Seite, über der Hüfte.
Kollern im Bauche, beim Liegen. (n. 10 T.)
Lautes Kollern und Leerheits-Gefühl in der linken Bauch-Seite, alle Tage.
Starker Abgang stinkender Winde. (n. 15 T.)
730 Durchfall, die ersten Tage.
Durchfall nach Milch-Genuss.
Ermattender Durchfall, die ersten Tage.
Weicher, breiiger Stuhl von sehr stinkendem, säuerlichem Geruche, schnell auf einmal abgehend.
Faulicht säuerlich stinkender Stuhl.
735 Drei dünne, scharfe Stühle des Tags, worauf After-Aderknoten hervortreten, welche stark feuchten und beim Sitzen empfindlich schmerzen. (n. 12 T.)
Viel gallertartige Stühle mit Leibschneiden.
Stuhl von weisslicher Farbe. (d. 3. T.)
Schleimiger Durchfall, bei aufgetriebenem Bauche.
Stuhl nach einigen Tagen, erst harten, dann weichen Kothes.
740 Steter Stuhldrang, doch geht nur wenig ab.
Vergeblicher Stuhldrang gegen Abend, dann früh Stuhl, oft hart und abgebrochen.
Vergeblicher Stuhldrang, es gehen bloss Winde und Schleim ab, mit Gefühl im Mastdarme, als ob ein Pflock darin wäre.
Schwerer Abgang selbst weichen, dünngeformten Kothes.
Zwei Stühle täglich, und immer mit einigem Zwange.
745 Abgang des gar nicht festen Stuhles mit viel Anstrengung.

Der bräunliche Stuhl, obgleich nicht hart, wird doch nur sparsam und mit starkem Pressen ausgeleert. (*Gff.*)

Die spätern Tage wird der Stuhl hart, auch wohl knotig und ungenüglich.

Harter, schwierig abgehender Stuhl, auch wohl mit Schleime gemischt.

Harter Stuhl, mit Schneiden im Mastdarme.

750 Vor dem Stuhle ein Anfang von Blähungs-Kolik unter Aechzen und Stöhnen.

Vor dem natürlichen Stuhle, Leibschneiden. (n. 4 T.)

Vor jedem flüssigen Stuhle, Uebelkeit. (n. 5 T.)

Bei schwierigem Stuhle, Abfluss von Vorsteher-Drüsen-Saft.

Beim Stuhle, Blut-Abgang. (n. 11, 20 T.)

755 Bei jedem Stuhle, Blut, 8 Tage lang.

Bei nicht hartem Stuhle, Blut-Abgang.

Beim Stuhle, viel Blut, nach Schneiden im Bauche.

Beim Stuhle täglich etwas Blut, lange Zeit.

Nach dem Stuhle, Abgang blutigen Schleimes.

760 Nach einem zweiten Stuhle, Steifheit und Härte-Gefühl im Rücken, und wie gespannt in der Herzgrube, mit Athem-Beengung.

Nach nicht hartem Stuhle, drückender Kopfschmerz in der Stirne.

Nach dem Stuhle, Leerheit und Schlaffheit im Bauche.

Nach einem breiartigen Stuhle, Kopfschmerz.

Nach einem dünnen Stuhle, Bauchweh, wie Schründen im Leibe.

765 Nach zweimaligem derbem Stuhle, grosse Schwäche im Bauche und gänzlicher Appetit-Mangel.

Abgang von Madenwürmern.

Im Mastdarme Zusammenzieh-Schmerz bis in die Scheide. (n. 6 T.)

Zusammenzieh-Schmerz im Mastdarme und von da im Mittelfleische und in der Mutterscheide.

Zusammenzieh-Schmerz im After und dann vorn im Bauche herauf, beim Stuhle.

770 Oft schmerzliches Zusammenziehen im After.

Klemm-Gefühl im After, nach Gähren im Bauche vergehend. (*Gff.*)

Spann-Schmerz im After (und Mastdarme). (n. 4 T.)

Spannung am After, nach dem Stuhle.

Sepia.

Zwängen im After, mit Wundheits-Gefühl, zuweilen ruckweise. (*Gff.*)
775 Schmerz im Mastdarme, bei dem Stuhle, und nachher lange noch im Sitzen. (n. 7 T.)
Vor und bei hartem Stuhle, ungeheurer Klammschmerz im Mastdarme. (n. 4 T.)
Heftiges Schneiden im After und Mastdarme, Nachts.
Schneiden im Mastdarme beim Stuhle, mit etwas Blut-Abgang.
Schwäche-Gefühl im Mastdarme, Abends im Bette, und davon Unruhe, dass er nicht einschlafen kann.
780 Schneiden im Mastdarme, Nachmittags, nach dem Unterbauche ziehend, mit vergeblichem Drängen und Pressen zu Stuhle darnach.
Stiche im After. (n. 8 T.)
Heftige Stiche im Mastdarme, Nachts.
Mehrere stumpfe Stiche im After, hintereinander. (*Gff.*)
Stechen im After nach dem Früh-Stuhle, bis Nachmittag. (n. 7 T.)
785 Starkes Stechen im After, besonders beim Einziehen und äussern Drucke desselben.
Langsamer Stich im linken Schoosse, von unten herauf beim Stuhle.
Stechen und Reissen im After.
Stiche im Mittelfleische, nach dem Mastdarme zu, im Sitzen, Abends.
Stechen und Brennen am After.
790 Brennen im After.
Brennen im After beim Stuhlgange. (n. 21 T.)
Brennen im Mastdarme, täglich, bei hartem Stuhle, mit untermischtem leerem Stuhl-Drange. (d. erst. Tage.)
Brennen im Mastdarme, den ganzen Tag.
Brennen im Mastdarme, beim letzten Theile eines weichen Stuhles. (n. 6 T.)
795 Hitze und Geschwulst des After-Randes.
Wundheit am After.
Wundheits-Schmerz im Mastdarme, meist ausser dem Stuhle, und wie ein Herauspressen desselben, selbst im Liegen, anfallsweise, zu Stunden; dabei After-Aderknoten, die bei Berührung schmerzen.
Jücken und Stechen im Mastdarme.
Jücken im Mastdarme und After.

800 Jücken am After, auch am Tage.
Starkes Jücken im After und Kriebeln im Mastdarme. (d.1.T.)
Kratzige Empfindung im After, beim Stuhle.
Austritt des Mastdarms. (n. etl. St.)
Mastdarm-Vorfall. (n. 30 T.) *(Rl.)*
805 Andrang nach dem After, Nachmittags, bald nach dem Essen. (n.5, 12T.)
Starker Schweiss dicht über dem After, vor und bei dem Stuhle.
Beissen im Mastdarme, nach dem Stuhle.
Austreten und Jücken der Mastdarm-Aderknoten.
Starkes Austreten der Mastdarm-Aderknoten, beim Gehen.
810 Starkes Austreten der Mastdarm-Aderknoten beim Stuhlgange.
Austreten eines nässenden, schmerzlosen Aderknotens aus dem After, nach gutem Stuhle.
Schmerz der After-Aderknoten, nach gutem Stuhle. (n. 4 T.)
Die After-Aderknoten werden schmerzhaft. (n. 2 St.)
Schmerz der After-Aderknoten beim Gehen.
815 After-Aderknoten ohne Hartleibigkeit.
Die After-Aderknoten scheinen wie verhärtet.
Bluten der After-Aderknoten beim Gehen.
Harn-Abgang gering. (d. ersten 7 T.)
Drücken auf den Harn, früh, und Drang zum Lassen des Harnes, der doch erst nach einigen Minuten erfolgt.
820 Steter Drang am Harnen, mit schmerzhaftem Drängen im Becken, früh. *(Gll.)*
Oefterer und starker Harndrang.
Er muss in einer Stunde zwei, drei Mal Wasser lassen; es drückt ihn auf die Blase, er muss aber doch lange stehen, ehe der Urin kommt, der dann ohne Schmerz abgeht; will er es aushalten, so bekommt er Angst und Drücken auf die Blase. (n. 48 St.)
Gefühl, als gingen Tropfen aus der Blase (was doch nicht war), besonders in der Ruhe.
Nach dem Harnen bleibt Feuchtigkeit in der Harnröhre zurück, die später von selbst an der Mündung hervorkommt.
825 Nach zweistündiger Hitze, Röthe und Gedunsenheit des Gesichtes und bei darauf folgender vielstündiger Blässe desselben, ein 14stündiges Unvermögen zu harnen, dem alle Viertelstunden wiederholter Harndrang folgt, wobei wenig abgeht; dann mehrere solche Perioden von Harn-

Sepia.

Hemmung und Harndrang, in deren letzterer der mangelnde Harn-Abgang bei vielem Trinken 20 Stunden dauert. (d. 1. T.)

Wenig Harnen, bei vielem Durste. (n. 3 T.)

Nachts träumt ihm, er harne in das Nacht-Geschirr, während dessen er den Harn in's Bette gehen liess. (n. 17 T.)

Auch Nachts muss er zum Harnen aufstehen, und so oft er geweckt ward, bei vielem Durste selbst Nachts.

Pressen auf die Blase, und öfteres Harnen, bei Spannung im Unterbauche.

830 Drängen auf den Harn, Abends, mit Brennen nach dem Abgange.

Häufigeres Harnen. (n. 4 T.)

Weit mehr Harn-Abgang, als er Getränk zu sich genommen. (n. 36 T.)

Wasserfarbiger Harn, in Menge. (d. 2. T.)

Blassgelber Harn, ohne Satz, auch in Tag und Nacht nicht. (*Gff.*)

835 Harn im Stehen trübe und übelriechend, mit weissem Satze. (d. 1—4 T.)

Harn oft gleich beim Lassen trüb und dunkel, wie mit Schleim gemischt.

Harn mit vielem weissen Satze und stinkend.

Trüber Harn mit rothsandigem Satze.

Trüber, lehmiger Harn, mit röthlichem Ansatz im Geschirr. (*Gll.*)

840 Blutrother Harn.

Der Harn setzt Blut im Geschirre ab.

Nach dem Harnen (Mittags), Ausfluss milchichter Feuchtigkeit aus der Harnröhre.

Nach dem Harnen, Vorsteher-Drüsensaft-Abgang.

Kneipende Schmerzen in der Blase.

845 Blasenkrampf. (*Gll.*)

Heftiges Brennen in der Blase, ohne Harndrang.

Brennen in der Harnröhre.

Brennen vorn in der Harnröhre. (n. 9, 20 T.)

Beissen in der Harnröhre beim Harnen.

850 Beissen vorn und in der Mündung der Harnröhre. (n. 13 St.) (*Gff.*)

Ziehendes Beissen in der Harnröhre vor, früh beim Erwachen.

Reissen im vordern Theile der Harnröhre. (*Gff.*)

Starkes Reissen in der Harnröhre.

Heftiges, anhaltendes Schneiden, bald auch Stechen in der Harnröhre.

855 Schründen in der Harnröhre, beim Harnen.

Schründen durch die Harnröhre. *(Gll.)*

Jücken in der Harnröhre.

Die männlichen Zeugungstheile schwitzen stark. (n. 3 T.)

In der Ruthe, Stiche.

860 Brennen in der Ruthe, während der Begattung. (n. 10 T.)

Jückende Entzündung der Ruthe, den Reiz beim Beischlafe sehr erhöhend.

Eichel heiss und jückend, mit Wundheit der Vorhaut.

Heisse Eichel, mit blassrothem, zuweilen jückendem Ausschlage.

Rothe Pünktchen auf der Eichel.

865 Starkes Nässen unten an der Eichel eiteriger Flüssigkeit säuerlich salzigen Geruches, mit Jücken.

Die Vorhaut eitert und jückt beständig.

Rothe, fast wunde Knötchen, verschwindend und wiederkommend, auf der Inseite der Vorhaut und auf der Eichel, kitzelnder Empfindung beim Berühren.

Der Hodensack schwitzt stark.

Im Hoden Hitze.

870 Schneiden im Hoden.

Kneipendes Reissen in den Hoden. (d. 1. 2. T.)

Rheumatisches Ziehen in den Hoden, auch daneben im Oberschenkel. *(Gff.)*

Grosse Vermehrung des Geschlechtstriebes. (d. erst. 5 T.)

Geile Gedanken, ohne Erektion. (d. 4. T.)

875 Trieb zur Begattung mit schnellem Samen-Abgange unter wenig Wollust-Empfindung; drauf Spannen im Unterbauche, bis in die Samenstränge. (d. 5. T.)

Starke, etwas schmerzhafte Erektion, nach dem Mittags-Schlafe, im Sitzen. *(Htb.)*

Starke Erektionen (d. 2. T.), vom 29sten Tage an aber nur kurze mit zeitigem Samen-Abgange im Beischlafe.

Weniger Erektionen (Heilwirkung). (d. erst. Tage.)

Nachts anhaltende Erektionen. (n. 16 St.)

880 Heftige, hartnäckige Erektionen, Nachts.

Mangel an Erektionen. (n. mehren Tagen.)

Anhaltende Erektionen nach Beischlaf und Pollutionen.

Nächtlicher Samen-Erguss mit geilem Traume. (n. 12 St.)

Sepia.

Pollution öfters im Anzuge, doch jedes Mal vom Erwachen unterdrückt. (n. 20 St.)
885 Unvollkommne Pollution, bei geilem Traume. (*Gff.*)
Pollution, schwach und wässricht. (*Hlb.*)
Pollutionen verlieren sich in der Nachwirkung.
Nach Pollution, Brennen vorn in der Harnröhre.
Nach Pollution träge, matt, empfindlich gegen feuchte Luft, bei trübem Harne, Schwindel und Leib-Verstopfung.
890 Nach Beischlaf, erst Erektion, dann Schwäche der Gedanken, Schwindel, Verzagtheit, Abspannung, Abends niedergeschlagen und schreckhaft. (d. 14. T.)
Nach Beischlaf ängstlich und unruhig, den ganzen Tag.
Nach Beischlaf, grosse Schwäche in den Knieen.
Beim Beischlafe wenig Wollust-Empfindung. (d. 2 T.)
Beischlaf mit ungenüglicher Erektion. (n. 20 T.)
895 Wie in der Gebärmutter-Gegend, schmerzhafte Steifheit.
Athem beengendes Pressen in der Gebärmutter, nach unten zu, als sollte Alles herausfallen, unter Leibschneiden; sie muss, um das Vortreten der Scheide zu hindern, die Schenkel über einander legen; doch trat Nichts hervor, sondern es ging nur mehr gallertartiger Weissfluss ab. (n. 10, 20 St.)
Wundheit und Röthe an den Schamlippen, im Mittelfleische und hinten zwischen den Oberschenkeln.
Zucken in der Scheide herauf, früh nach dem Erwachen aus einem Traume.
Stechen in der Scham. (n. 3 T.)
900 Heftige Stiche in der Scham, fast bis zum Nabel.
Ein Stich in der Scheide heran, alle 3, 4 Sekunden und nach einer Viertelstunde ein gleicher Anfall.
Jücken an der Scham. (n. 21 T.)
Nach dem Beischlafe, Blut-Abgang aus der Scheide.
Weh im Bauche, wie zum Monatlichen. (n. 4 T.)
905 Regel um 6 Tage zu früh. (n. 4 T.)
Regel um 2 Tage zu früh.
Regel um 7 Tage zu früh. (n. 3 T.)
Regel um 14 Tage zu früh. (n. etl. St.)
Regel mehrere Tage zu früh. (n. 48 St.)
910 Regel um 8 Tage zu früh, und zu gering, bloss früh.
Abgang einiger Tropfen Blut aus der Scheide, 15 Tage vor der Zeit. (n. 8 T.)
Blut-Abgang aus der Scheide, bloss beim Gehen.

Die seit 4 Monaten ausgebliebene Regel kommt wieder. (n. 18 T.)

Die sonst stets-richtige Regel kommt 7 Tage zu früh. (d. 20. T.)

915 Regel um 8 Tage zu spät (in der Nachwirkung). (n. 28 T.)

Die zwei Monate bei einer ältern Person ausgebliebene Regel kommt nach 48 Tagen, unter Ziehen aus den Zähnen in den Backen, der etwas dick ward.

Die mehrere Monate bei einer bejahrten Person ausgebliebene Regel erscheint noch einmal. (n. 20 T.)

Regel um 3 Tage zu spät. (n. 19 T.)

Regel um 5 Tage zu spät, zum Vollmonde. (n. 22 T.)

920 Vor der Regel heftiges Leibweh mit Ohnmächtigkeit.

Zwei Tage vor der Regel, Schauder über und über, den ganzen Tag.

Vor der Regel, Brennen an der Scham.

Vor der Regel, beissender Weissfluss mit Wundheit der Scham.

Vor der Regel, Gefühl, als ob die Geburtstheile erweitert wären.

925 Einige Tage vor der Regel, Drücken im Bauche, und wenn dies vergeht, Wundheit im Mittelfleische und Geschwulst der Scham, noch ehe der Blut-Abgang erscheint.

Bei der Regel, früh sehr erschöpft.

Bei der Regel, Reissen im Schienbeine.

Bei der Regel Zahnschmerz und Pochen im Zahnfleische.

Bei der Regel wird ihr Abends schwarz und dunkel vor den Augen, bei grosser Schwäche, die im Liegen vergeht.

930 Bei der Regel arger Druck in der Stirne, mit Abgang verhärteten, stinkenden Unrathes aus der Nase.

Bei der Regel, Ziehen in den Zähnen, den Backen hinauf.

Bei der Regel, Ziehen von den Zähnen in den Backen, der dick ward.

Bei der Regel, Nasenbluten, drei Abende nach einander.

Bei der Regel, sehr schwermüthig, besonders früh.

935 Bei der Regel kann sie die ganze Zeit nicht schlafen vor Reissen im Rücken, Frost und Hitze, mit Durst und schmerzhaftem Zusammenziehen der Brust.

Bei der Regel musste sie zwei Tage im Bette liegen, wegen Unruhe im Körper, Ziehschmerz in den Beinen und im Bauche, mit Kollern; den zweiten Tag, Herzklopfen, zu mehreren Stunden, Vormittags, mit Engbrüstigkeit. (n. 9 T.)

Weissfluss-Abgang, mit Stichen in der Gebärmutter. (n. 25 T.)

Sepia.

Weissfluss mit Jücken in der Scheide. (n. 3 T.)
Blutig schleimiger Abgang aus der Scheide.
940 Gelblicher Scheidefluss. (n. 24 St.)
Weissfluss, so hell, wie Wasser. (n. 22 T.)
Weissfluss wasserhellen Schleimes.
Weissfluss stärker, wenn es ihr öfters aufstösst und zum Würgen hebt, dann wird sie auch blässer im Gesichte.
Abgang grünröthlicher Flüssigkeit aus der Scheide, in der Schwangerschaft.
945 Weissfluss besonders nach dem Harnen stark.
Weissfluss von Ansehen wie Eiter.
Weissfluss wie Milch, bloss am Tage, unter Brenn-Schmerz zwischen den Beinen wund machend.
Starker Weissfluss von Stücken-Schleim faulen Geruches, mit Zieh-Schmerz im Unterbauche.
Wegen Wundheit vom Weissflusse, viel Schmerzen beim Gehen.

950 Sehr zäher Nasen-Schleim. (n. 24 St.)
Er schnaubt ein Stück gelbgrüner Haut mit Blut am Rande aus. (n. 4 T.)
Trockenheits-Gefühl in der Nase und im Schlunde.
Trockenheit in den Choanen und doch viel Schleim im Munde, mit unwillkürlichem Schling-Drange.
Trockenheit in der Nase.
955 Das linke Nasenloch ist oft zu trocken, wie verschwollen, doch ohne Schnupfen.
Verstopfung der Nase; es kommt verhärteter Schleim heraus.
Verstopfte Nase, sieben Tage lang. (n. 8 T.)
Verstopfung der Nase und erschwerter Athem. (n. 11 T.)
Jählinge Verstopftheit beider Nasenlöcher, früh.
960 Stockschnupfen, nur in der linken Nasen-Hälfte. (*Gff.*)
Stockschnupfen. (d. ersten Tage.)
Starker Stockschnupfen. (n. 4 und n. 6 T.)
Arger Stockschnupfen mit Brausen im Kopfe und in den Ohren. (n. 24 St.)
Stockschnupfen mit brickelndem Kopfschmerze in der Stirn und in den Augen, stetem Husten-Reize und vielem trocknen Husten im Schlafe, ohne aufzuwachen.
965 Wie Schnupfen-Fieber, mit Mattigkeit in den Beinen und Ziehen in den Armen.

V.   14

Schnupfen, drei Tage nach einander.
Schnupfen, mehrere Wochen lang. (n. 7 T.)
Schnupfen, den er sonst nie hatte; er schnüffelt immer.
Schnupfen, mit durchfälligem Stuhle.
970 Nach Schnauben kommt gelbes Wasser aus der Nase, unter schneidendem Kopfschmerze in der Stirne.
Fliess-Schnupfen. (sogleich.)
Häufiges Niesen, fast ohne Schnupfen, mehrere Tage.
Niesen, jeden Morgen 6 Uhr im Bette.
Fliessschnupfen mit Niesen; vorher Kriebeln in der Nase. (*Gff.*)
975 Fliessschnupfen mit Niesen, den sie seit 2 Jahren nicht hatte. (*Htb.*)
Starker Fliessschnupfen, es tropfte immer aus der Nase.
Arger Fliessschnupfen, mit grossen Schmerzen im Hinterhaupte, und schmerzhaftem Ziehen in den Hüften und Oberschenkeln, ein Paar Wochen lang.
Im Kehlkopfe, früh, öfteres Drücken, doch ohne Schmerz.
Trockenheit des Kehlkopfes, früh.
980 Trockenheits-Gefühl in der Luftröhre. (n. 3 T.)
Jählinge Heiserkeit. (n. 7 T.)
Heiserkeit und Fliessschnupfen. (n. 4 T.)
Heiserkeit; sie kann nicht hoch singen.
Heiserkeit, dass er kein lautes Wort sprechen kann.
985 Heiserkeit, und dabei matt und frostig. (n. etl. St.)
Heiserkeit mit trocknem Husten, von Kitzel im Halse. (n. 5 T.)
Husten von Kitzel am Kehlkopfe, ohne Auswurf.
Husten von Kitzel in der Luftröhre gegen Morgen, ohne Auswurf.
Arger Husten-Reiz von Kriebeln in der Brust. (n. 5 T.)
990 Husten und Schnupfen, alle Morgen bis 9 Uhr; sie nieset schon früh im Bette.
Bei Schlafengehen Hüsteln. (d. 4. T.)
Abends, vor Schlafengehen (von 8 bis 9 Uhr), Husten, bis sie Etwas auswirft, worauf er vergeht.
Abends, starker Husten.
Abends nach dem Niederlegen ist der Husten am stärksten.
995 Trockner, kurzer Abend-Husten, mit absetzenden Stichen im rechten Hypochonder, mehrere Stunden über.
Husten, meist Abends im Bette, mit Erbrechen.

Sepia.

Trockner Husten mit Erbrechen bittrer Feuchtigkeit, Abends im Bette.
Beim Husten wird es ihr übel, sie muss würgen zuweilen, wobei es ihr heiss und schweissig wird.
Arger Husten mit wenig Auswurf, aber mit meist bitterm Erbrechen, doch nur Abends, beim Liegen im Bette.
1000 Husten, welcher die Brust und den Magen sehr angreift.
Der Reiz zum Husten kommt oft so plötzlich und heftig, dass er nicht schnell genug Athem schöpfen kann, und es ihm die Brust krampfhaft zusammenzieht.
Krampfhafter Husten.
Trockner Husten, wie vom Magen und Unterleibe, oder von Leib-Verstopfung, oder, als wenn im Magen Etwas sitzen geblieben wäre, das nicht abginge.
Trockner Tages-Husten, der zum Liegen nöthigte und während dessen schwieg; Nachts beim Liegen auch kein Husten, aber Stockschnupfen.
1005 Arger, trockner Husten, mit Stichen in der rechten Brust.
Husten mit Stichen in beiden Seiten des Oberbauchs.
Husten mit Stichen im Rücken.
Beim Husten schmerzt der obere Theil des Brustbeins.
Scharriger Husten; es ist ihm wie auf die Brust gefallen.
1010 Husten, oft trocken, keichend und kächzig, mit Schmerz in der Herzgrube und scharrigem, rohem Wundheits-Schmerze am Kehlkopfe, den sie beim Schlingen der Speisen nicht fühlt; im Schlafe weckt der Husten nicht auf, aber nach Erwachen ist er sehr arg und anhaltend; zuweilen schnärchelts in der Luftröhre und er bekommt Schleim-Auswurf.
Husten weckt die Nacht auf.
Husten, Tag und Nacht; es schmerzt davon in der Herzgrube.
Bei einem kleinen Husten-Stosse ein schmerzhafter Riss an einer kleinen Stelle des Gehirns, als wenn da Etwas losrisse.
Anhäufung vielen Schleimes im Kehlkopfe, durch Husten schwer auszuwerfen, aber leicht hinter zu schlingen, selbst beim tief Einathmen. (n. 24 St.)
1015 Nach Schleim-Röcheln auf der Brust, arger Husten mit Auswurf, wobei es im Halse wie roh und wund schmerzt, auch noch eine halbe Stunde darauf.

Geringer Husten-Auswurf, bei Pfeifen und Schnärcheln auf der Brust.
Bis der Auswurf ausgehustet ist, quakert es auf der Brust.
Schleim-Auswurf aus der Brust, ohne viel Husten und ohne Engbrüstigkeit.
Viel Husten mit Auswurf, bloss Vormitternacht, sobald er ins Bette kommt, am Tage nicht. (n. 14 T.)
1020 Schleimiger, weisser Auswurf, wie Hirsekörner. (n. 14 T.) (Gr.)
Heftiger Husten mit vielem Auswurfe weissen Schleimes jede Nacht eine Stunde lang, mehrere Wochen über.
Viel Husten mit Auswurf, Tag und Nacht; Nachts weckt sie der Husten auf, dabei Gefühl in der Brust, wie hohl und Schründen darin, wie wund.
Bei vielem Husten und Auswurfe ist es ihm ganz roh in der Brust.
Sehr salzig schmeckender Brust-Auswurf.
1025 Grauer und gelber Husten-Auswurf.
Gelblicher Husten-Auswurf von Fauleier-Geschmacke.
Fauliger Geschmack des Husten-Auswurfs und fauliger Geruch der dabei ausgestossenen Luft.
Blutstreifiger Husten-Auswurf, nach Tische.
Blut-Auswurf beim Husten, alle Morgen, ohne Brust-Schmerz.
1030 Kurzer, kächzender Husten, Abends, nach dem Niederlegen, mit vielem Auswurfe reinen, geronnenen Blutes, alle Minuten einmal. (n. 8 T.) (Gr.)
Viel Eiter-Auswurf bei starkem Husten, mit grosser Brust-Beklemmung und Röcheln; die geringste Bewegung benimmt ihr den Athem und sie ist ganz hin. (n. 23 T.) (Gr.)
Wenn sie durch Husten Nichts auswerfen kann, hat sie keinen Athem.
Athem viel kürzer.
Kurzer Athem. (sogleich.)
1035 Kurzäthmig beim Spazierengehen.
Kurzäthmig beim Gehen, als wäre die Brust voll.
Engbrüstigkeit, bei festsitzendem Schleime auf der Brust.
Unreiner Athem, als hätte sie Schleim auf der Brust.
Lautes Schnieben beim Einathmen.
1040 Athemlosigkeit bei jeder noch so kleinen Bewegung.
Beklemmung der Brust, früh und Abends.
Stockender Athem beim still Stehen.

Sepia.

Viel Beklemmungen, besonders beim Gehen.
Engbrüstig, besonders bei Herzklopfen, nach Gemüths - Aufregung.
1045 Beengung der Brust, früh, beim Erwachen.
Mit grosser Engbrüstigkeit erwacht er früh im Schweisse; sie hält 4 Stunden an.
Starke Brust-Beklemmung, Abends, das Athmen sehr erschwerend und beim Niederlegen sich sehr verschlimmernd; sie musste im Bette sitzen; dabei Flimmern vor den Augen.
Er kann nicht tief athmen, wegen Beengtheit rings um den untern Theil der Brust.
Mehr schwieriges, als kurzes Athemholen.
1050 Beengung und Beklommenheit der Brust, mit Stechen darin bei tief Athmen.
Beklemmt und sehr beengt wacht er Nachts auf; er musste eine Stunde lang schwer und tief athmen, und war früh, nach dem Erwachen noch etwas beengt. (n. 2 T.)
Engbrüstigkeits-Anfall, Nachts; er lag vorgebückt mit dem Kopfe, fühlte Beengung, musste tief athmen um Luft zu bekommen, eine Stunde lang; darnach Husten mit Auswurf zähen Speichels. (n. 4 T.)
Starke Athem-Beengung gegen Abend, von Druck über die Herzgrube.
Athem-Beengung, Abends, von Schmerz unter den rechten kurzen Ribben, der sie hinderte, die mindeste Bewegung zu machen.
1055 Brust-Drücken, sehr arg, ohne Berührung.
Drücken auf der Brust, beim Bücken und tief Athmen.
Druck-Schmerz auf der Brust, durch gewisse Bewegungen erhöht.
Druck-Schmerz auf den untersten linken Ribben, auch beim Befühlen. (*Gff.*)
Starkes Drücken in der Brust, Abends im Bette.
1060 Drückender Schmerz auf der linken untersten Ribbe, bloss beim Gehen.
Drücken oben in der linken Brust, gegen die Achselgrube zu, am meisten bei starkem Ausstossen des Athems; beim Befühlen schmerzt die Stelle wie nach einem Stosse. (*Gff.*)
Drücken auf der rechten Brust, in Absätzen, durch leeres Aufstossen erleichtert. (*Gff.*)
Drückendes Ziehen auf den rechten falschen Ribben, nach hinten zu, durch Bewegung und Reiben vergehend. (*Gff.*)

Drücken auf den obern Theil des Brustbeins, wie eine Schwere.

1065 Schwere-Gefühl in der Brust, zum tief Athmen nöthigend.

Vollheit auf der Brust und Zusammenziehen derselben, was sie am Athmen hindert.

Brust wie zusammengeschnürt, früh. (n. 7 T.)

Spannender Druck auf der Brust, mehr links.

Anfälle von Spannung in der Brust.

1070 Spannen hinterwärts an den linken Ribben, wie nach Erkältung.

Wehthun der ganzen Brust.

Stechen in der linken Brust, beim Husten. (n. 6 T.)

Stechen in der rechten Brust-Seite und dem Schulterblatte, beim Athemholen und Husten.

Stechen, gegen Abend, in der rechten Brust-Seite beim Einathmen.

1075 Stechen in der rechten Seite, beim Gehen im Freien.

Stiche in der rechten Seite, früh, nach halbem Schlafe. *(Gff.)*

Stechen tief im Innern der Brust.

Stechender Schmerz in der rechten Brust, beim Ausathmen. (n. 10 T.)

Heftiges Stechen in der Brust, bei jedem Einathmen; er durfte nur wenig Luft einziehen; der Kopf ward ihm dadurch benommen. (n. 5 T.)

1080 Anhaltende Stiche in der linken Brust, ohne Bezug auf Athmen.

Kurzer, scharfer Stich auf der rechten Brust. (n. 4 St.) *(Gff.)*

Stich, eine Minute anhaltend, in der Gegend der rechten untersten Ribbe, gegen die Herzgrube hin, durch Aufstossen vergehend. *(Gff.)*

Stechen im Herzen, Nachmittags. (n. 5 T.)

Rohheit in der Brust, wie rohes Fleisch.

1085 Arges Brennen im Brustbeine.

Brennender Schmerz im Brustbeine, beim Bier-Trinken.

Brennender Wundheits-Schmerz auf dem obern Theile der linken Brust, auch beim Befühlen. *(Gff.)*

Reissendes Drücken, ganz oben in der linken Brust, neben dem Achsel-Gelenke, nach erleichterndem Aufstossen bald heftig wiederkehrend. *(Gff.)*

Heftiges Reissen in den untern rechten Ribben. *(Gff.)*

Sepia.

1090 Wallung und Blut-Andrang nach der Brust, als sollte Blutspeien erfolgen.
Aufwallen in der linken Brust, wie Gluckern.
Klopfen in der Herzgrube, früh, dann Wallen in der Brust, wie Herzklopfen, drauf brennende Gesichts- und Körper-Hitze, ohne äusserlich merkbare Hitze und Röthe, und ohne Durst, doch mit etwas Schweiss.
Klopfen in der linken Brust. (n. 26 T.)
Herzklopfen, Abends, eine Viertelstunde lang.
1095 Herzklopfen, mit Stechen in der linken Brust-Seite.
Das Herz klopft zappelnd, unter grosser Aengstlichkeit und Zittern der Finger und Beine.
Herzklopfen mit Aengstlichkeits-Gefühl, das zum tief Athmen nöthigt, ohne Einfluss auf das Gemüth, mehrere Tage. (n. 22 T.)
Aussetzen der Herzschläge, mit Aengstlichkeit.
Aussetzen der Herzschläge, am meisten nach Tische.
1100 Jücken auf der Brust. (n. 4 T.)
Jücken oben auf dem Brustbeine.
Jücken der linken Brustwarze; sie blutet zuweilen und scheint geschwürig werden zu wollen.
Stechen in einer ihrer Brüste.
Stiche in den rechten Brust-Drüsen, am schlimmsten beim kalt Werden im Gehen oder Fahren, doch sieht und fühlt sie sonst Nichts Böses daran.
1105 Kreuzschmerz. (n. 5,16 T.)
Schmerz im Kreuze, beim Gehen, Nachmittags. (n. 5 T.)
Ermüdungs-Schmerz im Kreuze.
Verrenkungs-Schmerz im Kreuze, über den Hüften, Abends im Bette und Nachmittags. (n. 12 T.)
Im untern Theile des Rückgrats von Gehen so ermüdet, wie zerbrochen.
1110 Drückendes Ziehen links unten neben dem Kreuze. (n. 28 St.) (*Gff.*)
Oft wiederholter scharfer Druck auf dem heiligen Beine, und etwas darunter. (*Gff.*)
Gluckern rechts neben dem Kreuze.
Beim Heben schoss es ihm jähling ins Kreuz, wie ein Stich, so dass er sich vor grossem Schmerze daselbst nicht bewegen durfte, er musste krumm gebückt gehen und bekam arge Stiche, wenn er mit dem Fusse anstiess.
Stiche hinten über der rechten Hüfte, vier Tage

lang fast immerwährend, sie konnte vor Schmerz nicht auf der rechten Seite liegen, und beim Aufühlen schmerzte die Stelle wie unterschworen.

1115 Absetzendes Drücken gleich über der rechten Hüfte, etwas nach dem Rückgrate zu. *(Gff.)*

Röthliche, flechtenartige Flecke über den Hüften.

Rückenschmerz, bloss im Sitzen, und selbst beim geringsten Sitzen.

Rückenschmerz bloss beim Gehen, der ihm den Athem versetzt.

Schmerz oben im Rücken, alle Morgen, wenn sie sich etwas fest anzieht.

1120 Schmerzhaftigkeit des ganzen Rückens, beim gebückt Sitzen im Schreiben. *(Htb.)*

Druck auf das Rückgrat über dem Kreuze, mit rheumatischem Ziehen im Genicke. *(Gff.)*

Beim Bücken plötzlich arger Schmerz im Rücken, wie ein Schlag mit einem Hammer, zugleich mit stechend reissendem Schmerze, so arg, als sollte er zusammensinken und den Athem verlieren; Andrücken des Rückens an einen harten Gegenstand mildert den Schmerz.

Brennendes Drücken im Rückgrate. (n. 13 T.)

Steifheit unten im Rücken, dass er sich nur schwer geraderichten kann.

1125 Steifheit im Rücken, welche beim Gehen nachlässt.

Spann-Schmerz auf der rechten Rücken-Seite unter dem Schulterblatte, beim Liegen auf der linken Seite vorzüglich.

Ziehendes Drücken nahe am Rückgrate, neben dem linken Schulterblatte, zuweilen bis ins Genick ziehend. *(Gff.)*

Schwere im Rücken, früh, beim Erwachen, als könne sie sich nicht gut wenden und aufrichten, oder als hätte sie unrecht gelegen, fast wie von Eingeschlafenheit.

Ziehendes Drücken unter dem rechten Schulterblatte, bald auf dem Rücken, bald mehr in der Seite, besonders fühlbar im Sitzen, wenn der Arm frei vom Körper abgehalten wird. *(Gff.)*

1130 Ziemlich starker Druck auf einer kleinen Stelle, oben zwischen beiden Schulterblättern. *(Gff.)*

Spann-Schmerz im linken Schulterblatte, gegen Abend.

Spann-Schmerz zwischen den Schulterblättern.

Ziehen im Schulterblatte, mit untermischten Rucken. (n. 19 T.)

Reissen im linken Schulterblatte, wie von Verkältung. (n. 4. St.)
1135 Ziehen zwischen den Schulterblättern und oben in der Brust. (n. 23 T.)
Stechen im linken Schulterblatte.
Stiche zwischen den Schulterblättern. (n. 24 T.)
Stechendes Pressen zwischen den Schulterblättern.
Fein stechender Schmerz vom Schulterblatte durch die Ribben herab, auf der rechten Seite des Rückens, bei jedem Einathmen, bloss von der Dauer jedes Athemzuges, in jeder Lage, nur minder beim Gehen im Freien.
1140 Feines Stechen im Schulterblatte auch bis in die Seite und in die eine Brust, bloss beim Sitzen und starkem Gehen; bei mässigem Gehen hört es auf, so wie auch beim Anlehnen an die schmerzende Stelle; meist Abends und Nachmittags.
Brennend zusammenschnürender Schmerz um Schultern, Brust und Hals, Abends.
Im Genicke Ziehen und Stechen, selbst in der Ruhe, den Athem versetzend.
Geschwulst-Gefühl im Genicke.
Steifer Nacken.
1145 Schmerzlose, Haselnuss grosse Geschwulst im Nacken.
Starkes Jücken im Nacken.
Zucken im Nacken, mit Schütteln des Kopfes.
Drückender Wundheits-Schmerz im untersten Halswirbel, Abends, beim Gehen im Freien.
Spann-Schmerz der einen Hals-Seite, als wäre sie geschwollen.
1150 Ausstrecken des Halses, Anstrengung der Hals-Muskeln, Verziehen der Gesichts-Muskeln. (d. 11. T.)
Rothe sehr jückende Flechten-Flecke an beiden Seiten des Halses.
Ein grosser Blutschwär am Halse, unter dem linken Kiefer, stechenden Schmerzes.
Es ruckte ihr den Kopf rückwärts, früh beim Aufstehen.
In der rechten Achselgrube, kitzelndes Brennen. (*Gff.*)
1155 Die Drüse in der rechten Achselgrube geschwillt und geht in Eiterung.
Geschwulst der Achsel-Drüsen.
Jücken in den Achselgruben.
In der rechten Schulter, wie in der ganzen Seite, klemmendes Ziehen.

Drückender Verrenkungs-Schmerz gleich unter dem linken Schulter-Gelenke, am Rücken. (*Gff.*)

1160 Dumpfziehend reissender Verrenkungs-Schmerz im Achsel-Gelenke (nach dem Mittag-Essen).

Spannen und Ziehen im linken Achsel-Gelenke, durch Bewegung desselben vergehend. (*Gff.*)

Reissen am und im linken Achsel-Gelenke. (*Gff.*)

Heftiger Schmerz im Achsel-Gelenke, beim Aufheben eines geringen Gewichtes, auch beim hoch Legen des Ellbogens, wie ein empfindlicher Druck, mit Zittern der Hand.

Verrenkungs-Schmerz im Achsel-Gelenke, beim Auflegen des Arms im Schreiben. (d. 3. T.)

1165 Arger Schmerz, zum Schreien, im Achsel-Gelenke, als wolle es abreissen; vieles Aufstossen erleichtert auf eine Viertelstunde.

Schmerz in der krankhaft erhöhten Schulter, auch bei Berührung. (*Htb.*)

Steifheit der linken Schulter; sie kann die Hand nicht bis zum Kopfe heben. (n. 13 T.)

Zieh-Schmerz im Achsel-Gelenke, früh im Bette, bis eine Stunde nach dem Aufstehen.

Zerren und Ziehen auf der Achsel, in der Ruhe.

1170 Grosser Schmerz in beiden Schultern.

Drücken auf der Achsel Nachts, welche wie eingeschlafen und verrenkt war.

Drückender Wundheits-Schmerz auf den Achseln, wie aufgerieben.

Schmerz am Schulterkopfe, an der Senne des Brustmuskels, beim zurück Biegen des Armes und Berühren.

Die Arme sind sehr matt und schlafen in der Ruhe ein.

1175 Steifheits- und Kälte-Gefühl im Arme, als sey kein Blut darin, doch ohne äusserlich fühlbare Kälte.

Einschlafen des Arms beim Aufstützen des Kopfes.

Lähmungs-Gefühl im linken Arme, doch gehörige Bewegung darin, wie auch in den Fingern.

Lähmungsartige Empfindung im Arme, dann Klopfen darin.

Ziehen in den Armen herab, bis in die Finger. (n. 24 St.)

1180 Zucken im rechten Arme herauf, darauf Zittern der Hand, dass er nicht schreiben kann.

Reissen im Arme, von der Handwurzel bis in die Achsel, dass er den Arm vor Schmerz kaum regen kann; beim Hangen-

Sepia.

lassen wird der Arm blau und starr; die meisten Schmerzen sind Nachts, weniger am Tage in der Ruhe.
An den Oberarmen, auswendig, gleich unter dem Achsel-Gelenke, Brennen auf der Haut, wie von Zugpflaster. *(Gff.)*
Kriebelnd summsender, bei Bewegung und beim Bücken stärker, in der Ruhe aber und beim Liegen im Bette vergehender Schmerz im Oberarme, der sich bis zum Schulter-Gelenke erstreckt und eine Unruhe im Arme hervorbringt, drei Tage lang. (n. 24 St.)
Muskelzucken am Oberarme.
1185 Starker Zerschlagenheits-Schmerz im linken Oberarme.
Zerschlagenheits-Schmerz im rechten Oberarme, auch bei Bewegung.
Grosse Blatter an beiden Oberarmen, mit heftigem Jücken.
Reissen im linken Oberarme, auf einer kleinen Stelle über dem Ellbogen. *(Gff.)*
Zieh-Schmerz in dem einen, dann im andern Oberarme.
1190 In den Ellbogen-Beugen, Jücken.
Spannen in den Ellbogen, wie zu kurz.
Stiche in den Ellbogen-Gelenken.
Linsen grosse, braune Flecken am Ellbogen, und darum herrum flechtenartige Haut.
Jückende Schärfe hinten an beiden Ellbogen. *(Gll.)*
1195 Im Vorderarme Klamm beim Gehen.
Drückendes Reissen am linken Vorderarme, in und an der Ellbogen-Beuge. *(Gff.)*
Dröhnen in den Vorderarmen.
Ziehendes Reissen unten im Vorderarme. *(Gff.)*
Reissen bald im linken, bald im rechten Vorderarme, nah am Hand-Gelenke. *(Gff.)*
1200 Reissendes Ziehen von der äussern Seite der linken Hand durch den Vorderarm, bis in den Ellbogen. *(Gff.)*
Rothe Geschwulst am Vorderarme, mit Schmerz, wie von Druck auf eine Eiter-Beule.
Im linken Hand-Gelenke, stechendes Reissen. (n. 5 T.)
Zieh-Schmerz im rechten Hand-Gelenke. *(Gff.)*
Reissen in der Hand.
1205 Taubheit und Eingeschlafenheit der Hand, wenn er Etwas fest darin hält oder trägt.
Schwäche in den Hand-Muskeln. *(Gff.)*
Sichtbares Zucken und Rucken, mit Stich-Schmerz in den innern Hand-Muskeln.

Sepia.

Hitze in den Händen, am Tage, bei Aufgeregtheit des Geistes.

Eiskälte beider Hände in der warmen Stube, dass sie ein Frost-Gefühl über den ganzen Körper verbreiten. *(Gff.)*

1210 Eine Warze scheint an der Aussenseite der Hand zu entstehen.

Abschälen der Haut der innern Hand-Fläche.

Eine schon vernarbte Stelle an der Spitze des Zeigefingers fängt von selbst wieder zu bluten an.

Ein rundlicher, hellrother Fleck im Ballen der rechten Hand, mit heftigem Jücken, durch Kratzen nicht zu tilgen, Abends. *(Gff.)*

Grosse Blase auf dem rechten Daumen, mit Jücken.

1215 Der Daumen wird unbeweglich eingebogen, nach dem kleinen Finger zu.

Reissen im hintersten Gliede des rechten Daumens. *(Gff.)*

Spannender Schmerz der Mittel-Gelenke der Finger, vorzüglich beim Zubiegen.

Ziehen und Stechen in allen Fingern der linken Hand.

Stiche in den mitteln Finger-Gelenken.

1220 Gichtartiges Ziehen in den Finger-Gelenken.

Kriebeln in der äussersten Spitze des kleinen Fingers. (n. 3 T.)

Taubheit der rechten Finger, Abends.

Heftiges Nadel-Stechen in der Spitze des linken Daumens. *(Gff.)*

Schmerzlicher Kitzel unter dem rechten Daumen-Nagel. *(Gff.)*

1225 Fast schmerzlicher Kitzel unter dem Nagel des linken Zeigefingers.

Reissen unter dem Nagel des rechten Zeigefingers. *(Gff.)*

Nagel-Geschwür am linken Zeigefinger, mit argem Pochen und Stechen darin. (n. 23 T.)

Eingebogenheit des Zeigefingers, von früh an; er konnte ihn nicht ausstrecken.

Reissen im hintersten Gliede des rechten Zeigefingers. *(Gff.)*

1230 Zwischen den Hinterbacken Wundheit mit Brenn-Schmerz.

Absetzendes ziehendes Drücken dicht über dem rechten Hinterbacken. *(Gff.)*

Ziehen von der rechten Hüfte, bis zu den Sohlen hinaus, den ganzen Tag. (n. 8 T.)

Klamm-Schmerz im Hüft-Gelenke, sie musste umhergehen, es zu erleichtern.

Sepia.

Reissender Klammschmerz an der Hüfte, bis in den Fuss herab, plötzlich beim Umhergehen, 8, 10 Minuten lang.
1235 Zerschlagenheits-Schmerz im rechten Hüft-Gelenke, nur beim Liegen auf dieser Seite.
Zerschlagenheits-Schmerz und Schwäche im Hüft-Gelenke am schlimmsten beim Aufstehen vom Stuhle, so dass sie nicht fort konnte, ohne sich anzuhalten; durch ferneres Gehen ward's besser.
Reissender Druck über der rechten Hüfte, nach hinten zu. (*Gff.*)
Druck im rechten Hüft-Gelenke, dicht am Leibe, allmählig beginnend, dann erhöht und zuletzt allmählig abnehmend. (*Gff.*)
Brennendes Reissen am innern Rande des linken Hinterbakken. (*Gff.*)
1240 Schmerz in den Hinterbacken, dass er kaum sitzen konnte.
Sichtbares, doch schmerzloses Zucken in einer Hinterbacke und dem Oberschenkel. (n. 8 T.)
Es läuft im linken Beine herauf und herunter, wie eine Maus.
Herauf Zucken des linken Beins, Vormittags, im Sitzen. (n. 4 T.)
Zucken im linken Beine.
1245 Einschlafen der Beine im Sitzen.
Steifheit der Beine, bis ins Hüft-Gelenk.
Nach wenig Sitzen werden die Beine ganz steif und schlafen ein, mit Kriebeln darin.
Strammen im linken Ober- und Unterschenkel, wie schmerzhafte Eingeschlafenheit, bis in die Fusssohlen. (n. 21 T.)
Taube Eingeschlafenheit und jählinge Lähmigkeits-Empfindung des einen Beines, im Stehen.
1250 Grosse Unruhe, Abends, in dem einen Beine, wie eine Art inneres, unvollkommenes Jücken.
Eiskalte Beine, von Vormittag bis zum Schlafengehen. (n. 6 T.)
Zittern der Oberschenkel und Kniee, ohne dass sie fror, mit Zucken der Oberschenkel-Muskeln.
Die Oberschenkel-Knochen thun beim Sitzen weh; sie muss den Sitz immer verändern. (d. 10. T.)
Die hintern Oberschenkel-Muskeln schmerzen sehr beim Sitzen.
1255 Krampfhaftes Muskel-Zucken in den Oberschenkeln beim Gehen.

Sepia.

Reissen im rechten Oberschenkel, beim Gehen, mit Schmerz der Stelle beim Befühlen.
Ziehen in den Oberschenkeln. (n. 48 St.)
Zieh-Schmerz in den Oberschenkel-Röhren herauf.
Drückend stechend reissender Schmerz im Schoosse, bis in die Oberschenkel, beim Ausschreiten im Gehen. (d.4.T.)
1260 Wellenartiger Schmerz im obern Theile der Oberschenkel-Röhre. *(Gff.)*
Klamm in den Oberschenkeln, beim Gehen.
Klamm an der Inseite der Oberschenkel, beim Gehen.
Anfälle von Kriebeln im Oberschenkel, bis zu den Zehen herab, oft zu Viertelstunden, mehrere Tage nach einander.
Zerschlagenheits-Schmerz der Oberschenkel beim Befühlen, mit Spannung darin beim Gehen.
1265 Lähmige Spannung im rechten Oberschenkel und Hüft-Gelenke im Gehen.
Schmerzhaftes Stechen im linken Oberschenkel, im Gehen. (n. 11 T.)
Reissende Stiche im Oberschenkel, beim Gehen, die den Beinen auf Augenblicke alle Kraft benahmen, und sie fast lähmten, unter Frostigkeit.
Reissende Stiche, zum Schreien arg, im linken Oberschenkel in der Ruhe; darnach Geschwür-Schmerz auf der Stelle.
Kurzer Schmerz im rechten Oberschenkel, Abends, nach dem Niederlegen, doch so stark, dass sie, ohne sich bewegen zu können, liegen bleiben musste, 16 Abende nach einander. (n. 2T.)
1270 Blutschwäre am Oberschenkel. (n. 17 T.)
In den Knieen Zieh-Schmerz. *(Gff.)*
Gichtartiges Ziehen in den Knieen.
Arger Zieh-Schmerz in den Knieen, beim Gehen und Aufstehen vom Sitze.
Zieh-Schmerz im Knie-Gelenke, Abends.
1275 Reissendes Stechen zwischen Kniescheibe und Knie-Gelenk.
Reissen im rechten Knie, sobald sie kalt wird; beim Befühlen kein Schmerz.
Reissen um die Knie und Fussknöchel, nur im Sitzen und Liegen.
Spannen in den Flechsen über dem Knie, beim Treppen-Steigen.

Sepia.

Spannen um das Knie.
1280 Spannung im Knie, beim Gehen im Freien.
Stechen im Knie.
Stechen und Schneiden in der Kniekehle.
Stechen dicht unter der Kniescheibe, beim schnell Gehen.
Bohrender Schmerz im linken Knie-Gelenke, in der Ruhe.
1285 Knacken im Knie-Gelenke.
Grosse Schwäche in den Knieen.
Kalte Kniee, Nachts.
Schmerzhafte Knie-Geschwulst, mit Strammen im Knie, in Ruhe und Bewegung.
Weiche, schmerzlose Geschwulst auf der Kniescheibe; beim Niederknieen storrt's und strammt's im Knie; die Geschwulst fühlt sich wie taub an.
1290 In den Unterschenkeln Unruhe, alle Abende, mit Kriebeln darin.
Drücken und Ziehen in den Unterschenkeln, von den Knieen bis in die Zehen, mehr im Sitzen und Liegen, besser im Gehen.
Leises Reissen zwischen dem linken Knie und der Wade. *(Gff.)*
Schwere der Unterschenkel, bis an die Knie, als sollten sie abfallen.
Zerschlagenheits-Schmerz der Knie und Schienbeine, mehr im Sitzen, als im Gehen.
1295 Schmerz im Schien- und Wadenbeine, besonders aber in den Fussknöcheln, als sollte der Knochen auseinandergetrieben werden.
Zerschlagenheits-Schmerz des Schienbeines.
Schmerz im Schienbeine, wie von einem Stosse.
Zerschlagenheits-Schmerz und Müdigkeit der Unterschenkel; sie sank unaufhaltbar in Schlummer voll ängstlicher Phantasieen.
Wundheits-Schmerz am Schienbeine, doch nur beim Bewegen.
1300 Reissen bald über, bald unter der rechten Wade. (n. 14 St.) *(Gff.)*
Reissen vorn, gleich unter dem rechten Knie. (n. 32 St.) *(Gff.)*
Zieh-Schmerz im Unterschenkel bis an die Ferse, worin es stach.

Zieh-Schmerz tief im rechten Unterschenkel, bis über die Knöchel hinunter. *(Gff.)*
Brennen in der untern Hälfte der Unterschenkel, Nachts, im Bette; sie muss sie bloss legen.
1305 Spann-Schmerz in der Wade. (n. 14 T.)
Zerschlagenheits-Schmerz der Waden-Muskeln und Knie-Flechsen.
Geschwulst beider Unterschenkel. (n. 13 T.)
Geschwulst zwischen Schienbein und Wade. (n. 13 T.)
Die Geschwulst der Unterschenkel vermehrt sich im Sitzen und Stehen bis an die Knie, beim Gehen verliert sie sich.
1310 Waden-Klamm, Nachts, (nach Erkältung.)
Spannen in den Waden. *(Gll.)*
Ziehendes Spannen, wie Wadenklamm, vom Fussknöchel bis an die Knie.
Druckschmerz unten an der rechten Wade, als wolle Waden-Klamm entstehen. *(Gff.)*
Arger Waden-Klamm, Nachts, im Bette, beim Ausstrekken der Beine, und Tags darauf stetes Strammen der Wade, wie zu kurz.
1315 Arges Jücken am Schienbeine.
Viele jückende Blüthen an den Unterschenkeln.
Spitzige Blüthen an den Waden, bis zum Knie, welche Jükken und da, wo die Kleider anliegen, Stechen verursachen.
Ein heftiger kitzelnder Stich unten am rechten Schienbeine. *(Gff.)*
Spann-Schmerz in der Achill-Senne.
1320 Das Fuss-Gelenk schmerzt nach Gehen im Freien, wie zusammengedrückt.
Spann-Schmerz im linken Fussrücken, dass sie nicht auf dem Pflaster gehen konnte.
Drücken im linken Fuss-Gelenke, als wäre der Stiefel zu eng.
Schmerz wie zu kurz in den Flechsen der Fuss-Gelenke beim Gehen.
Spannen der Gelenk-Beuge des Fusses, wie zu kurz, beim Gehen. (d. ersten Tage.)
1325 Schmerz im Fusse, beim Gehen im Freien, als wäre im Knöchel eine Flechse übersprungen.
Geschwulst der Füsse. (n. 27 T.)
Die Füsse sind dick bei vielem Gehen.

Sepia.

Schwere in den Füssen, bis an die Knie, von früh an.
Sumsen im Fusse. (n. 4 T.)
1330 Kriebeln in den Füssen beim Stehen.
Eingeschlafenheit des rechten Fusses. (n. 2 T.)
Eingeschlafenheit der Füsse, oft beim Sitzen, besonders früh.
Reissen ganz unten im rechten Fusse. (n. 11 St.)
Schweiss der Beine, so heftig am Tage, dass die Nässe durch doppelte Bekleidung dringt. (*Gr.*)
1335 Schweiss der Füsse.
Arger Fuss-Schweiss, doch ohne Geruch und ohne Wundwerden.
Fuss-Schweiss vorzüglich an den Zehen, zwei Wochen lang.
Grosser Fuss-Schweiss unausstehlichen Geruches; die Zehen werden wund.
Brennen in den Füssen, Nachts.
1340 Hitze in den Füssen, Nachts.
Neigung zu kalten Füssen.
Eiskalte Füsse, Nachmittags und Abends, beim Sitzen.
Sehr kalte Füsse, Abends, am meisten im Bette, und darnach, wenn diese vergehen, sehr kalte Hände.
Eiskalte Füsse, besonders Abends, auch lange noch im Bette nicht zu erwärmen.
1345 Stinken der (sonst schweissigen) Füsse.
Stechender Schmerz in der Sohle, auch beim Befühlen; sie kann kaum Gehen.
Stechen im Fussrücken, besonders empfindlich beim Gehen auf Strassen-Pflaster.
Ausschlags-Blüthen auf dem Fussrücken, arg jückend, bis zum blutig Kratzen.
Brickeln in den Fusssohlen und Schmerz der Hühneraugen.
1350 Kriebeln oder brickelndes Stechen in der Sohle und unter den Zehen, mehr in der Ruhe, als beim Gehen. (n. 4 T.)
Stechen in der linken Fusssohle, selbst im Sitzen.
Stechen öfters in der rechten Fusssohle. (d. 1. T.) (*Htb.*)
Reissen in der rechten Sohle, dicht an den Zehen. (*Gff.*)
Oft Klamm an der innern Kante der Fusssohle.
1355 Lang anhaltender Klamm in den Fuss-Sohlen, Abends, im Bette.
Jücken an der Aussen-Seite der linken Fusssohle. (*Gff.*)
Stechen in der Ferse, nur die Nacht. (n. 41 T.)
Stechen in der Ferse und im Hühnerauge, am Tage.

Sepia.

Brennend stechender und beissender Wundheits-Schmerz in der Ferse, im Sitzen.

1360 Krampfhaftes Stechen in der Ferse, als wären die Flechsen zu kurz, Abends, beim Ausziehen und Ausstrecken des Fusses.

Stechen und Reissen in der Ferse, Tag und Nacht, schmerzhafter beim Auftreten, als in der Ruhe; sie war blass und kalt, und beim Befühlen wie taub.

Sie geht sich leicht eine Blase an der Ferse.

In der rechten kleinen Zehe, Reissen.

Reissen in der grossen Zehe. *(Gff.)*

1365 Stechendes Drücken in der linken grossen Zehe, mehr in der Ruhe, als beim Gehen.

Brennendes Stechen in der äussersten Spitze der grossen Zehe. *(Gff.)*

Kitzeln an der Spitze der rechten grossen Zehe. *(Gff.)*

Knochen-Schmerz im Ballen der grossen Zehe.

Erst kitzelnder, dann beissender Schmerz im vordern Gelenke der linken grossen Zehe, öfters wiederkehrend. *(Gff.)*

1370 Schneiden in den Zehen, wie mit einem Messer, Nachts, am meisten beim Liegen auf dem Rücken, mit Röthe der Zeh-Spitzen; früh ist der Schmerz verschwunden (n. 41 T.)

Ein langjährig verknorpelter Zeh-Nagel geht in Vereiterung und an seiner Stelle entsteht ein neuer, gesunder.

Schmerz oben auf den Zehen, wie wund und fressend.

Jücken an den Zehen.

Klamm in den Zehen, mehrere Tage wiederholt.

1375 Klamm in der zweiten Zehe.

Das Hühnerauge schmerzt drückend brennend, auch in weiten Schuhen.

Ziehender Schmerz im Hühnerauge, Abends.

Stechen in den Hühneraugen, auch in der Ruhe; beim daran Stossen, Stiche zum Aufschreien. (n. 48 St.)

Brennen und Stechen im Hühnerauge. *(Htb.)*

1380 Entzündung des Hühnerauges.

Die Beschwerden schweigen bei starker Bewegung, als beim Gehen im Freien, Fechten u. s. w. (Reiten ausgenommen), erscheinen aber am häufigsten und stärksten bei ruhigem Sitzen, Vormittags und Abends. *(Gff.)*

Die Beschwerden sind bei weitem schlimmer **Abends und Nachts**, als am Tage.

Sepia.

Ziehen in allen Gliedern. (fast sogleich.)
Gichtartiges Ziehen in den Knieen und Finger-Gelenken.
1385 Ziehen überall, selbst in den Armröhren.
Ziehendes Reissen von unten nach oben, in den Armen und Beinen, den ganzen Tag, doch nur in der Ruhe, mit grosser Mattigkeit.
Reissen in den Knieen und Ellbogen Gelenken. (n. 16 T.)
Ziehen und Reissen in der ehemals beschädigten Haut-Stelle.
Zucken und Stechen hie und da am Körper. (n. 5 T.)
1390 Lähmende Stiche hie und da; auf jeden Stich blieb eine Bewegungslosigkeit in dem Theile auf einige Minuten zurück.
Zuckende Empfindungen hie und da am Körper, auch im Kopfe, rechts und links.
Wenn er irgend ein Glied bewegt, zuckt dasselbe.
Zuweilen zuckt am Tage das rechte Bein, und darauf zittert die rechte Hand, dass er nicht schreiben kann.
Alle Theile des Körpers, auf denen sie liegt oder sitzt, thun ihr weh.
1395 Schmerz in allen Gliedern, besonders den Hüften. (n. 2 T.)
Girren in den Beinen, Armen und Händen.
Leichtes Einschlafen der Glieder, selbst beim Bücken, Legen der Beine über einander, hoch Greifen mit den Armen u. s. w.
Es ist ihr, als könne sie sich leicht Schaden thun, sich verrenken, die Gelenke verstauchen u. s. w.
Leicht Verheben bei der Arbeit und davon Steifheit und Strammen im Nacken.
1400 Ungeduld beim Sitzen, wie Unruhe in den Knochen.
Unruhe im ganzen Körper. (n. 24 St.)
Unruhe in den Gliedern. (n. 6 T.)
Bänglichkeit beim Fahren im Wagen.
Aengstlichkeit in den Gliedern; er hat nirgends Ruhe.
1405 Oefteres Zittern im ganzen Körper. (n. 10 T.)
Zitternde, bebende Bewegung im ganzen Körper.
Blut-Wallung im Körper, drei Tage nach einander. (n. 27 T.)
Blut-Wallung mit Blut-Drang nach Kopf und Brust. (n. 16 T.)
Sie fühlt den Pulsschlag im Körper, besonders in der ganzen linken Brust.
1410 Sie fühlt den Pulsschlag im Kopfe und allen Gliedern, Tag und Nacht, doch mehr Nachts.
Von wenigem Spazierengehen sehr erhitzt.

Nach Spazieren heftige Hitze im Kopfe und im Gesichte.
Beim Gehen im Freien verschlimmert Kopfweh und Mattigkeit sich sehr.
Nach geringer Bewegung, fliegende Hitze.
1415 Heiss, beklommen und ängstlich von (gewohntem) Tabakrauchen.
Sehr warm und beklommen, Abends.
Hitze in der Spitze der linken Zehen, die wie ein elektrischer Funke schnell durch die linke Seite bis in den Kopf fährt und dort lästige Schwäche zurücklässt; nur $\frac{1}{2}$ Minute dauernd.
Beim Gehen, starker Schweiss.
Beim Spazieren, viel Schweiss und Erschöpfung.
1420 Bei Bewegung, starker Schweiss, fast wie Holunder-Blüthe riechend.
Die geringste Bewegung, selbst etwas Schreiben bringt ihn in Schweiss.
Entweder ist ihr zu kalt, oder sie bekommt Hitze, die gleich in Schweiss übergeht.
Bei eiskalten Händen, warme Füsse und umgekehrt; oft aber auch Eiskälte beider zugleich. *(Gff.)*
Empfindlichkeit gegen kalte Luft. *(Gff.)*
1425 Kalte Luft ist ihm sehr zuwider.
Sehr empfindlich gegen kalte Nord-Luft.
Schauder bei den Schmerzen.
Oertlich angebrachte Wärme erleichtert die Schmerzen.
Nach Nasswerden ungewöhnlicher Verkältungs-Zustand; heftiger Fieber-Frost, nach einigen Stunden Anfälle von Ohnmacht, Tages darauf Schnupfen.
1430 Von Verkältung, Magenkrampf brennenden Zusammenziehens.
Verkältlichkeit, nach dem Trinken eines Glases Wassers, ungeheurer Frost und wässricht schleimiger Durchfall, bis zum Schlafengehen.
Nach geringem Anlass zu Verkältung, Reissen im linken Schulterblatte.
Geschwulst des ganzen Körpers, des Gesichtes, des Bauches, der Beine und der Arme bis an die Handwurzel, ohne Durst unter grosser Kurzäthmigkeit, drei Wochen lang, mit Fieber alle 2, 3 Tage, aus Frost und Hitze abwechselnd, zu unbestimmten Stunden, selbst Nachts, die Hitze mit Schweiss über und über. (n. 48 St.)

Sepia.

Geschwulst Abends, im Hand-Gelenke, in der Ellbogen-Beuge und um die Fussknöchel; die Gelenke storren beim Bewegen; früh war die Geschwulst vergangen, aber die Stellen thaten weh beim Befühlen.
1435 Die Haut des ganzen Körpers schmerzt wie wund.
Die Haut des ganzen Körpers ist beim mindesten Anstossen schmerzhaft empfindlich.
Nadelstiche über die Haut, Abends im Bette, wenn er warm wird.
Jücken im Gesichte, an den Armen, Händen, dem Rücken, an den Hüften, Füssen, dem Bauche und der Scham. (n. 2, 20, 23, 28 T.)
Das Jücken verwandelt sich in Brennen.
1440 Jücken und jückende Blüthen in den Gelenken, besonders in der Ellbogen-Beuge und Kniekehle, und am Fuss-Gelenke, Abends und früh mehr, als am Tage. (n. etl. St.)
Jückende Blasen und Quaddeln im Gesichte, an den Händen und auf den Füssen.
Jücken im Geschwüre.
Brennen und Stechen im Geschwüre, besonders Nachts.
Die böse Stelle geschwillt, wird heiss und schmerzt brennend.
1445 Die Oberhaut schält sich auf grössern und kleinern, meist rundlichen Flecken, vorzüglich an Händen und Fingern, schmerzlos ab; (Abgänge). (n. etl. T.)
Weinrothe Flecke am Halse und unter dem Kinne, ohne Empfindung. *(Htb.)*
Linsenförmige, rothe, unempfindliche Knötchen hie und da an den Händen, die beim hinein Stechen einige Feuchtigkeit von sich geben. *(Htb.)*
Nach einem Bienenstiche, Röthe und jückendes rothes Friesel über den ganzen Körper, entzündete Augen und Schweisstropfen im Gesichte; Alles in wenig Minuten.
Beim Gehen im Freien, kleine Anfälle von Schwindel und Herzklopfen.
1450 Beim Spazieren gewöhnlich Druck in der Leber.
Beim Spazieren, Bauch-Auftreibung mit Winde-Abgang.
Beim Gehen in kalter Luft, allerlei Schmerz in den Röhrknochen, besonders den Endtheilen derselben.
Bei jeder Körper-Bewegung wird ihm übel, wie zum Brechen und so matt, dass er sich, im Freien, gleich auf die Erde legen musste; alle Glieder waren wie abgespannt.
Beim Gehen im Freien, gleich Blähungs-Anhäufung im Bauche.

1455 Anfall von Uebelkeit, früh, beim Spazieren; es ward ihm schwarz vor den Augen, er bekam Hitze von Mittags 1 bis Abends 6 Uhr, mit Reissen in allen Gliedern, unter anhaltender Uebelkeit; Abends Schwäche bis zur Ohnmacht, mit Schwermuth; alles griff seine Nerven an, er war sehr schreckhaft; Nachts, Abgang ungemein vieler, sehr stinkender Winde. (n. 4 T.)

Anfall von drückend ziehendem Schmerze in der Nabel-Gegend, dann Schleim-Abgang aus dem After unter heftigem Drängen und Stechen; bald drauf Blutdrang nach der Brust, mit Beängstigung und Unruhe, die nach Tische in eine Art Fieber überging, abwechselnd innere Hitze und Frost, mit Schweiss am Kopfe, von 1 bis 4 Uhr, dann Kopfschmerz der einen Schmerz im Nacken zurückliess; den folgenden Tag ebenso wiederkehrend.

Anfall von Gefühl wie einer eiskalten Hand zwischen den Schulterblättern, dann Kälte über den ganzen Körper, dann Brust-Krampf, wie zum Ersticken, mehrere Minuten lang, dann klonische Convulsionen des rechten Beines und Zukken darin, und Zucken des rechten Armes, wenn das Bein gehalten wurde; zuletzt noch Zittern übrig in den Beinen den ganzen Tag. (n. 10 T.)

Anfall von Uebelkeit, Vormittags, nach Spazieren; es ward ihm schwarz vor den Augen, das Essen schmeckte nicht; schon vor dem Essen Hitze, mit Schmerzen in allen Gliedern; die Uebelkeit hielt an, er bekam Kopf-Schmerzen und in Gesellschaft Schwäche bis zur Ohnmacht; jede Kleinigkeit griff ihn an und er war sehr schreckhaft.

Beim gemächlichen Fahren, Ohnmacht.

1460 Krämpfe, wie Nerven-Schwäche, dauern zu ganzen Tagen eine volle Woche lang, mit bald mattem, bald krampfhaftem Pulse.

Taubheits-Gefühl in allen Nerven, auch der Zunge, mit Kopf-Eingenommenheit und Gedankenlosigkeit, Abends. *(Gll.)*

In der Ruhe und im Liegen war ihr am wohlsten.

Es wird ihr beim Monatlichen ganz schwarz vor den Augen, mit Schwäche, dass sie sich legen muss, wovon es besser wird.

Schwüle Gewitter-Luft beengt ihn und er wird heiter, wenn es blitzt und donnert.

1465 Durch halbstündiges Spazieren so erschöpft, dass ihm

Sepia.

übel ward und er nicht athmen konnte; die Luftröhre schien bis zur Herzgrube zugezogen.
So schwach, dass sie glaubt, ohnmächtig zu werden. (n. 7 T.)
Früh sehr matt, mit Unruhe im Leibe.
Ohnmachts-Anwandlung, Vormittags. (n. 23 T.)
Anwandlung von Ohnmachts-Schwindel, zwei Stunden lang mit sehr kurzem Athem.
1470 Abgeschlagenheit der Beine; jeder Nerve darin that weh; auch beim Betasten waren sie schmerzhaft; Tanzen vertrieb es.
Die Beine schmerzen wie abgeschlagen; sie sehnt sich nach Sitzen und im Sitzen ist's ihr, als sollte sie aufstehen.
Viel Mattigkeit in den Beinen.
Grosse Ermattung, Abends, 7 Uhr.
Trägheit des Körpers und Geistes, mit erschwertem Athem. (n. 8 T.)
1475 Sehr matt und kurzäthmig, wie bei anhaltendem Fieber.
Schwere in allen Gliedern.
Schwere in den Füssen, beim Gehen.
Schwere in den Füssen beim Spazieren. (n. etl. St.)
Matt, besonders in den Knieen.
1480 Jählinge Gelähmtheit eines Beines auf ein Paar Stunden.
Von Aergerniss wird sie lahm.
Grosse Schwäche. (n. 24 St.)
Mattigkeit in allen Gliedern, mit Frost. (d.3.T.)
Sie ward müde und musste sich legen, Vormittags. (n.2St.)
1485 Schwerfällig. (n. 24 St.)
Sehr müde, früh, beim Aufstehen aus dem Bette.
Grosse Müdigkeit im Bette, bei zeitigem Erwachen; kann aber nicht wieder einschlafen.
Wenige Stunden, früh, nach munterm Aufstehen, Abspannung und Uebelbehagen, dass er lieber geschlafen, als gearbeitet hätte.
Ohnmächtig, früh, beim Aufstehen aus dem Bette, zum Umsinken, mit Gedankenlosigkeit; dann Frösteln mit Gänsehaut und Gähnen, eine Stunde lang; die Zunge sehr blass, der Puls schwach und langsam.
1490 Nachmittags, nach wenigem Essen, träge und schläfrig.
Schlaf mehrere Nachmittage. (n. 2 T.)
Aeusserst schläfrig, Mittags, Nachmittags wieder munter.
Sehr schläfrig am Tage und zu Allem verdrossen.

232   *Sepia.*

Tages-Schläfrigkeit, sie schläft gleich ein, wenn sie zum Sitzen kommt.
1495 Beim Sitzen ist er schläfrig und beim Lesen schläft er ein.
Sehr müde und schläfrig am Tage, doch Nachts guter Schlaf.
Schlaf-Neigung, selbst Vormittags; sie muss eine Stunde schlafen.
Zeitige Abend-Schläfrigkeit, mit drückender Kopf-Eingenommenheit. (n. 72 St.)
Einschlummern (fast sogleich) mit Schweiss im Gesichte.
1500 Schlafsucht in 3tägigem Typus, 4 Mal wiederkehrend; das Kind schläft fast den ganzen Tag; wo es sich hinsetzt, schläft es ein und klagt dabei über Schmerz in der Stirne. *(Htb.)*
Viel Gähnen Mittags und Nachmittags, nach Spazieren.
Viel Gähnen und Dehnen.
Recken und Dehnen, früh, im Bette.
Sie bleibt Abends spät munter.
1505 Spätes Einschlafen, Abends, wegen Munterkeit.
Spätes Einschlafen, Abends.
Spätes Einschlafen. (n. etl. St.) (auch *Gff.*)
Unruhe lässt sie nicht einschlafen.
Spätes Einschlafen, wenn sie sich nicht recht zeitig niederlegt, und dann auch zeitiges Erwachen.
1510 Er schläft Nachts nur von 10 bis 4 Uhr.
Abends im Bette unruhig, erwacht er auch früh sehr zeitig.
Muntere Schlaflosigkeit, Nachts, wegen zuströmender Gedanken.
Sie wacht Nachts 1 Uhr auf und kann nicht wieder einschlafen.
Munter und aufgeregt die ganze Nacht, und doch den Tag darauf wohl und kräftig.
1515 Unruhiger Schlaf, mehrere Wochen, mit vielen Träumen und Umherwerfen; später ruhiger Schlaf.
Unruhiger Schlaf mit öfterem Erwachen nach Mitternacht *(Gff.)*
Nachts grosse Unruhe in den Gliedern.
Oefteres Erwachen, Nachts, viele Nächte nach einander. (n. 6 T.)
Schlaf fest, doch mit vielen lebhaften Träumen. *(Gff.)*
1520 Nacht-Schlaf gering, mit lebhaften Träumen von den Begebenheiten des vorigen Tages.

Sepia.

Unterbrochener Schlaf, durch lebhafte unangenehme Träume. (n. 16 St.)
Viel Träume, Nachts, und lautes Sprechen im Schlafe.
Er spricht laut im Schlafe.
Sie stöhnt und krunkt Nachts im Schlafe, ohne erinnerlichen bösen Traum.
1525 Unruhiger Schlaf mit ärgerlichem Traume; er rufte laut, strampelte mit den Füssen, und hob den Arm auf, den er dann langsam wieder niederlegte.
Wie irre, richtet er sich um Mitternacht auf, fängt an zu lachen; auf Befragen kneipt er die Augen zu, sitzt ganz steif, mit ausgestreckten Armen und Händen und zusammengebissenen Zähnen; nach einem getrunkenen Schluck Wasser fragt er, was er mit dem vielen Wasser im Magen solle, trank aber mehr, hielt die Hand gekrümmt in die Höhe, als hielte er noch das Glas, lachte dabei und sagte: „Es ist doch artig, das Wasser hat doch Recht bekommen;" drauf schwatzte er von drei Kurieren, die kämen und wies auf Leute, die hie und da stehen sollten.
Unerschöpfliche Träume, die ganze Nacht. (*Gll.*)
Aergerliche, grausige Träume.
Aengstlicher Traum, Nachts, als würde er gejagt und müsste rückwärts laufen; aufgewacht glaubte er, es komme Etwas, die Brust ihm Beengendes von oben auf ihn zu; darauf Kriebeln und Stiche in der Brust.
1530 Aengstlicher Traum, als sey sein Körper verunstaltet.
Schreckhafter Traum, als falle sie von einem hohen Berge herab.
Schreckhafte Träume; sie schreit laut im Schlafe.
Traum voll Streit.
Aengstliche Träume, die ihn aus dem Bette treiben. (n. 19 T.)
1535 Er wacht Nachts mit Schreck und Schrei auf.
Schreien, Nachts im Schlafe.
Grausige, ärgerliche Träume.
Wollüstige Träume und Erektionen stören den Nacht-Schlaf.
Aengstliche Träume von zu befürchtender Nothzucht. (n. 2 T.)
1540 Wollüstiger Traum mit Pollution.
Geile Träume beschweren den Schlaf. (d. 14. N.)
Nachts muss er aufstehen und eine halbe Stunde umhergehen.
Nachts viel Beängstigungen.
Um Mitternacht, unter starkem Schweisse, eine Art Ohn-

macht, eine Viertelstunde lang, mit Bewusstseyn, doch ohne reden, noch einen Finger rühren zu können; in tiefster Ohnmacht, wie ein Traum, indem er mit einem Geiste kämpfte; kaum daraus erwacht, fiel er in eine zweite Ohnmacht mit einem Traume, als hätte er sich in einem Walde verloren.

1545 Beim Einschlafen bekam sie inneres Zittern mit Jücken im Oberschenkel, das nach Kratzen verging.

Beim Einschlafen, erschreckende, beklemmende Blut-Wallung.

Unruhiger Nacht-Schlaf, wegen ängstlicher Träume und Hitze; sie konnte nicht 5 Minuten still liegen. (n. 7 T.)

Nachts viel Blutwallung im ganzen Körper und davon Unruhe.

Nachts, Erwachen in ängstlicher Wärme.

1550 Nachts, Hitze und davon Unruhe.

Früh, beim Erwachen, sehr erhitzt.

Nachts, fieberhafte Hitze mit ängstlichen Phantasieen und schwärmerischen Träumen, unter Schweiss am Kopfe.

Schlaflosigkeit, Nachts, und wenn er schlummert, Schwärmen.

Wenn er Nachts, beim Wachen, die Augen schliesst, kommen ihm gleich viel schwärmerische Bilder vor die Phantasie, die beim Oeffnen der Augen wieder verschwinden.

1555 Um Mitternacht, Erwachen unter Frost, grossen Beängstigungen, Zucken und krampfhaftem Ziehen in den Oberschenkeln, der Brust und den Kinnladen, eine halbe Stunde lang.

Nachts erwacht er mit heftiger Angst und Krampf im Bauche, dann im Munde, der Brust und dem Hüft-Gelenke, mit Herzklopfen.

Nachts wenig Schlaf, wegen Schmerz im Hüft-Gelenke beim Bewegen.

Nachts starkes Reissen aus dem Hüft-Gelenke bis in den Fuss, Schlaf hindernd.

Nachts, Zucken der Glieder.

1560 Schreckhaftes Auffahren im Mittags-Schlafe.

Beim Einschlafen, öfteres Erschrecken.

Beim Einschlafen, Zucken der Beine.

Nachts konnte sie wegen grosser Unruhe im ganzen Körper nicht still liegen, sondern musste sich immer wenden und durfte die Augen nicht schliessen, sonst ward es schlimmer.

Sepia.

Nachts, nach kurzem Schlafe erwacht er mit grosser Körper-Unruhe, die ihn schwer still liegen lässt.
1565 Früh, beim Erwachen, ängstlich, was nach dem Aufstehen vergeht.
Er erwacht früh, 3 Uhr und kann nicht wieder einschlafen.
Sie erwacht einige Morgen um 4 Uhr.
Sie erwacht Nachts 1 Uhr und kann vor Munterkeit nicht wieder einschlafen.
Vor Mitternacht, ruhiges Liegen, ohne Schlaf.
1570 Schlaflose Nacht, ohne Beschwerde; nur konnte sie nicht ruhig liegen. (n. 20 T.)
Nachts, Ziehen und Drücken in der Herzgrube. (n. 12 St.)
Nachts weckt sie Druck- und Zerschlagenheits-Schmerz im Unterbauche, mehrere Nächte.
Mehrere Nächte, Erwachen über brennendem Stechen in der Ferse. (n. 5 T.)
Nachts heftig pochender Kopfschmerz. (n. 20 T.)
1575 Nachts, Drücken in den Augen. (n. 2 T.)
Nachts, starkes Jücken im rechten Ohre, mit Nässen desselben.
Früh, beim Erwachen, Pressen im linken Ohre, $\frac{1}{4}$ Stunde lang.
Nachts, öfteres Erwachen über Zieh-Schmerz in den Backzähnen, bis zur Stirn herauf.
Nachts öfters Erwachen über Pochen in den Backzähnen, über den Backen hin, nach dem Hinterhaupte zu.
1580 Nachts, ein Wimmern in den Backzähnen.
Die ganze Nacht, Ziehen in den Hühneraugen.
Nachts, beim öftern Erwachen, Stiche in der Ellbogen-Spitze.
Nachts, Schwindel beim Aufrichten im Bette.
Nachts 2 Uhr Erwachen über heftigem Leibschneiden, zuweilen auch drückendem Weh, über und um den Nabel, mit einer äusserlich fühlbaren, zitternden Bewegung des Herzens (ohne Herzklopfen) bei vollem Pulse; dabei Uebelkeit und grosses Mattigkeits-Gefühl; drei Nächte nach einander, mit grosser Mund-Trockenheit. (*Gff.*)
1585 Abends im Bette, heftiges Herzklopfen und Schlagen aller Pulse.
Abends im Bette, heftiges Schlagen im Kopfe, und Gefühl, als bewege sich derselbe.

Nacht-Schlaf unterbrochen, mit Kreuzschmerz. (n. 12 T.)

Nachts, Einschlafen der Arme, bis in die Hände, besonders schmerzhaft, wenn sie unter dem Bette liegen, wo es darin reissend strammt.

Nachts trockner Kitzel-Husten mit einer Art Brust-Krampf, was Beides früh vergangen war.

1590 **Schlaf gestört durch öfteres Husten und Weh in den Füssen.** *(Gr.)*

Nachts kann sie vor Husten kein Auge zuthun. (n. 40 T.)

Nachts muss sie öfters zum Harnen aufstehen.

Nachts, öfteres Einschlafen der Hände. (d. 6. N.)

Nachts erwacht er mit Brech-Uebelkeit.

1595 Nachts, im Schlafe, grosser Zerschlagenheits-Schmerz und Erschöpfung in den Oberschenkeln und Oberarmen, doch nur im Schlummer, beim Erwachen verschwand es sogleich.

Früh, beim Erwachen, Kraftlosigkeit in den Armen und Beinen. (n. 5 T.)

Früh, beim Erwachen, Schwäche-Gefühl, wie Uebelkeit. *(Gff.)*

Langer Schlaf, ohne Erquickung. (n. 23 T.)

Ermüdender Schlaf. (n. 15 T.)

1600 **Spätes, schwieriges Erwachen, mit Müdigkeit der Glieder.** *(Gff.)*

Früh wird es ihm schwer aus dem Bette aufzustehen; er hat keine Lust dazu. *(Gff.)*

Früh, nach dem Erwachen, matt, auch abwechselnd Fieber-Schauder mit kurzem Athem, wie bei innerer Hitze, die er doch nicht empfand.

Früh, nach dem Erwachen, grosser Durst.

Früh, nach dem Erwachen, etwas Schweiss.

1605 Erwachen, früh, mit vielem Froste und innerer Unruhe. (n. 24 St.)

Langsamer Puls, von 56 bis 58 Schlägen. (n. 32 T.)

Gänzliche Durstlosigkeit, 11 Tage lang. *(Gff.)*

Fieberhaft, matt, heisser Harn.

'Schauder, mehrmals des Tages, ohne Frost.

1610 Steter Fieber-Schauder, bei der Mittags-Ruhe.

Steter Frost, Tag und Nacht, mit Bauch-Kneipen, mehrere Tage.

Anhaltender Frost und Frostigkeit.

Innerer Frost, in der warmen Stube, den ganzen Tag, mehrere Tage.

Sepia.

Frost, manche Nächte im Bette.
1615 Frost, Abends, 6 Uhr; er musste sich legen.
Sie konnte sich in der warmen Stube den ganzen Tag nicht erwärmen.
Sie fröstelt immer, im warmen Zimmer, bei jeder Bewegung.
Frost mit Durst, gegen Abend; die Nacht drauf Schweiss.
Arger Frost, eine Stunde lang, und nach Vergehen desselben Durst, Abends (n. 36 St.) und früh (n. 48 St.); er musste zu Bette liegen.
1620 Frost-Schauder, selbst am Kopfe, mit eiskalten Händen, Gähnen und grosser Mattigkeit. (*Htb.*)
Schauder bis Schlafengehen; dann, im Bette, Gesichts-Hitze.
Nachmittags, 5 Uhr, Fieber; erst Durst, und nach Trinken kalten Wassers, Frösteln und Neigung zum Liegen, dann Schlaf und Neigung zu allgemeinem gelindem Schweisse.
Vormittags, 11 Uhr, wurden beim Schreiben erst die Füsse, dann der übrige Körper kalt, mit Schüttelfrost; er musste sich legen, ward warm und früh um 4 Uhr heiss, mit Neigung zu Schweisse, und schwitzte die Nacht durch am ganzen Körper, doch nur mässig. (d. 9. T.)
Nachmittag 4 Uhr, Frostigkeit und Hitze vor der Stirne, eine halbe Stunde.
1625 Fieber-Schauder mit abwechselnder Hitze, bis in die Nacht.
Abwechselnd Hitze im Kopfe und Frösteln in den Beinen. (n. 13 T.)
Unter fiebriger Hitze mit untermischtem Frost-Schauder arger Kopfschmerz wie dumpf und schwer in der Stirne, nach vorgängigem Flimmern vor den Augen, wie tausend Sonnen, mit Hitze und Drücken darin; dabei viel Uebelkeit, grosse Brust-Beklemmung, als wäre Alles zugeschnürt, doch ohne kurzen Athem; von früh bis Abends. (n. 72 St.)
Fast ununterbrochene Hitze des ganzen Körpers, mit Gesichts-Röthe und Schweiss an Kopf und Körper, unter argem Kopfschmerze, wie Schwere, auch Herzklopfen und Zittern am ganzen Körper; nach der Hitze, Frost und Kälte mit Absterben der Hände; vier Tage lang.
Wechsel-Fieber öfters des Tages, zu unbestimmten Zeiten, erst allgemeine Hitze, mit Schweiss im Gesichte, heftigem Durste und Mund-Bitterkeit; dann wieder Frost mit allgemeiner Kälte, auch im Gesichte, bei Brech-Uebelkeit,

Drücken in der Stirn bis in die Schläfe; bei der Hitze, Schwindel, als sollte sie sinken.
1630 Heftiger Schüttelfrost, eine Stunde lang; dann starke Hitze mit Unbesinnlichkeit; dann starker Schweiss, des Abends; der Urin braun und scharf riechend. (d.1.T.)
Früh etwas Frost, dann den ganzen Tag Hitze des Gesichtes und der Hände, bei Gesichts-Blässe, ohne Durst und ohne Schweiss; dabei Vormittags drückendes Magenweh und Kopfschmerz beim Bücken. (n. 6 T.)
Fieber mit Pressen erst in den Schläfen, in Absätzen von einigen Minuten, und kurzer Athem, wie von innerer Hitze, die Nacht hindurch; darauf früh, matt in den Beinen, Durst, Appetitlosigkeit, Schläfrigkeit; den Tag über Fieber-Schauder, Halsweh und geschwollene Drüsen unter dem Kiefer.
Anhaltende trockne Fieber-Hitze mit Röthe im Gesichte grossem Durste, schmerzhaftem Schlingen, Stichen im linken Schulterblatte, die den Athem versetzen, und Reissen in Armen und Beinen. (n. 13 T.)
Anfälle von fliegender Hitze, wie mit heissem Wasser übergossen, mit Röthe im Gesichte, Schweiss am ganzen Körper und Aengstlichkeit, ohne Durst, doch mit Trockenheit im Halse.
1635 Nachmittags zwei Stunden Hitze an der Stirn und Ziehen in den Oberschenkeln, wie ein Fieber.
Aengstliche Hitze, früh von 4 bis 5 und Abends von 5 bis 6 Uhr.
Hitz-Anfall, täglich von 1 bis 6 Uhr Nachmittags, mehrere Tage.
Hitz-Ueberlaufen, Abends; dann Jücken.
Grosse Hitze bis Mitternacht. (d. ersten 8 Nächte.)
1640 Tag und Nacht anhaltendes Dünsten.
Abends vor dem Einschlafen immer gelinder Schweiss.
Starker allgemeiner Nacht-Schweiss, vom Abend bis früh.
Viel Schweiss im Schlafe, vorzüglich am Kopfe.
Nacht-Schweiss von oben herab, bis zur Hälfte der Waden.
1645 Nachts kalter Schweiss auf Brust, Rücken und Oberschenkeln. (n. 36 St. u. n. 6 T.)
Schweiss, eine Nacht um die andere.
Schweiss, alle Morgen im Bette, nach dem Erwachen, am meisten an den Beinen.

Sepia.

Früh-Schweiss nach dem Erwachen, über und über.
Früh, nach dem Erwachen, Schweiss, der in ungeheurer Stärke den ganzen Tag anhielt und ihn so matt machte, dass er Abends nicht auf den Füssen stehen konnte. (n. 13 T.)
1650 Starker Früh-Schweiss. (n. 3 T.)
Früh-Schweiss mehrere Morgen, mit Beängstigung.
Gelinder, geruchloser Früh-Schweiss, drei Stunden lang, mehrere Morgen nach einander, ohne Mattigkeit darauf.
Sauer riechender Schweiss. (n. 30 T.)
Säuerlicher Nacht-Schweiss, fünf Morgen. (n. 7 T.)
1655 Widerlicher Geruch des Schweisses, fast wie Holunder-Blüthen.

Silicea terra, Kieselerde.

Man nimmt ein Loth, durch mehrmaliges Glühen und Ablöschen in kaltem Wasser, zerkleinten Bergkrystall, oder mit destillirtem Essig gewaschenen, reinen, weissen Sand, den man mit vier Loth in Pulver zerfallenem Natrum gemischt, im eisernen Schmelztiegel schmelzt, bis Alles Aufbrausen vorüber ist und die Masse in klarem Flusse steht, wo man sie dann auf eine Marmor-Platte ausgiesst. Das so entstandene, wasserhelle Glas, was noch warm gepülvert in ein Fläschchen gethan worden, bildet, nach Zusatz von wenigstens 4 Mal seines Gewichtes destillirten Wassers (wenn das Fläschchen nur so eben davon voll und sogleich verstopft wird) eine hell und klar bleibende Auflösung — welche aber in ein offenes Glas gegossen, was bloss mit Papier locker bedeckt wird, sich sogleich zersetzt und ihre schneeweisse Kieselerde gänzlich zu Boden fallen lässt, abgeschieden vom Natrum dessen im Schmelzen erlangter Aetzstoff (welcher von der antiphlogistischen Chemie noch nicht anerkannt worden) mit der atmosphärischen Luft verbunden schnell und fast augenblicklich die (sogenannte) Kohlensäure*) bildete, welche zu dessen Neutralisirung und Mildwerdung, um die Kieselerde fallen

---

*) Diese Säure ist auch in der Kohle ursprünglich nicht vorhanden, sondern bildet sich erst aus ihrem im Glühen erhaltenen Aetzstoffe, wenn dieser sich (beim Liegen der erkalteten Kohle an der Luft) mit der atmosphärischen Luft vereinigt (selbst solcher, welcher man ihren etwanigen Gehalt sogenannter Kohlensäure durch Schütteln mit kaltem, frisch destillirtem Wasser vorher entzogen hat) — ist also kein Eigenthum der Kohle, als Kohle — es wird daher dieser Säure der Namen „Kohlensäure" nur willkürlich und uneigentlich beigelegt. Man sehe den Artikel Causticum im dritten Theile der chron. Krankh. zweiter Auflage.

Silicea.

lassen zu können, erforderlich war. Die hell abgegossene Flüssigkeit ist reines, mildes Natrum, welches mit allen übrigen Säuren aufbrauset.

Zum Entlaugen der Kieselerde müssen die Wasser mit etwas Weingeist gemischt werden, damit sich die lockere Kieselerde leichter zu Boden senke. Auf einem Löschpapier-Filtrum wird sie nun entwässert, welches man zuletzt, zwischen mehrfaches, trocknes Löschpapier gelegt, mit einem starken Gewichte beschwert, um der im Filtrum befindlichen Kieselerde möglichst alle Feuchtigkeit zu entziehen, worauf man sie an der Luft oder einer warmen Stelle ganz trocken werden lässt.

Die Kieselerde wird wie die übrigen, trocknen Arznei-Stoffe dynamisirt.

Vorzüglich hülfreich zeigt sich diese, wenn bei ihrer übrigens passenden Wahl einige folgender Symptomen im Krankheits-Falle zugegen waren:

Aergerlichkeit; Unheiterkeit; Unlust zur Arbeit; Arge Reizbarkeit; Aerger und Angst über jede Kleinigkeit, aus grosser Nerven-Schwäche; Muthlosigkeit; Unruhe; Gedächtniss-Mangel; Angegriffenheit von Lesen und Schreiben; Unfähigkeit zu denken; Düsterheit des Kopfes; Grosse Düseligkeit, Abends, wie betrunken; Düstres, dumpfes Wesen im Kopfe; Schwindel zum Anhalten; Hitze im Kopfe; Kopfweh von Erhitzung; Kopfschmerz vom Genick heran bis zum Wirbel, den Nacht-Schlaf hindernd; Tägliches Kopfweh, ein Reissen mit Hitze in der Stirn, Vormittags; Täglicher Kopfschmerz von Mittag bis Abend, eine Schwere, die zur Stirn heraus will; Zieh-Schmerz im Kopfe, es will zur Stirn heraus; Schmerz im Kopfe zum Zerplatzen; Pochender Kopfschmerz; Einseitiger Kopfschmerz; ein Reissen und Stechen zu den Augen heraus und in den Gesichts-Knochen; Abendlicher Kopf-Schweiss; Jückend nässender, schorfiger Kopf-Grind; Knollenartige Erhöhungen auf der Kopf-Haut; Haar-Ausfallen; Weitsichtigkeit; Lichtscheu; Blenden der Augen in hellem Tages-Lichte; Grauer Staar; Schwarze, vor dem Gesichte schwebende Flecke; Gesichts-Verdunkelung, wie eine graue Decke; Amaurose; Feuerfunken vor den Augen; Augen-Schwäche; Zusammenfliessen der Buchstaben im Lesen bei Licht; Bleiches Gesicht beim Lesen; Anfälle jählingen Erblindens; Unentbehrlichkeit der Brille zum Schreiben und Lesen; Thränen-Fistel; Thränen der Augen im Freien; Beissen in den Augen, Zuschwären der Augen; Röthe der Augen, mit Schmerzen in den Winkeln; Entzündung der Augen; Ohr-Getön; Lauten vor den Ohren; Verstopfung der Ohren, die zuweilen mit einem Knalle aufgehen; Taubhörigkeit, ohne Geräusch in den Ohren; Schwerhörigkeit; Flattern vor den Ohren; Bohrender Schmerz in den Ohren; Heraus Stechen aus den Ohren; Ausschlags-Blüthen auf der Nase; Röthe der Nasenspitze; Ausschlags-Blüthen in der Nase; Lästiges Trockenheits-Gefühl in der Nase; Verstopfung beider Nasenlöcher; Geruchs-Mangel; Nasenbluten; Aufgesprungene, rissige Haut im Gesichte; Gesichts-Hitze; Knochen-Geschwulst am Unterkiefer; Nächtliches Ziehen und Stechen im Unterkiefer; Verhindertes Schliessen der Kiefer von Strammen am Halse; Lippen-Geschwür im Rothen der Unterlippe; Flechte am Kinne; Geschwulst der Unterkiefer-Drüsen; Wühlen und Stiche in den Zähnen; Bohrender Schmerz in den Zähnen; Reissender Schmerz in den Zähnen und dem ganzen Backen, Tag und Nacht; Rucke im Zahne, wenn er mit der Zunge daran saugt; Reissender Zahnschmerz zum Ohre heraus beim Essen; Bluten des Zahnfleisches; Trockenheit im Munde; Wundheit der Zunge; Mangel des Geschmacks; Steter Schleim im Munde; Mund-Bitterkeit, früh; Aufstossen; Saures Aufstossen; Aufstossen nach dem Geschmacke des Essens; Früh, Uebelkeit; Stete Uebelkeit und Erbrechen; Uebelkeit nach jeder erhitzenden Bewegung; Uebelkeit nach dem Essen; Erbrechen auf jedes Trinken; Uebelkeit alle Morgen, mit Kopf- und Augen-Schmerz beim Drehen der Augen; Unverdaulichkeit des Fleisches; Würmerbeseigen mit Schauder; Grosser Durst; Alles Essen ist ihm zuwider; Abneigung vor gekochtem Essen; Ekel vor Fleisch; Das Kind verschmäht die Mutter-Brust und erbricht sich auf's Saugen, Magen-Drücken; Magen-Drücken von schnell Trinken; Schmerzhaftigkeit der Herzgrube beim Aufdrücken; Greifen in der Herzgrube, auch nach dem Essen; Vieljähriges Magen-Drücken, Würmerbeseigen und Erbrechen nach einander auf alles Essen; Vollheit aufs Essen; Härte und Aufgetriebenheit in der Leber-Gegend; Härte und Aufgetriebenheit des Bauches, rechts und in der Mitte über dem Nabel, mit Schmerz beim Befühlen; Aufgespannter, harter Bauch (bei Kindern); Dickheit des Unterbauches; Brennen im

Silicea.

Unterleibe; Knurren und Murksen im Bauche, bei Körper-Bewegung; Blähungs-Versetzung; Schwerer Abgang der Winde; Schmerzhafter Leisten-Bruch; Leibkneipen; Leibschneiden; Schneiden im Unterbauche, ohne Durchfall; Kolikschmerzen von Leib-Verstopfung; Leibweh mit Durchfall; Wurmfieber bei Scrophulösen (*Whl.*); Mehrere Brei-Stühle des Tages; Hartleibigkeit; Leib-Verstopfung; Zögernder Stuhl; Hartleibigkeit mit vielem vergeblichen Noththun; Jücken am After; Oftes Harnen; Nächtliches Bett-Pissen; Mangel an Geschlechtstrieb und Schwäche des Begattungs-Vermögens; Oeftere unwillkürliche geile Gedanken; Uebertriebener Geschlechtstrieb; Jücken an der Vorhaut; Allzuschwache Regel; Mehrmonatliches Ausbleiben der Regel; Zu frühe und zu schwache Regel; Blut-Abgang aus der Gebärmutter beim Säugen; Scharfer, wundmachender Weissfluss; Weissfluss beim Uriniren abgehend; Weissfluss wie Milch schurlweise, mit Leibschneiden zuvor in der Nabel-Gegend; Jücken an der Scham.

Versagendes Niesen, sie kann nicht ausniesen; Uebermässiges oder allzuhäufiges Niesen; Vieljährige Nasen-Verstopfung; Stock-Schnupfen; Steter Schnupfen; Oefterer Fliessschnupfen; Fliessschnupfen, welcher langwierige Nasen-Verstopfung hebt; Heiserkeit; Engbrüstigkeit und kurzer Athem in der Ruhe; Kurzäthmigkeit bei geringer Hand-Arbeit; Kurzäthmig beim schnell Gehen; Keichen beim schnell Gehen; Athem-Versetzung beim Liegen auf dem Rücken; Athem-Versetzung beim Bücken; Athem-Versetzung beim Laufen; Athem-Versetzung beim Husten; Husten mit Eiter-Auswurfe; Husten mit Schleim-Auswurfe; Erstickender Nacht-Husten; Brust-Drükken; Brust-Drücken beim Husten und Niesen; Klopfen im Brustbeine; Stechen von der Brust bis zum Rücken durch; Stechen unter den linken Ribben; Kreuzschmerz für sich und beim Befühlen; Krampfhaftes Ziehen im Kreuze, das zum Liegen zwingt und das Aufrichten nicht gestattet; Stechen im Rücken; Reissen im Rücken; Rumpfweh wie gerädert; Stechen in der Lende über dem Becken, beim Sitzen und Liegen; Zerschlagenheits-Schmerz zwischen den Schulterblättern; Schwäche im Kreuze, Rücken und Nacken; Drüsen Geschwülste im Nacken; Eingeschlafenheits-Schmerz des Armes, auf dem er liegt; Schwere des Armes; er kann ihn nicht lange empor halten; Lähmigkeit und Zittern des Armes von geringer Arbeit;

244 *Silicea.*

Zieh-Schmerz im Arme; Reissen in den Armen; Warzen am Arme; Anfangende Lähmung des Unterarmes, die Hand lässt die Sachen, welche sie halten soll, fallen; Nächtliches Stechen im Hand-Gelenke, bis zum Arme herauf; Kriebeln in den Fingern; Weh in den Finger-Gelenken beim Aufdrücken; **Steifheit, Ungelenkheit und Kraftlosigkeit der Finger;** Panaritium; Ziehen und Strammen in den Beinen; Drücken in den Oberschenkel-Muskeln; Knie-Geschwulst; Zieh-Schmerz in den Unterschenkeln; Taubheit der Waden; Eingeschlafenheit der Füsse, Abends; Nach Körper-Arbeit, Abends Waden-Klamm; Stechen im Fussknöchel beim Auftreten; **Kälte der Füsse; Fuss-Schweiss;** Vertriebner Fuss-Schweiss und Kälte der Füsse; Fuss-Gestank; Fuss-Geschwulst; Bei gelindem Kratzen auf einer kleinen Stelle der Fusssohle, ein Wollust-Kitzel zum rasend Werden; Schmerzhafte harte Haut-Schwielen auf der Fusssohle; Hühneraugen; Stiche in den Hühneraugen; Geschwüriger grosser Zeh mit Stich-Schmerz; Blut-Wallung und Durst von wenigem Weintrinken; Leichtes Verheben; Schweiss bei mässigem Gehen; **Verkältlichkeit,** beim Entblössen der Füsse; Frostigkeit; Ueberbein; Gestank der Geschwüre; Jükken am ganzen Körper; Unterschenkel-Geschwüre mit siecher Gesichts-Farbe; Jücken am ganzen Körper; Jückendes Geschwür am Oberschenkel und Fussknöchel; Carfunkel (Brandschwär); Nächtliches Stechen in allen Gelenken; Schwieriges Laufen-Lernen; Zucken der Glieder bei Tag und Nacht; Fallsucht; Reissen in Armen und Beinen; Klamm in Armen und Beinen; Eingeschlafenheit der Glieder; Abendliche Lähmigkeit der Glieder; Abendliche Zerschlagenheit der Glieder; Nerven-Schwäche; Allgemeine Kraftlosigkeit; Ohnmächtigkeit beim Liegen auf der Seite; Schläfrigkeit, Nachmittags; Oftes Gähnen; Spätes Einschlafen, Abends im Bette; Allzuleiser Nacht-Schlaf, wie Schlummer; Viele Träume und öfteres Erwachen; **Viele Träume, alle Nächte; Aengstliche Träume;** Schnarchen im Schlafe; Erschrecken im Schlafe; Zucken des Körpers, Nachts, im Schlafe; Schwärmen, Nachts, mit ängstlichen Träumen; Schwatzen im Schlafe; Nacht-Schweiss; Schreckliche Bilder vor den Augen, Nachts; Nächtliche Nasen-Trockenheit; Oefterer Frost-Schauder täglich; Nächtlicher, saurer, starker Schweiss.

Ich habe bloss die kalkerdige Schwefel-Leber als Antidot der Kieselerde gefunden. Oefteres Riechen an eine Ver-

Silicea.

dünnung derselben ist zu diesem Behufe hinreichend, je nach den Umständen wiederholt. Kampher mildert nur unbedeutend wenig.

Die Namens-Verkürzungen sind: *(Hg.) Hering; (Gr.) Gross; (Stf.) Stapf; (Gll.) Goullon; (Whl.) Wahle;* und *(Ng.)*

Silicea.

Niedergeschlagen.
Niedergeschlagen und melancholisch. *(Gll.)*
Sehnsucht nach Hause.
Weinerlich, zwei Stunden lang, ohne besondere Gedanken.
5 Das geringste Wort bringt sie zum Weinen.
Angst überfällt ihn oft, dass er nicht sitzen bleiben kann.
Unruhe und Ungeduld überfällt ihn oft, dass er sich nicht zu lassen weiss.
Ueber Kleinigkeiten macht er sich oft die stärksten Gewissens-Scrupel, als habe er das grösste Unrecht begangen. *(Gr.)*
Sehr schreckhaft.
10 Auf Schreck grosse Aengstlichkeit.
Gegen Geräusch empfindlich und davon ängstlich.
Lautes Gespräch beschwert ihn.
Unstätigkeit und Verworrenheit in seinem Thun.
Sie konnte und mochte Nichts verrichten vor übler Laune.
15 Unmuth und Verzagtheit.
Innerer Lebens-Ueberdruss.
Eigensinnig.
Grillig und übelnehmend.
Unzufriedenheit.
20 Verdriesslich.
Alles verdriesst sie und macht sie ärgerlich.
Aergerlich. (d. 9. T.)
Zornig und ärgerlich. *(Ng.)*
Aergerlich und zänkisch, Abends.
25 Oft machen ihn Kleinigkeiten verdriesslich.

Silicea.

Das Kind wird eigensinnig, widerwärtig, unwillig.
Beim besten Vorsatze kommt er leicht aus der Fassung.
Er ist leicht in Zorn zu setzen.
Sehr reizbar, obschon heiter.
30 Gedächtniss-Mangel, Vergesslichkeit.
Vergesslich und düselig, alle Morgen.
Leichtes Verreden. (*Gll.*)
Grosse Zerstreutheit, Vormittags, mit Unruhe im Kopfe und in der Herzgrube.
Zerstreut, ist er fast immer im Geiste an zwei Orten zugleich. (*Gr.*)
35 Schweres Denken. (d. 1. T.) (*Foissac.*)
Auch von geringer Unterhaltung bekommt er sogleich Eingenommenheit des Kopfes und allgemeine Abspannung, so dass er die Unterhaltung abbrechen muss. (*Gr.*)
Die Geistes-Arbeit wird ihm schwer.
Eingenommenheit des Kopfes, bei Zerschlagenheit des Körpers.
Sie ist immer wie betrunken.
40 Wunderlich im Kopfe, als sollte sie hin und her fallen, mit Ohren-Klingen.
Dumm im Kopfe, ohne Schmerz, als sey zu viel Blut darin. (*Stf.*)
Düselig, wie dumm, er konnte sich auf die rechten Ausdrücke nicht besinnen und versprach sich fast bei jedem Worte. (sogleich.)
Unvermögen zu lesen, schreiben und denken, was sich von Mittag an bis 6 Uhr vermehrte und sich Abends nach dem Essen verlor. (d. 2. T.) (*Foissac.*)
Grosse Leichtigkeit zu denken und Fähigkeit in fliessendem Style auszudrücken. (d. 7. 8. 9. Tag.) (*Foissac.*) (Nachwirkung.)
45 Schwindel, beim Vorwärtsgehen, er glaubte rückwärts zu gehen.
Leiser Schwindel, den ganzen Tag, mit etwas Uebelkeit.
Schwindel beständig, als ginge es im Kopfe hin und her, selbst im Sitzen, weniger im Liegen.
Ungeheurer Schwindel, im Gehen kommt es ihr zuweilen an, dass sie nicht weiss, wo sie ist, und sie will auf die Seite fallen, rüber und nüber.
Schwindel mit Brech-Uebelkeit; sie würgt Wasser heraus.
50 Schwindel-Gefühl, früh nüchtern.

Silicea.

Schwindel, früh, beim Aufstehen, und beim gebückt Arbeiten zum Umfallen. *(Ng.)*

Schwindel, als würde er in die Höhe gehoben.

Schwindel schon beim Aufrichten der Augen, um aufwärts zu sehen.

Schwindel nach gewohntem Tabakrauchen und Schnupfen; wenn er die Augen zudrückt, dreht sich Alles mit ihm herum; was beim Oeffnen der Augen wieder vergeht.

55 Schwindel im Sitzen und Stehen, Abends. *(Gr.)*

Schwindel-Anwandlung, gegen Abend im Freien, das geringste Nachdenken erhöhte die Beschwerde. *(Gr.)*

Schwindel beim Aufstehen. *(Gll.)*

Arger Schwindel, der ihn nie verliess, mit grosser Eingenommenheit des Kopfes.

Früh, beim Aufrichten im Bette, muss sie vor Schwindel mit Brech-Uebelkeit gleich wieder zurückfallen.

60 Betäubungs-Schwindel, früh, beim Aufstehen.

Früh, beim Aufstehen aus dem Bette taumelt er.

Die Schwindel-Anfälle kommen wie vom Rücken heran schmerzhaft durchs Genick in den Kopf, dass sie nicht weiss, wo sie ist und immer vorwärts fallen will.

Oft Schwindel, nur im Sitzen, nicht im Gehen, vorzüglich im Fahren, wo er plötzlich auf eine Minute die Besinnung verliert, doch ohne Schwarzwerden vor den Augen.

Schwindeligt und drehend, alle Morgen, eine halbe Stunde nach dem Aufstehen, beim Gehen und Sitzen, mit Kopfschmerz ein bis zwei Stunden lang; im Bücken ist es, als sollte er hinfallen.

65 Früh starker Schwindel, dass sie sich beim Gehen anhalten musste, er zog sie zur rechten Seite hin, mit Uebelkeit; mehrere Tage nach einander und Nachmittags so heftig, dass sie sich legen musste. (d. 12. T.)

Schwindel, beim Frühstücke, als solle der Kopf links fallen, mit Hitze im Gesichte und Stirn-Schweiss.

Früh, beim Aufstehen, schwindelartige Betäubung des Kopfes, mit Uebelkeit zum Erbrechen; beim Fahren im Freien sich bessernd, aber nach der Heimkunft im Zimmer erneuert; die Stube schien sich mit ihr herum zu drehen und sie taumelte hin und her. (n. 38 T.)

Schwindelig, unsicher im Gehen, er torkelt.

Düster und schwindelig im Kopfe, dass er immer zu fallen

Silicea.

befürchten musste, wenn er sich bewegte oder bückte; er konnte nicht sicher gehen, mehrere Wochen.
70 Düsterheit des Kopfes. (n. 4 T.)
Der heftigste Kopfschmerz bei Unbesinnlichkeit, so dass sie ächzte und laut um Hülfe schrie. (n. 46 T.)
Blutdrang nach dem Kopfe, mit Stichen im Hinterhaupte.
Starker Blutdrang nach dem Kopfe, beim Aufstehen vom Sitze, mit Vollheits-Gefühl im Gehirne.
Blutdrang nach dem Kopfe, es klopft im Oberhaupte und in der Stirn, bei Schwere des Kopfes.
75 Blutdrang nach der rechten Schläfe.
Blutwallung im Kopfe, mit Röthe und Brennen des Gesichtes. (Ng.)
Ermüdung des Kopfes. (d. 1. T.) (Foissac.)
Schwere des Kopfes.
Schwerheits-Kopfschmerz, als wäre Blei im Gehirne, von Vormittag an bis Nachts zunehmend.
80 Schwere, Risse und Stiche im Kopfe, am meisten in der Stirn; es zieht ihr dabei den Kopf seitwärts. (Ng.)
Es ist ihr, als könne sie den Kopf nicht halten.
Hitze im Kopfe.
Hitze im Kopfe mit Aengstlichkeit.
Dröhnendes Schüttern im Gehirne, bei starkem Auftreten oder Anstossen mit dem Fusse.
85 Beim Gehen kneipt es im Kopfe.
Schmerzlose Rucke und Zucke im Kopfe.
Kopfschmerz; ein drückender Ruck in der Mitte der Stirn, erneuert von schnellem Umdrehen, Bücken und Sprechen. (n. 10 T.)
Kopfschmerz von Hunger.
Kopfweh, Nachts. (Gll.)
90 Von geringer Geistes-Arbeit drückender Kopfschmerz in der Stirne. (n. 3 T.)
Drückender Kopfschmerz, mit Verstimmtheit und Schwere in allen Gliedern.
Drücken in beiden Hinterhaupt-Seiten. (Gll.)
Drücken im Hinterhaupte, bald drauf Stechen in der Stirn, mit Frösteln im Nacken und Rücken.
Drücken in der Schläfe und über dem rechten Auge nach kleiner Erkältung. (Gll.)
95 Drücken im Hinterhaupte und Nacken, früh. (Gll.)
Drücken im Kopfe, mit Mattigkeit des Körpers.

Druck, früh, über der Nase.
Drückender Schmerz im Hinterhaupte, durch warmes Einhüllen des Kopfes gemindert.
Drücken, Abends, auf dem Wirbel des Kopfes bis in die Augen. (n. 18 T.)
100 Druck in der Stirn, von früh bis Abend.
Drückendes Gefühl wie von einer grossen Last in der Stirn über den Augen.
Druck in der rechten Schläfe, von Mittag bis Abend. (n. 19 T.)
Druck-Schmerz in der Stirn und den Augen, wie zum Schnupfen.
Druck-Schmerz in der Stirn, früh, eine Weile nach dem Aufstehen, durch Bewegung nicht vermehrt.
105 Früh arg drückender Kopfschmerz bis in die Augen; dabei heftiger Frost, Nachmittags mit Uebelkeit und Mattigkeit, dass sie glaubte ohnmächtig zu werden; die Augen schmerzten beim seitwärts Wenden und Schliessen, und die geschlossenen schmerzten noch mehr bei Berührung. (d. 11. T.)
Drücken, Spannen und Pressen im Kopfe, wie zusammengedrängt, oder auseinandergepresst.
Schmerz wie von Zusammendrückung des vordern Gehirns, die von 12 bis 2 Uhr zunimmt. (d. 1. T.) *(Foissac.)*
Zusammenpressung des Gehirns. (d. 2. T.) *(Foissac.)*
Harter, ruckweiser Druck im Oberkopfe, tief ins Gehirn hinein, in Anfällen von 1, 2 Minuten.
110 Spannen in den Augen und der Stirn, mit Mattigkeit des Körpers.
Kopfweh, als würde das Gehirn und die Augen vorgedrängt.
Kopfweh, als wollte Alles heraus und der Schädel platzen.
Arger Kopfschmerz, als wollten heftige Stiche den Scheitel durchbohren.
Kopfschmerz vom Nacken herauf nach dem Scheitel zu, wie vom Rücken her. (n. 21 T.)
115 Widriges Gefühl, als wäre Alles lebendig im Kopfe, und drehte und wirbelte darin.
Bohrender Kopfschmerz in der Stirn, viele Tage nach einander.
Reissender Schmerz, als wolle der Kopf platzen, und Klopfen darin vom Wirbel an, wie innen und aussen zugleich, mit Frostigkeit; er musste liegen und wendete sich im

Silicea.

Bette hin und her, vier Stunden lang; das Festbinden des Kopfes erleichterte.
Reissen im Vorderkopfe, alle Nachmittage von 4 bis 7 Uhr.
Reissender Kopfschmerz in der Stirn nach den Seitenbeinen hin, den ganzen Tag, gegen Abend vermehrt, durch Bewegung verschlimmert. (n. 13 T.)
120 Reissend pochender Kopfschmerz mit Aufstossen. (*Gll.*)
Reissen und Stechen im Kopfe, Nachmittags.
Stiche in den Schläfen.
Stiche im Hinterkopfe.
Stiche im Gehirn, aufwärts.
125 Empfindlich stechender Schmerz in der Stirn. (n. etl. St.)
Wüstes Stechen im Kopfe, mit grossem Unmuthe und vieler Aergerlichkeit. (n. 11 T.)
Stechen und Pochen in der Stirne, früh.
Ziehend drückendes Stechen am Scheitel und über der Augenbraue.
Pochender Kopfschmerz in der Stirn, Nachmittags, eine Stunde lang.
130 Klopfender Schmerz in der linken Stirn-Seite. (d. 4. T.)
Nach den Kopfschmerzen, wird es ihm schwarz vor den Augen. (*Gll.*)
Empfindlichkeit des Kopfes, wie nach starken Kopfschmerzen. (n. 17 T.)
Der Kopf thut äusserlich bei Berührung weh.
Zerschlagenheits-Schmerz auf dem Scheitel.
135 Die Hut-Bedeckung macht empfindlichen Schmerz auf den Hinterhaupts-Höckern.
Zuckender Kopfschmerz in der Stirne, meist Nachts.
Jückender Schmerz in der rechten Seite des Hinterhauptes.
Rieseln über den Haarkopf, als sträubten sich die Haare, doch ohne Frost.
Die Stirn ist ihm wie taub und abgestorben.
140 Jücken am Hinterhaupte.
Arges Jücken an der linken Kopf-Seite. (n. 14 T.)
Viel Jücken auf dem Haarkopfe.
Die jückenden Kopf-Stellen schmerzen nach Kratzen, wie wund.
Jückende Blüthen auf dem Haarkopfe.
145 Jückende Knoten auf dem Kopfe und im Nacken.
Die Haare gehen beim Kämmen stark aus. (*Gr.*)

Drücken und Schründen in den Augenhöhlen.
Die Augen schmerzen früh, als wären sie zu trocken und voll Sand.
Druck in den Augenlidern. (n. 8 T.)
150 Drücken in den Augen, alle Nachmittage 4 Uhr.
Drücken und Pressen im linken Augenwinkel.
Drücken im obern Augenlide, mit heftigen Stichen darin wie von einem Splitter, und Vergehen der Seh-Kraft. (n 4 St.) (*Stf.*)
Reissen und Brennen in den Augen beim Zudrücken derselben.
Brennendes Beissen am rechten untern Augenlide, früh.
155 Jücken am obern Augenlide.
Jücken im rechten Auge, Abends. (*Gll.*)
Jücken in den Augenbrauen.
Jücken im bösen Auge, sogleich.
Brennendes Jücken der Augenlider. (*Gll.*)
160 Beissen in den Augenwinkeln, früh, auch ausser dem Liegen.
Schründen in den Augen.
Hitze in den Augen.
Röthe des Weissen im Auge, mit Druckschmerz. (auch *Gll.*)
Röthe erst rings um die Augen, dann auch des Weissen darin mit Entzündung unter Thränen der Augen.
165 Gefühl im linken Auge, als wenn es voll Wasser wäre.
Thränen in den äussern Augenwinkeln.
Thränen und eine Art Dunkelheit der Augen.
Viel Augenbutter in den innern Winkeln.
Zugeschworenheit der Augen, früh.
170 Mit Schleim verklebte Augen, früh. (*Ng.*)
Zuschwären der Augen, Nachts, mit Schründen der Lider.
Geschwulst in der Gegend der rechten Thränen-Drüse und des Thränen-Sackes. (n. 6 T.)
Ein Geschwür am linken Auge.
Fippern der Augenlider. (n. 4 u. 10 St.)
175 Schmerzhafter Krampf in beiden Augen, der dieselben so fest zuzieht, dass sie sie nur mit grosser Mühe wieder öffnen kann.
Sie kann die Augen früh nicht öffnen, wegen schmerzhaften Eindruckes vom Lichte.

Silicea.

Fliegende Mücken vor den Augen. *(Gll.)*
Licht-Scheu; Tages-Licht blendet ihn.
Blenden der Augen am Tages-Lichte, dass er auf Augenblicke Nichts sehen kann; in Anfällen.
180 Anfälle von Licht-Scheu, abwechselnd mit Entzündung des Augenweisses unter Thränen der Augen. (n. 10 T.)
Die Augen sind ihm wie umflort. (d.2.T.)
Sie kann weder lesen noch schreiben; es fliesst ihr Alles vor den Augen in einander.
Klopfen im Ohre erschüttert die Augen, so dass die Gegenstände auf und nieder gehen.
Ohrzwangähnlicher Zieh-Schmerz im Gehörgange.
185 Ziehender Schmerz am rechten Ohre und am Halse herab.
Klammartiges Ziehen im rechten Ohre. (n. 24 St.)
Zuckender Schmerz im linken Ohre.
Zuckendes Schneiden im Knochen hinter dem Ohre.
Reissen in und am Ohre. *(Gll.)*
190 Reissen hinter dem rechten Ohre. *(Gll.)*
Schmerzhaftes Pressen im Gehörgange.
Druckschmerz im linken Ohre beim Schnauben.
Jücken im Ohre, besonders beim Schlingen.
Hitze an den Ohrläppchen und am Kopfe. (n. 8 T.)
195 Jücken an den äussern Ohren.
Schorfe hinter den Ohren.
Entzündete, feuchtende Ohr-Ränder.
Geschwulst des äussern Ohres, mit Feuchtigkeits-Ausfluss aus dem Innern, unter Zischen, was das Gehör benimmt.
Ausfluss von Feuchtigkeit aus dem linken Ohre. (n. 5 T.)
200 Feuchtes Ohrschmalz in Menge. (n. 9 T.)
Die Ohren sind ihm wie zugefallen.
Das Ohr ist wie verstopft. (n. 8 T.)
Das Gehör ist sehr empfindlich.
Ueberempfindlich gegen Geräusch, bis zum Zusammenfahren.
205 Schmerzhafte Empfindlichkeit des Ohres gegen starken Schall.
Gehör-Verminderung, von Sausen im Kopfe.
Schwerhörigkeit für Menschen-Stimme.
Vorübergehende Taubheit in beiden Ohren. *(Ng.)*
Glucksen im rechten Ohre.
210 Gluckern im rechten Ohre, als wenn Etwas an das Trom-

melfell anschlüge, was im Kopfe dröhnt und ihn ängstlich macht.

Knacken im Ohre beim Schlingen.

Taktmässiges Fauchen vor dem linken Ohre.

Pochen im rechten Ohre.

Pochen vor dem Ohre, auf dem er Nachts lag.

215 Dumpfes Brummen im Ohre, mit Schwerhörigkeit und Gefühl, als sey Etwas darin, besonders früh, beim Aufstehen; vier Tage lang. *(Stf.)*

Donnerndes Brausen und Murren im Ohre. (n. 36 St.)

Brausen in den Ohren, wie Glocken-Geläute, so stark, dass er Nachts davor nicht liegen kann, sondern zu Viertelstunden aufstehen und umhergehen muss. (n. 5 T.)

Sausen in den Ohren.

Brausen im linken Ohre, vor und nach dem Essen.

220 Zirpen im Ohre, wie von Heimchen.

Flatterndes Geräusch in den Ohren.

Geschwulst der Ohr-Drüse, mit stechendem Schmerze.

Harte Geschwulst der Ohr-Drüse auf beiden Seiten, beim Bewegen des Kopfes und beim Befühlen strammend schmerzend.

Nasen-Jücken.

225 Jücken in der Nase. *(Gll.)*

Friesel-Bläschen unter dem Nasenloche, mit rothem Hofe und ohne Schmerz. *(Gr.)*

Röthliche Bläschen auf der Nase, mit Schorf. *(Gll.)*

Jücken und kleine Bläschen um die Nasenflügel. *(Gll.)*

Gefühl, als wären in die Choanen Stücke von Speise gerathen.

230 Die Speisen gerathen beim Schlingen in die Choanen.

Grosse Trockenheits-Empfindung in den Choanen.

Puckender Schmerz in den Nasenhöhlen, wie geschwürig, bis ins Gehirn strahlend und strammend, und klopfenden Kopfschmerz in der Stirn verursachend; die Nasenspitze schmerzte beim Befühlen wie unterschworen, zwei Tage lang. (n. 10. T.)

Schmerzhaftigkeit der Nasen-Scheidewand.

An der Nasen-Seite, ein brennender Stich.

235 Feines, ziehendes Reissen in der Nase. *(Gll.)*

Reissen im linken Nasenflügel. *(Gll.)*

Ziehen in der Nasenwurzel und im rechten Jochbeine. *(Gll.)*

Kriebeln und Wühlen in der Nasen-Spitze.

Silicea.

Jücken und Wundheits-Schmerz in der Stirne hinter dem Nasenflügel (ohne Wundheit).
240 Ausschlags-Blüthe auf der Nase.
Wollüstiges Jücken um die Nase, er muss immer reiben. *(Ng.)*
Jückende Blüthen an der Nasen-Seite. *(Ng.)*
Schründend schmerzender Schorf tief in der rechten Nase.
Eine wundschmerzende Stelle unten an der Nasen-Scheidewand, die beim Befühlen stichlicht wehthut.
245 Viel scharfes Wasser läuft ohne Schnupfen aus der Nase, was die innere Nase und die Nasenlöcher wund und blutig macht; dabei Geruch wie Blut, oder wie von einem frisch geschlachteten Thiere, aus der Nase, 5 Tage lang.
Nasenbluten nach Stören mit dem Finger, bei Trockenheit der Nase.
Bluts-Tropfen fallen ihm bloss beim Bücken zuweilen aus der Nase.
Ausschnauben blutigen Schleimes.
Nasenbluten. (d. ersten Tage.)
250 Starkes Nasenbluten. (n. 20 St.)
Allzuempfindlicher Geruch (Heilwirkung).
Gesichts-Blässe.
Bleiches Gesicht, wie nach langer Krankheit. *(Ng.)*
Weisse Flecke auf den Wangen von Zeit zu Zeit.
255 Rothe Flecke auf den Wangen und rothe Nase, brennenden Schmerzes, bei geringer Anstrengung, besonders nach Tische.
Hitze und Brennen im Gesichte, nach Waschen desselben mit kühlem Wasser; zwei Stunden lang.
Geschwulst des Gesichtes, der Lippen- und Hals-Drüsen, bei Frostigkeit und eiskalten Füssen.
Zieh-Schmerz im Backen-Knochen und hinter dem Ohre, schlimmer bei Berührung.
Reissen in beiden Backen, 4 Stunden lang, darnach Stumpfheit der linken Backzähne. *(Stf.)*
260 Zerschlagenheits-Schmerz vor dem linken Ohre, im Kiefer Gelenke, beim Anfühlen und beim Kauen.
Jücken im Backenbarte.
Arges Jücken an der Stirn, die Nase herab.
Ausschlag im Gesichte.
Ausschlags-Blüthen auf der Stirn und über der Nase.
265 Eine Blüthe an der Augenbraue.

Ein grosser, wenig schmerzender Blutschwär auf dem Backen, neben der Nase. (n. etl. St.)

Lippen-Ausschlag, Bläschen am Rande der Oberlippe, bei Berührung fein stechend oder schründend schmerzend.

Ein Ausschlags-Bläschen am Rande des Rothen der Oberlippe, erst jückend, dann, als Schorf, bloss schründend schmerzend.

Zwei grosse Blüthen auf der Oberlippe.

270 Jückender Schorf auf der Oberlippe, am Rande des Rothen. (n. 16 T.)

Schmerzhaftes Geschwür im Mundwinkel. (n. 37 T.)

Geschwüriger Mund-Winkel, jückender Empfindung, mit Schorfen, viele Tage lang. (n. 24 St.)

Ein sehr schmerzhaftes Blüthchen am Rande des Rothen der Unterlippe.

Ein schwammartiges Geschwürchen am Innern der Unter-Lippe.

275 Bläschen schründenden Schmerzes im Rothen der Ober-Lippe.

Brennendes Jücken um den Mund, ohne Ausschlag. (n. 2 T.)

Starke Geschwulst der Unterlippe, 2 Tage lang. (n. 17 T.)

Geschwulst der Oberlippe und des Zahnfleisches, sehr schmerzhaft bei Berührung.

Am Kinne eine Ausschlags-Blüthe.

280 Rothe, jückende, erhabene Schwinden-Flecke am Kinne. *(Htb.)*

Ein Blutschwär am Kinne, stechenden Schmerzes bei Berührung.

Die Unterkiefer-Drüsen schmerzen beim Befühlen, ohne Geschwulst.

Stiche in den geschwollnen Unterkiefer-Drüsen. (n. 3 T.)

Geschwulst der Unterkiefer-Drüsen, schmerzhaft bei Berührung, mit Zieh-Schmerz darin und mit Halsweh beim Schlingen, wie von innerer Geschwulst. (n. 24 St.)

285 Schmerzhaft zusammenziehender Krampf im linken Kiefer-Gelenke und dann in der Schläfe. *(Gll.)*

Zahnschmerz, am meisten beim Essen warmer Speisen, und wenn kalte Luft in den Mund kommt.

Zahnweh nach dem Essen. *(Gll.)*

Der Knabe bekommt eine Art Zahn-Fieber, obgleich er schon

Silicea.

alle Zähne hat; er geifert, greift in den Mund und hat Abends Hitze im Kopfe.

Beim Essen fährt's in einen Schneidezahn. (n. 19 T.)

290 Zahnschmerz, früh, beim Erwachen, bis bald nach dem Aufstehen.

Dumpfer Schmerz der Zähne besonders der Backzähne, nach dem Mittag-Essen und aufs Trinken.

Einfacher steter Zahnschmerz, beim Essen schweigend, Nachts am heftigsten und den Schlaf hindernd.

Heftiges Drücken im hohlen Zahne.

Heftige Zahnschmerzen, auch Weh des ganzen Unterkiefers, Drücken und Rucke, wovor er die ganze Nacht nicht schlafen kann.

295 Zucken in einem Backzahne. (*Ng.*)

Spannender Zahnschmerz.

Zieh-Schmerz im hohlen Zahne.

Ziehen in einem hohlen Zahne, in Absätzen. (*Gr.*)

Ziehen in den untern Schneidezähnen.

300 Reissender Zahnschmerz bloss beim Essen und noch $\frac{1}{4}$ Stunde darauf anhaltend.

Reissendstechender Zahnschmerz, bloss beim Essen in einem hohlen Zahne. (n. 10 T.)

Stechender Zahnschmerz, wovor er weder Warmes noch Kaltes in den Mund nehmen darf.

Stiche, von starkem Winde, in einem guten Zahne, der dann bei Berührung wie unterschworen schmerzt; darauf Geschwulst des Unterkiefers. (n. 18 T.)

Stechender Zahnschmerz, der ihn Nachts nicht schlafen lässt, mit Hitze im Backen; er durfte Nichts Warmes in den Mund bringen.

305 Brennendes Stechen in mehreren Zähnen, welche nach dem Essen zu schmerzen anfangen; sie wüthen am schlimmsten Nachts, durch Eindringen kalter Luft verschlimmert; dabei Hitze im Kopfe und Brennen im Backen.

Ein Backzahn schmerzt beim Beissen, wie unterschworen.

Zähne locker und empfindlich beim Kauen.

Ein unterer Backzahn schmerzt wie zu lang.

Stumpfe Zähne, vier Wochen lang.

310 Stumpfheit der obern Zähne, wie von Säuren.

Entzündung eines hintern Backzahns mit Geschwulst und Wundheit des Zahnfleisches. (*Gll.*)

V.

Das Zahnfleisch ist schmerzhaft empfindlich, wenn kaltes Wasser in den Mund kommt.

Geschwulst des Zahnfleisches; warmes Getränk macht Brennen, und beim Kauen schmerzt es wie wund.

Schmerzhaft entzündete Geschwulst des Zahnfleisches. (n. 6 T.)

315 Wundes Zahnfleisch.

Wundschmerzende Blasen am Zahnfleische und an der Inseite der Lippen.

Ein kleines Zahnfleisch-Geschwür am geschwollenen Zahnfleische.

Mund und Lippen sind ihm trocken.

Stete Mund-Trockenheit. (n. 30 St.)

320 Schleimig im Munde, früh, nach dem Erwachen, und weichlich im Magen. *(Ng.)*

Viel Speichel im Munde. (n. 8 T.)

Das Wasser läuft immer im Munde zusammen; er muss viel ausspucken.

Empfindung vorn auf der Zunge, als läge ein Haar darauf.

Wunde Zunge mit schmerzhaften Stellen an der Spitze. *(Gll.)*

325 Belegte Zunge. *(Gll.)*

Taubheit der Zunge. *(Gll.)*

Geschwulst der rechten Zungen-Hälfte, ohne Schmerz. (n. 5 T.)

Es kommt ihr ganz heiss aus dem Munde.

Jücken im Gaumen, bis hinter, und im Gaumen-Vorhange.

330 Einzelne Stiche im Gaumen-Vorhange.

Ein Geschwür am Gaumen, das bis an das Zahnfleisch reicht.

Das Zäpfchen ist verlängert, bei Trockenheit im Halse.

Geschwulst des Zäpfchens. *(Gr.)*

Hals sehr trocken, mit Heiserkeit und Jücken in den Ohrgängen.

335 Viel Schleim im Halse, den sie beständig ausrachsen muss. (n. 24 St.)

Oefteres Ausrachsen dicklichen Schleims. (d. 1. T.) *(Foissac.)*

Ausrachsen salzigen Schleimes. *(Gll.)*

Auswurf gelber, sehr stinkender Kügelchen durch Rachsen.

Halsweh mit sehr vielem Schleim im Halse. (n. 48 St.)

340 Schmerz in der Kehlkopf-Gegend, bei schwerem Heben.

Drückendes Weh auf der linken Seite des Halses, beim Schlingen.

Silicea.

Halsweh beim Schlingen, wie ein Knollen links im Halse. (n. 4 T.)
Kratziges Halsweh, früh; Abends sticht's darin.
Weh im Halse, als müsse er über wunde Stellen wegschlukken, mit Stechen darin zuweilen.
345 Wund in der Kehle, von Singen.
Stechendes Halsweh bloss beim Schlingen, mit Schmerz des Halses auch beim Befühlen.
Schweres Schlingen; die Speise geht nur langsam hinunter; es erfolgt erst Knurren im Schlunde, allmählig dann auch im Magen, worauf nach drei Sekunden erst die Speise hinunter ist.
Uebler Geruch aus dem Munde, früh, fast wie von Quecksilber-Speichelflusse.
Bitter im Halse, wie aus dem Magen.
350 Bitter im Munde, früh nach dem Aufstehen. *(Ng.)*
Bitter-Geschmack aller Genüsse, selbst des Wassers. *(Ng.)*
Bitter-Geschmack, früh.
Faulichter Geschmack, früh, beim Erwachen. *(Gll.)*
Oelichter Geschmack im Munde. (n. etl. St.)
355 Blut-Geschmack im Munde, früh.
Saurer Geschmack im Munde, mit etwas Bitterkeit.
Säure im Munde, nach jedem Genusse. (n. 3, 10 T.)
Widriger Schleim-Geschmack im Munde.
Ekel-Gefühl im Halse, Nachmittags.
360 Viel Durst. (n. 5 T.)
Sehr viel Durst und Hals-Trockenheit. (n. 10 T.)
Er trinkt mehr, als sonst. *(Gr.)*
Viel Durst, ohne Verlangen nach Getränk, auch beim Froste. *(Ng.)*
Gänzliche Appetitlosigkeit.
365 Widerwille gegen Fleisch-Speise.
Appetit blos auf Kaltes, Ungekochtes.
Sie isst wenig, es widersteht ihr Alles sogleich. *(Ng.)*
Mangel an Appetit bei reiner Zunge. *(Ng.)*
Appetit, er weiss nicht worauf, bei Wasser-Zusammenlaufen im Munde.
370 Er hat grossen Hunger, isst gehörig und klagt doch, dass oben im Halse Alles zu sey.
Heisshunger, wobei ihr das Wasser im Munde zusammenläuft.
Heisshunger, der sich durch kurzes Liegen stillt.
Sie hat Hunger, es will aber Nichts von Speisen hinunter.

Heisshunger, vor dem Abend-Essen, mit gänzlicher Appetitlosigkeit, und Zittern in allen Gliedern; drauf Frost und Kälte am ganzen Körper, bei Hitze in der Brust. (d.2.T.)
375 Heisshunger gegen Abend, und nach wenig Essen Uebelkeits-Gefühl in der Herzgrube. *(Gr.)*
Heisshunger, früh. *(Gll.)*
Nagender Hunger, der sich durch einen Bissen Weissbrod tilgen lässt auf kurze Zeit.
Uebertriebener Hunger.
Hunger, Abends, er ass mehr, und ward doch nicht satt, nach $\frac{1}{4}$ Stunde aber entstand Vollheits-Gefühl des Magens. (n. 15 T.)
380 Immer Hunger und nach Essen voll im Magen, und doch noch Hunger.
Nach dem Essen, eine dem Heisshunger ähnliche Schwäche, die sich nach erneutem Essen (ohne Appetit) verlor. (d.1.T.)
Nach dem Essen, Schwäche im Magen. *(Gll.)*
Bei gutem Appetite scheint der Magen wie unthätig. *(Gll.)*
Nach dem Essen, Bauchweh, wie Winden in den Därmen. *(Gll.)*
385 Nach dem Essen Magen-Drücken. *(Gll.)*
Gleich nach dem Essen, Schleim-Auswurf aus der Luftröhre. *(Gll.)*
Nach jederSpeise, Aufstossen und Säure und vom Magen herauf einen garstigen Geschmack, den sie behält, bis sie wieder isst.
Nach Tische liegts wie ein Stein im Magen, mit Vollheits-Gefühl.
Nach dem Abend-Essen, arges Aufstossen.
390 Beim Essen, Mittags, starker Schwindel, ohne Brecherlichkeit, bei gutem Appetite.
Nach jedem Essen, Aufstossen mit Geschmack des Genossenen. *(Ng.)*
Nach jedem, auch dem geringsten Essen sogleich Uebelkeit zum Erbrechen. *(Ng.)*
Nach dem Essen, Magen-Drücken.
Nach dem Essen Anfälle krampfhaften Magenschmerzes.
395 Nach dem Mittag-Essen, Schneiden im Oberbauche. (n.6St.)
Beim Mittag-Essen, Gefühl, als sträubten sich die Haare.
Nach dem Essen, Vollheit, ein paar Stunden lang; nur Aufstossen erleichtert.

Silicea.

Nach dem Essen bleibt der Geschmack des Genossenen lange im Munde.
Nach dem Essen, stärkere Schwerhörigkeit.
400 Beim Essen und Sprechen, Schweiss.
Nach dem Essen Frost. (d. 24. T.)
Nach dem Mittag-Essen, halbstündiges Herzklopfen mit Aengstlichkeit.
Nach dem Essen, starke Gesichts-Hitze.
Nach dem Essen wie benebelt, die Augen wie geblendet; er kann sie nicht aufthun. (n. 10 T.)
405 Nach dem Essen sehr schläfrig und matt; er muss schlafen.
Nach dem Essen, Uebelkeit, die nach Liegen vergeht.
Nach wenig Essen, Mittags und Abends, empfindliches Leibweh, das sich nach vielem Aufstossen verliert.
Nach dem Essen ist es ihm wie Alles zu voll und als drückten die Kleider, bei eingezogenem Bauche.
Selbst nach etwas Warmbier, heftiges Leibweh, das nach Poltern im Bauche und leerem Aufstossen vergeht. (n. 2 T.)
410 Oefteres leeres Aufstossen. (n. 48 St.)
Mehrmaliges leeres Aufstossen. (*Gr.*)
Lautes Aufrülpsen.
Saures Aufstossen, Abends.
Saures Aufstossen mit Brennen im Halse, nach Tische. (*Gll.*)
415 Saures und bittres Aufstossen, früh, wie von verdorbnem Magen.
Warmes Aufsteigen aus dem Magen bis in den Hals.
Soodbrennen aus dem Magen herauf, nach allem Essen; das Wasser läuft im Munde zusammen, sie muss viel spukken. (n. 7, 20 T.)
Schlucksen, vor und nach dem Essen.
Schlucksen, 25 Minuten lang, zwischen 12 und halb 1 Uhr. (d. 3. T.) (*Foissac.*)
420 Schlucksen, Abends im Bette.
Uebelkeit, wie nach Einnahme eines Brechmittels.
Uebel und brecherlich früh, mehrere Morgen.
Uebelkeit, sehr oft, ohne Erbrechen, auch früh, nüchtern, wie in der Herzgrube, bei gutem Appetite und Wohlgeschmack der Speisen. (n. 20 T.)
Uebel und unbehaglich beim Essen; sie muss sich legen. (*Ng.*)

425 Uebelkeit mit Magenschmerz und vergeblicher Neigung zum Aufstossen. *(Ng.)*

Uebelkeit mit Drücken im Magen und Ekel vor Allem. *(Ng.)*

Kurze Uebelkeit früh, drauf aber jählinge Mattigkeit und Frost bis Mittag.

Uebel, ohnmächtig und zittrig, plötzlich, beim (gewohnten) Tabakrauchen.

Uebelkeit wie im Unterbauche, welche bald heraufsteigt, bald wieder heruntergeht, mehrere Tage nach einander.

430 Anfälle, früh, am schlimmsten beim Aufstehen aus dem Bette; es windet in der Herzgrube, dann steigt Uebelkeit, unter starkem Herzklopfen und argem Drücken im Brustbeine, herauf bis in den Hals; sie muss bitters Wasser auswürgen; durch Essen gemindert; Speise wird nicht ausgebrochen.

Erbrechen des Genossenen. *(Ng.)*

Blähende Speise drückt sie wie ein Klump im Magen, sie muss sie wegbrechen.

Magen-Drücken. (n. 14 T.)

Schwere im Magen, wie Blei.

435 Schwere-Gefühl im Magen, bei Appetit-Mangel.

Erst drückender, dann klemmender Magenschmerz nach einmaligem Aufstossen.

Drücken im Magen und Schneiden in den Därmen, alle halbe Stunden.

Drücken im Magen, vermehrt vom Gehen im Freien, unter häufigem leerem Aufstossen.

Zusammenschrauben in der Magen-Gegend, und darauf weicher Stuhl. *(Ng.)*

440 Greifen, Kneipen und Beklammern über dem Magen und den Hypochondern, in öfteren Anfällen, eine Woche lang.

Greifen und Raffen im Magen. (n. 1 St.)

Grimmen und Nagen im Magen, mit Uebelkeit und kaltem Ueberlaufen über Rücken und Nacken unter hörbarem Kollern im Bauche; beim Liegen mit herangezogenen Beinen vergeht es.

Heftiger Schmerz in der Herzgrube, der durch Zusammenkrümmen vergeht. *(Ng.)*

Brennen in der Herzgrube.

445 Brennen über der Herzgrube, fast wie Soodbrennen.

Silicea.

Ziehen, Kneipen und Stechen in und um die Herzgrube, und in beiden Hypochondern bis zu den Hüft-Gelenken.
In beiden Hypochondern ein allmählig ziehender, dumpfer Schmerz, bis hinter zum Rückgrate, Nachts weniger.
Anhaltender Druck im rechten Hypochonder. (*Gll.*)
Schmerz unter den linken Ribben, als wolle da Etwas zerreissen.
450 Schmerz unter den rechten Ribben hinten (in der Nieren-Gegend), Abends.
Anhaltender Stich-Schmerz unter den linken Ribben, am schlimmsten beim tief Athmen; die Ribben selbst schmerzen beim Befühlen.
Stiche in den Hypochondern. (*Glk.*, *Ng.*)
Der Bauch ist ihr bis zum Magen aufgetrieben. (n. 24. T.)
Bauch dick und schwer, wie eine Last.
455 Der Leib wird sehr dick, was gewöhnlich nach dem Essen zunimmt, so dass er ihm immer sehr angespannt ist.
Heisser, gespannter Bauch, mit Murksen und Knurren darin und stetem Durchfalle. (*Whl.*)
Stark aufgetriebener Bauch; kein Winde-Abgang, aber Aufstossen.
Immer derber, hoch aufgetriebener Bauch, der sie sehr unbehaglich macht.
Bauchweh wie von versetzten Blähungen, mit Drang nach dem Mastdarme, als wollten Winde abgehen.
460 Arge Leibschmerzen, das Kind schreit Tag und Nacht über den Leib. (*Whl.*)
Reissen im Unterleibe. (n. 10 T.)
Windender Schmerz im Bauche.
Kneipender Leibschmerz, zwei Stunden nach dem Essen, von Zeit zu Zeit erneuert.
Heftiges, doch kurzes Leibkneipen, fast alle Nachmittage.
465 Schneiden in der Nabel-Gegend von Zeit zu Zeit. (n. 2 T.)
Schneidende Bauchschmerzen, meist um den Nabel, auch Nachts. (*Ng.*)
Schneidende Bauchschmerzen, in Anfällen, auch Nachts. (n. 13 T.)
Arges Schneiden im Unterbauche mit Blähungs-Versetzung; sie fühlt schmerzlich jeden Tritt; (nach Heben einer kleinen Last).
Schneiden im Unterbauche, ohne Durchfall.
470 Einzelne Stiche in der linken Bauch-Seite, Abends. (d. 1. T.)

Stechender Schmerz in der linken Bauch-Seite, mehr äusserlich, bloss im Gehen. (n. 6 St.) *(Stf.)*
Brennen in den Gedärmen.
Stechendes Brennen im Oberbauche, früh nach dem Aufstehen, eine Stunde lang, durch Stuhlgang nicht völlig beseitigt, mit Drücken im Mastdarme.
Druckschmerz im Bauche.
475 Druck im Bauche, nach Tische. *(Gll.)*
Drücken im ganzen Bauche, früh, mit Poltern und Winde-Abgang ohne Erleichterung. *(Gll.)*
Druck in der Nabel-Gegend.
Drücken unter der Nabel-Gegend, kurz vor und bei dem Stuhle. *(Stf.)*
Heftiges Bauchweh mit Gefühl, als ob sie erstarre; die Hände werden gelb und die Nägel blau, wie abgestorben. (n. 5 T.)
480 Bauchweh mit viel Neigung zum Dehnen und Strecken.
Stete Bauchschmerzen, auch bei Leib-Verstopfung.
Warme Tücher erleichtern die Bauchschmerzen. *(Ng.)*
Beklemmung im Unterbauche, Mittags und Abends, theils nach dem Mastdarme, theils nach den Geschlechtstheilen zu, wie Drang.
Die Bruch-Stelle schmerzt, bei Aufgetriebenheit des Bauches.
485 Schmerz im rechten Schoosse.
Reissen, Abends, in den Schössen. *(Ng.)*
Ziehen und Reissen durch den rechten Leisten-Kanal. *(Gll.)*
Schmerz im Leistenbruche. (n. 2 T.)
Schmerz in der Bruchstelle, als würde da Etwas herausgerissen.
490 Geschwulst-Gefühl im linken Schoosse, oder als drücke sich da ein Bruch hervor.
Entzündete Schooss-Drüsen, Erbsengross, schmerzend bei Berührung.
Arges Kollern im Leibe.
Kollern im Bauche, nach Aufhören der Bauchschmerzen. *(Ng.)*
Es geht ihm hörbar im Bauche herum.
495 **Sehr stinkende Winde.** (d. 2. T.)
Knurren und Kollern im Bauche, besonders in der Gegend des Leistenbruches. (n. 12 St.)
Häufiger Winde-Abgang. *(Gr.)*
Vor dem Winde-Abgange, Bauchweh.
Vor jedem Winde-Abgange, Bauch-Kneipen.

Silicea.

500 Stuhl-Verstopfung, die ersten Tage, dann sehr harter Stuhl.
Stuhl-Verstopfung, 2 Tage lang. *(Gr., Ng.)*
Steter vergeblicher Stuhldrang. *(Ng.)*
Mangel an Stuhl. (d. 1. T.)
Hartleibigkeit. (d. 1. T.)
505 Harter, meist auch knotiger, schwieriger Stuhl. (d. 3. 5. T.) *(Ng.)*
Die ersten Tage harter, dann wieder guter Stuhl.
Dreitägige Leib-Verstopfung (n. 14 T.), dann Stuhl aus kleinen harten Knollen zusammengesetzt.
Leib-Verstopfung die ersten drei Tage, trotz öftern Stuhl-Dranges, die folgenden, ungenüglicher, sehr harter Stuhl mit Anstrengung. *(Stf.)*
Der Stuhl bleibt lange im Mastdarme stehen, als hätte dieser keine Kraft, ihn auszutreiben.
510 Schwieriger, sparsamer Stuhl. (n. 24 St.) *(Gr.)*
Nach langem Noththun und Drängen zum Stuhle bis zum Wehthun der Bauchmuskeln, schnappt der schon vorgetriebene Koth stets wieder zurück.
Guter Stuhl, aber mit vielem Pressen und Drängen.
Der Stuhl bekommt eine hellere Farbe, als gewöhnlich. *(Gr.)*
Sehr oft weicher Stuhl, zwei Tage lang, ohne Durchfall. (n. 13 T.)
515 Mehrtägiger Durchfall, Tag und Nacht, ohne Leibweh. (n. 7 T.)
Oefterer Abgang weniger, aashaft stinkender Flüssigkeit.
Stuhlgang mit Schleim, drauf Jücken im After. (d. 19 T.)
Breiartiger Stuhl mit schleimigen häutigen Theilen und darauf beissendes Brennen im After. (d. 6. T.)
Fast flüssiger, schleimiger, schäumender Stuhl und darauf Brennen und Beissen im After. (d. 7. T.)
520 Oefterer Drang zu Stuhl, es ging aber bloss Schleim ab, unter Frostigkeit des Körpers und wabblichter Uebelkeit im Halse.
Röthlicher Schleim beim Stuhle.
Mit blutigem Schleime gemischter Stuhl; drauf Beissen im After.
Blut- und Schleim-Abgang aus dem After, in dem es heftig brennt. (d. 11. 20. T.)
Mit dem Stuhle geht ein Spulwurm ab.

525 Nach dem Stuhle, Brennschmerz in der Vorhaut.

Nach weichem Stuhle, Drücken im After.

Nach weichem Stuhle mit Pressen, Drücken in der rechten Schläfe; später leeres Aufstossen. (n. 16 T.)

Beim Stuhle schmerzhaftes Stechen und Jücken im Mastdarme.

Nach trocknem, hartem Stuhle, Brennen im After. *(Ng.)*

530 Nach dem Stuhle, ärgere Brust-Beklemmung.

Nach dem Stuhle lässt das Leibschneiden etwas nach; er ist ganz erschöpft, fällt in leisen Schlummer, aus dem er wieder mit den ärgsten Leibschmerzen erwacht. *(Whl.)*

Zuckender, fast stumpf stechender Schmerz im Mastdarme.

Stechen im Mastdarme.

Ein grosser Stich im Mastdarme.

535 Starke Stiche im Mastdarme, nach den Genitalien zu, beim Gehen. (n. 30 T.)

Stechen im After. *(Ng.)*

Schneiden im Mastdarme.

Spannen im After.

Zusammenziehender Schmerz im After, nach vorn zu (im Mittelfleische.)

540 Schmerz im After, als wäre er zugeschnürt, beim Stuhl-Abgange.

Jücken im Mastdarme, Abends.

Jücken am After und den Aderknoten.

Brennen am After. (d. 5. T.)

Brennen im Mastdarme beim Stuhle, mehrere Tage.

545 Die Mastdarm-Aderknoten treten beim Stuhle stark heraus, gehen schwer zurück und es geht blutiger Schleim aus dem Mastdarme ab.

Feuchten des Afters.

Die beim Stuhle ausgetretenen Mastdarm-Aderknoten klemmen sich im After ein. (n. 21 T.)

Es tritt am After eine Federspul dicke Ader auf, mit Jücken und Pressen. (n. 4 T.)

Die Mastdarm-Aderknoten, obgleich wenig ausgetreten, sind schmerzhaft empfindlich. (n. 24 St.)

550 Stechender Schmerz in den Mastdarm-Aderknoten.

Bohrender Krampfschmerz vom After bis in den Mastdarm und den Hoden.

Schorfige, erhabene Stellen über der Kerbe, am Steissbeine. *(Hlb.)*

Silicea.

Oefterer Brenn-Schmerz im Mittelfleische, besonders nach dem Beischlafe.
Der Harn wird schnell trübe.
555 Gelber, griesartiger Satz im Harne. (d. ersten Tage.)
Röthlicher, sandiger Satz im Urine.
Der Harn setzt gelben Sand an.
Oefterer Drang zum Harnen.
Steter Harndrang, mit nur tropfenweisem Abgange, unter argem Brennen in der Harnröhre. *(Ng.)*
560 Drang zum Harnen mit geringem Abgange. *(Gr.)*
Drang zum Harnen, mit reichlichem Abgange. *(Gr.)*
Er muss fast jede Nacht zum Harnen aufstehen. *(Gr.)*
Er muss früh (7 Uhr) alle Viertelstunden harnen, mehrere Tage.
Unwillkürlicher Harn-Abgang nach dem Harnen, im Sitzen.
565 Oefteres, aber vergebliches Drängen zum Harnen.
Reichlicher Stuhl und Harn. *(Gll.)*
Oefteres, aber geringes Harnen. *(Ng.)*
Harndrängen mit Schründen in der Harnröhre.
Während des Harnens, Schründen in der Harnröhre.
570 Schneidendes Wasser. (d. 16. T.)
Heisser, blassgelber, brennender Harn. *(Gll.)*
Druck auf die Blase beim Harnen, mit Brennen darnach. *(Gll.)*
Fortdauernde feine Stiche vorn in der Harnröhre.
Beim Harnen, Brennen in der Harnröhre.
575 Wenig Harn, mit Brennen. *(Ng.)*
Beim Harnen beschwerliches Jücken in den Schamtheilen.
Auf dem Schamberge, schmerzhafte Ausschlags-Blüthen.
Jücken und rothe Flecke an der Eichel.
Drängen von der Prostata nach vorn. *(Gll.)*
580 Unter der Vorhaut, Jücken.
Röthe der Vorhaut bei der Krone, wie hautlos, mit öfterem Jücken.
Geschwulst der Vorhaut mit jückenden, feuchtenden Blüthen äusserlich.
Der Hode schmerzt, schlimmer Nachts, doch nur im Liegen.
Schmerz im rechten Hoden, als sey er verhärtet.
585 Ausdehnender oder zusammenpressender (starker Geschwulst-) Schmerz im linken Hoden.
Am Hodensacke Kriebeln.
Ein jückender und nässender Fleck am Hodensacke.

Schweiss des Hodensackes; er jückt über und über.
Schweiss des Hodensackes, Abends.
590 Wasserbruch der Hoden. *(Whl.)*
Druck in den Samensträngen, bei schlaff hängenden Hoden.
(d. ersten Tage.)
Geschlechtstrieb die ersten 8 Tage sehr aufgeregt; Nacht und Tag halbstündige Erektionen mit herangezogenen Hoden.
Geile Gedanken am Tage. (d. 1. 2. T.)
Geile Gedanken früh im Bette, mit Erektionen. (d. 1—14. T.)
595 Starke Erektionen bei schlaffem Hodensacke. (n. 5 T.)
Starke Erektion, Nachts, ohne Geschlechtstrieb.
Oeftere starke Erektionen am Tage, ohne Veranlassung.
(d. erst. Tage.)
Starke Erektionen mit Zieh-Schmerz in den Hoden.
Die Erektionen erfolgen nur langsam. (n. 23 T.)
600 Keine Erektionen, gar keine Spur davon mehr. (n. mehr. T.)
Geschlechtstrieb sehr schwach und fast erloschen. (d. erst. 5 W.)
Geschlechtstrieb sehr schwach. (d. ersten 3 Wochen.)
Geschlechtstrieb stärker (n. 21 T.) mit Erektionen.
Ofte und häufige Pollutionen.
605 Pollution die erste Nacht und dann öfter.
Pollution mit schweren Träumen, bei einem Ehemanne.
(d. 1. Nacht.)
Abgang von Vorsteher-Drüsen-Saft bei jedem Stuhle.
Ausfluss von Prostata-Saft bei gepresstem Stuhle.
Nach dem Beischlafe, Gefühl von Lähmung in der rechten Kopf-Seite.
610 Nach dem Beischlafe, Zerschlagenheit des ganzen Körpers.
(d. 23. T.)
Beim Beischlafe bekommt sie Uebelkeit. (n. 21 T.)
Starkes Rühren des Kindes bei einer Schwangern.
Wehenartiges Gefühl in der Mutterscheide.
Jücken an der Scham. *(Gll.)*
615 Regel 2 Tage zu früh. (n. 7 T.)
Die seit 3 Monaten ausgebliebene Regel erscheint.
Regel um 3 Tage zu früh. (n. 5 T.)
Einiger Blut-Abgang zur Zeit des Neumondes, einige Tage lang, 11 Tage vor der zur richtigen Zeit erscheinenden Periode.
Die Regel bleibt aus. *(Ng.)*
620 Regel um 5 Tage zu spät.

Silicea.

Verzögert die Regel um 3, 4 Tage. (n. 18 T.)
Während der Regel eingenommen, schien die Kiesel-Erde dieselbe 4 Tage zu unterdrücken, dann floss sie aber 4, 5 Tage lang, und blieb darnach 6 Wochen aus.
Viel weniger Blut-Abgang bei der Regel.
Verstärkte Regel. (n. 13, 20 T.)
625 Verstärkte Regel, mit wiederholten Anfällen von Eiskälte über den ganzen Körper beim Eintritte.
Das Blut des Monatlichen riecht sehr stark.
Vor der Regel starker Druck und beengendes Gefühl über den Augen, als läge da Etwas Schweres.
Gleich vor und bei der Regel, grosse Hartleibigkeit.
Bei der Regel, eiskalte Füsse.
630 Bei der Regel ist ihr alles bleich vor den Augen.
Bei der Regel melancholische Angst in der Herzgrube, zum Leben nehmen durch Ertränken.
Bei der Regel, arges Brennen und Wundheit an den Schamtheilen, auch Ausschlag an der Inseite der Oberschenkel. (n. 23 T.)
Bei der Regel, Ziehen zwischen den Schulterblättern, bloss Nachts; sie musste sich zurück biegen, um sich zu erleichtern.
Nach der Regel, fast sogleich fliesst blutiger Schleim aus der Scheide.
635 Weissfluss, beissenden Schmerzes, besonders nach sauren Genüssen.
Abgang vielen weissen Wassers aus der Gebährmutter, mit argem Jücken an der Scham.
Wässrichter Scheidefluss, nach Kneipen um den Nabel oder nach Harnen. (*Ng.*)

Oefteres Niesen. (n. 36 St.)
Viel Niese-Reiz, doch meist versagendes Niesen. (n. 28, 48 St.)
640 Beim Niesen schmerzt die Brust, als sollte sie zerspringen.
Völlige Nasen-Verstopfung, dass sie kaum sprechen konnte, und den Mund aufsperren musste, um zu athmen. (n. 12 St.)
Viel Schleim-Abgang aus der Nase, ohne Schnupfen.
Fliess-Schnupfen. (n. 5, 6, 12 T.)
Starker Schnupfen. (n. etl. St.)

645 Stockschnupfen, früh, beim Erwachen. *(Gll.)*

Stockschnupfen mit unreiner Stimme. *(Ng.)*

Sie wird den Schnupfen gar nicht los, der bald stockt, bald fliesst.

Starker Schnupfen; Wochen lang. (d. ersten Tage.)

Bei Schnupfen und Husten, Geschwulst der Unterkiefer-Drüsen, Schmerz im Halse beim Schlingen, grosse Frostigkeit; sie musste sich legen; nach einer Stunde, im Bette, brennende Hitze am ganzen Körper.

650 Heiserkeit der Stimme. (d. 1. T.) *(Foissac.)*

Sehr rauher Hals.

Rauh im Halse, mit Husten-Reiz nach dem Mittag-Essen. *(Ng.)*

Rauhheit und Trockenheit des Halses, besonders beim Sprechen. *(Ng.)*

Heiserkeit mit öfterem trocknen Hüsteln. (n. 3 T.)

655 Wundheits-Gefühl im Luftröhr-Kopfe, wie rauher Hals, beim Athmen.

Husten mit Heiserkeit. (d. 19. T.)

Husten von Reiz im Halse. *(Gll.)*

Husten, besonders nach Tische, mit Auswurf weissen Schleimes.

Oefteres trocknes Hüsteln. (n. 3 T.)

660 Kitzelndes Jücken in der Gegend des Hals-Grübchens, was Erstickung droht, bis tief erschütternder Husten ausbricht, welcher Stunden lang ununterbrochen anhält, und Schmerz im Unterbauche und Halse zuwege bringt.

Von dem vielen trocknen Hüsteln thut ihr die Brust wie wund weh.

Fünfwöchentlicher Husten.

Auf der Brust drückt es sehr, wenn sie husten will; sie kann vor dem Schmerze nicht aufhusten.

Empfindung, als hätte er ein Haar auf der Zungenspitze bis in die Luftröhre, wodurch ein Kriebeln entsteht, dass er oft hüsteln und kotzen muss. (n. 10 T.)

665 Trockner Husten von kalt Trinken.

Trockner Husten, auch Nachts aus dem Schlafe weckend, oder früh nach dem Erwachen, mit Schmerz auf dem obern Theile des Brustbeins. *(Ng.)*

Jedes Sprechen macht Husten.

Husten, bloss beim Liegen, Nachts und früh.

Hüsteln von nächtlichem Kitzel in der Kehle.

Silicea.

670 Husten, der Abends nach dem Niederlegen und früh nach dem Erwachen vorzüglich quält, 11 Tage lang.
Angestrengter Husten, Abends, beim Liegen im Bette, mit Röcheln.
Husten, früh und nach Schlafengehen.
Nacht-Husten. (n. 15 T.)
Husten, zwei Abende, die ganze Nacht durch, mit Fieber; nach Erwärmung des Unterleibes vergehend.
675 Häufiger, trockner Husten, nur in kurzen Stössen.
Trockner Krampf-Husten zu Viertelstunden, mit arger Rohheit der Brust und des Halses.
Krampfhafter Husten. (n. 12 T.)
Husten, mit Erbrechen beim Auswurfe.
Husten, der Schleim-Erbrechen erregt.
680 Ungeheurer, anhaltender Husten mit Auswurf vielen durchsichtigen Schleimes.
Viel Husten-Auswurf, früh und am Tage, zuweilen salzig, zuweilen stänkerig und bräunlich.
Viel Schleim-Auswurf, ohne Husten, früh. *(Gr.)*
Husten-Auswurf der das Wasser trübt; das zu Boden Gesunkene hat stinkenden Geruch.
Auswurf gelbgrünlicher, stinkender Kügelchen durch Räuspern.
685 Dicker, eiteriger Schleim-Auswurf aus der Luftröhre. *(Gll.)*
Eiter-Auswurf beim Husten. *(Whl.)*
Eiter-Auswurf in ganzen Massen, beim Erbrechen, wozu der Husten reizt. *(Whl.)*
Aushusten blutigen Schleimes.
Blut-Auswurf, früh, bei argem Husten. (n. 7 T.)
690 Auswurf hellen, reinen Blutes, gegen Mittag, bei tiefem, hohlem Husten; bald darauf, Ohnmachts-Anwandlung. (d. 4. T.)
Bei Husten und Auswurf, 16 Tage lang, kratzig schmerzhaft auf der Brust, mit Unlust zur Arbeit, Verdriesslichkeit und Müdigkeit im ganzen Körper.
Nach heftigem Husten, Schmerz in der Herzgrube.
Beim Husten schmerzt die Brust wie zerschlagen.
Selbst beim Athmen schmerzt die Brust wie zerschlagen.
695 Beim Athmen, kratzig auf der Brust.
Oefteres tiefes, seufzendes Athmen.
Beengung der Brust. (n. 3 T.)

Beengung der Brust, abwechselnd mit Rücken-Schmerz (nach Verkältung?). (n. 19 T.)

Beengung, öfters, der Brust und des Kopfes, mit Aengstlichkeit.

700 Engbrüstig, früh, beim Erwachen. (n. 17 T.)

Beklemmung der Brust, als würde ihm der Hals zugeschnürt, vorzüglich nach dem Essen.

Starke Beklemmung der Brust, doch ohne Schmerz; er kann nicht tief athmen.

Schwäche in der Brust; er muss beim Reden die ganze Brust zu Hülfe nehmen, um die Worte herauszubringen.

Brust-Drücken, mehrmals, früh, im Bette.

705 Drückendes Spannen besonders links in der Brust. *(Gll.)*

Druck in der linken Brust, früh, beim Aufstehen. *(Gll.)*

Drücken und Stechen in der linken Brust. *(Gll.)*

Druckschmerz auf dem Brustbeine, gegen die Herzgrube. *(Gll.)*

Druckschmerz in der linken Brust, an den falschen Rippen. (n. 10 T.)

710 Scharfer Druck auf der linken Brust.

Drücken und Ziehen in der rechten Brust-Seite nach der Achselgrube zu.

Heftiger Druck auf beide Brust-Seiten, wohl eine Stunde lang.

Kneipender Ruck in den linken Rippen-Muskeln, oft am Tage, ohne Bezug auf Athmen und Befühlen.

Zerreissender Schmerz in der linken Brust-Seite.

715 Starker Stich durch die rechte Brust-Seite. (n. 9 T.)

Stechen unter den rechten Rippen beim Athmen.

Stechen in der rechten Seite. (n. 12 St.)

Stiche in der linken Brust. *(Gll.)*

Stiche in der Brust, besonders beim tief athmen. *(Gll.)*

720 Stechen auf dem Brustbeine, nach dem Mittag-Essen, besonders beim Einathmen. *(Ng.)*

Stechen hinter und unter der linken Brust, beim Ausathmen, auch beim Mittag-Essen. *(Ng.)*

Stechen in der linken Brust-Seite lässt sie drei Tage lang nicht auf dieser Seite liegen. *(Ng.)*

Arger Zusammenzieh-Schmerz vorn in der Brust, beim Gehen, vom Rücken her; die Brust ward beklemmt, der Athem kurz und der Schmerz stärker, je mehr er sich bewegte;

Silicea.

bei ruhig stehendem Anlehnen aber verging derselbe ganz, und kam auch bei Bewegung nicht wieder. (d. 5. T.)
Blutdrang nach der Brust. (n. 10 T.)
725 Hitze in der Brust, bei Frost und Kälte am ganzen Körper. (d. 2. T.)
Brenn-Schmerz in der Brust.
Flüchtige Herz-Wallung, 8 Tage lang.
Herzklopfen bei ruhigem Sitzen, mit Zittern der Hand, in der er Etwas hält.
In der Herz-Gegend, Schwere-Druck. (den 3. Tag.) (*Foissac.*)
730 Schmerz unter dem rechten Arme, als habe das Kleid gedrückt; doch sieht man Nichts.
Jückendes Friesel auf dem Brustbeine.
Eine Verhärtung in der linken Fleisch-Brust. (*Rl.*)
Das Steissbein schmerzt, wie nach langem Fahren im Wagen.
Starker Kreuzschmerz. (n. 9 T.)
735 Drang im Kreuze sich auszudehnen.
Lähmung im Kreuze. (n. 15 T.)
Schmerz im Kreuze, wie lahm, früh, beim Aufstehen. (n. 30 T.)
Druck und Spannung im Kreuze. (*Gll.*)
Ein erschreckender Stich in der Kreuz-Gegend. (*Ng.*)
740 Rückenschmerz, früh, nach dem Erwachen, beim Anfange der Bewegung, später vergehend.
Steifheit im Rücken.
Grosse Steifheit im Rücken und Kreuze, nach Sitzen; er konnte sich nicht gerade richten. (n. 8 T.)
Schmerz in dem gekrümmten Rückgrate.
Drücken im Rücken.
745 Kneipende Schmerzen in der rechten Rücken-Seite, eine Stunde lang.
Klopfen im Rücken.
Arges Reissen, oder puckendes Drücken im Rücken, mit Frost, später in dumpf drückenden Kopfschmerz übergehend, mit Hitze im Kopfe. (d. ersten Tage.)
Brennen im Rücken, beim Gehen im Freien, wenn ihm warm wird.
Frostigkeit im Rücken.
750 Jücken im Rücken.
Schmerzhaftes Schneiden im Rücken, den ganzen Tag. (n. 8 T.)
Zwischen den Schulterblättern, auseinanderreissender Schmerz.
Reissender Schmerz unter den Schulterblättern, beim Gehen.

V.   18

Spannendes Ziehen im rechten Schulterblatte. (n. 21 T.)
755 Zieh-Schmerz in den Schulterblättern, in Anfällen; drauf kommt's ins Genick und in den Kopf, wo es ihr düselig wird, als sollte sie hinfallen.
Druck auf den Schulterblättern, als läge eine Last darauf, mehr früh, in der Ruhe, als bei Bewegung; sie deuchteten ihm geschwollen, und der Schmerz benahm den Athem beim Anlehnen mit dem Rücken.
Oft Stechen im rechten Schulterblatte. (n. 5 T.)
Stiche zwischen den Schulterblättern. *(Gll.)*
Kriebeln im linken Schulterblatte.
760 Fippern in der Haut der Schulterblätter.
Brenn-Schmerz im linken Schulterblatte. (n. 4 T.)
Im Genicke wie gespannt. (n. etl. St.)
Genick-Steifheit. (d. 2. T.) *(Foissac.)*
Starke Risse in der Mitte des Nackens. *(Ng.)*
765 Klemmender Schmerz in der rechten Nacken-Seite, nur so lange sie die Hand darauf liegen hat, gestillt. *(Ng.)*
Steifheit im Genicke, wobei der Kopf weh thut.
Drüsen-Geschwülste im Nacken.
Blüthen-Ausschlag im Nacken.
Jückende Blüthen im Nacken, wie Nessel-Ausschlag. (n. 9 T.)
770 Ein Blutschwär im Nacken.
Die Halsmuskeln rechter Seite sind geschwollen.
Steifheit einer Hals-Seite; er konnte vor Schmerz den Kopf nicht wenden. (n. 46 St.) *(Stf.)*
Pressen auf der linken Hals-Seite, als wären da die Adern geschwollen.
Geschwulst der Hals-Drüsen. (n. 5, 25 T.)
775 Geschwulst der Hals- und Nacken-Drüsen. (n. 9 T.)
Der Schildknorpel schwillt an; die Stelle jückt, und beim Befühlen stichts darin.
Stiche in den Halsdrüsen.
In der Achsel-Drüse, ziehendes Weh. (n. 19 T.)
Starke Anschwellung der Achsel-Drüsen. *(Rl.)*
780 Achsel-Schmerz, wie ein Druck, der bis in die Hand geht, mit Gefühl, als könne sie Nichts Schweres heben, obschon sie die Hand gehörig gebrauchen kann. (sogleich.)
Arger Druck-Schmerz in der rechten Schulter bis an den Ellbogen, sobald er sich entblösst und kalt daran wird, meist Nachts.

Silicea.

Schmerzhafter Ruck im rechten Schulter-Gelenke, Abends, der ihm den Arm hoch in die Höhe warf. (n. 7 T.)
Reissen in der Achsel, bei Bewegung.
Stiche im Achsel-Gelenke, früh.
785 Die Arme sind schwer, wie voll Blei.
Matt in den Armen, früh, im Bette.
Leises Muskel-Zucken in den Armen.
Rheumatische Steifigkeit im linken Arme, mehr bei Bewegung, als in der Ruhe schmerzhaft.
Ziehen im Arme, bis in den kleinen Finger. *(Gll.)*
790 Zuckendes Reissen im Arme bis in den Daumen. *(Gll.)*
Reissen in beiden Armen.
Unruhe und Zittern im rechten Arme.
Einschlafen des Armes beim Auflegen. *(Gll.)*
Arges Drücken im linken Arme, wie im Marke der Knochen.
795 Die Haut der Arme und Hände springt auf. (d. 17. T.)
Blutdrang nach dem Arme, bei anhaltender Arbeit im Bücken, sie wurden wie geschwollen und zitterten, eine Stunde lang.
Viel Blutschwäre am Arme, auch sehr grosse.
Klopfen im rechten Arme, nach dem Essen.
Klopfen im rechten Arme, dass man das Zucken der Muskeln mit der andern Hand fühlen kann; der Arm ward davon wie gelähmt und es kam wieder, wenn er den Arm hoch hielt. (n. 10 T.)
800 Im Oberarme, reissender Schmerz. (n. 13 T.) (auch *Ng.*)
Schmerz im Oberarme beim Aufdrücken.
Zuckender Schmerz im rechten Oberarme. (n. 10 T.)
In den Ellbogen, Zieh-Schmerz, wie im Marke. (d. 3. T.)
Lähmiges Reissen im linken Vorderarme. *(Gll.)*
805 Lähmiger Schmerz in den Streck-Flechsen der Vorderarme. *(Gll.)*
Zuckender Schmerz im linken Unterarme.
Fippern in den Muskeln des linken Unterarmes. (n. 10 T.)
Viele harte, Erbsengrosse Blasen am Unterarme auf rothem Grunde, brennenden Jückens nur eine Nacht dauernd (vom Hand-Gelenke bis zum Ellbogen).
In den Händen, Ziehen. (n. 13 T.)
810 Zieh-Schmerz in der rechten Hand.
Reissen im Hand-Gelenke, das auch beim Befühlen sehr

schmerzt, und beim Bewegen wehthut, als wollte es zerbrechen.

Verrenkungs-Schmerz des Hand-Gelenkes.

Lähmigkeit der Hand-Gelenke, früh. *(Gll.)*

Klamm der Hand, beim Schreiben.

815 Klamm - Schmerz und Lähmigkeit der Hand bei geringer Anstrengung.

Eingeschlafenheit der Hände, Nachts.

Einschlafen der rechten Hand, Nachts.

Brickeln und Taubheit in den Händen.

Ein Ueberbein auf dem Handrücken, zwischen dem 3ten und 4ten Mittelhand-Knochen, beim Biegen der Hand wie verstaucht und beim Bewegen wie zerschlagen schmerzend. (d. 13. T.)

820 Ein Ueberbein zwischen dem 2ten und 3ten Mittelhand-Knochen. (d.1.T.)

Starker Schweiss der Hände.

Starkes Jücken unter der Haut des linken Handtellers.

Eine Eiterblase auf dem Handrücken.

In den Fingern, lähmiges Ziehen.

825 Gefühl wie verbrannt, auf dem Rücken eines Fingers.

Schmerz wie von einem Splitter auf der Beuge-Seite eines Fingers.

Reissender Schmerz im Mittelfinger.

Reissen in den Fingern. *(Gll.)*

Reissen in den Gelenken der Finger und in den Daumen. *(Gr.)*

830 Zuckender Schmerz im Zeigefinger, 5 Minuten lang heftig steigend.

Taubheits-Gefühl eines Fingers, als wäre er dick und die Knochen aufgetrieben.

Stiche im Daumen-Ballen. *(Gll.)*

Klammschmerz im Daumen-Gelenke. *(Gll.)*

Schwäche im rechten Daumen, die fast die ganze Hand unbrauchbar macht. (d. 1.T.)

835 Krumm-Ziehen und Steifheit des linken Mittelfingers; beim wieder gerade Biegen grosser Schmerz in der ganzen Streck-Flechse im Handrücken.

Grosse Trockenheit der Fingerspitzen, Nachmittags. *(Gr.)*

Gefühl, als wären die Fingerspitzen unterschworen.

Schmerz im linken Zeigefinger, als wolle ein Nagel-Geschwür entstehen. (n. 20 T.)

Silicea.

Rauhe, gelbe Finger-Nägel.
840 Graue, schmutzige Nägel, wie verwittert, die beim Verschneiden wie Pulver herumspringen und in mehrere auf einander liegende Schichten getheilt sind. *(Whl.)*
Oeftere Nagel-Geschwüre. (auch *(Whl.)*
Ein kleiner Ritz am Zeigefinger fängt an brennend zu schmerzen; ein Lymphgefäss entzündet sich von da bis über das Hand-Gelenk hinauf und auf der bösen Stelle entsteht eine Fress-Blase, mit brennendem, pressendem, stechendem Schmerze.
Eine Fressblase argen Jückens auf dem hintersten Gelenke des linken Zeigefingers.
Hitz-Blattern an den Fingern, mit kriebelndem Jücken. *(Gr.)*
845 Stichlichter Schmerz, wie von Eingeschlafenheit, bald in diesem, bald in jenem Finger, bald auch in den Armen.
Stiche im kleinen Finger. *(Gll.)*
Zuckende Stiche im linken Mittelfinger. (n. 2 T.)
Brickelndes Stechen im Ringfinger. (n. 3 T.)
Auf den Hinterbacken, Jücken.
850 Schmerz in der linken Hüfte beim Bücken, $\frac{1}{4}$ Stunde lang.
Ziehend zuckender Schmerz im rechten Hüft-Gelenke, der die Bewegung des Beines unmöglich macht. (n. 16 T.)
Die Beine sind beim Aufstehen vom Sitze ganz lahm, was sich beim weiter Gehen verliert.
Reissen im ganzen linken Beine, bald hier, bald da. *(Ng.)*
Schwäche in den Beinen. *(Gll.)*
855 Unruhe und Lähmigkeit in den Bein- und Arm-Gelenken, beim Gehen und Sitzen. *(Gr.)*
Lähmigkeit des ganzen rechten Schenkels, mit schmerzhafter Empfindlichkeit des kranken Zehballen, beim Spazieren. *(Gr.)*
Schwere der Beine.
Von wenigem Gehen, grosse Müdigkeit in den Beinen, dass er ausruhen muss. *(Gr.)*
Eingeschlafenheit des rechten Beines bis unten.
860 Einschlafen der Beine, Abends im Sitzen, wovon sie steif wird, bis sie wieder in Bewegung kommt.
Einschlafen des Schenkels im Sitzen. *(Gll.)*
Muskel-Zucken im linken Beine.
Viel Jücken am linken Beine.
Stechendes Brickeln an vielen Stellen der Unter-Glieder, auf starkes Kratzen allmählig nachlassend. *(Gr.)*

865 Die Oberschenkel-Knochen schmerzen wie zerschlagen, beim Gehen, Sitzen und Liegen, selbst früh, beim Erwachen im Bette.

Ziehen in den Oberschenkeln, bis in die Füsse.

Zuckender Schmerz in den Muskeln des rechten Oberschenkels.

Reissen hin und her im linken Oberschenkel, und im Knie, durch Aufstehen getilgt. *(Ng.)*

Reissen vom Becken bis zur Kniekehle. *(Gll.)*

870 Stiche im linken Oberschenkel, wie von Nadeln, beim Gehen.

Stechen im linken Oberschenkel.

Jücken an der Inseite der Oberschenkel. *(Gll.)*

Einige Blutschwäre hinten an den Oberschenkeln.

Das Knie schmerzt, wie zu fest gebunden.

875 Schmerzliches Steifheits-Gefühl in den Knieen, beim Gehen und Stehen. *(Gr.)*

Weh in der linken Kniescheibe.

Ziehen im linken Knie. (d. 12. T.)

Reissen in den Knieen im Sitzen, bei Bewegung vergeht's.

Reissen um's rechte Knie, bis in den Fuss, in Ruhe und Bewegung, mehr Vormittags. (n. 2 T.)

880 Schwäche in den Knieen.

Die Unterschenkel bis ans Knie und die Füsse sind Abends eiskalt und er muss $\frac{1}{2}$ Stunde im Bette liegen, ehe sie warm werden; viele Tage nach einander.

Kälte der Unterschenkel, bis an die Knie, im warmen Zimmer.

Zieh-Schmerz, Abends, in den Unterschenkeln herab, stets mit Zusammenfahren, oder Zucken im Beine endigend.

Leben in den Unterschenkeln von den Knieen bis in die Füsse, wie ein Zittern ohne Frost; Abends 6 bis 7 Uhr. (n. 15 T.)

885 Jücken an den Unterschenkeln.

Jückendes Friesel an den Waden.

Blutschwäre in den Waden.

Gefühl beim Gehen, als seyen die Waden zu kurz, was beim Sitzen sogleich verging.

Schmerzhafter Klamm in der rechten Wade, früh, im Bette.

890 Reissen in der linken Wade, mit Frost, dann auch in der linken Achsel; Abends im Bette. *(Ng.)*

Stechen in den Waden, beim Ausschreiten im Gehen.

Silicea.

Stechen oberhalb der Wade, beim Gehen im Freien. (d. 18. T.)
Druckschmerz im linken Schienbeine, zwei Stunden lang.
Kneipender Schmerz auf dem linken Schienbeine und Knie.
895 Ein rother, sehr empfindlicher, schründender Fleck auf dem rechten Schienbeine, zwei Tage lang.
Geschwulst der Unterschenkel, doch nur bis an die Füsse.
Die Füsse werden Anfangs im Gehen kalt.
Kalte Füsse, die Nachts warm werden, alle Tage.
Kälte der Füsse, Abends im Bette, die am Einschlafen hindert.
900 Eiskalte Füsse am Tage; aber Nachts im Bette brennende Hitze in Füssen und Händen, mit Zieh-Schmerz in den Füssen, bis an die Knie.
Kalte Füsse, den ganzen Tag. (*Gr.*)
Eiskalte Füsse, Abends, selbst noch im Bette. (*Gr.*)
Brennen der Füsse.
Brennen in den Fusssohlen.
905 Brennen der Füsse, Nachts.
Brennen in der rechten Fusssohle, Nachts.
Stechen am äussern rechten Fussknöchel, auch Nachts.
Verrenkungs-Schmerz im Fuss-Gelenke.
Leichtes Vertreten des Fusses. (*Gll.*)
910 Spannung im Fuss-Gelenke, selbst im Sitzen.
Steifheit und Müdigkeit im Fuss-Gelenke, mit Geschwulst um die Knöchel.
Geschwulst des linken Fusses, bis zum Knöchel.
Geschwulst der Füsse, am meisten früh, beim Aufstehen, weniger Abends; beim Gehen sehr spannend.
Geschwulst der Füsse, mit Röthe, in der vom Druck auf kurze Zeit eine weisse Stelle entsteht; dabei Schmerz von den Zehen bis zum Knöchel.
915 Reissendes Stechen im linken Fusse und der Ferse, dass es ihn schüttelte, dann auch in der rechten Achsel, dass er sie hängen lassen musste. (*Ng.*)
Reissen in der rechten Fusssohle, mit Spannen äusserlich. (*Ng.*)
Schmerz wie zerschlagen auf dem Fussrücken.
Stinkend schweissige Füsse.
Unerträglich fauler, aashafter Fuss-Gestank, ohne Schweiss, alle Abende. (n. 3 T.)
920 Unerträglich saurer Fuss-Gestank, ohne Schweiss. (n. 13 T.)

Arger Schweiss an den Sohlen und zwischen den Zehen; er ward ganz wund beim Gehen.
Grosse Fress-Blase an der Ferse, mit argem Jücken.
Stechen in der Ferse und im grossen Zeh, beim Stehen und Sitzen.
Reissen in der Ferse. (d. 12., 23. T.)
925 Schneiden in der Fusssohle. *(Gll.)*
Schmerz am Fussballen.
Stechen in den Fusssohlen.
Klamm in der Fusssohle.
Schmerzhafter Klamm in der rechten Sohle und besonders im grossen Zeh, bei einem weiten Spaziergange. (n. 2 T.)
930 Die Zehen sind steif, sie kann sie nicht biegen.
Wundheit der Sohlen, besonders nach den Zehen hin. *(Gll.)*
Verrenkungs-Schmerz im grossen Zeh-Gelenke. *(Gll.)*
Beim Gehen schmerzen zwei Zehen wie von Stiefel-Druck. (n. 7 T.)
Anhaltender heftiger Schmerz im grossen Zeh, dass er kaum auftreten kann.
935 Reissen in den grossen Zehen, (Abends.) (Auch *Gll.* und *Ng.*)
Reissen im rechten grossen Zeh.
Schmerz unter dem Nagel des grossen Zehes und Stiche darin.
Jückend schneidender Schmerz unter einem Zeh-Nagel.
Schneidendes Stechen im rechten grossen Zeh.
940 Krampfhaftes Stechen in den Zehen.
Heftige Stiche im grossen Zeh.
Stiche in der entarteten Zehe.
Stich im Gelenke der grossen Zehe. *(Gll.)*
Bohren öfters im grossen Zeh. *(Gll.)*
945 Stiche im grossen Zeh, so stark, dass das Bein aufzuckt. (d. 6. T.)
Der zugeheilte grosse Zeh fängt an sehr, wie geschwürig zu schmerzen, doch bloss beim Auftreten und Gehen.
Ein jückender, eiternder Schorf auf den erfrornen Zehen.
Ein Hühnerauge entsteht am grossen Zeh mit argem Brennen.
Das Hühnerauge ist höchst empfindlich bei Berührung.
950 Stiche im Hühnerauge, die ihm den Fuss in die Höhe schnellten. (d. 6. T.)
Starke Stiche in den Hühneraugen. (auch *Gll.*)

Silicea.

In allen Theilen solche Unruhe, dass er nicht sitzen bleiben und nicht fortschreiben konnte.
Nach langem Sitzen, Unruhe im Körper und Kopfschmerz.
Der ganze Körper ist auf der Seite, auf der er liegt, wie geschwürig schmerzhaft, unter stetem Frösteln bei der geringsten Entblössung mit unleidlichem Durste und öfterem Hitz-Ueberlaufen im Kopfe. *(Ng.)*
955 Beim Aufstehen nach langem Sitzen, starker Brustschmerz und in den Beinen wie gelähmt. (n. 48 St.)
Früh, Hände und Füsse wie abgestorben.
Sie fühlt jede Wetter-Veränderung im Kopfe und in den Gliedern.
Das nahe und gegenwärtige Gewitter macht starken Eindruck auf ihn; im Gehen sinken die Kräfte, er kann nicht fort, muss sich führen lassen; er wird sehr matt und schläfrig, bei Schwere und Hitze im Körper.
Er ist sehr frostig, den ganzen Tag.
960 Abends steter Frost, auch äusserlich fühlbar. *(Gll.)*
Steter innerer Frost mit Appetitlosigkeit.
Frösteln, schon beim Gehen im warmen Zimmer, in der freien Luft aber so stark, dass sie zittert. (n. 32 St.)
Frost bei jeder Bewegung, den ganzen Tag; früh grosse Müdigkeit zum Einschlafen.
Er erkältet sich sehr leicht. *(Htb.)*
965 Sehr frostig, selbst im warmen Zimmer. *(Ng.)*
Sie darf keine Hand aus dem Bette stecken, wegen sogleich erfolgender Frostigkeit, Nachts und auch am Tage. *(Ng.)*
Nach Gehen im Freien, Kälte in den Knieen und Armen; die Finger-Nägel wurden weiss.
Widerliches Gefühl von Frösteln, Nachmittags, besonders an den Armen, im warmen Zimmer.
Eiskalter Schauder überläuft öfters den ganzen Körper.
970 Beim stechenden Schmerze, Frost.
Von Verkältung steter innerer Frost, Nachts, nebst Appetit-Mangel und stechendem und brennendem Kopfschmerze.
Verkältlichkeit, und davon Husten. (d. 11. T.)
Oft des Tages bald Frost, bald Hitze.
Viel Hitze. *(Gll.)*
975 Eine nicht unangenehme Wärme durch den ganzen Körper, zwei Tage lang.
Oefters des Tages, kurze, fliegende Hitze.
Oft fliegende Hitze im Gesichte und am ganzen Körper; dann

Schweiss, selbst in der Ruhe; bei der geringsten Bewegung ist sie dann wie mit Schweiss übergossen.
Hitze, ohne Durst. (d. 22. T.)
Bei starker Hitze und Röthe des Gesichtes sehr kalte Hände und Füsse.
980 Früh, Hitze in den Wangen und Handtellern.
Reissen in den Gelenken und Fusssohlen, mit unwillkürlichen Rucken in den Füssen, als hätte er den Veitstanz, was ihm 100 schlaflose Nächte verursachte.
Einige unschmerzhafte Stösse durch den ganzen Körper.
Pockenähnliche Pusteln an Stirn, Hinterhaupt, Brust-Knochen und Wirbelsäule; sie sind äusserst schmerzhaft und bilden endlich stark eiternde Geschwüre. *(Whl.)*
Einmal zuckt das Bein zusammen, dann ist's, als schüttele der Kopf, wie bei Schüttelfrost, mit Sträuben der Kopf-Haare, doch bei natürlicher Körper-Wärme.
985 Jücken am Rücken, an den Schulterblättern und Oberschenkeln.
Nach dem Niederlegen, Jücken und Beissen am ganzen Körper, durch Kratzen nicht zu tilgen. *(Ng.)*
Schnelles Laufen, wie von Flöhen, an mehreren Stellen; an einigen zu unerträglichem Jücken erhöht; den ganzen Tag, doch besonders Abends, beim Auskleiden. *(Htb.)*
Kriechendes Jücken am ganzen Körper und auch auf dem Kopfe.
Ausschlag über den ganzen Körper, wie Windpocken, mit starkem Jücken zuvor, dabei und darnach.
990 Stechen hie und da in der Haut, wie Flohstich.
Jücken an mehreren Stellen, besonders Nachts und stichlicht. *(Gll.)*
Kleine Haut-Verletzungen heilen schwer und eitern. *(Htb.)*
Das Geschwür schmerzt wie unterköthig.
Schründen in den sonst schmerzlosen Geschwüren.
995 Drückender Schmerz im Unterschenkel-Geschwüre.
Drückend stechender Schmerz in der Geschwür-Stelle am Unterschenkel.
Stechen im Schenkel-Geschwüre.
Stechen und Brennen im Schenkel-Geschwüre und um dasselbe.
Bohrender Schmerz in der bösen Stelle am Schenkel. (n. 14 T.)
1000 Leicht Verheben und davon Stiche in der Herz-

grube und öfteres Erbrechen, Nachts; auch wohl Schneiden im Unterbauche mit Blähungs-Versetzung.
Hals, Brust und Kopf thut ihr weh; ja Alles am Körper schmerzt sie. (n. 24 St.)
Schmerzhaftigkeit des ganzen Körpers, früh, schon im Schlafe fühlbar, und dann beim Erwachen (besonders im rechten Oberarme und der linken Schulter); nach Aufstehen minder.
Der ganze Körper schmerzt, wie zerprügelt. (n. 48 St.)
Zerschlagenheits-Schmerz des ganzen Körpers, als hätte er die Nacht nicht recht gelegen.
1005 Lähmiger Schmerz am äussern Gelenkknöchel des Oberarmes und dem Innern des Schenkels, bei Bewegung. *(Gll.)*
Schmerz aller Muskeln bei Bewegung.
Grosse Reizbarkeit und schmerzhafte Empfindlichkeit der Haut beim Berühren. (n. 4 T.)
Empfindlicher Knochenschmerz, bald hier, bald da, besonders früh, beim Aufstehen, ehe sie in Bewegung kömmt. *(Rl.)*
Ziehen in den Ohren, den Kinnladen, den Händen und auf den Schienbeinen.
1010 Theils klammartiges, theils scharfes Ziehen in den Gliedern.
Herzklopfen und Klopfen im ganzen Körper, beim Sitzen.
Anfall: Nach Empfindung starker Kälte, der ganzen linken Körper-Seite, öfterem Schlummer und Auffahren, als wolle sie fortgehen, ohne zu wissen, wohin, fing sie an, das Bewusstseyn zu verlieren, sprach unverständlich, erkannte Niemand mehr und ward so schwach, dass sie sich nicht allein umwenden konnte; drauf heftige Konvulsionen bei stierem Blicke, Verdrehen der Augen, Zuckungen der Lippen, Lallen der Zunge, Strecken und Verdrehen des Kopfes, so wie der Glieder, eine Viertelstunde lang; dann schreckliches Brüllen, Thränen-Tröpfeln aus den Augen, Schaum vor dem Munde; hierauf warmer Schweiss über den Körper, Athem freier, Schlummer, und nach mehreren Stunden wieder Besinnung und Sprache allmählig wiederkehrend. (n. 46 St.)
Anfall; sie wird blass, still und appetitlos, klagt weinend über sehr heftiges Stechen im Ohre, erbrach sich und ward so schwach in den Händen, dass sie eine Tasse nicht zum Munde bringen konnte. (n. 5 St.)
Appetit-Mangel; blasses, elendes Aussehen; alle Morgen zuweilen sehr starker Schweiss; Schwere und Müdigkeit in

den Beinen, die zum Liegen nöthigt; Uebelkeit; Alle Abende vor Schlafengehen Frostigkeit; Stechen bald da, bald dort, in den Brust-Seiten, dem Bauche, den Gliedern, zuweilen so heftig, dass sie zusammenfährt; Schmerz unter dem Brustbeine beim Einathmen, und Jücken an Armen und Beinen, mit kleinen Blüthchen. *(Htb.)*

1015 Anfall von unangenehmer Empfindung erst in den Zeugungstheilen; dann zog sich's herauf an beiden Seiten des Rumpfes, wie ein Schneiden, ging in die Achseln, und von da in die Arme, die wie eingeschlafen wurden, und strammte darin; es kam in der Ruhe, alle Viertelstunden, meist im Sitzen und Stehen, aber nicht Nachts. (n. 14 T.)

Epileptischer Anfall, Nachts, zum Neumonde, erst wird der Körper ausgestreckt, dann wirft's denselben, doch ohne Schrei und ohne Biss in die Zunge. (n. 16 T.)

Die meisten Symptome scheint die Kiesel-Erde zur Zeit des Neumondes hervorzubringen.

Die Schmerzen werden durch Bewegung vermehrt. *(Gll.)*

Starke Abmagerung. *(Whl.)*

1020 Zittern aller Glieder, früh, besonders der Arme, die wie gelähmt sind. *(Gll.)*

Grosse Steifheit in den Gliedern.

Nach Sitzen, Steifheit im Rücken und Kreuze.

Beim Gehen im Freien, jähling so matt und schläfrig, dass sie eilen musste, nach Hause zu kommen.

Beim Gehen im Freien, eine Art Uebelkeit.

1025 Beim Gehen im Freien, Trockenheit im Munde.

Beim Gehen im Freien, Kneipen im Bauche. (d. 20. T.)

Beim Gehen im Freien, arger stichartiger Schmerz in der Achill-Senne.

Beim Gehen im Freien Schwere der Beine. (d. 1. T.)

Nach Spazieren, sehr matt und zittrig, Abends.

1030 Arme und Beine schwer, wie mit Blei ausgegossen.

Grosse Ermattung. (n. 28 St.)

Zerschlagenheit aller Glieder; sie konnte vor Schmerz in keiner Lage aushalten. *(Ng.)*

Wie gerädert im ganzen Körper; sie kann vor Schwäche nicht ausser dem Bette seyn, 3 Tage lang. *(Ng.)*

Grosse Abmagerung, während 5tägiger Bettlägerigkeit. *(Ng.)*

1035 Nachlässiger, schwerfälliger Gang.

Schwäche im Rücken und wie gelähmt in den Beinen; er konnte kaum gehen. (d. 8. T.)
Schwäche in den Gelenken, dass sie zusammenknicken.
Nachmittags, Trägheit, das Gehen wird ihm sauer. (d. 14. T.)
Mittags vor dem Essen so abgespannt, dass er liegen musste.
1040 So schwach, dass er nicht gehen kann, doch ohne Schmerz. (d. 4. T.)
Müdigkeit in den Beinen, früh.
Früh, nach dem Erwachen, sehr matt.
Früh, beim Aufstehen, grosse Mattigkeit.
Grosse Trägheit bei Geistes-Arbeiten; er wäre beim Lehren fast eingeschlafen.
1045 Viel Gähnen.
Beim Gähnen, Druckschmerz am Unterkiefer-Winkel, bis ins Ohr.
Starker, langer Nachmittags-Schlaf, darauf Mattigkeit. (n. 5 T.)
Abends grosse Schläfrigkeit. (n. 20 T.) (auch Ng.)
Sehr zeitige, grosse Abend-Schläfrigkeit.
1050 Grosse Tages-Schläfrigkeit; er musste noch vor dem Mittag-Essen schlafen.
Nachts so steif, wie eingeschlafen am ganzen Körper, mit Angst, so dass sie nicht einschlafen konnte.
Sie liegt die Nächte hindurch ganz ohne Schlaf, bloss in wunderlichen Phantasieen und Schwärmereien.
Sie liegt die ganze Nacht wie munter; es kommt ihr kein Schlaf in die Augen.
Gänzliche Schlaflosigkeit, wohl 8 bis 10 Tage lang.
1055 Nächtliche Schlaflosigkeit.
Er kann, zwei Abende, anderthalb Stunden lang vor vielen sich drängenden Ideen nicht einschlafen. (n. 7 T.)
Nachts 2 Uhr erwacht, kann er wegen sich zu drängender Ideen lange nicht wieder einschlafen. (Gr., Ng.)
Unruhiger Schlaf, ohne Schmerz.
Oefteres Erwachen, und nach Mitternacht kann er gar nicht mehr schlafen.
1060 Oefteres Erwachen, unter Unruhe und Frost, doch ohne Träume.
Sie schläft unruhig, fährt auf und schwatzt im Schlafe.
Er erwacht sehr oft und schreckt auf, ohne Träume.
Er erwacht Nachts im Schweisse, mit Drang zum Harnen.

Aufschrecken im Mittags-Schlafe. (d. 12. T.)
1065 Oefteres Aufschrecken, Nachts.
Oefters Zusammenschrecken, bei der Schläfrigkeit, Nachmittags.
Aufschrecken aus dem Schlafe, Nachts, mit Zittern am ganzen Leibe.
Nachts, Blutdrang nach dem Kopfe.
Nachts, Blut-Wallung; es klopft in allen Adern.
1070 Viel Nacht-Durst; der Mund war ihr stets trocken. (n. 48 St.)
Abends, beim Einschlafen, erst ein Ruck im Kopfe, dann Klopfen im rechten Ohre.
Nächtliche Uebelkeit. (d. erste Nacht.)
Mehrere Nächte erwacht er um 11 Uhr, nach anderthalbstündigem Schlafe, und schläft dann wieder ein. *(Gr.)*
Er erwacht nach Mitternacht mit Brennen im Magen und Brecherlichkeit; drauf leeres Aufstossen der Abends vorher genossenen Speisen, ohne widrigen Geschmack. (n. 15 T.)
1075 Nachts, beim Liegen im Bette, auf der rechten Seite, im Halse, rauh und kratzig, wovon sie eine halbe Stunde husten muss, mit Schleim-Auswurfe; mehrere Nächte.
Nachts, Stechen in der linken Brust-Seite, bis zur letzten Ribbe herab, bei jedem Athemzuge.
Nachts trockner Husten bis zum Erbrechen und mit Angst-Schweiss; er musste aus dem Bette aufstehen.
Abends, beim Einschlafen, zuckte sie mehrmals mit den Armen und dem rechten Beine und griff mit den Händen.
Abends, nach dem Einschlafen fährt sie am ganzen Körper zusammen, mit Schrek und Erwachen.
1080 Aufwärts Zucken des Körpers, Nachts, im traumlosen Schlafe, anderthalb Stunden lang. (n. 4 T.)
Abends, nach dem Niederlegen (und Einschlummern), fing er an, bewusstlos mit Händen und Füssen zu schlagen und zu zucken, bei verschlossenen Augen (ohne Schrei) unter lautem Schnarchen; der Schaum trat zum Munde heraus; dann lag er ohne Bewegung, wie todt, war, als man ihn aufrichten wollte, ganz starr, schlug dann die (unbeweglichen Augen auf und fing an zu lallen; (Fallsucht-Anfall?) (n. 16 T.)
Nachts, Blähungs-Versetzung und davon Zusammenziehung der Brust. (n. 12 T.)
Nachts, Schmerz im Kreuze, wie zerschlagen.

Silicea.

Abends im Bette, Rucke durch den Kopf, mit einem Stiche im Hinterhaupt endend.

1085 Nachts, 2 Uhr, weckt ihn schmerzhafter Blutdrang nach dem Kopfe, mit Hitze und Sticheln.

Nachts, drückender Kopfschmerz; sie kann sich nicht besinnen, wo sie ist; es dreht sich Alles herum und dabei pocht das Herz. (n. 17 T.)

Nachts, mitten im Traume, Schwindel mit Uebelkeit.

Um Mitternacht, Schwindel, selbst im Schlafe, mit Hitze im Kopfe.

Nachts wird ihm der kleine Finger ganz steif; er konnte ihn nicht biegen.

1090 Nachts, arge Schmerzen im Unterbauche, wie Zusammenziehen, drauf starker Schweiss über und über.

Nächtlicher schwächender Durchfall. (d. 20. T.)

Nachts erwacht er und muss zu Stuhle. (n. 5 T.)

Abends im Bette, flüchtiger Kneip-Schmerz dicht unter dem rechten Auge. *(Gr.)*

Nachts, Drang zum Harnen, bei steifer Ruthe. *(Gr.)*

1095 Nächtliche Schmerzen im Unterschenkel-Geschwüre.

Nachts beschwerlicher Husten, bis 4 Uhr. (n. 5 T.)

Nachts im Halbschlafe friert er, ohne zu erwachen.

Nachts grosse Schwäche, bis zur Ohnmacht.

Nachts, Schmerz im Kreuze und der Achsel, auf der er liegt.

1100 Nachts erwacht er öfters von erst drückendem, dann klemmendem Magenschmerze.

Abends, beim Einschlafen, Pulsiren im Kopfe, Klopfen im Herzen, und Schüttern durch den ganzen Körper, einige Minuten lang.

Erwachen mit Angst und betäubendem Schwindel. *(Gll)*

Erwachen mit schnellerem Pulse, Herzklopfen, Hitz-Gefühl, Aufstossen und Drücken in der Herzgrube; drauf würgendes Erbrechen bittern Schleimes.

Er erwacht mit Aengstlichkeit und Blähungs-Versetzung, was beides nach Umhergehen im Zimmer sich verlor, ohne Winde-Abgang. (n. 8 T.)

1105 Er erwacht nach Mitternacht mit Unruhe, erschwertem Athem und Trockenheit der Haut. (n. 9 T.)

Unruhiger Schlaf und öfteres Erwachen mit Frost.

Aus einem Traume, als solle er ermordet werden, wacht er

in grosser Angst, als solle er ersticken, auf, ohne sprechen zu können. (n. 15 T.)

Aengstliches Erwachen um 3 Uhr Nachts.

In der nächtlichen Phantasie dünkt ihr der Kopf ungeheuer gross.

1110 Wenn sie Nachts über einen ängstlichen Traum erwacht, bleibt sie sehr ängstlich und das Herz klopft hörbar.

Unruhiger Schlaf mit öfterem Erwachen und vielen Traumbildern, deren eines das andere verdrängt. *(Gr.)*

Nachts, unzusammenhängende Träume. (d. 2. Nacht.) *(Foissac.)*

Er wacht viel nach Mitternacht, und wenn er um 2, 3 Uhr wieder einschläft, verfällt er in Schwärmerei.

Er spricht öfters im Schlafe.

1115 Er träumt Nachts viel und schreit im Schlafe auf.

Der Knabe ist Nachts unruhig und schreit.

Der Knabe erwacht Nachts mit heftigem Weinen, kömmt nicht zum Besinnen, sondern jammert ängstlich mit Lallen.

Böse Träume mit heftigem Weinen. (auch *Gll.*)

Aengstigender Traum von Schlangen. (n. 5 T.)

1120 Aengstigender Traum, als wolle man sie würgen; sie konnte aber nicht schreien, sondern bloss mit den Füssen stossen.

Aengstigender Traum, als sey er eines Mordes bezüchtigt, verrathen.

Aengstigender Traum, als solle er im Wasser ertrinken.

Traum voll Zank und Kränkung. (n. 4 T.)

Aengstigender Traum; er wird gejagt.

1125 Traum, als packe ihn Jemand beim Finger, so, dass er erschrack.

Aengstlicher Traum von Räubern, mit denen er rang, er erwacht erhitzt, ängstlich beklommen und im Schweisse.

Träume von Räubern und Mördern, worüber er erwacht und sagt, dass er sie wohl kriegen wolle.

Traum voll Grausamkeit, ohne Zorn.

Fürchterliche Träume in den ersten Stunden der Nacht.

1130 Wüste Träume, Nachts und oft unruhiges Erwachen.

Träume und Schwärmereien, sobald sie einschläft.

Träume von Tages-Begebenheiten und ihn verfolgenden grossen Hunden. *(Gr.)*

Oefteres Erwachen, Nachts, und kaum wieder eingeschlafen, Träume von Berufs-Geschäften. *(Gr.)*

Silicea.

Träume von Begebenheiten aus seiner Jugend-Zeit. (*Gr.*)
1135 Jugendliche Traumbilder wecken ihn aus dem Schlafe, und schweben ihm beim Erwachen so lebhaft vor, dass er nur mit Mühe sich von ihnen losmachen kann. (*Gr.*)
Lebhafte Träume aus früherer Zeit. (*Gr.*)
Viel Träume von weiten Reisen. (*Gll.*)
Gleich nach dem Einschlafen, schreckhafte Schwärmereien; er fährt zurück, schrickt zusammen und schreit laut auf.
Aergerliche Träume.
1140 Anhaltendes laut Lachen im Schlafe, nach Mitternacht.
Im Traume kommt ihm Alles am Tage Geschehene und Gehörte doch in verworrenen Bildern vor.
In einer Art nachtwandlerischen Traumes sieht er sehr lebhaft nie zuvor gesehene weit entfernte Gegenden und erwünschte Gegenstände. (n. 8 T.)
Er macht im Schlafe Anstalt aus dem Bette aufzustehen.
Sie steht schlafend auf, steigt über Stühle, Tische und ein Pianoforte hinweg und legt sich dann wieder ins Bette, ohne ihrer bewusst zu werden.
1145 Er träumt und schwärmt viel die Nächte, steht auf und weiss beim Umhergehen im Zimmer oft lange nicht, wo er ist.
Schwärmerischer Schlaf; er geht aus dem Bette, wie ein Nachtwandler.
Im Traume deuchtete ihm, er habe einen Epilepsie-Anfall, wobei es ihm den Kopf schief ziehe. (n. 13 T.)
Halbwachender Traum, als wollten ihn unzählige Geister packen; erwacht konnte er kein Glied rühren, und lag im Schweisse unter grosser Angst mit Herzklopfen; hinterdrein grosse Furchtsamkeit. (n. 12 T.)
Traum, nach Mitternacht, von einem Gespenste, das ihn verfolge. (n. 13 T.)
1150 Traum, als müsse er sterben. (*Gll.*)
Beim halben Erwachen, Alpdrücken, mit grosser Angst, als läge ein rauches, zentnerschweres Thier auf ihm, dass er sich nicht regen, noch einen Laut von sich geben konnte.
Um Mitternacht erwacht er in grosser Angst, konnte sich trotz aller Anstrengung nicht bewegen, und glaubte Diebe wollten einbrechen; beim Aufstehen beruhigte er sich, aber beim Niederlegen trat die Angst wieder ein. (n. 37 T.)
Träume ekelhaften, widrigen Inhaltes. (*Gr.*)
Das viele Träumen mindert sich. (*Gr.*)

1155 Aus einem Traume von Krieg um 4 Uhr erwacht, fühlt er rheumatisches Drücken zwischen den Schulterblättern, besonders bei Bewegung des linken Armes. *(Gr.)*

Viele Träume, Nachts, geschichtlichen und verliebten Inhaltes.

Verliebte Träume von Heirathen.

Geile Träume. (d. 5. N.)

Geile Träume und starker Geschlechts-Trieb. (n. 13 T.)

1160 Geile Träume und Samen-Erguss. (d. 2. N.)

Geiler, ihr sehr widriger Traum.

Geile Träume von ausgeübtem, doch gestörtem Beischlafe; beim Erwachen, Erektion und wollüstige Phantasieen. (n. 6 St.)

Geile Gedanken, Abends und früh im Bette, mit Erektionen. *(Gr.)*

Nächtliche Samen-Ergiessung und Schweiss auf dem Rücken, mit Erwachen gegen 2 Uhr.

1165 Krampfartiger Frost, Abends im Bette, dass es ihn schüttelte. (d. 14. T.)

Abends starker Frost, besonders in den Schultern. *(Gll.)*

Schüttelfrost; sie musste sich legen, Abends, und konnte sich auch im Bette lange nicht erwärmen. *(Ng.)*

Beim Froste, schmerzhaftes Stechen hinter der linken Brust, Nachts und am Tage. *(Ng.)*

Halbstündiges Schaudern, oft des Tages, und etwas Hitze darauf, meist am Kopfe und im Gesichte.

1170 Starker, unausgesetzter, innerer Frost, mehrere Tage.

Fieber, Abends, nach dem Niederlegen, starker Frost, dass sie sich im Bette nicht erwärmen konnte, und davon Magenschmerz. (n. 16 St.)

Erst etwas Frösteln im Rücken herunter, mit eiskalten Händen, dann arge Hitze, mit Anspannung des Unterleibes.

Fieber, Abends, Hitze über und über, mit Durst, ohne Schweiss darauf.

Trockne Hitze und Durst, mehrere Abende, mit Leib- und Kopfschmerzen darauf.

1175 Fieber mit arger Hitze am Kopfe, dunkler Röthe des Gesichtes und Durste, vier Tage nach einander, von Mittag bis Abend; eine halbe Stunde vor der Hitze fing Kopfschmerz an.

Viele Abende, Hitze im Gesichte und im Ohrläppchen.

Sein Blut kommt leicht in Wallung und er ist immer aufgeregt.

Silicea. 291

Nachmittags, Fieber, bloss aus Hitze bestehend, mit fürchterlichem Durste und sehr kurzem Athem. *(Whl.)*
Fieber-Hitze, die ganze Nacht, mit argem Durste und krächzendem Athem. *(Whl.)*
1180 Der ganze Körper des Kindes ist während des Fiebers brennend heiss, mit rothem, aufgetriebenem Gesichte, harte Drüsen, wie Erbsen, um den Hals und an den Schultern herab, mit aufgetriebenem Bauche und stetem Durchfalle. *(Whl.)*
Das Wechselfieber von Silicea hat wenig Schweiss, erscheint gewöhnlich von früh 10 bis Abends 8 Uhr; wie von Nachmitternacht bis früh 8 Uhr. *(Whl.)*
Die Kinder sind während der fieberfreien Zeit höchst eigensinnig und weinen, wenn man sie anfasst oder anredet. *(Whl.)*
Alle Nächte im Bette, Ausdünstung über den ganzen Körper. (d. erst. Nächte.)
Alle Nächte starker Schweiss gegen Morgen.
1185 Alle Nächte starker Schweiss, bei Appetitlosigkeit und Hinfälligkeit, als sollte er in Auszehrung verfallen.
Nächtlicher Schweiss auf der Brust.
Schweiss von starkem Geruche.
Früh-Schweiss.
Nacht-Schweiss, vorzüglich am Rumpfe. *(Gr.)*
1190 Starker, allgemeiner Nacht-Schweiss. *(Gr.)*
Allgemeines Duften, Nachts, im Bette. *(Gr.)*
Schweiss, blos am Kopfe, der ihm im Gesichte herunterläuft. *(Whl.)*
Starker, triefender Schweiss, Nachts, besonders an den Lenden. *(Gr.)*

Stannum, Zinn.

Das zu den dünnsten Blättchen von den Goldschlägern bereitete Zinn, unter dem Namen des unächten oder Metall-Silbers (Schaum-Silbers), ist das reinste Zinn, was zu homöopathischem Gebrauche, wie andre trockne Arzneistoffe, dynamisirt wird, nach homöopathisch arzneilicher Weise.

Die Aerzte haben nie Gebrauch in Krankheiten vom Zinne gemacht, da sie keine Arzneikräfte darin vermutheten. Nur Alston machte (Mater. med. 1, p. 150.) zuerst das Recept eines schottischen Hausmittels gegen den Bandwurm (fluxeworm) bekannt, was in Sirope ein Pulver von dem, nicht reinen, sondern mit $\frac{1}{20}$ andrer Metalle legirten, sogenanntem Englischen Zinne, enthält, und in grosser Menge eingenommen werden muss, mit einer Purganz darauf. Die nachgängigen Aerzte nahmen Zinnfeile an der Stelle. Der Bandwurm ward aber nie davon getödtet, vielleicht auf kurze Zeit betäubet, so dass die Purganz ihn dann zuweilen ausführen konnte, was demungeachtet selten geschah. Nach öfterer Wiederholung dieses Zinn-Gebrauchs scheint sich der Bandwurm nur noch weiter in den Gedärmen zu verbreiten und das Uebel zu vermehren, so wie auch Arbeiter in Zinn nicht selten in hohem Grade am Bandwurme (taenia Solium) leiden. Zinn scheint daher mehr eine palliative Besänftigung seiner unfreundlichen Bewegungen in den empfindlichen Gedärmen abzugeben, welche mehr zum Schaden als zum Nutzen des Kranken in der Nachwirkung gereichet.

Welchen vielfachen andern, weit nützlichern Gebrauch man dagegen von den grossen Heilkräften des Zinnes homöopathisch zu machen habe, zeigen schon folgende, von ihm

Stannum.

an gesunden Menschen beobachtete, künstliche Krankheits-Symptome.

In Fällen wo Zinn homöopathisch angezeigt war, hob es auch folgende zugleich gegenwärtige Beschwerden:

Drückende Schwere in der Stirn; Leibschmerz bei der Regel; Drücken und Stechen im linken Hypochonder Brennschmerz in der Lebergegend; Ueberreiztheit der Nerven; unerträgliche Unruhe, dass man sich nicht zu lassen weiss.

Die Namensverkürzungen sind: *(Fr.) Franz; (Gr.) Gross; (Gtm.) Gutmann; (Lgh.) Langhammer; (Wsl.) Wislicenus; (Hl.) Haynel.*

Stannum.

Trübe, hypochondrische Stimmung.
Unbeschreibliche Angst und Schwermuth, mehrere Tage.
Abneigung und Scheu vor Menschen.
Unlust zu sprechen.
5 An nichts Gefallen, ohne verdriesslich zu seyn.
Muthlosigkeit.
Trödelig und gereizt, mit Gesichts-Hitze; sie wollte Allerlei verrichten, es ward aber Nichts fertig.
Unruhig und zerstreut, bei der Arbeit keine Ausdauer, sogleich.
Unruhe, die ihn nirgends lange verweilen lässt. *(Hrm.)*
10 Fruchtlose Geschäftigkeit, als hindere ihn Gedankenfülle, Arbeiten zur bestimmten Zeit fertig zu bringen; es fällt ihm Allerlei ein, das noch zu thun sey. *(Gr.)*
Aergerlich; es ging ihm Nichts nach Wunsch. *(Lgh.)*
Zu keiner Arbeit aufgelegt und zum Denken unfähig. *(Hrm.)*
Stumpf am Geiste, gleichgültig gegen Aussendinge, unaufgelegt, bei Blässe und Trübheit um die Augen. *(Gtm.)*
Verdriesslichkeit, die im Freien sich legt, den ganzen Tag. *(Frz.)*
15 Unzufriedenheit.
Stilles, in sich gekehrtes Gemüth, besorgt für die Zukunft. *(Lgh.)*
Stille Verdriesslichkeit, er antwortet ungern und abgebrochen, ärgert sich leicht und wird leicht hitzig. *(Hrm.)*
Still vor sich hin, mit grossem Uebelbehagen im Körper. *(Gtm.)*

*Stannu*m.

Aerger und schnell vorübergehende Empfindlichkeit. (d. ersten 3 Tage.) (*Gr.*)

20 Aufbrausend und zu stürmischem Zorne geneigt. (d. 4. T.) (*Gr.*)

Heftige, doch schnell vergehende Zornmüthigkeit. (*Gr.*)

Still, gut gelaunt. (n. 14 St.) (*Lgh.*)

Gesprächig, gesellschaftlich. (*Lgh.*)

Ausgelassen lustig. (*Gtm.*)

25 Gedächtniss-Mangel, früh, beim Erwachen.

Düseligkeit des ganzen Kopfes. (*Hrm.*)

Eingenommenheit und Dummheit im Kopfe, wie zum Schnupfen, wozu es aber nicht kommt; mit Niesen.

Schwere und Eingenommenheit des Kopfes, Abends schlimmer.

Schwere im Kopfe, bei Ruhe und Bewegung, Abends, 2 Stunden lang. (n. 9 St.)

30 Betäubender Schwindel, bloss beim Gehen im Freien; er schwankt, als wollte er fallen. (*Lgh.*)

Schwindel im Sitzen, als solle er fallen. (*Gtm.*)

Plötzlicher Schwindel-Anfall beim Niedersetzen. (*Wsl.*)

Schwindel, als wären alle Gegenstände zu weit entfernt. (*Wsl.*)

Schwindel, als wenn sich das Gehirn herum drehete; er verliert alle Gedanken und kann nicht weiter lesen und sitzt da wie besinnungslos. (*Hrm.*)

35 Kopfschmerz, meist alle Morgen, mit Appetitmangel, Uebelkeit und Verdriesslichkeit.

Drücken in der linken Hinterhaupt-Seite nach aussen. (*Hl.*)

Drückende Schwere mit Leerheits-Gefühl in der linken Gehirn-Hälfte. (*Htm.*)

Drückender Schmerz zur rechten Kopf-Seite heraus. (*Gtm.*)

Drückender Schmerz zur rechten Schläfe heraus, fast wie äusserlich. (*Gtm.*)

40 Druck in der linken Schläfe schwach beginnend, dann steigend und so wieder abnehmend; als sollte die Stirn eingedrückt werden. (*Gr.*)

Drücken von der Mitte der Stirn bis tief ins Gehirn. (*Gtm.*)

Druck in der Stirn, der Schläfe und dem Scheitel, durch äussern Druck gemindert. (*Gr.*)

Drücken an der rechten Schläfe beim darauf Liegen, beim Aufrichten vergehend. (*Gtm.*)

Druck in der Stirn, durch hinter Beugen verschlimmert, durch Aufdrücken gemildert. (*Gr.*)

45 Drücken in der Stirne.

Plötzlich scharfes Drücken auf dem Scheitel, mit Gefühl, als würden die Haare bewegt. *(Gr.)*

Stumpfer Druck in der Stirn, nach aussen. *(Hrm.)*

Drücken zur Stirn heraus mit Schläfrigkeit, durch Aufdrücken gemildert. *(Gr.)*

Pressen zu den Stirnhügeln heraus. *(Gr.)*

50 Drückend betäubender Gehirn-Schmerz dicht über den Augenbrauen, in Ruhe und Bewegung. *(Lgh.)*

Düseliges Drücken durch den ganzen Kopf. *(Hrm.)*

Schmerzhaftes Pressen des Gehirns gegen den Scheitel und die Hinterhaupts-Knochen, Abends, auch nach dem Niederlegen noch. *(Hl.)*

Schmerz wie Eindrücken der Schläfe, den ganzen Tag.

Zusammendrücken an den Schläfen und dem Hinterhaupte.

55 Schmerz, als wäre das Gehirn aus einander getrieben und gespannt.

Zusammenpressen im Hinterhaupte, unter dem Scheitel. *(Frz.)*

Zusammenschnüren und Pressen plötzlich im ganzen Oberkopfe, schwach steigend und abnehmend. *(Gr.)*

Zusammenzieh-Schmerz im rechten Hinterhaupte. *(Gtm.)*

Wie eingeschraubt, oft, im Kopfe, mit langsamen Rucken oder ziehendem Drücken zuweilen, hie und da. *(Gr.)*

60 Krampfhafter Kopfschmerz, als würde der Kopf äusserlich mit einem Bande zusammengezogen.

Heftige Rucke durch den Vorderkopf, mit stumpfem Drücken wechselnd. *(Htm.)*

Plötzlich ein drückender Ruck in der linken Stirn und Schläfe, dass er laut aufschrie. *(Gr.)*

Schmerz wie von Zerschmetterung der Stirne.

Bohrender, drückender Schmerz in der rechten Schläfe, durch äussern Druck vergehend. *(Htm.)*

65 Bohrender Schmerz in der linken Schläfe, den ganzen Tag.

Bohrend drückender, betäubender Schmerz in der linken Gehirn-Hälfte, auf der Oberfläche. *(Htm.)*

Bohren in den Hinterhaupt-Knochen, mit empfindlicher Schwere. *(Htm.)*

Ziehen durch Stirn und Scheitel, mit drückender Empfindung. *(Gr.)*

Ziehender Druck vom rechten Seitenbeine nach der Augenhöhle. *(Gr.)*

70 Ziehender Druck auf dem obern Rande der linken Augenhöhle. (*Gr.*)

Verdüsterndes, drückendes Ziehen in einer Schläfe und Stirnhälfte. (*Gr.*)

Reissen links im Seitenbeine und in der Stirn. (*Hrm.*)

Reissender Druck in der rechten Hälfte des Kopfes. (*Hrm.*)

Ein drückendes Reissen durch die rechte Kopf-Seite. (*Wsl.*)

75 Drückendes Reissen in der rechten Stirn-Hälfte, in Absätzen, heftiger beim Bücken. (*Htm.*)

Drückendes Reissen im linken Hinterhaupt-Knochen. (*Htm.*)

Drückendes Reissen in der Stirn. (*Hrm.*)

Drückendes Reissen in der linken Seite des Scheitels. (*Hrm.*)

Drückendes Reissen links im Hinterhaupte. (*Hrm.*)

80 Ruckartig ziehendes Reissen äusserlich über der linken Augenbraue. (*Lgh.*)

Ein langer stumpfer Stich auf dem linken Stirnhügel. (*Gr.*)

Stechendes Kopfweh in der Stirn, auch in der Ruhe, mehrere Tage lang; beim Bücken will Alles zur Stirn heraus.

Pulsartiges Stechen in der Schläfe, unter Hitze des Kopfes, Frost im Körper und Kopf-Schwäche, dass der Verstand fast fehlte; dabei Schlummer und Unbesinnlichkeit.

Pochendes Kopfweh in den Schläfen.

85 Hitze in der Stirn, auch äusserlich fühlbar.

Brennender Schmerz im halben Vorderkopfe, wie Feuer, so auch in der Nase und den Augen, mit auch äusserer Hitze der Theile; in Ruhe und Bewegung Alles gleich; er musste liegen; dabei Uebelkeit und Würgen wie zum Erbrechen; von früh bis Abend.

Schmerzhaftes Gefühl beim Schütteln des Kopfes, als sey das Gehirn los und schlage an den Schädel an. (*Gr.*)

Summsen im Kopfe; äusseres Geräusch dröhnte darin.

Wie Mattigkeit im Kopfe und Schlaf.

90 Aeusserlich am Kopfe, Schmerz wie unterschworen.

Feines Stechen an der Mitte der Stirn. (*Frz.*)

Schnelle, stumpfe Stiche rechts am Oberhaupte. (*Gr.*)

Stichartiges Kopfweh vorzüglich an der linken Stirn-Seite, mit Fliessschnupfen. (*Lgh.*)

Brennendes Stechen am Scheitel. (*Frz.*)

95 Brennendes Spannen vorn am Haarkopfe, gleich über der rechten Stirn-Seite. (*Gtm.*)

Augenschmerz wie von Reiben mit einem wollenen Tuche, bei Bewegung der Lider gemindert.

Drücken im linken Auge, wie von einem Gerstenkorne an den Lidern. *(Frz.)*
Druck im linken innern Augenwinkel, wie von einem Gerstenkorne, mit Thränen der Augen. *(Hrm.)*
Drückender Schmerz im rechten innern Augenwinkel. *(Hrm.)*
100 Drücken in beiden obern Augenlidern. *(Gtm.)*
Druck in den Augen.
Gefühl hinter dem rechten Augenlide, wie von einem harten Körper. *(Gtm.)*
Plötzliche Rucke am obern Rande der rechten Augenhöhle, und an andern Theilen, mit empfindlicher Betäubung des Kopfes. *(Gr.)*
Schnelle empfindliche stumpfe Stösse an der äussern Seite des linken obern Augenhöhl-Randes. *(Gr.)*
105 Spannender Stich im linken Augapfel, am heftigsten bei Bewegung desselben. *(Gtm.)*
Brennendes Stechen im rechten Auge, nach dem äussern Winkel zu. *(Gtm.)*
Feinstechendes Brennen im linken Augenwinkel. *(Gtm.)*
Heftige, kleine, brennende Stiche in den Lidern des rechten Auges, mehr nach dem äussern Winkel zu. *(Htm.)*
Brennender Schmerz im linken untern Augenlide. *(Gtm.)*
110 Brennen in den Augen.
Jücken im innern Augenwinkel.
Jücken im linken Augapfel, durch Reiben etwas vergehend. *(Gtm.)*
Beissen in den Augen, wie nach Reiben mit einem wollenen Tuche. *(Frz.)*
Nächtliches Zuschwären der Augen, und Schwäche derselben am Tage.
115 Eiter-Geschwulst am innern Winkel des linken Auges, wie eine Thränen-Fistel.
Zusammenziehung der Augenlider, bei Röthe des Weissen in den Augen und brennender Empfindung.
Fippern am rechten innern Augenwinkel. *(Hl.)*
Fippern des linken Auges, eine Woche lang.
Zucken der Augen.
120 Die Augen sind hervorgetreten und schmerzen wie nach Weinen.
Matte, trübe, eingefallene Augen. (n. 2 T.) *(Hrm.)*
Trübe Augen.
Pupillen erst verengert, dann erweitert. *(Lgh.)*

Er sieht beim Kerzen-Lichte einen Regenbogen.
125 Ohrzwang im äusseren Ohre, ziehenden Schmerzes. (Gr.)
Ziehen öfters im linken Ohre, wie Ohrzwang. (Gr.)
Reissen im rechten Gehörgange, wie Ohrzwang. (Hrm.)
Ziehen im ganzen rechten Ohre, innerlich und äusserlich, schmerzhafter bei Bewegung des Unterkiefers. (Gtm.)
Klammschmerz im ganzen rechten Ohre, 8 Stunden lang. (Gtm.)
130 Kneipendes Reissen durch den Knorpel am linken Ohrläppchen, mit Gefühl zuweilen, als wehe ein kühler Wind daran. (n. 4 St.) (Wsl.)
Ziehender Stich am linken obern Ohr-Flügel. (Gtm.)
Drücken äusserlich am Knochen hinter dem Ohre.
Bohrender Schmerz im rechten Ohre, bei kalten Füssen.
Jücken im linken Ohre.
135 Geschwürigkeit des Ring-Loches im Ohrläppchen.
Schreien im Ohre beim Schnauben.
Klingen im linken Ohre. (Lgh.)
Rauschen im Ohre, wie von durchströmendem Blute. (Frz.)
Knarren vor und in dem linken Ohre, wie von einem Thore, Abends. (Frz.)
140 Verstopfungs-Gefühl des linken Ohres, mit Taubhörigkeit, die sich durch Ausschnauben mindert, früh, nach dem Aufstehen 4 Tage lang. (Hl.)
In den Nasenhöhlen, oben, Schwere- und Verstopfungs-Gefühl. (Hrm.)
Nasenbluten, früh, gleich beim Aufstehen aus dem Bette. (Hl.)
Heftiges Nasenbluten, gleich früh, beim Erwachen.
Gesicht blass und eingefallen; krankhafte, lange Züge. (Hrm.)
145 Fliegende Gesichts-Hitze, innerlich und äusserlich fühlbar. (Gr.)
Klammartiger Druck in den Muskeln am linken Jochbeine. (Wsl.)
Betäubender Schmerz im Gesichte, besonders an der Stirn. (Lgh.)
Zusammenziehender Schmerz in den Gesichts-Knochen und Zähnen rechter Seite, als würde dieselbe kürzer gezogen. (Gr.)
Zusammenziehen und Drücken innerlich unter der rechten Wange. (Frz.)

150 Ziehender Druck in den Gesichts-Knochen rechter Seite, besonders an dem Jochbeine und der Augenhöhle, ruckweise. *(Gr.)*

Drückendes Nagen auf der linken Gesichts-Seite, vorzüglich am Jochbeine. *(Wsl.)*

Reissen vom Jochbeine herab bis in den Unterkiefer neben dem Mundwinkel. *(Gr.)*

Brennend jückendes Stechen auf den Jochbeinen.

Brennender Schmerz im rechten Backen, unter dem Auge. *(Gtm.)*

155 Brennender Klamm-Schmerz, Abends, in der linken Wange und bald darauf Backen-Geschwulst, die nur bei Verziehung des Gesichtes schneidend drückend schmerzt, als wären Glas-Splitter zwischen dem Backen und den Zähnen. *(Frz.)*

Schmerz und Geschwulst des Oberkiefers; die Backen sind roth und es sticht darin.

Schmerzhafte Geschwulst des linken Backens, mit einem Zahnfleisch-Geschwüre; die Schmerzen machen sie schlaflos.

Jückende Blüthen im Gesichte, die beim Anfühlen oder Waschen wund schmerzen.

Eine Blüthe in der linken Augenbraue, für sich brennenden, beim Befühlen aber drückenden Schmerzes.

160 In der Unterlippe, auf einer kleinen Stelle, ein stechend reissender Schmerz.

Vorn am Kinne, breite, schneidende Stiche. *(Wsl.)*

Am rechten Unterkiefer-Winkel, eine Beule, roth, ziehenden und durch Befühlen erhöhten Schmerzes, 8 Tage lang.

Schmerzhafte Geschwulst der Unterkiefer-Drüsen. (n. 8 St.)

Die Zähne sind wie zu lang.

165 Zuckender Zahnschmerz in allen Zähnen, bald nach dem Essen (von Kaltem oder Warmem); dabei Gesichts-Hitze; nur im Freien ward es besser.

Lockerheit der Zähne.

Im Munde zäher Schleim.

Speichel-Zufluss im Munde. *(Frz.)*

Säuerlicher Speichel läuft ihm früh, beim Erwachen, aus dem Munde.

170 Zunge belegt mit gelblichem Schleime. (n. 5 T.) *(Gtm.)*

Das Sprechen wird ihm sauer.

Das Reden fällt ihm schwer, weils ihm an Kraft dazu fehlt. *(Gr.)*

Stannum.

Halsweh, wie Geschwulst, mit Trockenheits-Gefühl und ziehend spannenden Schmerzen.

Schmerz im Halse, als schwölle derselbe mit wundartigem Schmerze an, ohne Bezug auf Schlingen: nach vielem Schleim-Rachsen entsteht eine grössere Höhe der Stimme, als gewöhnlich.

175 Schneiden im Schlunde, wie mit Messern, beim Schlingen. *(Frz.)*

Dörrendes Stechen oben im Rachen, ausser dem Schlingen. *(Frz.)*

Trockenheits-Gefühl und Stechen im Halse, an der rechten Mandel; es reizt zum Husten und vergeht einwenig durch Husten und Schlingen. *(Frz.)*

Kratziges Scharren unterhalb des Halsgrübchens, innerlich. *(Gr.)*

Kratzig im Halse, Abends.

180 Scharrig im Halse, früh.

Viel Schleim im Halse.

Reiz im Halse, Abends, zu vielem Schleim-Rachsen, und darauf starker Wundheits-Schmerz im Halse.

Geschmack im Munde lätschig. *(Gtm.)*

Bittersaurer Geschmack im Munde.

185 Bitter-Geschmack aller Genüsse (Speisen und Getränke), nur nicht des Wassers; ausser dem Essen kein bitterer Geschmack.

Bittrer und saurer Geschmack im Munde. (d. 1.—3. T.)

Süsslicht kommt es ihr zum Halse herauf.

Kräuterartiger Geschmack des Bieres. *(Gtm.)*

Bier schmeckt schaal und sauer bitter.

190 Tabak schmeckt im Rauchen scharf und trocken.

Uebler Geruch aus dem Munde.

Gestank aus dem Halse.

Appetit-Mangel, bei richtigem Geschmacke der Speisen. *(Gtm.)*

Appetit-Mangel, bei Leere im Magen, nur einen Mittag. *(Gr.)*

195 Grosser Appetit und Hunger; er konnte gar nicht satt werden. *(Gr.)*

Vermehrter Hunger und Appetit. *(Hrm.)*

Das Kind verlässt die Brust der Mutter, welche Zinn eingenommen, und will nicht mehr trinken.

Vermehrter Durst. *(Hrm.)*

Wenn der Bissen nicht mehr weit vom Magen-Eingange entfernt ist, entsteht dumpfes Knurksen im Bauche. *(Gr.)*

200 Schlucksen, bald nach dem Essen, beim gewohnten Tabakrauchen. *(Frz.)*

Oefteres Schlucksen. *(Lgh.)*

Schlucksen von Zeit zu Zeit.

Oefteres leeres Aufstossen. *(Lgh.)*

Aufstossen mit fadem Geschmacke und vielem Speichel im Munde. *(Frz.)*

205 Bittres Aufstossen, öfters, nach dem Essen.

Säuerliches Aufstossen, mit Rauhheit des Schlundes darnach, beim Gehen im Freien. *(Gtm.)*

Aufstossen, gleich früh, erst wie nach faulen Eiern, dann blosser Luft. *(Gr.)*

Ekel-Schütteln, mehrmals, mit Uebelkeits-Vollheit in der Herzgrube.

Uebelkeit und Bitterkeit im Munde. *(Frz.)*

210 Uebel und brecherlich im Schlunde. *(Hrm.)*

Uebelkeit nach dem Essen.

Uebelkeit wie zum Erbrechen, im Rachen und Schlunde. *(Hrm.)*

Brech-Würgen, Abends, dann erst saurer und darauf bitterer Geschmack im Munde. (d. 1. T.)

Brech-Würgen mit grosser Uebelkeit und Gefühl wie von Verdorbenheit und Bitterkeit des Magens. (d. 2. 3. T.)

215 Uebelkeit und bittres, gallichtes Erbrechen, nach Genuss von etwas Suppe.

Saures Erbrechen.

Erbrechen unverdauter Speise, nach heftigem Würgen. (n. 2 St.)

Blut-Erbrechen. *(Geissschläger* in Hufel. Journ.)

Blut-Erbrechen ward durch Zinn wie durch ein Wunder gestillt. *(Alston,* Mat. med. I. S. 152.)

220 Magen Drücken, Vormittags.

Drücken im Magen. *(Geissschläger.)*

Drücken im Magen und Unbehaglichkeit, nach Genuss von etwas Suppe.

Drücken und Dämmen in der Herzgrube, die bei Berührung wie unterschworen schmerzt. *(Frz.)*

Heftiges Magen-Drücken.

225 Aengstliches Drücken in der Herzgrube, beim Liegen, als

Stannum.

solle er einen Blutsturz bekommen, einige Stunden lang, durch Aufdrücken vergehend. (*Gtm.*)

Spannendes Drücken in der Herzgrube. (*Gtm.*)

Stumpfes, hartes Drücken links neben der Herzgrube, gleich unter den letzten Ribbenknorpeln, durch Aufdrücken etwas erleichtert. (*Gr.*)

Schneiden um den Magen.

Krampfhaftes Greifen im Magen und um den Nabel, mit steter Uebelkeit, und mit ängstlichem Aufsteigen nach der Herzgrube.

230 Ein langer feiner Stich am Schwertknorpel, bald nach dem Essen. (*Gr.*)

Gefühl in der Herzgrube, wie nach Magen - Verderbniss. (*Frz.*)

Vollheit und Aufgetriebenheit des Magens, und doch Hunger dabei. (*Gr.*)

Wie aufgeschwämmt unter der Haut in der Magen - Gegend, mit Kneipen im Bauche beim Gehen. (*Frz.*)

Macht Beschwerden im Magen und den Gedärmen. (*Stahl,* Mat. med. Cap. VI.)

235 Unter dem Zwergfelle schnell vorübergehendes Brennen. (*Frz.*)

(Hysterische und hypochondrische Krämpfe in der Zwergfell-Gegend und dem Unterleibe.)

Schneiden im rechten Hypochonder, stärker bei gekrümmt Sitzen. (*Wsl.*)

Drückender Klamm - Schmerz im linken Hypochonder, bald minder, bald stärker. (*Htm.*)

Erst einfacher Schmerz in beiden Hypochondern, dann stumpfe Stösse von der linken zur rechten Seite, ärger scheinend beim Aufdrücken auf die rechte Seite. (*Gr.*)

240 Plötzlich schmerzhaftes Zusammenrucken in beiden Seiten unter den wahren Ribben. (*Gr.*)

Bauchweh in öfteren Anfällen.

Schmerz im Bauche bis in den Magen und zu beiden Seiten unter den Ribben, beim Drücken mit der Hand auf die Nabel-Gegend.

Drücken im Unterbauche hie und da, mit Stuhldrang. (*Hrm.*)

Ziehender Druck im Bauche, bald hier, bald da. (*Hrm.*)

245 Drücken, oben an der Leber. (*Frz.*)

Drücken in der Leber-Gegend.

Ein stumpfer, langsamer Druck rechts neben dem Nabel. (*Gr.*)

Brennendes Drücken in der rechten Bauch-Seite. *(Frz.)*
Spannender Schmerz im Bauche, mehr nach dem Kreuze zu, am heftigsten beim Bücken. *(Gtm.)*
250 Vollheit im Bauche, nach dem Essen.
Schmerzhafte Aufgetriebenheit des Bauches, mit schmerzhafte Empfindlichkeit gegen äussere Berührung.
Aufblähung des Bauches.
Krampfartiger Schmerz unter und über dem Nabel, durch Legen über einen Tisch bald ohne Winde-Abgang vergehend.
Kneipen zwischen Herzgrube und Nabel, als kniffe Jemand die Muskeln zusammen. *(Gr.)*
255 Kneipendes Schneiden in der Nabel-Gegend, fast den ganzen Tag.
Kneipender Schmerz dicht über dem linken Darmbeine, als wäre eine Flechse übergeschnappt, beim Bücken. *(Htm.)*
Kneipen im Bauche, zuweilen mit Knurren, als sollte Durchfall entstehen. *(Frz.)*
Kneipen in der Nabel-Gegend, wie von Erkältung. *(Gr.)*
Kneipende Bewegungen im Bauche, wie von versetzten Blähungen. *(Lgh.)*
260 Kneipen und Drücken im Bauche, besonders in der Nabel-Gegend, mit Noththun zum Stuhle. *(Hrm.)*
Schnitte quer über den Unterbauch, wie von Messern. *(Hrm.)*
Ziehendes Schneiden im Unterbauche, dicht neben dem rechten Hüftbeine. *(Htm.)*
Wühlen im Bauche, vor jedem Stuhle.
Schmerzliches Wühlen im Bauche, über der Nabel-Gegend: beim darauf Drücken, Schmerz, als käme es auf eine wunde Stelle. *(Gr.)*
265 Wundheits-Gefühl im ganzen Unterleibe, beim Befühlen schlimmer. *(Gr.)*
Schründender Schmerz im Bauche.
Der Bauch ist beim Berühren schmerzhaft, wie unterschworen, mit Athem-Verkürzung. *(Frz.)*
Stechen in der rechten Bauch-Seite, drauf Ziehen in der rechten Schulter; sie musste sich legen, unter Schweiss im Gesichte und an den Armen, worauf sie Frost überlief.
Mehrere starke Stiche hintereinander in der rechten Bauch-Seite, besonders beim Husten und Athmen.
270 Bohrender Stich im linken Oberbauche, beim Gehen. *(Gtm.)*

Stannum.

Ein Stich wie von einem Messer fuhr plötzlich beim Einathmen von der linken zur rechten Seite durch den Bauch, dass sie erschrocken zusammenfuhr. *(Gr.)*
Stumpfe Stiche in der Nieren-Gegend, nach innen. *(Frz.)*
Feinstechender Schmerz im Unterbauche. *(Gtm.)*
Feines Stechen in der Zusammenfügung der Schambeine, links. *(Frz.)*
275 Brenn-Schmerz im Bauche.
Brennen im Unterbauche.
Zerdehntheits-Gefühl in den rechten Bauch-Muskeln, über der vorstehenden Ecke des Beckens. *(Frz.)*
Zerschlagenheits-Schmerz in der linken Seite unter den Ribben.
Grosses Leerheits-Gefühl im Bauche (doch ohne Hunger), als wären alle in einem schmachtenden Zustande; das Essen schmeckte; er ass viel und fühlte sich wohler darauf; dabei Haltlosigkeit im Körper. *(Gr.)*
280 Leerheits-Gefühl im Bauche, nach dem Essen *(Hrm.)*
In den Schooss-Drüsen, Drücken, mit einiger Geschwulst daselbst.
Feines Kneipen im linken Schoosse. *(Wsl.)*
Stechen im rechten Schoosse, beim Bücken, als habe er sich versprungen; beim Aufrichten verging es. *(Lgh.)*
Gefühl im linken Schoosse, als wolle ein Bruch heraustreten. *(Frz.)*
285 Gluckern im Bauche. *(Gr.)*
Lautes Kollern im Bauche, nach jedem Essen, bloss im Liegen. *(Gtm.)*
Es kollert ihm sehr im Leibe herum. *(Gr.)*
Knurren im Bauche, wie von Leerheit, beim Dehnen des Körpers. *(Lgh.)*
Knurren im Unterbauche. *(Hrm.)*
290 Häufige Blähungs-Ansammlung im Bauche. *(Frz.)*
Blähungs-Versetzung.
Kriebelnde Bewegungen in der rechten Bauch-Seite, wie von einer Purganz. *(Lgh.)*
Stuhl-Verhaltung, 25 Stunden lang. *(Hl.)*
Stuhl 6 Stunden später als gewöhnlich. *(Gtm.)*
295 Oeftere Anregung zum Stuhle. *(Gr.)*
Oefterer vergeblicher Stuhldrang. *(Gr.)*
Vergeblicher Stuhldrang.
Oefteres Drängen zum (übrigens natürlichen) Stuhle. *(Hrm.)*

V. 20

Plötzliche Anregung zum Stuhle, der erst natürlich, dann breiig, zuletzt dünn ist, mit Schauder durch den Körper von oben nach unten und Ziehen vom Kreuze durch die Oberschenkel; wenn er aufstehen will, ist es immer, als wäre er noch nicht fertig. *(Gr.)*

300 Kurz nach dem Stuhle wieder Drang dazu. *(Frz.)*

Oefterer Stuhldrang, wo aber wenig Koth, zuweilen bloss Schleim abgeht.

Wenig Stuhl.

Hartleibigkeit, eine Zeit lang, bei der Mutter und ihrem Säuglinge.

Trockner Stuhl, in Knoten.

305 Trockner, dickgeformter Stuhl, unter heftig schneidenden Schmerzen. *(Hl.)*

Abgang eines einzigen harten Stückes, mit Pressen. *(Lgh.)*

Schwieriger Abgang derben, doch nicht harten Kothes, als hätten die Därme nicht Kraft genug, ihn fortzutreiben; (n. 24 St.) *(Wsl.)*

Fester Stuhl, der ihm schlüpfrig dünkte, ohne es zu seyn. *(Frz.)*

Vormittags ein weicher, Nachmittags ein dünner Stuhl. *(Gtm.)*

310 Oefters anhaltender Drang wie zum Durchfalle, Abends, mit Kneipen und schmerzhaftem Umgehen im Bauche, wie von Verkältung, und mit Stössen in der linken Seite wie von einem Kinde im Mutterleibe, unter Aufgetriebenheit des Bauches; darauf dünner Stuhl mit nachbleibendem Noththun; und anhaltendem Bauchweh bis sie ins Bette kam. *(Gr.)*

Stuhlgang mit wurmförmigem Schleime.

Grünlicher, geringer Stuhl.

Nach dem Stuhle sogleich Wundheits-Gefühl und Schründen im After, mit feinen Stichen. *(Wsl.)*

Nach dem Stuhle, Brenn-Schmerz in der Leber-Gegend.

315 Nach dem Stuhle, stumpfer Druck im Mastdarme.

Nach dem Stuhle, Schleim-Abgang.

Brennen im After, ausser und gleich nach dem Stuhle.

Drückender Schmerz im Mastdarme. *(Gtm.)*

Jückender Stich im Mastdarme. *(Gtm.)*

320 Anhaltendes Jücken um den After. *(Gtm.)*

Ein Knötchen links am After, wie ein Ader-Knoten, bei Berührung wundschmerzend. *(Gr.)*

Stannum.

Aetzendfressender Schmerz um den After, im Gehen und Sitzen.
Harn-Verhaltung.
Drang zum Harnen, nur wie von Vollheits-Gefühl in der Blase; der Harn gering, übelriechend, und selten, doch ohne allen Schmerz.

325 Oefteres Drängen zum Harnen, auch Nachts zum Aufstehen nöthigend, drei Tage lang; dann seltneres Harnen und in geringere Menge, als in gesunden Tagen. (*Lgh.*)
Nach dem Harnen empfindliches Drücken im Blasenhalse und längs der Harnröhre; es ist immer, als solle noch Harn kommen, und erfolgen einige Tropfen, so ist das Drücken noch ärger. (*Htm.*)
Brennen vorn in der Harnröhre, vorzüglich beim Harnlassen; er hatte alle Minuten Drang und harnte viel.
Ein Bläschen am Rande der Harnröhr-Mündung.
Wundheit der Spitze der Harnröhre.

330 In der Ruthe, Zucken, bis hinter, fast wie zur Entladung des Samens.
Brennen in den innern Geschlechtstheilen, wie ein heftiger Reiz zur Samen-Entleerung. (n. 24 St.)
Kein Geschlechts-Trieb und kein Begattungs-Vermögen, selbst nicht, wenn er dazu gereizt wird. (Nachwirkung?)
Unerträgliches Wollust-Hochgefühl in den Zeugungstheilen und im ganzen Körper, bis zur Samen-Entleerung. (n. 40 St.)
Brenn-Schmerz in der Eichel und gleich darauf Harndrang. (*Gtm.*)

335 Brennender Stich in der Eichel. (*Gtm.*)
Stichartige Empfindung in der Eichel, wie von Nadeln. (*Gtm.*)
Ruthe-Steifheit sogleich; die drauf folgenden Tage, Mangel an allen Erektionen.
Pollutionen, ohne geile Träume. (*Lgh., Gtm.*)
Scheide-Vorfall beschwert sehr bei hartem Stuhle.

340 Pressen im Unterbauche, wie zum Monatlichen; beim Aufdrücken verschlimmert. (*Gr.*)
Regel stärker als sonst. (d. 12. T.) (*Gr.*)
Die Woche vor der Regel, grosse Angst und Schwermuth, die mit dem Flusse des Blutes aufhört.
Vor der Regel, Schmerz am Jochbeine bei Berührung; bei der Regel, Schmerz am Jochbeine wie von einem Stosse, schon bei Bewegung der Gesichts-Muskeln.

Weissfluss durchsichtigen Schleimes aus der Scheide.
345 Weissfluss hört auf.

Oefteres Niesen, ohne Schnupfen. *(Lgh.)*
Starker Stockschnupfen; nur auf dem rechten Nasenloche hat er Luft; Mittags, den vierten Tag wird die Nase frei. *(Gr.)*
Das linke Nasenloch hat keine Luft und ist äusserlich geschwollen, roth und schmerzhaft beim Berühren.
Starker Schnupfen. (n.4 T.)
350 Rauhheit der Kehle.
Heiserkeit, Mattheit und Leere der Brust, beim Anfange des Singens, dass sie immer absetzen und tief athmen musste; einige Hustenstösse hoben die Heiserkeit zuweilen auf Augenblicke. *(Gr.)*
Schleim in der Luftröhre, Vormittags, der durch leichte Husten-Stösse ausgeworfen wird, unter grosser Schwäche der Brust, als wäre sie ausgeweidet, und bei Mattigkeit im ganzen Körper und allen Gliedern, in denen ein Schwäche-Gefühl herauf und herunterzieht; viele Morgen nach einander. *(Gr.)*
Wie verschleimt auf der Brust, mit Röcheln beim Athmen, innerlich fühlbar und äusserlich hörbar. *(Frz.)*
Kitzelndes Krabbeln im Halse (Kehlkopfe?) mit Trockenheits-Empfindung, zum Husten nöthigend.
355 Husten-Reiz in der Luftröhre, beim Athmen, wie von Schleim, bei weder schleimartigem noch trocknem Husten; mehr beim gebückt Sitzen, als beim Gehen fühlbar. *(Frz.)*
Kurzer Husten von Zeit zu Zeit, wie aus Schwäche der Brust, mit heiserem, schwachem Laute. *(Gr.)*
Hüsteln mit dreimaligem Anstosse. *(Frz.)*
Steter Reiz zum Hüsteln, wie von vielem Schleime auf der Brust, mit innerem Gefühle von Keichen und Schnärcheln. *(Frz.)*
Steter Husten-Reiz von beständiger Zusammengezogenheit der Luftröhre. *(Frz.)*
360 Kitzel-Husten, wie von Wundheit tief in der Luftröhre; es kratzte herauf bis in den Hals.
Viel Husten-Reiz, Vormitternacht mit geringem Auswurfe, mehrere Nächte.

Heftiger, erschütternder, tiefer Husten.
Angreifende Husten-Stösse, wovon die Herzgruben-Gegend sehr, wie zerschlagen schmerzt.
Beim Husten ist er immer sehr beklommen.
365 Scharriger Husten mit grünlichem Auswurfe widrig süsslichen Geschmackes, schlimmer Abends vor dem Niederlegen; dabei heissere Sprache; nach jedem Husten (dessen Reiz unten in der Luftröhre ist), Wundheits-Gefühl in der Brust und Luftröhre.
Fürchterlicher Husten mit Auswurf und Blutspucken.
Gelber Auswurf aus der Luftröhre faulichten Geschmackes.
Salzig schmeckender Brust-Auswurf.
Engbrüstigkeits-Anfall, kurzer Athem und Angst, Abends.
370 Das Athemhohlen wird Abends kürzer, unter Angst; er muss lange schnell athmen, bis er einmal recht tief athmen kann, worauf Alles vorbei ist.
Engbrüstigkeit und Athem-Mangel, beim Treppen-Steigen und den geringsten Bewegungen. (*Hrm.*)
Engbrüstigkeit, als wären die Kleider zu enge; er muss sie öffnen, um gehörig athmen zu können. (*Hrm.*)
Lastende Beklemmung oben auf der Brust, er muss oft tief athmen; dabei grosses Leerheits-Gefühl in der Herzgrube. (*Gr.*)
Beklommenheit der Brust, als stiege Etwas in den Hals, das den Athem versetzte. (*Gr.*)
375 Beim tief Athmen, öfters Gefühl angenehmer Leichtigkeit. (*Gr.*)
Gefühl von Weitbrüstigkeit zuweilen in der Ruhe, als erweitere sich die Brust, doch mit Gefühl von Aengstlichkeit, wie bei Herzklopfen. (*Gr.*)
Kurzes, mühsames Athmen aus Schwäche der Athmungs-Werkzeuge, bei grosser Leerheit der Brust, doch ohne Luft-Mangel. (*Gr.*)
Beklommenheit der Brust, als wäre sie innerlich zusammengezogen, mit Gefühl, als werde der Athem sehr trocken eingezogen. (*Frz.*)
Drückendes Klemmen in der Brust, beim Sitzen; erhöht durch Einathmen. (*Htm.*)
380 Drücken tief in der Brust, wie von einer Last. (*Frz.*)
Spannung und Druck oben über die Brust, früh, beim Aufstehen aus dem Bette.
Zusammenschnürung der Brust, Abends, mit Angst.

Zusammenziehender Brustschmerz unter dem rechten Arme; bei Bewegung stechend.

Stechen beim Athmen in der Brust und dem Schulter-Gelenke.

385 Heftiges Brust- und Seiten-Stechen, das Athmen hindernd, mehrere Vormittage; Nachmittags, Leib-Auftreibung.

Spannender Stich im Brustbeine, anhaltend beim Athmen. *(Gtm.)*

Spannender Stich in der linken Brust, anhaltend beim Athmen, am schlimmsten beim Bücken. *(Gtm.)*

Spannender Stich in der rechten Brust, der ihm fast den Athem benahm. *(Gtm.)*

Plötzlich ein langer erschreckender Stich in der linken Brust-Seite, eine Hand breit unter der Achselgrube. *(Gr.)*

390 Plötzlich scharfe Messer-Stiche in der linken Brust-Seite. *(Gr.)*

Scharfe durchdringende Nadel-Stiche auf dem Schlüsselbeine. *(Gr.)*

Schneidende Stiche, öfters, durch die Brust herauf und vorn an den obersten Ribben heraus, ohne Bezug auf Athmen. *(Wsl.)*

Brennende Stiche in der linken Brust, mehr beim Ausathmen, beim Gehen im Freien. *(Hl.)*

Stechen, wie von einem Floh, in der letzten rechten wahren und der linken falschen Ribbe. *(Frz.)*

395 Reissendes Schneiden in der linken Brust-Seite, im Gehen und Stehen. *(Lgh.)*

Schneidender Schmerz in der rechten Brust.

Klemmendes Schneiden in den rechten Ribben, im Gehen, bloss beim Einathmen. *(Htm.)*

Druck in der Brust unter der rechten Warze, nach aussen. *(Hrm.)*

Weh in der ganzen Brust, besonders über der Herzgrube, schlimmer beim Einathmen. *(Gr.)*

400 Zerschlagenheits-Schmerz der Brust in Ruhe und Bewegung.

Wundheits-Schmerz in der ganzen Brust, vom Halse an. *(Gr.)*

Wühlender Schmerz in der Brust und von da in den Bauch herab gehend, mit Stuhl-Erregung. *(Gr.)*

Ziehender Druck auf den vereinigten Knorpeln der letzten linken Ribben. *(Gr.)*

Ziehen von den Schlüsselbeinen bis in die linke Achselgrube. (*Gr.*)

405 Ziehen, plötzlich, unter der linken Brust, beim Aufrichten im Bette, dann scharfe Messer-Stiche von da bis in das Schlüsselbein, nach der Achsel zu, wo der Schmerz bleibt und an der linken Seite herunter, ziehend, in den Unterbauch geht; beim Einkrümmen, Aufdrücken und besonders beim Einathmen und Kotzen, wo es allemal einen schmerzlichen Ruck giebt, ist es schlimmer. (*Gr.*)

Muskel-Zucken oben an der Brust, bei der linken Achselgrube. (*Gtm.*)

Im Kreuze, starkes Kriebeln.

Fipperndes Zucken an den Muskeln der falschen Ribben. (*Gtm.*)

Starkes Jücken an der Brust-Warze.

410 Im Kreuze, etwas rechts, drückendes Brennen. (*Frz.*)

In der linken Rücken-Seite, über der Hüfte, ein von oben herab drückender Schmerz. (*Gr.*)

Ein wellenförmiger Stoss im Rücken, über dem linken Schaufelbeine, dass er mit Schreck zusammenfuhr. (*Gr.*)

Stechendes Kneipen auf dem Rücken, an den falschen Ribben. (*Wsl.*)

Heftiges Reissen in den Lenden-Wirbeln, von beiden Seiten bis in die Nieren-Gegend, heftiger bei jeder Bewegung des Rumpfes. (*Hrm.*)

415 Stumpfe Stösse in der Lenden-Gegend, mit Gefühl von äusserlich ihm angehender Kälte.

Scharfer, zuckender Stich in der linken Rücken-Seite und zugleich im linken Oberschenkel. (*Gtm.*)

Brennendes feines Stechen auf einer kleinen Stelle in der Mitte des Rückens. (*Htm.*)

Feines Stechen zum Rücken heraus. (*Gtm.*)

Wühlendes Stechen in den rechten Rücken-Muskeln, anhaltend beim Athmen. (*Gtm.*)

420 Stichartiges Reissen auf der linken Rücken-Seite, aufwärts, im Stehen. (*Lgh.*)

Drückendes Ziehen im Rückgrate, unter und zwischen den Schulterblättern, heftiger bei Bewegung, besonders beim Drehen des Körpers. (*Hrm.*)

Beim Aufheben einer Last kam es ihr plötzlich zwischen die Schulterblätter, wie verhoben, mehr linker Seite, dabei heftige scharfe Messer-Stiche beim mindesten Bewegen,

Athmen oder Gähnen; beim hinter Biegen fühlt sie unerträgliche Schmerzen. *(Gr.)*
Ziehendes Reissen im linken Schulterblatte, theils nach dem Rücken, theils nach der Achsel zu.
Langsame, absetzende, stumpfe Stiche zwischen den Schulterblättern, mitten nach dem Rückgrate.
425 Scharfe breite Stiche im Rückgrate, zwischen den Schulterblättern, von innen heraus. *(Wsl.)*
Heftiges, brennendes Stechen am obern Theile des Schulterblattes, von Reiben nur kurz vergehend. *(Hl.)*
Ein brennender Stich in der rechten Schulter-Höhe. *(Gtm.)*
Jückende Stiche im Nacken, früh, im Bette. *(Wsl.)*
Bohrende stumpfe Stiche vom innern Rachen zu den Nacken-Muskeln heraus. *(Gtm.)*
430 Es zog den Nacken herauf, mit Steifheits-Gefühl, dass sie den Kopf nicht recht bewegen konnte. *(Gr.)*
Schmerz im Nacken beim Vorbeugen des Kopfes. *(Gr.)*
Ein empfindlicher Stich plötzlich unten im Nacken. *(Gr.)*
Schwäche der Nacken-Muskeln, als könne sie den Kopf nicht halten, mit Schmerz beim Bewegen des Kopfes. *(Gr.)*
Knacken der Halswirbel, selbst Andern hörbar, wenn sie schnell mit dem Kopfe schüttelt. *(Gr.)*
435 Vorn am Halse ein rother, etwas erhabener Fleck, mit einem weissen, ganz schmerzlosen Blüthchen in der Mitte. *(Wsl.)*
An der Achsel, Zusammendrückungs-Gefühl.
Reissen auf der linken Schulter. *(Gtm.)*
Drücken und Ziehen, wie von einer Last, auf der linken Schulter, am äussern Oberarme und vom Ellbogen an in den tiefliegenden Muskeln des Vorderarms, im Zimmer allmählig vergehend. *(Frz.)*
Lähmiges Reissen in und unter dem rechten Achsel-Gelenke, heftiger bei Bewegung. *(Hrm.)*
440 Empfindliche, harte Schläge plötzlich auf der rechten Achsel. *(Gr.)*
Jückende Stiche in und unter der Achselgrube. *(Wsl.)*
Lähmiger Verrenkungs-Schmerz dicht unter dem Achsel-Gelenke, bloss in der Ruhe; durch Bewegung nur kurz vergehend. *(Gtm.)*
In Armen und Beinen Müdigkeit; er muss die Arme sinken lassen. *(Gr.)*
Grosse Haltlosigkeit in den Armen und Beinen, als wäre

Stannum.

keine Kraft darin und als wollten letztere den Körper nicht tragen. (*Gr.*)

445 Empfindliches Zucken, bald auf dem Arme, bald auf der Hand, bald auf einem Finger, als bekäme er einen derben Schlag dahin. (*Gr.*)

Verrenkungs-Schmerz in den Arm-Gelenken; sie konnte sie ohne grossen Schmerz nicht biegen.

Arme und Finger sind fast ganz unbeweglich.

Lähmige Mattigkeit und drückende Schwere der Arme, besonders des rechten, vorzüglich auch in den Oberarmen und Gelenken; durch jede Bewegung erhöht, und zuweilen mit Athem-Mangel. (*Hrm.*)

Lähmige Schwäche in den Armen, wenn er nur kurze Zeit ein kleines Gewicht hält. (*Wsl.*)

450 Die Arme ermüden leicht bei mässiger Anstrengung, so dass er, was er darin hält, sinken lässt. (*Hrm.*)

Lähmiges Reissen im linken Arme, besonders im Hand-Gelenke, heftiger bei Bewegung. (*Hrm.*)

Reissen im linken Arme, besonders im Oberarme, tief innen. (*Hrm.*)

Ziehen im linken Delta-Muskel, wie von Kraftlosigkeit. (*Frz.*)

Flüchtiges Ziehen vom Ellbogen nach dem Oberarme herauf. (*Gr.*)

455 Reissen vorn, oben, am rechten Oberarme. (*Hrm.*)

Drückendes Reissen in der Mitte des rechten Oberarmes, schnell entstehend und verschwindend. (*Hrm.*)

Reissender Druck in der Mitte des linken Oberarms, nach hinten und Innen. (*Hrm.*)

Drückendes Reissen in beiden Oberarmen, in Absätzen. (*Hrm.*)

Muskel-Zucken innen am linken Oberarme, beim Auflegen des Armes; durch Veränderung der Lage vergeht es, kehrt aber in der erstern Stellung wieder. (*Hl.*)

460 Fippern in den Oberarm-Muskeln über dem Ellbogen-Gelenke in der Ruhe. (n. 5 u. 26 St.) (*Gtm.*)

Wühlender Stich im rechten Dreieck-Muskel. (*Gtm.*)

Zerschlagenheits-Schmerz unten am linken Oberarme.

Durchdringender Schmerz, in Absätzen, im Knochen des linken Oberarmes, als würde er zusammengedrückt und zermalmt, in Ruhe und Bewegung.

An der Ellbogen-Spitze, Spannen und Wundheits-Gefühl, vorzüglich beim Biegen des Armes. *(Wsl.)*
465 Im rechten Vorderarme, klammartige Steifigkeit. *(Frz.)*
Lähmiges Reissen am rechten Unterarme. *(Hrm.)*
Drücken am rechten Vorderarme, nach vorn und aussen. *(Hrm.)*
Verstauchungs-Schmerz über der linken Handwurzel, am Knöchel der Speiche. *(Frz.)*
Verrenkungs-Schmerz im linken Hand-Gelenke. *(Frz.)*
470 Dückendes Reissen im rechten Hand-Gelenke, heftiger bei Bewegung. *(Hrm.)*
Flüchtiges Zucken auf der linken Hand, über dem Gelenke. *(Gr.)*
Kneipen dicht über dem Hand-Gelenke, an der Speichen-Seite. *(Gr.)*
Schnelles Ziehen, in kurzen Absätzen, von der Speichen-Seite des Hand-Gelenkes nach der Hand. *(Gr.)*
Klammartiger Schmerz auf dem linken Handrücken, zwischen dem Zeige- und Mittelfinger. *(Frz.)*
475 Klammartiges Zusammenziehen der linken Handfläche. *(Frz.)*
Ruckweises Reissen in der Hand, von den Fingern her. *(Gr.)*
Absetzend drückendes Reissen in den Knochen der Hand und der Handwurzel, so wie in den hintersten Finger-Gelenken. *(Hrm.)*
Drückend stechendes Brennen im äussern Rande des Mittelhand-Knochens vom linken kleinen Finger. *(Hrm.)*
Feine, stumpfe, empfindliche Stösse auf dem Mittelhand-Knochen des linken Zeigefingers, und an andern Theilen der Hände, als würde ein angespannter Nerv mit einem Hämmerchen berührt. *(Gr.)*
480 Schwäche der Hände, und Zittern derselben, am meisten beim Auflegen (auf den Tisch) und beim Schreiben, was ihm sauer wird. *(Hrm.)*
Beben und Hitz-Gefühl in der linken Hand.
Geschwulst der Hände, Abends.
Brennendes Jücken auf dem Handrücken, wie von Mücken-Stich, durch Reiben nicht zu tilgen, 8 Stunden lang.
Kleine rothe, schmerzlose Flecken auf beiden Handrücken.
485 Kleine, den Tag über jückende Quaddeln unter der Handwurzel, durch Reiben ward das Jücken ärger.

Stannum.

Frost-Beulen an der Hand, bei milder Witterung.
Drückendes Reissen in den hintersten Gliedern der rechten Finger, heftiger bei Bewegung. *(Hrm.)*
Ziehendes Stechen im hintersten Gelenke des linken Zeigefingers, nach der Spitze zu.
Klamm in den Fingern, welche lange zusammengezogen bleiben.
490 Schneiden im Ballen des linken kleinen Fingers, heftiger beim Zubiegen desselben. *(Htm.)*
Stechen in allen Finger-Spitzen.
Feine Nadel-Stiche in der Spitze des linken Mittel-Fingers. *(Frz.)*
Ziehen im linken hintern Daumengliede und unter der Handwurzel. *(Frz.)*
Krampfhafter Zieh-Schmerz im linken Mittelfinger, mit Rukken, so dass der Finger zittert. *(Gr.)*
495 Empfindlich zuckender Schmerz zwischen Daumen und Zeigefinger, beim Halten der Schreibfeder; beim Lockerlassen der Feder oder Aufhören mit Schreiben, fühlt er Nichts, doch kommt das Zucken bald wieder und hält lange an. *(Gr.)*
Reissen am hintersten Gelenke des Zeigefingers, was beim Bewegen der Hand allmählig vergeht. *(Lgh.)*
Verrenkungs-Schmerz am ganzen linken Zeigefinger, beim Biegen, Ausstrecken und in der Ruhe, öfters wiederkehrend, 5 Tage lang. *(Lgh.)*
Sehr schmerzende Neid-Nägel an den Fingern.
Im linken Hinterbacken, nahe am After, ein anhaltender jükkender Stich. *(Gtm.)*
500 Muskel-Zucken im linken Hinterbacken. *(Gtm.)*
Arger Schmerz in den Muskeln um das Hüft-Gelenk, bei Aufheben des Oberschenkels.
Vorübergehender, stumpfer Druck in den Sitzbeinen, im Sitzen. *(Gr.)*
Verrenkungs-Schmerz an der rechten Hüfte, im Gehen, dass er fast hinken musste, mehrere Stunden lang. *(Lgh.)*
Ziehen in der linken Hüfte. *(Frz.)*
505 Lähmiger Schmerz im Hüft-Gelenke beim Gehen. *(Gtm.)*
Verstauchungs-Schmerz dicht unter dem Hüft-Gelenke, am Oberschenkel, nur im Gehen. *(Gtm.)*
Unruhe in den Beinen, er muss sie bald da, bald dorthin legen, Abends. *(Hl.)*

Lähmige Schwere und Mattigkeit in den Beinen, besonders in den Oberschenkeln und Knie-Gelenken; er kann kaum gehen, sondern muss sitzen und liegen. *(Hrm.)*
Schwäche-Gefühl in den Untergliedern, wie von Ermüdung durch Strapatzen. *(Gr.)*
510 Grosse Müdigkeit und Schwere der Unterglieder, nach einem zweistündigen Fusswege. *(Gr.)*
Grosse Schwere der Unterglieder, sie kann kaum die Treppe steigen und muss sich dann gleich setzen. *(Gr.)*
Schmerzhafte Müdigkeit der Unterglieder im Stehen, mit Haltlosigkeit und Wanken; sie können den Körper nicht tragen. *(Gr.)*
Zerschlagenheits-Schmerz der Unterglieder beim Aufsteigen der Treppe; beim Absteigen sind sie so haltlos und schwach, dass er in Gefahr ist, zu fallen. *(Gr.)*
Schwäche des rechten Beins, besonders in dem Oberschenkel, wie im Knochen, so dass er beim Stehen schmerzte, er musste sich auf das linke Bein stützen. *(Hl.)*
515 In den Oberschenkeln, Kraftlosigkeit. *(Frz.)*
Jückender Stich ganz oben an der Inseite des Oberschenkels. *(Gtm.)*
Stichartiger Schmerz in den Muskeln des rechten Oberschenkels, nur im Stehen. *(Lgh.)*
Stechen wie von einer Nadel, an der Inseite des linken Oberschenkels. *(Frz.)*
Drückendes Ziehen an der Inseite des linken Oberschenkels, im Schoosse, vom aufsteigenden Aste des Sitzknochens, bis hinten am Oberschenkel, darauf von der Hüfte über das Kreuz nach der rechten Seite; zuweilen muckend im Sitzknochen. *(Gr.)*
520 Schneiden im Innern des linken Oberschenkels. *(Frz.)*
Pulsirendes stumpfes Drücken auf der Inseite in der Mitte des Oberschenkels. *(Gr.)*
Verrenkungs-Schmerz im Oberschenkel, unter dem Hüft-Gelenke, im Gehen. *(Gr.)*
Ziehendes Reissen im linken Oberschenkel, in Ruhe und Bewegung. *(Lgh.)*
Drückendes Ziehen an der Aussenseite des rechten Oberschenkels, den er im Sitzen über den linken gelegt. *(Lgh.)*
525 Stechendes Jücken an der Aussenseite des Oberschenkels, durch Reiben nur kurz vergehend. *(n. ¼ St.)*

Stannum.

Ein jückendes Blüthchen am linken Oberschenkel.
Im rechten Knie-Gelenke Druck. (*Hrm.*)
Spannender Schmerz in der linken Kniekehle.
Steifheit in der rechten Kniekehle.
530 Plötzliche Steifheit des Knies, dass sie es nur mit grossen Schmerzen biegen kann.
Ziehendes Reissen im Knochen vom Knie bis zur Mitte des Oberschenkels, im Sitzen. (*Htm.*)
Reissender Druck im rechten Knie-Gelenke, vorn, nach innen und unter der Kniescheibe. (*Htm.*)
Reissen in den Bändern der innern linken Knie-Seite. (*Lgh.*)
Brennendes Kratzen an der äussern Seite des linken Kniees. (*Gr.*)
535 Stumpfes Stechen in der äussern Seite des rechten Kniees, bloss beim Stehen; beim Bewegen des Beines und im Sitzen vergeht es wieder. (*Lgh.*)
Feine, schmerzhafte Stiche am rechten Knie und der Kniekehle, im Sitzen. (*Hl.*)
Mattigkeit im Knie-Gelenke, dass er kaum gehen kann, mit Schlummer-Neigung. (*Frz.*)
Jückendes Fippern unter der Kniescheibe. (*Gtm.*)
Zerschlagenheits-Schmerz in den Kniekehlen und Waden, wie nach weiten Fuss-Gängen, Abends, in Ruhe und Bewegung.
540 Sehr kalte Knie und Füsse.
Im Unterschenkel, ziehendes Reissen, im Sitzen. (*Lgh.*)
Klammartiges Reissen im rechten Unterschenkel, im Gehen. (*Lgh.*)
Schmerzhaftes Ziehen an der äussern Waden-Seite des Unterschenkels, in Ruhe und Bewegung. (*Lgh.*)
Spannen im linken Unterschenkel. (*Gtm.*)
545 Ziehen aus dem rechten Kniekehle nach der Wade. (*Frz.*)
Grosse Müdigkeit der Unterschenkel, besonders des linken, von den Füssen herauf und in den Knieen ruckweise ziehend, vorzüglich im Stehen, mit Wundheits-Schmerz der Sohlen. (*Wsl.*)
Beim Gehen, besonders in der Sonne, wollen ihr die Knie einknicken, unter Mattigkeit des ganzen Körpers und mattem Schweiss im Gesichte. (*Gr.*)
Schmerzhaftes Strammen auf der Inseite der linken Wade, im Stehen. (*Gr.*)
Starker Klamm in der Wade, fast die ganze Nacht.

318   *Stannum.*

550 Drücken in der ganzen rechten Wade. *(Gtm.)*
Drücken unter der linken Wade, in Ruhe und Bewegung. *(Gtm.)*
Kneipen oben an den innern Waden-Muskeln. *(Htm.)*
Schwerheits-Schmerz, öfters, in den linken äussern Waden-Muskeln, beim Gehen. *(Htm.)*
Gefühl am Unterschenkel, als sey er fest zusammengebunden.
555 Im linken Unterschenkel, der beim Sitzen, über den andern geschlagen, herabhängt, schmerzliches Gefühl, als hinge ein schweres Gewicht daran. *(Gr.)*
Pulsirendes Drücken auf dem rechten Schienbeine. *(Gr.)*
Gelbe, runde Fleckchen am linken Unterschenkel, 2 Tage lang.
Kleine Geschwulst auf dem Schienbeine, mit einem rothen Punkte darauf; der bei Berührung schmerzt, als wenn das Fleisch von den Knochen los wäre.
Die Füsse schmerzen von oberhalb der Knöchel bis in die Sohlen, im Sitzen, weniger im Stehen und Gehen. *(Gr.)*
560 Unangenehme Hitze in den Füssen, äusserlich nur wenig merkbar. *(Gr.)*
Heftiges Brennen in den Füssen und Händen.
Fliegende Hitze in den Füssen.
Röthliche Fuss-Geschwulst, besonders um die Knöchel, mit Gefühl, als wären die Füsse zu fest gebunden.
Jählinge Geschwulst um die Fuss-Knöchel, Abends.
565 Schmerz unter beiden Fussknöcheln, Abends, beim Liegen im Bette, als würde die Ferse herausgerissen.
Reissen mit Rucken in beiden Knöcheln des rechten Fusses und von da bis in die Zehen, im Sitzen; im Stehen scheint es milder, reisst dann aber von den Zehen heraufwärts. *(Gr.)*
Kriebeln in den Füssen, wie nach einem starken Fuss-Gange, oder als wollten sie einschlafen, allmählig in die Unterschenkel heraufgehend. *(Gr.)*
Jückender Stich unter dem linken innern und am äussern Fussknöchel. *(Gtm.)*
Jücken auf dem linken Fussrücken. *(Gtm.)*
570 Reissender Druck in der rechten Ferse. *(Hrm.)*
Ziehendes Reissen zwischen den Mittelfuss-Knochen der letzten beiden Zehen. *(Htm.)*
Beim Auftreten auf die äussere Seite der rechten Ferse drückt es stumpf stechend bis in die Wade herauf, nur

Stannum.

im Gehen; beim Aufheben des Fusses verschwindend. *(Htm.)*
Klammschmerz auf der rechten Fusssohle, im Sitzen. *(Lgh.)*
Scharfer Druck quer über die rechte Fusssohle, im Sitzen. *(Gr.)*
575 Stechendes Kneipen, abwechselnd, an verschiedenen Stellen des Körpers. *(Gr.)*
Schwerheits-Druck bald in diesem, bald in jenem Knochen. *(Htm.)*
Schwere in allen Gliedern, Mattigkeit auf der Brust und abwechselnd heftige Beängstigungen.
Zerschlagenheits-Schmerz in den Gliedern und besonders über dem Kreuze.
Von Schreck, Lähmung im linken Arme und Fusse, die sich die Nacht verlor.
580 Nach Gehen im Freien, innere Hitze, vorzüglich in Brust und Bauch, ohne Durst.
Jückend brennende Stiche am ganzen Körper, besonders am Rumpfe, vorzüglich früh im Bette, einige Tage lang. *(Gr.)*
Fressendes Jücken beim Auskleiden, über den ganzen Körper; er muss kratzen. *(Lgh.)*
Feine Nadel-Stiche an der ganzen linken Körper-Seite; den andern Tag bloss auf der rechten. *(Hl.)*
Jückender Ausschlag über den ganzen Körper.
585 Viele Schmerzen, besonders die drückendziehenden, fangen gelind an, steigen langsam und hoch und nehmen dann eben so langsam wieder ab. *(Gr.)*
Beim Gehen scheinen die Zufälle zu verschwinden, in der Ruhe kehren sie sogleich wieder; nur die Müdigkeit ist beim Gehen am fühlbarsten. *(Gr.)*
Erregt Auszehrung und Schwindsucht. *(Stahl.)*
Grösste Abspannung des Geistes und Körpers; er dauert nicht lange bei einer Arbeit aus, muss sich bei unwiderstehlicher Schläfrigkeit legen und schlafen, wobei er oft unter gleichgültigen Träumen aufwacht. *(Hrm.)*
Kraftlosigkeit, als wären ihr die Beine zerschlagen. *(Gr.)*
590 Ungeheure Schwerfälligkeit; er will immer sitzen oder liegen, und beim Niedersetzen fällt er gleichsam auf den Stuhl, weil ihm die Kraft fehlt, dies langsam zu thun. *(Gr.)*
Grosse Müdigkeit mit steter Neigung zu sitzen; beim lang-

sam Gehen empfindet er es am meisten, wesshalb er unwillkürlich schnell geht. *(Gr.)*

Bei schnellem Bewegen fühlt er die Entkräftung weniger, desto mehr aber nachher. *(Gr.)*

Zitterig und haltlos im ganzen Körper und den Gliedern; doch zittert bei leichtem Auflegen die Hand mehr, als beim fest Zugreifen. *(Gr.)*

Müdigkeit im ganzen Körper, vorzüglich nach Treppensteigen, sieben Tage lang.

595 Grosse Müdigkeit am Tage; er muss liegen, kann aber nicht schlafen, und schlummert er ja ein, so bekömmt er Schwindel, Geistes-Abwesenheit und Dummheit, eine halbe Stunde lang.

Sehr matt und schläfrig, dass er fast nicht ausdauern kann.

Grosse Mattigkeit nach Absteigen der Treppe, dass sie kaum athmen konnte; beim Aufsteigen fühlte sie Nichts. *(Gr.)*

(Wahre Fallsucht.) *(Meyer Abraham*, diss. Cautel. de Anthelmint. Gött. 1782.)

Dehnen der Arme und Gähnen. (n. etl. M.)

600 Viel Gähnen, beim Gehen im Freien, doch mit Beklemmung, wie von einem Reife um die Brust.

So sehr es ihn auch zum Gähnen drängte, konnte er doch nicht ausgähnen, selbst wenn er den Rachen noch so weit aufsperrte.

Oefteres Gähnen, als hätte er nicht ausgeschlafen. *(Lgh.)*

Schläfrigkeit, nach einem Gange ins Freie, vorzüglich durch Musik erregt, und da sie die Augen schloss, entstand sogleich ein heller Traum.

Schläfrigkeit und Neigung zum Gähnen; die Augen fallen ihm zu. *(Hrm.)*

605 Abend-Schlummer, durch stete Unruhe in den Unterschenkeln verhindert.

Oefteres Zusammenfahren, Nachts, im Bette, wie von Schreck. *(Lgh.)*

Oefteres Erwachen, Nachts, als hätte er ausgeschlafen. *(Lgh.)*

Nachts, 1 Uhr, nach dem Erwachen, Unruhe im ganzen Körper, mit Wühlen in den Schienbeinen.

Tiefer Schlaf, mehrere Nächte.

610 (Er sprach im Schlafe und entschied über die Hülflosigkeit eines äussern Mittels gegen ein inneres Uebel, wie im Nachtwandler-Zustand.)

Stannum.

Das Kind jammert Nachts im Schlafe, weint, bittet und fleht furchtsam.
Sehr lebhafte, ängstliche Träume, Nachts.
Aengstliche Träume von Zank, Streit und Schlagen. *(Gtm.)*
Aengstliche Träume, wie von versäumten Geschäften, zwei Nächte über denselben Gegenstand. *(Frz.)*
615 Verworrene, unerinnerliche Träume. *(Gr.)*
Verworrene, lebhafte Träume, in denen ihr Vieles verkehrt geht und sie bisweilen laut spricht, sie wirft sich im Bette herum, erwacht öfter und findet sich dabei jedes Mal sitzend im Bette. *(Gr.)*
Lebhafte, verworrene, nur halb erinnerliche Träume. *(Gr.)*
Er hört im Traume einen starken Knall.
Träume von Feuer. *(Hl.)*
620 Lebhafter Traum voll Grausamkeit. (d.2.N.) *(Lgh.)*
Angenehme Träume von irdischer Pracht und Grösse, die sie nach dem Erwachen in heiterer Stimmung erhalten. *(Gr.)*
Geile Träume mit Samen-Ergiessung ohne Erektion. *(Lgh.)*
Geile Träume mit Erektionen ohne Pollution. *(Gtm.)*
Nächtliche Erektionen ohne geile Träume. *(Lgh.)*
625 Nachts, beim Erwachen, liegt er auf dem Rücken, das rechte Bein ausgestreckt, das linke herangezogen und halb entblösst. *(Gr.)*
Nachts, nach Erwachen, wellenförmige ziehende Rucke tief in der Hand, wie in den Nerven, dass er hätte schreien mögen. *(Gr.)*
Zeitiges Einschlafen, Abends, nach dem Niederlegen, und spätes Erwachen früh. *(Gr.)*
Düselig, früh, beim Erwachen aus langem Schlafe, als habe er nicht ausgeschlafen. *(Gtm.)*
Früh, beim Aufstehen, schmerzen Rücken und Beine, wie zerschlagen; sie ist so müde, als habe sie zu wenig geschlafen und der Körper nicht genug geruht; einige Stunden nach dem Aufstehen giebt sich's etwas. *(Gr.)*
630 Aus dem Bette gestiegen, wird sie beim Anziehen plötzlich von einer Mattigkeit überfallen, dass sie kaum athmen kann. *(Gr.)*
Früh, beim Erwachen, Schmerz und Hitze im Kopfe.
Schauder, bloss im linken Arme, wobei derselbe zuckend zusammenfuhr.
Schauder, Abends, bloss im linken Fusse, bis zur Hälfte des Oberschenkels.

V.

Schauder, mehrere Vormittage um 10 Uhr, mit Kälte der Hände, Abgestorbenheit der Finger und Gefühllosigkeit in den Fingerspitzen.

635 Bei geringem Kälte-Gefühle und mässigem Schauder, Gänsehaut über die Arme und anhaltendes Zähneklappen, wie eine Konvulsion der Kau-Muskeln.

Frösteln über den ganzen Körper, eine halbe Stunde lang. *(Hrm.)*

Schnell vorübergehendes Frösteln, vorzüglich den Rücken entlang. *(Hrm.)*

Hitz-Gefühl, vorzüglich innerlich. *(Hrm.)*

<u>Grosse Hitze im Kopfe</u>, bei heisser Stirne, auch wohl mit Gesichts-Röthe, nebst allgemeiner, doch geringer Hitze des ganzen Körpers, Abends stärker, mit vielem Durste, fünf Abende nach einander. (n. 5 T.)

640 Hitz-Gefühl über den ganzen Körper, vorzüglich an den Oberschenkeln und dem Rücken. *(Hrm.)*

Starke Hitze über den ganzen Körper, besonders auf der Brust und dem Rücken, mit Gefühl, als ob heisser Schweiss herablaufe, ohne äusserlich fühlbare Hitze. *(Hrm.)*

Aengstliche Hitze, als wolle Schweiss ausbrechen, überfällt ihn abwechselnd. *(Gr.)*

Aengstliche Hitze und Schweiss bricht fortwährend, selbst bei der geringsten Bewegung aus. *(Gr.)*

Heisser Schweiss über den ganzen Körper und völlige Entkräftung, bei nur geringer Bewegung. *(Hrm.)*

645 Hitze und Schweiss, Nachmittags (von 4 bis 5 Uhr) über den ganzen Körper, und darauf ein Frösteln; bei und nach der Hitze Durst, der noch mehrere Nachmittage um dieselbe Zeit wiederkehrt.

Arger Nacht-Schweiss, 2 Nächte. (n. 48 St.)

Alle Morgen nach 4 Uhr starker Schweiss.

Früh-Schweiss, meist am Halse, im Genicke und an der Stirn.

Sulphur, Schwefel.

Der Stangen-Schwefel wird zu unserm Gebrauche nochmals aus einem Kolben in den Helm übergetrieben, bei gelindem Feuer, in feinspiessiger Gestalt, als **Schwefelblumen** (flores sulphuris) und dann durch Schütteln mit Weingeist abgewaschen zur Entfernung der etwa anhängenden Säure.

Schon seit mehr als 2000 Jahren hatte man den Schwefel als das kräftigste Mittel gegen die Krätze gefunden, ohne dass irgend ein Arzt gemerkt oder auch nur geahnet hätte, dass diess durch Aehnlichkeits-Wirkung (Homöopathie) geschehe. Die Krätze, die den Wollarbeitern so gemein ist, verursacht eine Art **unerträglich angenehm, kriebelnd jückenden Fressens**, wie von Läusen, was auch von Einigen mit dem Ausdrucke eines **unleidlich wollüstigen, kitzelnden Jückens** bezeichnet wird, welches sogleich, als man den Finger zum Kratzen ansetzt, zu jücken aufhört und zu brennen anfängt, auch nach dem Kratzen auf der Stelle zu brennen fortfährt. — Und so erzeugt auch der von gesunden Personen eingenommene Schwefel oft sehr ähnliche Blüthen und Bläschen **brennenden Jückens** und auch meistens an den Gelenken und in der Nacht. Diese spezische, grosse Kraft des Schwefels gegen Krätze ward aber in allen diesen vielen Jahrhunderten bloss zur Vertreibung des Krätz-Ausschlags von der Haut äusserlich gemissbraucht, indess das innere Krätzübel ungeheilt blieb, was sich dann umgeformt durch Entstehung einer grossen Menge langwieriger Krankheiten der verschiedensten Art zu erkennen giebt, nachdem der [für das innere Krätzübel (Psora), stellvertretend vikarirend,] Hautausschlag durch in die Haut geriebne austrocknende

Mittel vorzüglich Schwefel-Salben vertrieben worden — so wie Lustseuche (Syphilis) nicht eher entsteht, als bis der (den Ausbruch der Lustseuche verhütende) Schanker durch örtliche Behandlung zerstört worden ist.

Manche Aerzte gaben wohl auch zugleich Schwefel ein; indess hatte die eingeriebne Salbe schon das Uebel von der Haut vertrieben und irgend eine akute oder eine chronische Krankheit wird dann unausbleiblich die traurige Folge. Der Schwefel den die allöopathischen Aerzte geben, ist auch rohes Schwefelpulver in Gaben die Purgiren erregen und so nie eine Krätze durch alleinigen innern Gebrauch heilen können, noch je geheilt haben.

Wenn das blosse Trinken schwefelichter Mineralwasser, ohne deren äussere Anwendung diess je vermochte, so geschah es, weil diese Substanz da im Schoosse der Erde auf ähnliche mechanische Weise, wie der Homöopath es thut, verfeinert und sein innerer Arznei-Gehalt entwickelt worden war.

Nie aber hat aus der Hand des Arztes Schwefel, der nicht auf die Weise, wie die Homöopathie verfährt, dynamisirt (potenzirt) und zwar hochpotenzirt worden war, bei alleinig innerm Gebrauche (der hier einzig sichern Anwendung) die frische (primäre) Krätze der Wollarbeiter geheilt. Je höher und intensiv stärker der Schwefel potenzirt worden, desto gewisser heilt er dieselbe.

Jene Zubereitung des Schwefels — ein Auszug durch Weingeist, tinctura sulphuris genannt, die ich anfänglich für hinreichend hielt, muss ich jetzt, durch vergleichende Erfahrungen belehrt, der Zubereitung mittels Reibens der Schwefelblumen mit hundert Theilen Milchzucker bis zur Million-Potenz und fernerer Dynamisirung derselben Auflösung (wie mit andern trocknen Arznei-Stoffen geschieht) bei weitem nachsetzen, und die Dynamisation der letztern für die vollkommenste Schwefel-Arznei anerkennen. Weingeist scheint in der tinctura sulphuris nur einen besondern Theil des Schwefels auszuziehn, nicht aber alle seine Bestandtheile ohne Ausnahme, das ist, nicht den ganzen Schwefel in sich aufzunehmen.

In Fällen, wo Schwefel homöopathisch angezeigt war, hob er auch folgende zugleich gegenwärtige Beschwerden:

Sulphur. 325

Reizbarkeit; Aergerlichkeit und Niedergeschlagenheit; Schreckhaftigkeit; Furchtsamkeit; Weinerlichkeit; Verstimmtheit; Untröstlichkeit über jede ihrer Handlungen, die sie für böse hält; Religiöse fixe Ideen; **Aengstlichkeits-Anfälle**; Aengstlichkeit, welche die Kleider zu öffnen und die freie Luft zu suchen nöthigt; Heftigkeit; **Kopfbefangenheit und schweres Denken**; Gedächtniss-Schwäche; Oeftere Schwindel-Anwandlung; Schwindel im Sitzen; Kopf-Schwere und Unbesinnlichkeit vom Bücken; Schwindel nach Tische; Andrang des Blutes nach dem Kopfe mit fliegender Hitze; Nacht-Kopfschmerz, bei der mindesten Bewegung im Bette; Schwere im Kopfe; Schwere im Hinterkopfe; Täglicher ziehender Kopfschmerz zum Zerspringen; Stechender Kopfschmerz; Stechender und sumsender Kopfschmerz; Klopfender Kopfschmerz im Scheitel; Klopfender, glucksender Kopfschmerz; Kriebeln, Summen und Brummen im Kopfe; Kälte am Kopfe; Ein kalter Fleck auf dem Kopfe; Zuziehn der Augenlider früh; Langsichtigkeit; Florig vor den Augen; Kurzsichtigkeit; Ziehschmerz in den Ohren; Vorfallen vor die Ohren beim Essen; **Stumpfes Gehör**; Brummen und Getöse vor den Ohren; **Ohren-Sausen; Brausen in den Ohren**; Trockenheit in der Nase; Verstopfung eines Nasenloches; Entzündete Geschwulst der Nasenspitze; **Blut-Schnauben; Nasenbluten**; Blasse, kranke Gesichts-Farbe; Rauhheit der Haut im Gesichte; Gesichts-Hitze; Leberflecke auf der Oberlippe; Abendliches Zahnweh; Zahnweh wie von Lockerheit und losem Zahnfleische; Zahnfleisch-Geschwulst mit klopfendem Schmerze; Halsweh, wie innerlich geschwollen, das Schlingen hindernd; Langwieriges Pflock-Gefühl im Schlunde und Halse; Unschmackhaftigkeit der Speisen; Allzustarker Appetit; Früh, faulichter Geschmack im Munde; Saurer Mund-Geschmack; Widerwille gegen Fettes; Widerwille gegen Süsses und Saures; Verschmähung des schwarzen Brodes; Verleidet das Weinsaufen; **Heisshunger**; Nach einigem Genusse, Beklemmung über die Brust, wie eine Last; Brennend saures Aufstossen; Bittres Aufstossen; Versagendes Aufstossen; Uebelriechendes Aufstossen, Nachts im Schlafe; Aufstossen; **Aufschwulken der Speisen und Getränke**; Aufsteigen der Speisen bis in den Hals; Säure-Aufschwulken bis in den Mund; Weichlichkeit vor der Mahlzeit; **Uebelkeit nach dem Essen**; Früh-Uebelkeit; Würmerbeseigen; Zusammenziehend klemmender Magenschmerz, gleich nach dem Essen; Wühlen in der Herzgrube; Stechen am Magen; **Stechen in der linken**

Bauch-Seite, beim Gehen; Stechen in der linken Seite des Nabels, beim Gehen; Stiche im Unterleibe; Schmerz in der linken Bauch-Seite, als würde Etwas herausgerissen; Zusammenzieh-Schmerz unter dem Nabel; Langwieriger Druck im Oberbauche; Druckschmerz in der linken Bauch-Seite, zum Schreien, bei Leib-Verstopfung durch Blähungs-Versetzung; Leibweh nach Trinken; Beim Anfühlen schmerzender Unterbauch; Morgentlicher Schmerz der Bauch-Muskeln, als wären sie zu kurz; Blähungs-Versetzung; Lautes Kollern und Knurren im Bauche; Harter Stuhl; Stuhl nur alle 2, 3 Tage; Unwillkürlicher Stuhl-Abgang beim Harnen; Bei schwerem Stuhle, Vorfall des Mastdarms; Stechen im After beim Stuhle; Jücken am After; Drängen auf den Urin; Nächtliches Bettpissen; Schwaches Geschlechts-Vermögen; Allzuschneller Abgang des Samens im Beischlafe; Stinkender Schweiss um die Geschlechtstheile; Jücken und Brennen an der Scham; Allzufrühe Regel; Monats-Blut wenig gefärbt; Pressen auf die Geburtstheile; Jücken an der Scham, vor der Regel; Vor der Regel, Kopfschmerz; Weissfluss.

Schnupfen; Stockschnupfen; Starker Schnupfen-Fluss; Rauhheit der Kehle; Kriebeln im Kehlkopfe, zum Husten; Nacht-Husten; Anhaltender fieberhafter Husten mit Blut-Auswurf und Brust-Stechen; Schweres Athemholen; Engbrüstigkeit mit Pfeifen und Schnärcheln auf der Brust und sichtbarem Herzklopfen; Nächtliche Erstickungs-Engbrüstigkeit; Vollheit in der Brust; Schwere in der Brust, früh; Ermüdung der Brust vom Singen; Stiche im Brustbeine; Stechen durch die Brust bis in das linke Schulterblatt; Brennen in der Brust heran; Drücken im Brustbeine; Jücken an den Brustwarzen; Kreuzschmerzen; Knarren im Kreuze; Rückenschmerz nach Hand-Arbeit; Ziehen im Rücken; Spannen im Genicke; Zucken im Achsel-Gelenke; Ziehen in den Ellbogen-, Hand- und Finger-Gelenken; Geschwulst der Arme; Schweiss der Handteller; Zittern der Hände bei feinen Arbeiten; Abgestorbenheit einiger Finger; Knorpel an den Fingern; Kriebeln an den Finger- und Zehspitzen; Rothe Flecke an den Beinen; Stiche im Oberschenkel beim schnell Gehen; Schwere der Beine; Kälte der Oberschenkel, bei Schweiss der Unterschenkel, früh, im Bette; Schwäche in den Knieen und Armen; Kriebeln in den Waden und Armen; Verrenkungs-Schmerz des Fuss-Gelenkes; Steifigkeit im Fuss-Gelenke; Fussschweiss; Unruhe in den Füssen; Rothlauf am Unterschenkel; Kalte Füsse; Kälte

Sulphur.

und Steifheit der Zehen; Kälte der Füsse und Hände; Fressende Quaddeln an den Zehen; Frostbeulen an den Füssen; Fuss-Schweiss; Einzelne Rucke der Glieder, im Sitzen oder Liegen; Ziehschmerz im Knie und den übrigen Gelenken; Nessel-Ausschlag; Jücken am ganzen Körper; Gelbe Flecke am Körper; Blut-Unterlaufung von mässigem Stosse; Empfindlichkeit gegen Luft und Wind; Fliegende Hitze; Eingeschlafenheit der Glieder; Stechende Schmerzen; Inneres Zittern; Muskel-Zucken; Verheben; Ohnmachten und Krämpfe; Gebücktheit des Kopfes beim Gehen; Angegriffenheit vom Sprechen; Tages-Schläfrigkeit; Allzulanger Nacht-Schlaf; Früh-Unausgeschlafenheit; Unerquicklicher Schlaf; Schläfrigkeit nach dem Mittag-Essen; Nächtliche Kolik; Rucken und Zucken im Schlafe; Schreck im Schlafe; Schlaflosigkeit; Allzuleiser Schlaf; Nächtliche Schlaflosigkeit, wegen Kriebeln in den Waden und Füssen; Schwärmerische, ängstliche Träume; Schreckhafte unruhige Träume und Schwatzen im Schlafe; Täuschung, früh, beim Erwachen, als sähe er Personen, die nicht da sind; Nacht-Durst; Schweiss, Tag und Nacht; Nacht-Schweiss; Saurer Schweiss, alle Nächte; Früh-Schweiss; Starker Schweiss bei der Arbeit; Frostigkeit.

Die Mit-Beobachter sind: *(Fr. H.) Friedrich Hahnemann* und *(Ng.)* der Ungenannte in *Hartlaub* und *Trinks* reiner Arzneimittellehre.

Sulphur.

Niedergeschlagenheit.
Niedergeschlagen, untheilnehmend.
Traurig, ohne Muth.
Oft des Tages, minutenlange Anfälle, wo sie sich höchst unglücklich fühlt, ohne Veranlassung, wie Melancholie; sie wünscht zu sterben.
5 Traurig, kleinmüthig, voll Lebens-Ueberdruss. *(Ng.)*
Jammer und Wehklagen, mit Händeringen, Tag und Nacht, bei vielem Durste und geringem Appetite, obgleich sie das Essen hastig verschlingt.
Betrübt über ihre Krankheit und verstimmt.
Tief hypochondrisch betrübt und seufzend, dass er nicht laut sprechen konnte. (d. erste Woche.)
Traurig den ganzen Tag, ohne Ursache. (d. 2. T.)
10 Bang und weinerlich. *(Ng.)*
Sie findet ihren Zustand sehr peinlich und es bangt ihr vor der Zukunft.
Grosse Beängstigung und Verstimmtheit.
Grosse Angst, Abends nach dem Niederlegen, dass sie nicht einschlafen kann, eine Stunde lang, doch ohne Herzklopfen.
Aengstlichkeit, Furchtsamkeit. (d. 2. T.)
15 Beängstigung, als müsse er sogleich das Leben einbüssen.
Ungemein schreckhaft.
Starkes Erschrecken, selbst vom Gerufen werden beim Namen.
Nachmittags, bei vollem Wachen, schrickt er hoch auf, und zugleich fährt ihm ein Schauder durch den ganzen Körper.
Grosse Neigung zum Weinen, ohne Ursache.

Sulphur.

20 Höchst empfindlich und leicht weinend über geringe Unannehmlichkeiten.
Sehr grosse Weinerlichkeit.
Bald zum Weinen, bald zum Lachen aufgelegt.
Beim nächtlichen Husten geräth der Knabe in langes Weinen und grosse Unruhe des Körpers.
Sie wähnt den Leuten Unrechtes zu geben, dass sie davon stürben.
25 Sie befürchtet für Andere mit Aengstlichkeit. (n. etl. St.)
Aengstlichkeit bei Hitze im Kopfe und kalten Füssen, dass er nicht weiss, was er machen soll; jeden Augenblick vergisst er, was er thun wollte.
Unwillkürliche Hastigkeit im Zugreifen und Gehen.
Unruhe und Hast (am Tage), er konnte sich nicht halten.
Sie hat nirgends Ruhe, weder Tag noch Nacht. (*Whl.*)
30 Er fühlt grosses Bedürfniss von Ruhe des Geistes, der immer in Bewegung ist.
Grosse Zerstreutheit; er kann seine Aufmerksamkeit nicht auf den gegenwärtigen Gegenstand heften und verrichtet sein Geschäft ungeschickt.
Trödelig, unentschlüssig.
Widerwille gegen jede Beschäftigung.
Trödelige Aufgeregtheit, fast wie nach Kaffee-Trank.
35 Er bildet sich ein, er werde mager.
Sehr missmuthig, verdriesslich und weinerlich, besonders früh und Abends.
Höchts ärgerlich und missmuthig; es ist ihr Nichts recht. (n. $\frac{1}{2}$ St.)
Er ärgert sich über Alles, nimmt jedes Wort hoch und übel auf, glaubt sich verantworten zu müssen und erbost sich.
Er lässt sich von Aergerniss hinreissen.
40 Verdriesslich, finster im Kopfe und düster, wie beim Ausbruche von Schnupfen.
Verdriesslich, reizbar, keine Lust zu sprechen. (*Ng.*)
Aergerlich und zornig. (*Ng.*)
Misslaunig; sie ärgerte sich über sich selbst.
Uebellaunig und krittelig gestimmt.
45 Das Kind wird unleidlich heftig und schwer zu beruhigen.
Gereizte Stimmung, leicht auffahrend und stets in sich gekehrt.
Trägheit des Geistes und Körpers den Tag über und

zu keiner Beschäftigung und Bewegung aufgelegt. (n. 7 T.)

Alles, was sie vornimmt, macht sie ungeduldig.

Er hat keine Freude an Etwas.

50 Die mindeste Arbeit ist ihm zuwider.

Er sitzt stundenlang unbeweglich und träge, ohne bestimmte Gedanken, obgleich er Manches zu verrichten hat.

Abends sehr unaufgelegt zu Allem, zur Arbeit, zum Frohseyn, zum Sprechen und Bewegen; es ist ihm höchst unbehaglich, und er weiss nicht, wo es ihm fehlt.

So eigensinnig und mürrisch, dass er Niemandem antwortet, er will Niemanden um sich leiden und kann, was er begehrt nicht schnell genug erlangen.

Mürrisch und ungestüm.

55 Vor innerem Unmuthe weiss sie sich nicht zu lassen, kann sich selbst Nichts zu Danke machen, ist hartnäckig und unbiegsam, ohne selbst zu wissen, warum.

Gemüth erbittert, als wäre er beleidigt worden.

Laune zänkisch und ärgerlich über Alles.

Beim Gehen im Freien wird sie jähling traurig; es fallen ihr lauter ängstliche, ärgerliche, niederschlagende Gedanken ein, von denen sie sich nicht losmachen kann, was sie bedenklich und ärgerlich weinerlich macht.

Es fallen ihr eine Menge meist unangenehme, Groll erregende, kränkende Ideen (doch auch lustige Dinge und Melodieen) meist aus der Vergangenheit ein; sie drängen sich ihr, eine über die andere zu, dass sie sich nicht loswerden kann, am Tage, bei Geschäftslosigkeit, am schlimmsten aber Abends im Bette, wo sie am Einschlafen hindern. (n. 4 St.)

60 An gleichgültige Dinge und an Alles im Leben Vorkommende, reihen sich ihr ärgerliche, kränkende Ideen aus der Vergangenheit an, die sich mit neuen verdriesslichen fort und fort verbinden, dass sie sich nicht losreissen kann; zugleich mit einer Herzhaftigkeit des Gemüthes, die zu grossen Entschlüssen bereit ist.

Grosse Neigung zu philosophischen und religiösen Schwärmereien.

Sie bildet sich ein, schöne Kleider zu haben, sieht alte Lumpen für schöne Kleider an, einen Rock für eine Jacke, eine Mütze für einen Hut. *(Whl.)*

Wahnsinn; sie verderbt ihre Sachen, wirft sie weg, meinend

Sulphur.

sie habe Alles im Ueberfluss, wobei sie bis zum Gerippe abmagert. (*Whl.*)
Tag und Nacht spricht sie lauter ungereimtes Zeug. (*Whl.*)
65 Auffallende Vergesslichkeit, besonders der Eigennamen.
Sehr vergesslich.
Sie vergisst das Wort im Munde.
So vergesslich, dass selbst das nächst Geschehene ihm nur dunkel erinnerlich war.
Wie stumpfsinnig, ist er unbesinnlich, verlegen, meidet Umgang.
70 Redet ihn Jemand an, so ist er vertieft und wie aus einem Traume erwachend; er sieht wie blödsinnig aus und muss sich anstrengen, um zu begreifen und richtig zu antworten.
Es gehen ihm gehörte Worte und Redensarten unwillkürlich wieder durch den Kopf.
Wie Nebel im Kopfe und Düseligkeit, die ihn traurig macht; unbestimmte Ideen mit Unentschlossenheit.
Sie lief 5 Minuten in der Stube herum, ohne zu wissen, wo sie war, mit offenen Augen.
Sie konnte nicht zwei Gedanken in Verbindung bringen und war wie schwachsinnig.
75 Befangenheit im Kopfe, wie nicht ausgeschlafen.
Eingenommenheit des Kopfes, früh und gepresst in der Stirne, bis Mittag.
Eingenommenheit des Kopfes, Abends.
Eingenommenheit des Kopfes nach Gehen im Freien.
Grosse Dummheit und Düsterheit.
80 Düseligkeit mit Stechen im Kopfe.
Dumpfheit im Kopfe, wie von Blut-Andrang, besonders beim Treppen-Steigen.
Düseligkeit, wie ein Brummen und Summen zur Stirn heraus, wenn sie schnell geht oder den Kopf schnell bewegt.
Taumel im Kopfe.
Taumel, Betäubung und grosse Mattigkeit, Vormittags, 11 Uhr; sie musste sich legen und lag bis 3 Uhr in unruhigem Schlummer, in dem sie Alles hörte.
85 Betäubungsartige Schwäche im Kopfe, beim Gehen im Freien, mit dunkeln, unangenehmen Ideen, mehrere Minuten lang, bald schwächer, bald stärker.
Betäubung des Kopfes, dass sie den Verstand verloren zu haben glaubte. (*Morgagni*, de sed. et caus. mort.)

Schwindel im Sitzen; beim Aufstehen, Wanken.
Drehender Schwindel, Abends, nachdem er eine Viertelstunde im Bette gelegen, als solle er in Ohnmacht fallen, und gehe ihm Alles im Kopfe herum; zwei Abende nacheinander.
Schwindel, wenn sie Nachts auf dem Rücken liegt.
90 Schwindel, früh, mit einigem Nasenbluten.
Schwindel und Schwäche, früh, beim Aufstehen, zum Fallen.
Starker Schwindel, früh, beim Aufstehen; sobald er zu stehen versuchte, fiel er jedes Mal sogleich wieder aufs Bett hin, was sich erst nach einer halben Stunde verlor.(d. 10. T.)
Kurzer Schwindel zum seitwärts Fallen.
Schwindel im Gehen, wie Taumel.
95 Schwindel zum vorwärts Fallen, bei schnellem Aufstehen vom Sitze.
Schwindel im Gehen, wie eine Benebelung vor den Augen, ein Schwanken auf die linke Seite, etliche Minuten lang. (d. 3. T.)
Schwindeligte Unsicherheit im Kopfe und Körper, früh, 3 Stunden lang, als wenn sie auf einem wankenden Boden stünde. (d. 3. T.)
Schwindel beim Bücken.
Schwindel beim Gehen im Freien (nach dem Abend-Essen); sie durfte sich nicht bücken, nicht niedersehen, und musste sich anhalten, um nicht zu fallen.
100 Schwindel, 8 Minuten lang, beim Gehen im Freien auf eine Anhöhe; er konnte nicht sicher auftreten, unter Benebelung der Sinne. (n. 4 T.)
Schwindel-Anwandlung beim Gehen und Bänglichkeit, wenn sie vor sich hin sieht, wobei ihr gleich kriebelig vor den Augen wird.
Schwindel, beim Gehen über Fliess-Wasser, bis zum Umfallen, und wie gelähmt an allen Theilen.
Schwindel, Abends, beim Stehen, mit Blutdrang nach dem Herzen.
Schwindel mit Brecherlichkeit.
105 Schwindel mit Brecherlichkeit, zum seitwärts Fallen, beim Gehen im Freien.
Kopfschmerz mit Uebelkeit.
Kopfweh wie von Blähungs-Versetzung.
Kopfweh alle Morgen, über den Augen, wie von Stockschnupfen; er muss immer niesen.

Sulphur.

Kopfweh in der Luft ärger, im Zimmer gelinder. *(Ng.)*
110 Kopfweh, wobei es ihr die Augen gleichsam zuzieht.
Kopfschmerz bloss beim Treppensteigen.
Starker, fieberartig mehrere Morgen kommender Kopfschmerz im Wirbel des Hauptes, 12 Stunden lang.
Schmerz oben auf dem Wirbel, beim Kauen, Husten und Schnauben.
Starker Schmerz mitten im Kopfe, von Husten und Niesen.
115 Viel Kopfschmerz, besonders beim Bücken.
Er fühlt jeden Tritt schmerzhaft im Kopfe.
Kopfweh im Hinterhaupte, von Mittag an; es dröhnte darin betäubend beim Auftreten; sie musste vier Stunden lang ganz ruhig sitzen.
Kopfweh im Scheitel, als wenn oben auf das Gehirn gedrückt würde. (d. 9. T.)
Druck vorn im Kopfe, wie nach Nacht-Schwärmerei, der nach einigen Tagen in glühendes Reissen in der rechten Kopf-Seite und den Zähnen übergeht, durch Berührung mit kaltem Wasser verschlimmert.
120 Druck-Schmerz in der Stirne, meist Vormittags.
Druck im Kopfe, früh, gleich nach dem Aufstehen.
Drückender Kopfschmerz; er fühlt jeden Tritt schmerzhaft in der Stirn, bei Stirn-Schweisse.
Drückender Kopfschmerz (auch früh, nach dem Aufstehen), meist auf dem Scheitel, als wenn die Augen herabgedrückt würden. *(Ng.)*
Drückender Kopfschmerz über dem linken Auge, Nachmittags.
125 Drückender Kopfschmerz in der Stirn, heftiger bei Bewegung.
Druck im Kopfe, von einer Schläfe zur andern, früh, nach dem Aufstehen.
Einseitiger, scharf drückender Kopfschmerz unter dem linken Seitenbeine, gleich nach dem Abend-Essen.
Schmerz im ganzen Kopfe, als wäre derselbe von aussen, z. B. durch einen engen Hut gedrückt worden.
Drückendes Kopfweh in der Stube, bei einer beengenden Kopf-Bedeckung; durch Entblössen des Kopfes vergehend.
130 Drücken im Kopfe, einen Morgen um den andern, früh, 8, 9 Uhr, und so abwechselnd bis zum Schlafengehen.
Heftiges Drücken in der Stirn.
Druck in den Schläfen und Spannung im Gehirne, bei Nachdenken und geistigen Beschäftigungen.

Schmerzlicher Eindruck von Zeit zu Zeit, oben vom Scheitel bis tief in das Gehirn, vorzüglich Abends spät und Nachts im Bette; der Schmerz nöthigt, die Stirn zu runzeln und die Augen zusammen zu ziehen.

Nächtlicher Kopfschmerz, ein unerträglicher stets sich mehrender Druck unten im Hinterhaupte und im Scheitel, mit Druck auf die Augen, die er schliessen musste, und mit einer durch keine Bedeckung zu tilgenden Frostigkeit, bei heftig stinkendem Schweisse, während dessen er im Zimmer auf- und abgehen musste. (n. 5 T.)

135 Herausdrückender Kopfschmerz in der Stirn. *(Fr. H.)*

Kopfweh, vorzüglich Vormittags, als zöge es den Kopf vorwärts und herab.

Vollheits-Gefühl im Kopfe, als wäre er mit Blut überfüllt.

Vollheits- und Schwere-Gefühl im Kopfe.

Schwere-Gefühl auf dem Wirbel.

140 **Schwere des Kopfes**, so dass jede Bewegung unangenehm wird.

Schwere des Kopfes, im Sitzen, Liegen, Bewegen und Bücken.

Schwere-Gefühl und Dummheit im Kopfe, als wollte er vorfallen, im Gehen erleichtert; dann aber feines Stechen im Kopfe. *(Ng.)*

Kopfweh wie eine von oben im Gehirn herabdrückende Last, und wie ein Reif um den Kopf.

Kopfweh, wie ein Brett vor dem Kopfe.

145 Spannen in der Stirne.

Spannender Schmerz im Kopfe.

Spannender Kopfschmerz in den Augen, doch bloss beim Aufheben derselben, mehrere Morgen im Bette, beim Erwachen.

Kopfweh wie zusammengeschraubt, in und über der Stirne.

Zusammenziehender Schmerz in den Schläfen, mehrere Morgen.

150 Zusammenschraubender Schmerz in der linken Kopf-Seite. *(Ng.)*

Zusammenkneipen des Gehirns von einer Schläfe bis zur andern, öfters minutenlang.

Ziehen durch Stirn und Schläfe, sehr empfindlich, als ob ein Wurm da durchkröche. (d. erst. Tage.)

Ziehender Schmerz im Hinterhaupte, beim Kauen so stark, dass er zu essen aufhören muss. *(Fr. H.)*

Reissen im Kopfe, zum Ohre heraus.

Sulphur.

155 Reissen im Kopfe, wie mit einer Säge.
Reissen und Drücken in der linken Schläfe und dem Auge.
Reissen in der Stirn.
Reissen im Kopfe, mehr Nachmittags, als Vormittags, mit Mattigkeit und durstloser Hitze; er musste den Kopf auf den Tisch legen, sich zu erleichtern.
Reissen im Kopfe, meist in den Seiten und der Stirn, zuweilen mit Ziehen und Stechen und Geschwürschmerz, und vorzüglich durch Bewegung des Kopfes, durch darauf drücken und freie Luft erleichtert oder verschwindend. (*Ng.*)
160 Nächtlicher Kopfschmerz, als wolle es die Hirnschale herausreissen.
Nach dem Erwachen aus dem Mittags-Schlafe, beim Oeffnen der Augen, ein schnell entstehender, meist halbseitiger Kopfschmerz, als wäre das Gehirn zerrissen oder wund. (n. 36 St.)
Stichartige Risse, nach langen, ungleichen Pausen, bald durch verschiedene Theile des Kopfes, bald durch die Backen-Knochen, die Ohr-Gegend, die Unterkiefer und andere Gesichtstheile.
Ein Stich im Kopfe.
Stechender Kopfschmerz in den Schläfen.
165 Stechender Schmerz in der Stirn, doch nur beim Gehen.
Stiche in und über der Stirn.
Stiche in der Stirn, Abends, was späterhin immer heftiger ward.
Stiche zur Stirn heraus bei starkem Sprechen und Husten, dass sie die Stirn mit der Hand halten muss, am meisten Abends, viele Tage.
Stiche zur Stirn heraus bei jedem Tritte, alle Tage; auch beim laut Sprechen und Husten muss sie die Stirn runzeln.
170 Stiche im Kopfe und zu den Augen heraus.
Stechen zur Stirn heraus, alle Tage von 11 Uhr Vormittag bis Abend.
Einige Stiche im Wirbel des Hauptes.
Stechende Kopfschmerzen zu verschiedenen Zeiten, zuweilen auch Nachts anhaltend, mit Reissen im Unterkiefer oder Zerschlagenheits-Schmerz der Kopf-Seite darnach, durch Zusammendrücken des Kopfes manchmal kurz erleichtert; zuweilen zum Niederlegen zwingend. (*Ng.*)
Schmerzhaftes Wirbeln und Kriebeln in den Schläfen.
175 Zuckender Kopfschmerz.

Zuckende Schmerzen über dem rechten Auge.
Klopfen im Kopfe, früh.
Klopfen im Kopfe (Schläfe), am Halse und ums Herz; Alles pochte und zitterte an ihm.
Einzelne Schläge durch den ganzen Kopf.
180 Schmerzhafte Stösse in der rechten Kopf-Seite, Abends im Sitzen. (*Ng.*)
Hämmernder Kopfschmerz bei lebhaftem Sprechen.
Sehr schmerzhaftes Hämmern im Kopfe.
Pulsiren im linken Hinterhaupte, das zuletzt in Zucken übergeht.
Pulsirendes Klopfen, äusserlich am Kopfe fühlbar.
185 Blutdrang nach dem Kopfe, selbst bei weichem Stuhle und nach Fahren.
Blutdrang nach dem Kopfe; es drückte darin und zu den Augen heraus; sie war wie taub vor den Ohren.
Blut-Wallung im Kopfe und oft fliegende Hitze.
Blutdrang nach dem Kopfe, wie ein leises Drücken über den Kopf.
Schmerz in der linken Hinterhaupt-Seite, wie von Blut-Stockung, nach Erwachen aus dem Schlafe.
190 Hitze im Kopfe, früh.
Hitze im Kopfe, Abends, mit kalten Füssen.
Starke, trockne Hitze im Kopfe, mit glühendem Gesichte, früh beim Erwachen.
Aufsteigende Kopf-Hitze, mit Gesichts-Röthe und warmer Stirn. (*Ng.*)
Brennen und Stechen auf der rechten Hinterhaupt-Seite. (*Ng.*)
195 Sumsen oben im Scheitel.
Klingendes Brausen durch den Kopf, zu den Ohren heraus.
Schmerz bei jedem Nicken mit dem Kopfe, als schlage das Gehirn an den Schädel an.
Anschlagen des Gehirns an den Schädel, bei Bewegung des Kopfes, mit drückendem Schmerze.
Aeusserliches Kopfweh auf der linken Seite, beim Befühlen wie unterköthig schmerzend.
200 Der Scheitel ist ausser und beim Befühlen sehr empfindlich. (*Ng.*)
Eine Stelle auf dem Scheitel schmerzt beim Befühlen.
Arger Schmerz auf dem Scheitel, Abends, als würden die Haare ausgerissen, die sich an der schmerzhaftesten Stelle emporheben.

Sulphur.

Die Kopfhaare schmerzen beim Kratzen.
Schmerz der Haarwurzeln, besonders beim Befühlen.
205 Haar-Ausfallen.
Starkes Ausfallen der Haare.
Drücken äusserlich auf dem Scheitel, nach der Stirn zu.
Bohrender Kopfschmerz oben unterm Scheitel; auch schmerzt die Stelle äusserlich bei Berührung.
Der Kopf thut zuweilen beim darauf Liegen an einer kleinen Stelle unten am Naken, und vorzüglich nach Kratzen, brennend weh.
210 Kälte-Gefühl am Kopfe.
Immer eine kalte Stelle oben auf dem Kopfe.
Jücken auf dem Kopfe, mit Ungeduld.
Jücken auf dem Hinterkopfe.
Jücken an der Stirne.
215 Starkes Jücken an der Stirne.
Stechen an der Stirn, wie auf dem Knochen.
Jückende Blüthchen auf dem Haarkopfe. (d. erst. 14 T.)
Jückende Blüthen an der Stirn; beim Reiben stach's darin.
Knötchen an der Stirn, bei Berührung schmerzhaft.
220 Bewegung der Kopfhaut vom Nacken über den Scheitel bis an die Stirn.
Die Augenlider sind Abends schwer.
Schwere in den Augen.
Drücken in den Augenlidern, Abends.
Druck in beiden Augenhöhlen.
225 Drücken in den obern Augenlidern.
Drücken in den Augäpfeln, beim Gehen im Freien.
Drücken in den Augen, alle Abende, wie zum Schlafen, ohne Schläfrigkeit.
Drücken in den Augen, vorzüglich beim Arbeiten im Sonnenschein. *(Fr. H.)*
Drücken in den Augenbrauen und im Augapfel.
230 Drücken und Jücken in den Augen, und beim Bücken Schwindel.
Die Augäpfel schmerzen, wenn er sie bewegt.
Schmerzhaftes Drücken über den Augenbrauen.
Zieh-Schmerz in den Augenhöhl-Knochen.
Jücken an den Augenlidern, als wollten sie sich entzünden.
235 Viel Jücken in den Augenbrauen und an der Nasenspitze.

Sulphur.

Jückendes Beissen im äussern Augenwinkel. (n. 6 St.)
Jücken und Beissen in den innern Augenwinkeln. *(Ng.)*
Beissen in den Augen, wie von Salmiak-Geist.
Beissen in den Augen, alle Abende und dann Thränen derselben.
240 Stechen im rechten Auge, wie mit Messer.
Stechen und Brennen in den äussern Augenwinkeln mit Trübsichtigkeit, Abends. *(Ng.)*
Zerschlagenheits-Schmerz des Auges, beim Zudrücken und darauf Fassen.
Trockenheits-Schmerz an den Augäpfeln, und als rieben sie sich an den Lidern.
Schründender Trockenheits-Schmerz in den Augenlid-Rändern.
245 Schründen in den Augen, mit Gefühl, als thränten sie.
Schründen in den Augen, Abends; das Kerzen-Licht schien ein rothes Rad zu seyn, er konnte dabei nicht sehen.
Schründender Wundheits-Schmerz, nach Mitternacht, auf der Inseite der Augenlider; darauf Gefühl von reibender Trockenheit auf ihrer innern Fläche.
Hitz-Gefühl in den Augen.
Gefühl von Blut-Fülle in den Augen.
250 Brennen in den Augen.
Brennen der Augen mit grosser Empfindlichkeit gegen das Tages-Licht. *(Ng.)*
Brennen der Augen, mit Röthe des äussern Winkels und Ausfluss ätzender Thränen. *(Ng.)*
Ein brennender Ruck im rechten Augenlide.
Gefühl, wie von vielen brennenden Fünkchen auf den Augenlidern, die sogleich zugezogen wurden.
255 Brennen äusserlich auf den Augenlidern.
Brennen an den obern Augenlidern.
Brennen in den Augenlidern, die entzündet und roth sind und bei Bewegung spannen.
Brennen und leichtes Ermüden der Augen beim Lesen.
Brennen in den Augen, ohne Röthe derselben.
260 Brennen und Drücken in den Augen; früh waren sie zugeschworen, und, wie das ganze Gesicht, geschwollen.
Röthe des Auges den Tag über; Abends starkes Jücken darin.
Brennender Schmerz über und unter den Augenbrauen, jeden Nachmittag. *(Fr. H.)*
Entzündung der untern Augenlider, ohne besondere Geschwulst.

Sulphur.

Geschwulst des obern Augenlides und trockner Eiter in den Wimpern.
265 Geschwulst des obern Augenlides, mit Röthe und Brenn-Schmerz.
Geschwulst und Schmerz der Augenlider, mit Thränen der Augen.
Geschwulst und Röthe der Augen, mit Blüthchen auf den Lidern.
Gerstenkorn am obern Augenlide, im innern Winkel.
Eine Ausschlags-Blüthe am obern Augenlide.
270 Ein weisses Bläschen im Augenweissen, dicht an der Hornhaut.
Trockenheit innerhalb der Augenlider.
Trockenheit der Augen. (auch *Ng.*)
Thränen der Augen, früh; darauf Trockenheit derselben.
Thränen und Brennen der Augen, früh. (*Ng.*)
275 Fettig anzufühlende Thränen kommen aus beiden Augen. (*Fr. H.*)
Eiterartiger Schleim in den Augen. (n. 3 T.)
Zugeschworne Augen, zwei Morgen. (n. 20 T.)
Zugeschworne, verklebte Augen, früh (nach abendlichem Brennen. (*Ng.*)
Die Augen sind früh zugeklebt, die Lider dick und roth; später trockner Schleim in den Wimpern.
280 Zucken in den Augenlidern, meist Nachmittags. (*Fr. H.*)
Zucken am untern Augenlide.
Zucken im linken untern Augenlide, fast stets.
Zucken in den Augenlidern.
Fippern des untern Augenlides, alle Tage.
285 Fippern des obern Augenlides.
Mehrtägiges Fippern der Augenlider.
Zittern der Augen.
Es zieht ihr oft früh, nach dem Aufstehen, die Augenlider zu.
Pupillen allzusehr verengerbar.
290 Verzerrtheit der linken Pupille.
Gesichts-Verdunkelung beim Lesen.
Wie Flor vor den Augen, und trübsichtig für Nahes und Fernes.
Die Gegenstände scheinen entfernter, als sie sind.
Dunkle Punkte und Flecke vor dem Gesichte.
295 Trübsichtigkeit, wie durch Nebel, bei den Kopfschmerzen. (*Ng.*)

Gesichts-Täuschung, als wäre ihre Haut gelb. *(Ng.)*
Schwarze Fliegen scheinen unweit des Gesichtes zu schweben. (n. 12 St.)
Ein weisser Fleck vor den Augen, beim Sehen in die Luft.
Flimmern vor den Augen. (n. 48 St.)
300 Wie geblendet vor den Augen, bei längerem Schauen auf einen Gegenstand.
Die Augen sind früh wie geblendet.
Unleidlichkeit des Sonnen-Lichtes.
Beim Sehen in die Flamme des Kerzen-Lichtes schmerzen die Augen.
Beim Befühlen der Lider der geschlossenen Augen schmerzen diese.
305 Ohrenzwang im linken Ohre.
Starkes Drücken in den Ohren, beim Schlingen und Niesen.
Ziehen im linken Ohre, beim Aufstossen aus dem Magen.
Reissen im linken Ohre, bis in den Kopf. *(auch Ng.)*
Stiche im linken Ohre. (d. 6. T.)
310 Stich-Schmerz im Ohre, bis zum Schlunde.
Eingeschlafenheits-Gefühl des äussern Ohres, 8 Tage lang.
Starkes Jücken äusserlich an den Ohren.
Kitzel im Ohre.
Jücken im Ohre (sogleich) und drauf Jücken und Hitze des äussern Ohres.
315 Jücken im linken Ohre. *(Ng.)*
Schmerzhaftes Kriebeln und Nagen im äussern linken Gehörgange. *(Ng.)*
Das Innere des Ohres schmerzt beim Reinigen.
Am Ohrbocke ein grosser Blutschwär.
In der Ohrdrüsen-Geschwulst starke Stiche, mehrere Tage.
320 Schwappern im Ohre, als wenn Wasser darin wäre, mit Ueberempfindlichkeit des Gehöres (bei Peitschenknall).
Ueberempfindlichkeit des Gehöres.
Ueberempfindlichkeit der Gehör-Nerven bei einer Schwerhörigen, sodass sie beim Clavierspielen Uebelkeit bekam.
Jedes Geräusch beschwert ihn.
Widriges Verstopftheits-Gefühl beider Ohren, mehrere Tage.
325 Taubheit beider Ohren, schnell vorübergehend. (n. 9 T.)
Es ist ihm Etwas vor das linke Ohr getreten, sodass er Alles wohl hören, doch nicht Menschen-Sprache verstehen kann.
Beim Schnauben tritt es ihr jedes Mal vor das Ohr.

Sulphur.

Gefühl beim Schnauben, als dränge Luft in die Ohren.
Sumsen im Ohre, mit Taubhörigkeit, bei der die Ohren den Schall nicht zu empfinden schienen, der wie durch einen innern Sinn nur dumpf vernommen ward.
330 Brummen vor den Ohren, mehrere Tage lang.
Sumsen vor den Ohren, bald vor dem einen, bald vor dem andern, und dann hört sie mit dem sumsenden schwer.
Sumsen und Pulsiren im Ohre.
Sausen der Ohren.
Brausen vor den Ohren, Abends im Bette, bei Blutdrang nach dem Kopfe.
335 Viel Klingen auf beiden Ohren, im Sitzen.
Starkes Ohrklingen, früh, im Bette, 5 Minuten lang.
Läuten im rechten Ohre. (*Ng.*)
Klingen in den Ohren, beim Mittag-Essen, mit Taubheit. (*Ng.*)
Klingen in den Ohren und Sausen, wie vom Winde, besonders nach Niederlegen.
340 Knacken im Ohre, oder wie Platzen einer Luftblase.
Knacken vor dem Ohre, im Kiefer-Gelenke, beim Kauen.
Oefteres Knallen in den Ohren, als wenn darin eine Saite spränge.
Flatterndes Geräusch im Ohre.
In der Nase eine Art Krampf.
345 Bohren über der Nasenwurzel.
Druck im rechten Nasenbeine, Abends.
Knacken, oder wie Platzen einer Luftblase, oben in der Nase.
Trockenheit der innern Nase.
Schmerz der Nasenspitze bei Berührung.
350 Reissen in der Nase, nach dem Mittag-Essen, durch darauf Drücken kurze Zeit vergehend: nach dem Mittag-Essen. (*Ng.*)
Jücken in der Nase.
Röthe und Brennen der Nasenlöcher, wie wund. (*Ng.*)
Entzündung in der Nase. (n. 9 T.)
Geschwollne Nase.
355 Schmerz an der Nase, die geschwollen und innerlich geschwürig ist.
Entzündete, geschwollne Nasenflügel.
Schwarze Schweisslöcher auf Nase, Oberlippe und Kinn.
Gefühl, wie von Blutdrang nach der Nase, besonders im Freien.
Gelbliche, klebrige, starkriechende Flüssigkeit tröpfelt zwei Abende und Morgen aus der Nase, ohne Schnupfen.

560 Blut-Schnauben.
Geronnenes Blut geht bei jedem Schnauben aus der Nase.
Nasenbluten, sieben Tage lang. (n. 11 T.)
Blut aus der Nase beim Schnauben (auch *Fr. H.*)
Starkes Nasenbluten, früh, beim Schnauben.
365 Nasenbluten von Zeit zu Zeit, mehrere Tage. (*Fr. H.*)
Nasenbluten, zwei Nachmittage (3 Uhr) nach einander; darauf Schmerz der Nase beim Befühlen.
Geruchlosigkeit.
Er kann keine Gerüche vertragen.
Geruch in der Nase, wie von gequellten Erbsen.
370 Scharfer, beissender Geruch in der Nase, wie von Rauch.
Geruch in der Nase, wie von verbranntem Horne.
Geruch in der Nase, wie von altem, stinkendem Schnupfen.
Uebler Geruch des Nasenschleimes beim Schnauben.
Abgestumpfter Geruchs-Sinn.
375 Gesichts-Blässe.
Bleiches, elendes Ansehen, wie nach langer Krankheit, mit grosser Unbehaglichkeit. (*Ng.*)
Blaue Ränder um die Augen.
Tiefliegende Augen mit blauen Rändern darum.
Dunkle Röthe und Hitze im Gesichte, besonders beim Gehen im Freien.
380 Fliegende Hitze in der linken Backe, Vor- und Nachmittags, eine Stunde.
Hitze und Brennen im Gesichte, mit einigen, vorzüglich rothen Flecken zwischen Auge und Ohr.
Gesichts-Hitze, alle Nachmittage von 5 bis 9 Uhr.
Brennend schmerzende Hitze im Gesichte und am Halse, mit rothen Stellen im Gesichte.
Röthe und Hitze des Gesichtes, mit Brennen, vorzüglich um den Mund.
385 Brennen im Gesichte und am Halse, ohne Röthe.
Röthe und heftiges Brennen auf beiden Backen-Knochen.
Hitze des Gesichtes, den Tag über, mit Brennen am Jochbeine und Röthe der ganzen Nase.
Gefühl, als würde sie unter der Gesichts-Haut mit kaltem Wasser begossen, unter fühlbarer Kälte des Gesichtes, in Anfällen zu einigen Minuten.
Laufendes Gefühl im Gesichte.
590 Fippern, zuweilen am Jochbeine, zuweilen am Kinne.
Drücken und Brennen in den Backen und Backen-Knochen.

Sulphur.

Schmerzhaftes Drücken auf dem Jochbeine und unter dem Auge.
Ziehender Schmerz auf der linken Gesichts-Seite, wie in der Haut, über dem Auge, an der Schläfe, und auf dem Jochbeine, bis ins Ohrläppchen, früh am meisten.
Reissen in der rechten Gesichts-Hälfte.
395 Reissen im Jochbeine, auch zu andern Zeiten im Unterkiefer, als sollten die Theile herausgerissen werden. *(Ng.)*
Zerschlagenheits-Schmerz im rechten Jochbeine auch Nachts. *(Ng.)*
Nagen im Knochen vor dem linken Ohre, auch beim Schlingen. *(Ng.)*
Geschwulst der Backen mit Stich-Schmerz und Schmerz auch bei Berührung, 8 Tage lang.
Rothe Backen-Geschwulst, ohne Schmerz.
400 Ein weisser jückender Fleck an den Backen.
Arges Jücken im Gesichte, mit kleinen, schmerzlosen Blüthen, die nach Kratzen nässen.
Lippen immer heiss, stechend und brennend.
Brennen der Lippen.
Trockenheit der Lippen.
405 Trockenheit des Rothen der Unterlippe, mit Schorfen und Spann-Schmerze.
Aufgesprungene Lippen.
Brennende Schrunden in der Unterlippe. *(Ng.)*
Schülfrige, trockne, rauhe Oberlippe und Nasen-Ränder mit Brennen. *(Ng.)*
Geschwulst der Oberlippe, auch Abends, mit Schmerz.
410 Geschwulst der Unterlippe, mit Ausschlag darauf.
Zittern der Lippen.
Zucken in den Lippen.
Eine Blase an der Mitte der Unterlippe.
Ein rother, jückender Punkt in der Mitte der Oberlippe. *(Ng.)*
415 Ein rother Knoten am Rande des Rothen der Unterlippe, nur beim Berühren stechenden Schmerzes.
Ein Schorf-Geschwür, brennenden Schmerzes am Rande des Rothen der Unterlippe.
Erhabner, flechtenartiger Ausschlag am Mundwinkel, gegen den Backen zu.
Ums Kinn Jücken.
Schmerzhafter Ausschlag um das Kinn.
420 In den Kiefern, krampfhaftes Ziehen.

Ein ziehender Ruck im linken Unterkiefer.
Zuckungen im Unterkiefer, beim Einschlafen.
Reissen im rechten Oberkiefer, Abends.
Stechen im Unterkiefer, zum Ohre heraus.
425 Schmerzliche Geschwulst am Oberkiefer, über dem Zahnfleische. (n. 3 T.)
Schmerzhafte Geschwulst am Unterkiefer, unter dem Zahnfleische.
Ein dicker, schmerzloser Knoll am Unterkiefer, spannend beim Kauen.
Drüsen-Geschwulst am Unterkiefer.
Nadel-Stiche in den Unterkiefer-Drüsen, die auch bei Berührung schmerzen.
430 Zahnweh in der freien Luft.
Ein Backzahn schmerzt bei Berührung.
Zahnweh vom geringsten Luft-Zuge.
Zahnweh, das sich durch kaltes Ausspülen des Mundes erneuert.
Zahnschmerz, der in Backen-Geschwulst übergeht.
435 Zahnweh, in Anfällen von 2, 3 Stunden, worauf Wühlen folgt; eher Kaltes, als Warmes kann sie daran ertragen.
Grosse Empfindlichkeit der Spitzen der linken Oberzähne; von kaltem Wasser ärger, mit schiessendem Schmerze; auch früh. (*Ng.*)
Schmerzhaftes Zucken in einem hohlen Zahne, nach dem Mittag-Essen. (*Ng.*)
Drückendes Zahnweh, mit Schmerz der Unterkiefer-Drüse darunter.
Ziehender Zahnschmerz.
440 Arger Zieh-Schmerz in einem Schneidezahne, bis Nachts, 11 Uhr, dann Schlaflosigkeit bis gegen Morgen.
Ziehender Schmerz in den Backzähnen, durch Einziehen kalter Luft verschlimmert.
Zieh-Schmerz der Zähne in freier Luft.
Reissend ziehender Zahnschmerz bald auf der rechten, bald auf der linken Seite, zu Stunden lang und oft eine halbe oder ganze Stunde nachlassend; auch Nachts, beim Erwachen.
Ziehen und Reissen in den Zähnen, meist durch kaltes Wasser verschlimmert, zuweilen durch warmes erleichtert; oft mit Zucken in den Spitzen. (*Ng.*)
445 Mucken und Ziehen in den Zähnen,

Sulphur.

Rucke durch einzelne Zähne.
Rucke und Stiche in den Zähnen, periodisch, auch nach Mitternacht und früh, bei und ausser dem Essen; beim Einziehen der Luft fährt es schmerzhaft in das Zahnfleisch, das für sich wie locker und los weh thut.
Stechender Zahnschmerz in allen Zähnen, Tag und Nacht, durch Beissen beim Essen erhöht.
Stechendes Zahnweh in allen Zähnen, Tag und Nacht.
450 Stechendes Zahnweh bis ins Ohr; es weckte Nachts auf.
Ein starker Stich durch die Zähne, von jedem kalten Trunke.
Stechen, Brennen und Pochen in den Zähnen, bis in die Augenhöhlen und das Ohr.
Pochender, ziehender Zahnschmerz.
Klopfen und Bohren in den Zähnen.
455 Bohren in den Zähnen, wie mit einem heissen Eisen.
Bohrendes Pressen in den Zähnen und am äussern Kopfe, nur einige Minuten nach dem Essen.
Schneiden öfters durch alle Zähne rechter Seite, wie ein kalter Luftzug.
Zahnweh alle Nachmittage, als würden die Zähne herausgebrochen, mit Frost; im Bette vergehend.
Lockerheits-Gefühl der Zähne, Abends.
460 Die Zähne sind beim Aufbeissen wie locker, und beim Essen wie gelähmt.
Lockerheit der Zähne und Bluten des Zahnfleisches, drei Wochen lang.
Ein Backzahn wird locker und wie zu lang, mit einfachem Schmerze beim Anstossen und Kauen.
Der Zahn ist höher und schmerzt einfach, ohne Berührung und Beissen.
Die Zähne wurden hoch, dass sie kaum kauen konnte.
465 Die Zähne deuchten ihr zu lang.
Die Zähne schmerzten wie zu lang, und als dröhnte es darin, wie Schwingungen.
Die Vorderzähne deuchten zu lang, mit Empfindlichkeit beim darauf Drücken und in der Luft, wo sie zuckend schmerzen, und mit Reissen darnach in der linken Schläfe hinauf, wo es auch beim darauf Drücken schmerzt. (*Ng.*)
Stumpfheit der Zähne.
Stumpfheit der Zähne und Schmerz bloss beim Aufbeissen; er konnte, wegen Schmerz, schwarzes Brod nicht kauen. (n. 5 T.)

470 Brauner Schleim setzt sich an die Zähne.
Rothes, salzigsaures Wasser kommt aus einem hohlen linken untern Backzahne. *(Ng.)*
Bluten der Zähne.
Das Zahnfleisch blutet beim Ausspucken.
Bluten des Zahnfleisches. *(Ng.)*
475 Geschwulst des Zahnfleisches, mit klopfendem Schmerze darin.
Geschwulst des Zahnfleisches an den alten Zahnstummeln.
Im Munde zusammenziehende Empfindung.
Bläschen im Munde, brennenden Schmerzes.
Blasen im Munde, beim Essen schmerzhaft.
480 Kleine, wundschmerzende Bläschen im Munde; selbst gelind gesalzene Speisen machen Beissen.
Abschälen der Haut des innern Backens.
Sehr schleimiger Mund, früh.
Trocken im Munde, nach dem Essen.
Trockenheit im Munde, und Kratzen im Halse, als wollte die Speise nicht hinunter.
485 Trocken, lätschig und klebrig im Munde, früh. *(Ng.)*
Brennen im Munde, früh, ohne Durst.
Trockenheit im Munde und Blut-Geschmack.
Brennen im Munde, mit Ausschlägen um denselben.
Brennen im Munde, wie von Pfeffer, mit Durst davon, den kein Trinken stillt, Tag und Nacht.
490 Viel Hitze im Munde und viel Durst, Nachts.
Hitze im Munde, ohne Durst. (n. 19 T.)
Krampfhaftes Zusammenziehen des Mundes, beim ersten Bissen.
Blutiger Speichel.
Blut-Räuspern, mit süssem Mund-Geschmacke. *(Ng.)*
495 Blutiger Speichel-Auswurf, bei süssem Geschmacke im Halse. *(Ng.)*
Salziger Speichel. *(Ng.)*
Wasser-Zufluss im Munde, vom Magen herauf, nach Essen vergehend. *(Ng.)*
Speichel-Zufluss im Munde, selbst nach dem Essen.
Speichel-Zufluss im Munde, sauer und bitter.
500 Uebler Mundgeruch, nach Tische.
Uebler Geruch aus dem Munde, früh, beim Aufstehen.
Uebler Mund-Geruch, Abends.

Sulphur.

Starker übler Geruch aus dem Munde, früh, und auch später noch.
Viel Schleim-Ansammlung im Munde nach Mitternacht, mit Kitzel, der zu öfterem Räuspern nöthigt. *(Ng.)*
505 Saurer Geruch aus dem Munde.
Auf der Zunge, Brenn-Schmerz.
Beissen auf der Zunge, als wenn Bläschen darauf wären.
Ein schründendes Bläschen auf der rechten Zungen-Seite.
Rothe Zunge, mit weissen Tüpfelchen, wie Schwämmchen.
510 Weisse Zunge.
Weisse Zunge, früh; Nachmittags rothe und reine.
Belegte Zunge.
Sehr trockne Zunge, früh.
Salziger Schleim klebt alle Morgen auf der Zunge.
515 Fippern auf der Zunge.
Er stösst beim Sprechen mit der Zunge öfters an.
Hals-Trockenheit; die Zunge klebt am Gaumen, ist aber feucht und schäumig schleimig. (n. 6 T.)
Sehr trocken im Halse, früh, und darauf sehr salziger Mund-Geschmack, der sich nach dem Essen verliert.
Trockenheit im Halse, Nachts, und beim Erwachen viel Schleim auf der Zunge.
520 Dürre im Halse.
Arge Trockenheit am Gaumen, mit viel Durst; sie muss viel trinken.
Trockenheit im Schlunde.
Schleim-Auswurf ohne Husten.
Blasen oben am Gaumen, welche im Reden und Essen hindern.
525 Halsweh mit Geschwulst der Hals-Drüsen.
Drückender Schmerz im Halse, beim Schlingen, wie von Geschwulst des Gaumens.
Drücken im Halse, wie von einem Pflocke, bei und ausser dem Schlingen.
Drücken im Schlunde, wie im Genicke, in Absätzen, die Nacht durch bis gegen Morgen, selbst beim Athmen fühlbar.
Drücken oben im Halse, beim Schlucken, und Schmerz oben in der Brust.
530 Gefühl beim Essen, als sey Etwas drückendes im Schlunde stecken geblieben, was dann wieder vergeht.
Halsweh beim leeren Schlingen, als schlucke sie ei-

nen Bissen Fleisch mit hinunter, oder wie von Verlängerung des Zäpfchens.
Beim Schlingen schmerzt es im Ohre, wie geschwürig.
Würgen und Wundheits-Gefühl im Halse, als wären die Mandeln geschwollen, mit Stechen bis in die Ohren; nur bei jedesmaligem Schlingen. *(Ng.)*
Es steigt ihr wie eine harte Kugel in den Hals, und scheint ihr den Schlund zuzuziehen und den Athem zu beengen.

535 Geschwulst-Gefühl im Halse, mit Ausräuspern eines grossen, festen Stückes weissen Schleimes. *(Ng.)*
Zusammenziehen im Halse, wie von herben Dingen, mit kleinen Stichen, ärger beim Schlingen. *(Ng.)*
Gefühl im Halse, als werde er ausgedehnt.
Krampfhaftes Verengerungs-Gefühl in der Mitte des Schlundes, die Speisen wollen nicht hinunter.
Zusammenziehen im Schlunde, mit Gefühl, als könne sie keine Speise und Nichts hinterbringen, was sie doch konnte. (n. etl. St.)

540 Gefühl wie verschwollen im Halse, mit Stichen darin beim Essen; auch äusserlich an den Unterkiefer-Winkeln fühlt sie Hals-Geschwulst.
Stiche im Halse, beim Schlucken.
Stechen im Halse, mehr beim leeren, als beim Speise-Schlingen; ausser dem Schlingen, Schmerz, wie ein Pflock.
Kratzen im Halse, Rachsen und Räuspern.
Kratzig und rauh im Halse, mit Durst, Abends. *(Ng.)*

545 Verlängerung des Zäpfchens (Zäpfchen ist gefallen).
Röthe und Geschwulst der Mandeln.
Brennen im Schlunde, Abends, mit Hitze auf der Zunge.
Brennen den Schlund herauf, mit saurem Aufstossen. *(Fr. Walther.)*
Gähren oben im Halse.

550 Mund-Geschmack pappig, früh.
Teigiger Mund-Geschmack.
Lätschigkeit im Munde mit Appetitlosigkeit.
Fauliger Geschmack im Munde, früh.
Gefühl im Halse, wie von fettem Dunste aus dem Magen.

555 Grosse Süssigkeit im Munde, früh, beim Erwachen, mit vielem Schleime.
Steter, nüchterner, süsslichter Geschmack im Munde, mit öfterm Schleim-Rachsen.

Sulphur.

Widrige, Uebelkeit erregende Süssigkeit im Munde, den ganzen Vormittag.
Süsslich faulichter Mund-Geschmack.
Süsslich und übel im Munde, den ganzen Tag.
560 Kupfer-Geschmack im Munde, früh, beim Erwachen. *(Ng.)*
Säuerlicher Geschmack im Munde.
Säuerlicher Mund-Geschmack früh, bis nach dem Frühstücke.
Sehr saurer Geschmack im Munde, Abends, vor Schlafengehen.
Säuerlicher Mund-Geschmack, früh, nach gutem Schlafe. *(Ng.)*
565 Essigsaurer Geschmack im Munde, den ganzen Tag.
Bitterer Mund-Geschmack, bei Missmuth und Kopf-Eingenommenheit.
Bitterer Mund-Geschmack, früh, beim Erwachen. *(auch Ng.)*
Bittrer, verdorbner Geschmack im Munde, alle Morgen.
Gall bittrer Mund-Geschmack nüchtern; doch schmekken die Speisen gut.
570 Bitterer Geschmack früh, der durch Essen vergeht. *(Fr. H.)*
Bitter schmeckender Schleim im Munde, am schlimmsten früh.
Bittrer Geschmack im Gaumen und Halse, früh, beim Erwachen; durch Schleim-Rachsen gemindert.
Bittrer Geschmack bald nach dem Essen.
Bitter-Geschmack jeder Speise, z. B. des Brodes.
575 Bitter-Geschmack aller Speisen, bei sehr belegter Zunge.
Bittersäuerlicher Geschmack im Munde, Mittags beim Essen.
Salzig saurer Geschmack im Munde, beim Essen.
Allzusalziger Geschmack aller Speisen.
Gar kein Geschmack an Speisen; sie schmecken alle, wie Stroh. *(Fr. H.)*
580 Was er isst, schmeckt wie Nichts, wie faules Holz.
Tabakrauchen schmeckt nicht dem gewohnten Raucher.
Die Speise roch ihm wie Kalk an, schmeckte aber gut.
Das Mittag-Essen roch ihm faulig an, schmeckte aber gut.
Gänzliche Appetitlosigkeit; bloss zu Saurem hat er Neigung.
585 Ohne Hunger und Appetit isst sie nur aus Gewohnheit, bei richtigem Geschmacke der Speisen. *(Ng.)*
Appetit-Mangel; es schmeckt ihr Nichts.

Gänzliche Appetitlosigkeit, als wäre es in der Herzgrube zugeschnürt.
Leerheits-Gefühl im Magen, Vormittags.
Widerwille gegen Fleisch; es wird ihr brecherlich darauf.
590 Appetit nur zu weichen Speisen, nicht zu Brod oder Fleisch.
Widerwille gegen Saures und Süsses.
Alle süsslichen und Milch-Speisen werden ihm plötzlich zuwider.
Milch beschwert sehr; sie wird, geronnen, wieder weggebrochen.
Nach Milchtrinken säuerlich im Munde und saures Aufstossen.
595 Nach Milchtrinken gleich essigsaurer Geschmack im Munde.
Milch stösst bitterlich kratzend auf.
Milch macht heftiges Aufstossen, bis zum Schleim-Erbrechen.
Säuren machen ihr Beängstigungen; sie kann sie nicht vertragen.
Mehlspeisen machen ihm Beschwerde im Unterleibe.
600 Unwiderstehliche Neigung zu Zucker.
Hunger-Gefühl im Bauche; doch schnelle Vollheit von wenig Bissen.
Er hat Esslust, doch sobald er nur das Essen sieht, vergeht ihm der Appetit und er fühlt sich im Bauche wie voll; wenn er anfängt zu essen, wirds ihm zuwider.
Uebermässiger Hunger und Appetit. *(Fr. H.)*
Durst, mehrere Stunden. (sogleich.) *(Walther.)*
605 Sehr viel Durst am Tage. *(Fr. H.)*
Vermehrter Appetit, die ganze erste Zeit. *(Ng.)*
Starker Durst, und stets mehr Durst, als Hunger. *(Ng.)*
Durst mit Trockenheit und Zusammenkleben des Mundes. *(Ng.)*
Starker Durst auf Bier. *(Fr. H.)*
610 Steter arger Durst auf Bier, am schlimmsten eine Stunde nach dem Essen.
Grosser Durst, ohne Hitze; das Getränk schmeckt gut, stillt aber den Durst nicht und scheint auch den Magen zu beschweren.
Verlangen auf Zucker-Wasser.
Ganz ohne Esslust, aber beständiger Durst.
Auch wenig Bier macht ihm leicht Blut-Wallung.

Sulphur.

615 Langer Nachgeschmack des Bieres.

Heisshunger, der ihn öfters Etwas zu essen nöthigt; isst er nicht, so bekommt er Kopfweh, grosse Lassheit und muss sich legen. (n. 10 T.)

Er kann Abends weder Fleisch noch Fettes vertragen; es liegt ihm drückend im Magen, zieht ihm den Bauch aufwärts und verhindert den Stuhl.

Nach dem Essen, Kopfweh, mit Drücken in den Augen.

Nach dem Essen Kopfweh über dem Auge und Uebelkeit: darauf Schwere des Kopfes.

620 Beim Mittag-Essen, Schwäche und Eingenommenheit des Kopfes, bis Abend anhaltend.

Beim Essen, Schweiss im Gesichte und Röthe des Weissen im Auge.

Nach Tische, Röthe im Gesichte und Schweiss.

Beim Mittag-Essen, Schmerz fast in allen Zähnen.

Gleich nach dem Essen, arges Leibschneiden.

625 Nach dem Essen, lautes Knurren im Bauche.

Nach Tische, Kollern im Bauche.

Nach wenig Essen gleich voll im Bauche, wie überladen, mit Athem-Beengung.

Gleich nach dem Essen, Magen-Drücken.

Eine Stunde nach dem Essen, Magen-Drücken mit Uebelkeit und Würmerbeseigen.

630 Eine Stunde nach dem Mittag-Essen, sehr angegriffen, als hätte sie lange gehungert.

Nach dem Mittag-Essen, träge in allen Gliedern, besonders in den Beinen.

Meist nach dem Mittag-Essen, Stuhlgang.

Mehrere Stunden nach dem Essen, grosse Athem-Beengung mit Gähnen darauf.

Nach dem Essen immer sehr angegriffen und abgespannt.

635 Nach dem Mittag-Essen, starker Frost.

Nach dem Essen, saures Aufstossen.

Wenn sie nur ein wenig zu viel isst, hat sie den folgenden Tag einen garstigen, sauer stänkerigen Geschmack.

Beim Anfange des Essens, Speichel-Zufluss im Munde.

Besonders nach dem Essen, lästiger, den Kopf verdüsternder Stockschnupfen.

640 Bei Tische quält ihn Kälte der Füsse, mit Jücken in den Nasenlöchern, aus denen Wasser tröpfelt; dabei Ungeduld, dass ihn Alles beschwert.

Sulphur.

Nach dem Mittag-Essen, grosse Kälte der Füsse und Herzklopfen.
Nach dem Essen, Schauder und Kälte-Gefühl.
Nach Tische (und früh) Frostigkeit.
Nach dem Essen, Frostigkeit im Bauche.
645 Nach dem Essen, Brennen in den Händen.
Nach dem Essen ist es, als ob der Schlund oben verschlossen wäre.
Nach dem Essen, Schlucksen, beim Gehen im Freien.
Sobald sie Etwas isst oder trinkt, muss sie sich erbrechen.
Eine Art Verdauungslosigkeit. (n. 7 T.)
650 Schlucksen, früh nüchtern; auch Abends, selbst noch im Bette. *(Ng.)*
Aufstossen, leeres, gleich nach jedem Essen.
Leeres Aufstossen, alle Morgen.
Oefteres leeres Aufstossen. (d. 10. T.)
Leeres Aufstossen, bei häufigem Gähnen mit Hinfälligkeit. *(Ng.)*
655 Versagendes Aufstossen bei Schlafengehen.
Schlucksendes Aufstossen, jedes Mal mit Schmerz hinterm Gaumen.
Vor dem Aufstossen, Druck in der Milz-Gegend.
Aufstossen, wie nach Zwiebel.
Aufstossen wie faule Eier, mit Uebelkeit. *(auch Ng.)*
660 Süssliches Aufstossen, früh.
Saures Aufstossen und viel Beschwerde von Säure im Magen.
Saures Aufstossen, nach Tiche. (d. 2. T.)
Saures Aufstossen, mit Blei-Geschmack.
Saures Aufstossen, öfters des Tages. *(Fr. H., Ng.)*
665 Saures Aufstossen, mehrmals des Tages, und Drücken in der Herzgrube.
Bittres, kratziges Aufstossen des Essens.
Kratziges Aufstossen nach Weissbier-Trinken.
Aufstossen nach dem Geschmacke der Speisen.
Aufschwulken der Speisen, eine Stunde nach dem Genusse.
670 Aufschwulken des genossenen Frühstückes. (n. $3\frac{1}{2}$ St.)
Aufschwulken unverdauter Speisen.
Soodbrennen, den ganzen Tag. *(auch Ng.)*
Soodbrennen, früh; es kriebelt und brennt vorn in der Brust.
Ranzig, wie Sood, im Halse, beim Schlingen, besonders wenn sie dabei auf die Luftröhre drückt. *(Ng.)*
675 Uebelkeit, alle Morgen.
Uebelkeit bis zur Ohnmacht.

Sulphur.

Uebelkeit vor der Mahlzeit.
Uebel im Magen, mit Zittern im ganzen Körper. *(Ng.)*
Uebelkeit mit Speichel-Zufluss im Munde, nach dem Frühstücke.
680 Uebelkeit mit Aufstossen, erst wie Schleim, dann bitter kratzig.
Uebelkeit und Brecherlichkeit.
Brech-Uebelkeit, drei Morgen nach einander.
Brech-Uebelkeit, sehr oft, auch wenn sie Nichts gegessen hat.
Brech-Uebelkeit, kurz dauernd, aber öfters, den Tag über.
685 Brech-Uebelkeit, Nachts, und Wickeln in der Herzgrube, wie zum Würmerbeseigen.
Würmerbeseigen, gleich vor dem Mittag-Essen; es wird ihm schwindelig und weichlich, worauf viel Wasser aus dem Magen ausläuft.
Würmerbeseigen nach dem Essen, Mittags und Abends; zuvor Drücken in der Herzgrube.
Würmerbeseigen mit Würgen und Wasser-Auslaufen aus dem Magen, früh, beim Mund-Ausspülen und Schleim-Rachsen.
Würmerbeseigen, täglich zweimal; es wickelt in der Herzgrube, wickelt und würgt, und es läuft viel Wasser aus dem Magen zum Munde heraus.
690 Würmerbeseigen, Abends; er musste viel Wasser aus dem Munde laufen lassen und konnte dabei nicht sprechen; dann Erbrechen der vor 7 Stunden genossenen Speisen.
Würmerbeseigen, zwei Stunden nach dem Essen; es stösst ihm auf, das Wasser läuft ihm aus dem Munde und er muss das Essen wegbrechen, unter grosser Uebelkeit und Schauder.
Erbrechen. *(Walther.)*
Erbrechen mit heftigem Schweisse. (n. 24 St.) *(Fr. H.)*
Erbrechen wasserheller, sehr salziger Flüssigkeit.
695 Saures Erbrechen.
Erbrechen des Genossenen, früh, mit Zittern an Händen und Füssen.
Erbrechen des Mittags Genossenen, Abends. (d. 1. T.)
Schleim-Erbrechen, unter Würgen und Brecherlichkeit, früh.
Bittres Erbrechen, Nachmittags, unter Uebelkeit.
700 Blut und schwärzliche, geschmacklose Feuchtigkeit erbricht sie unter Ohnmacht-Schwäche, bei Eintritt des Monatlichen.
Die Magen-Gegend wird höchst schmerzhaft beim Be-

fühlen und selbst die Bettdecke macht Schmerz; doch macht Essen kein Drücken.

Magenweh wie von verdorbnem Magen. *(Ng.)*

Drücken im Magen, mit Uebelkeit. (sogleich.)

Drückender Magenschmerz mit Aengstlichkeit. *(Walther.)*

705 Druck unterm Magen, sehr heftig beim Liegen.

Drücken unter der Herzgrube. *(Fr. H.)*

Aengstliches Drücken im Magen.

Unerträgliches Drücken in der Herzgrube und dem Oberbauche, in Anfällen, meist früh, durch Aufdrücken der Hand etwas erleichtert, mehrere Tage. (n. 6 T.)

Heftiges Magen-Drücken, ein paar Stunden nach dem Essen, wovon der Schmerz bis in den Rücken geht.

710 Schwere-Druck im Magen.

Schwere im Magen.

Vollheits-Gefühl im Magen, als wäre er aufgeblasen, ohne Dickheit desselben.

Gefühl im Magen, als wäre er ganz voll.

Wie voll und aufgeschwämmt im Magen, mit heftigem Durste, Nachmittags. *(Ng.)*

715 Gefühl wie hohl in der Gegend des Magens.

Geschwulst der Herzgrube.

Spannen, Abends, im Magen und der Brust bis zum Rücken hin, als hätte er sich zu satt gegessen, mit Schmerz der Herzgrube beim Aufdrücken und Anfühlen.

Krallendes Gefühl im Magen bis zum Halse herauf.

Zusammenziehender Magenschmerz.

720 Zusammenzieh-Schmerz in der Magen-Gegend, der ihr die Luft benimmt.

Zusammenzieh-Schmerz im Magen, den ganzen Tag, mit Bohren im Nacken, was nach dem Essen sich erhöht, und mit grosser Empfindlichkeit der Kopfhaut; (den Tag vor der Regel.) *(Ng.)*

Zusammenschrauben und Zerschlagenheits-Schmerz im Magen, und zugleich rechts in einer Unterribbe und in der Hüfte. *(Ng.)*

Klammartiges Zusammenziehen in der Herzgrube, Mittags vor dem Essen, das den Athem benimmt.

Heftiger Magen-Krampf, Nachts, mehrere Stunden.

725 Arger Magen-Krampf, vor dem Mittag-Essen, und darauf grosser Schweiss, bis spät Abends.

Raffen im Magen, früh, beim Erwachen.

Sulphur.

Kneipen in der Magen-Gegend, das sich nach abwärts zog. (*Ng.*)
Beissender Magenschmerz.
Schneiden im Magen, Nachmittags.
750 Schmerzhaftes Nagen im Magen, dann im Bauche und darauf zweimal Stuhl. (*Ng.*)
Stechen im Magen.
Stechen in der Herzgrube, früh, beim Stehen.
Stechen in der Herzgrube, beim stark Athmen.
Oefteres Stechen in der Herzgrube, wie von Nadeln.
755 Ein stumpfer Stich öfters von der rechten Magen- bis zur Lenden-Gegend, bei jedem Einathmen, Abends. (*Ng.*)
Kälte-Gefühl in der Magen-Gegend.
Kühles Gefühl im Magen.
Aeusserlich kalt anzufühlende Magen-Gegend.
Hitz-Gefühl in der Magen-Gegend, und Hacken darin, beim ruhig Sitzen.
740 Brennen im Magen und Bauche, am meisten beim Gehen und Stehen.
Brennen in der Herzgrube und um dieselbe.
Brennen im Magen, etliche Male des Tages.
Brennen im Magen, wie starker Sood.
Brennen, Schneiden und Winden im Magen. (*Ardoynus*, de venen. Lib. II. C. XV.)
745 Brennen im Magen, dann Kollern im Bauche, mit Durchfall-Stuhl darnach. (*Ng.*)
Klopfen in der Herzgrube mit Ohnmachts-Gefühl, oder im Sitzen, wie Puls, mit Aufwallen in der Brust, als wolle es ihr den Athem versetzen. (*Ng.*)
Die Leber-Gegend schmerzt beim Befühlen.
Druck in der Leber-Gegend, gleich nach dem Mittag-Essen.
Druck in der Leber weckt ihn Nachts, bei Gelbheit des Augenweissen.
750 Starkes Drücken und Zusammenziehen in der Leber-Gegend.
Spannender und brennender Schmerz in der Leber-Gegend.
Zieh-Schmerz in der Leber-Gegend benahm ihr den Athem; sie musste ganz krumm gehen, den ganzen Tag.
Die Leber scheint geschwollen, was sie am Athmen hindert.
Stiche in der Leber-Gegend und im rechten Schoosse, öfters.
755 Stechen und Stiche im rechten Hypochonder. (*Ng*)

Flüchtige Stiche in der Leber-Gegend, von innen heraus.

Stechen in der Leber-Gegend, besonders beim Gehen im Freien.

Stich-Schmerz unter den rechten kurzen Ribben.

Kneipen im rechten Hypochonder, beim Gehen.

760 Bohrender Schmerz in der Leber-Gegend, nach dem Mittag-Essen.

Klopfen und Wippern in der Leber-Gegend, von Zeit zu Zeit.

Spannen und Klopfen auf einer rechten Unterribbe, durch Aufdrücken nur kurz erleichtert. *(Ng.)*

Schneiden und Brennen an den linken Unterribben. *(Ng.)*

Brennen und beim gebückt Sitzen, feine, brennende Stiche an der rechten Unterribben-Gegend. *(Ng.)*

765 Im linken Hypochonder vorzüglich sind die Blähungs-Bewegungen stichartig schmerzhaft.

Stechen in der linken Bauch-Seite beim tief Athmen und Gehen im Freien.

Stechen theils in der linken, theils in der rechten Bauch-Seite.

Eingeschlafenheit der linken Bauch Seite, mit Frost-Gefühl.

Druck unter den linken Ribben.

770 Unter den Ribben (im Zwergfelle?), querüber, Schmerz beim Schnauben und Husten.

Empfindlichkeit, früh, in beiden Hypochondern, die beim Befühlen wie wund schmerzten.

Schmerz im Oberbauche, gleich unter der Brust, als wenn Alles darin losgehen wollte und mit Blut unterlaufen wäre, bloss beim Bewegen und Athmen.

Bauchweh nach jedem Essen. *(Ng.)*

Bauchweh, Nachts, wie innerlich gequetscht und mit Blut unterlaufen.

775 Schmerzhafte Ueberempfindlichkeit im Bauche, als wenn Alles darin roh und wund wäre, wie gleich nach einer Geburt, wobei sich Etwas darin zu bewegen schien, oder plötzlich darin zu stechen und von da in den ganzen Kopf zu fahren.

Bewegung im Bauche, wie von der Faust eines Kindes.

Bauchschmerz, der zum Zusammenkrümmen nöthigt.

Drücken über den Nabel herüber, bei geringem Appetite; er kann Nachts davor nicht schlafen.

Sulphur.

Druck im Unterbauche.
780 Drücken im linken Unterbauche, als läge da Etwas Hartes; der Schmerz zieht sie so zusammen, dass sie seitwärts ganz krumm gehen muss.
Druck-Schmerz im rechten Unterbauche, beim Stehen oder gegen Wind Gehen, oder beim Drehen auf die linke Seite nach Liegen auf dem Rücken.
Wundes Drücken im Unterbauche, nach Tische, und Aufstossen.
Voll und schwerfällig im Bauche, nach dem Essen, wie überladen.
Vollheit des Bauches nach wenigem Essen.
785 Auftreibung des Bauches, öfters.
Vollheit und Aufgetriebenheit des Bauches, auch früh im Bette, wo es nach Winde-Abgang vergeht. (*Ng.*)
Auftreibung und Härte des Bauches, besonders Abends.
Auftreibungs-Gefühl und Gespanntheit des Bauches, alle Morgen beim Erwachen.
Spannung im Unterleibe.
790 Spannung im Bauche, wie von versetzten Blähungen.
Spannen und Drücken in der Nabel-Gegend.
Spannendes, gepresstes Gefühl im ganzen Bauche, besonders in den Hypochondern, mit ängstlicher, hypochondrischer Stimmung, einige Stunden nach dem Mittag-Essen. (n. 4 T.)
Gefühl im Bauche, als drängte sich Etwas mit Gewalt durch die Därme.
Krampfartig zusammenziehendes Bauchweh, bis in die Brust, den Schooss und die Geburtstheile.
795 Klemmender Zusammenzieh-Schmerz um den Nabel, im Sitzen, nach Aufstehen vergehend. (*Ng.*)
Kolik, nach Mitternacht, schmerzhaft in der Bauch-Seite.
Heftiges Kneipen und Spannung im Bauche, von Mittag bis Abend.
Kneipen um den Nabel, gegen den Magen herauf, durch Winde-Abgang vergehend, Nachmittags und Abends. (*Ng.*)
Ein stechendes Kneipen gleich über den Hüften und an der letzten falschen Rippe.
800 Heftiges Kneipen im Unterbauche, dass sie kaum gehen konnte, und hätte weinen mögen; nach Eintritt ins Zimmer und vorgängigem Kollern im Bauche und Winde-Abgang; öfters aussetzend. (*Ng.*)
Schneiden im Oberbauche, als wäre es in der Brust.

Heftiges Schneiden im Bauche, auf Augenblicke.

Schneiden im Bauche, Abends, und solche Müdigkeit beim Treppen-Steigen, als sollte die Regel kommen.

Schneiden im Bauche, früh im Bette. (n.3 T.)

805 Schneiden im Bauche, unter dem Nabel. (sogleich.)

Schneidender Bauchschmerz nach dem Mittag-Essen.

Arges Schneiden im Bauche mit grosser Brecherlichkeit und so heftigem Schweisse, dass Hemd und Bett zum Ausringen nass waren.

Schneiden im Bauche, zu verschiedenen Zeiten, auch nach dem Mittag-Essen, mit Umgehen im Bauche; oder mit Speichel-Zufluss im Munde bis zum Magen herauf; oder Abends, mit Aufblähung, durch Winde-Abgang erleichtert und nach dünnem Stuhle vergehend. *(Ng.)*

Schneiden im Unterbauche, beim Anstrengen zum Stuhle, oder beim Drücken auf den Unterbauch, oder beim zurück Biegen; nicht beim gewöhnlichen Sitzen.

810 Schneiden im Bauche und Kreuze weckt sie nach Mitternacht, darauf Durchfall, mit Zwang darnach; ebenso den folgenden Morgen dreimal. *(Ng.)*

Stechen plötzlich im Bauche, was ihr durch den ganzen Körper fährt. *(Fr. H.)*

Stechen in den dünnen Därmen im Oberbauche, wie von Nadeln, drei Viertelstunden lang. *(Fr. Walther.)*

Flüchtiges Stechen im Bauche.

Stechen und Kneipen im Bauche, früh.

815 Brennendes Stechen auf einer kleinen Stelle neben dem Nabel, eine Viertelstunde lang.

Stiche und heftiges Brennen tief im Unterbauche, mit einem krampfhaften Schmerze im rechten Beine.

Stetes Wühlen im Bauche, und doch täglich nur ein Stuhl, einige Wochen über.

Hitze in der linken Bauch-Seite.

Erst Angst im Bauche und darnach Schwäche-Gefühl in den Füssen, bis über die Knöchel, wie ein inneres Zittern.

820 Schmerz, wie von versetzten Blähungen in beiden Bauch-Seiten, früh beim Erwachen; die Winde gingen nur kurz abgebrochen ab, ohne Erleichterung.

Blähungen stauchen sich im linken Hypochonder, mit Aengstlichkeit.

Wenn sie lange keinen Stuhlgang hat, versetzen sich die Blähungen, und treten ihr in die linke Bauch-Seite mit ar-

Sulphur.

gem Drucke, worüber sie bei der mindesten Bewegung laut schreien muss.
Kollern im Bauche, wie von hefigem Biere, drauf schnelles Notthun und während Leibschneiden Stuhl, dessen erster Theil hart, der folgende flüssig war, ohne Schleim, früh und Abends spät. (*Fr. Walther.*)
Knurren und Kollern im Bauche, Nachts, fast zwei Stunden lang. (*Ng.*)

825 Knurren im Unterbauche, wie von Leerheit.
Knurren, Poltern und Kollern im Bauche. (sogleich.)
Starkes Kollern in der linken Bauch-Seite.
Gluckern im Bauche.
Viel Blähungen.

830 Viel Winde-Abgang, besonders Abends und Nachts; auch von Fauleier-Geruche. (*Ng.*)
Sehr übelriechende Winde, viele Tage lang.
Die Bauch-Muskeln schmerzen bei Berührung wie zerschlagen.
Abspannung der Bauch-Muskeln, dass er sich nicht gut aufrichten kann.
Der Bauch ist schmerzhaft bei Berührung und im Gehen, mit dumpfem Schmerze darin.

835 Die Kleider drücken am Bauche.
Nachts, viel Jücken am Ober- und Unterbauche.
Nach dem Mittag-Essen, Jücken um den Bauch, und von Reiben ein Zusammenkneipen der Därme und Zusammenzwängen, vorzüglich im Schoosse, wie nach der Mitte zu, am schlimmsten beim Bücken und tief Athmen, besser im Gehen.
Drücken im Schoosse, über die ganze Schamgegend, als sey sie da fest zusammengebunden, anhaltend.
Reissen in beiden Leisten-Drüsen.

840 Stiche in der rechten Weiche, auch den Athem versetzend. (*Ng.*)
Brennende Stiche in der linken Weiche, Abends. (*Ng.*)
Schmerzhafte Leisten-Drüsen-Geschwülste. (*Whl.*)
Drängen im Bauchringe, als wolle da ein Darm-Bruch entstehen.
Ein anfangender Leistenbruch drängt sich mit Gewalt heraus, unter Quetschungs- und Zerschlagenheits-Schmerz, und lässt sich mit der Hand nicht zurückhalten. (n. 4 St.)

845 Die alte Bruch-Stelle wird herausgetrieben; er muss das Bruchband anlegen.

Ziehendes Drücken im rechten Schoosse und in der linken Bauch-Seite.

Stuhl-Verstopfung, zwei Tage, darauf einmaliger Stuhl, ohne Leibweh, unversehends abgehend. *(Fr. H.)*

Aussetzender Stuhl. *(Ng.)*

Hartleibigkeit zuweilen.

850 Stuhl nur alle 2, 3, 4 Tage, hart und beschwerlich.

Sehr harter Stuhl und darauf Schmerz im After.

Harter Stuhl, mit Brenn-Schmerz im After und Mastdarme.

Harter Stuhl, wie verbrannt.

Harter, geringer, kralliger Stuhl, mit Gefühl, als wolle der Mastdarm vorfallen. *(Ng.)*

855 Harter, schwarzer, bröcklicher Stuhl, wie verbrannt. *(Ng.)*

Knotiger, doch nicht harter Stuhl.

Knotiger, mit Schleim gemischter Stuhl.

Ungenüglicher, zu geringer Stuhl.

Stuhl mit Gefühl, als sey noch Etwas zurückgeblieben, und nicht genug abgegangen.

860 Oefteres vergebliches Nöthigen zum Stuhle.

Eiliger Stuhldrang, und doch muss er sich anstrengen, ehe er Etwas los wird, obgleich der Stuhl weich und natürlich ist.

Stuhldrang vor und nach dem Stuhle.

Stuhlzwang. *(Walther.)*

Pressen auf den Stuhl, als sollte der Mastdarm herausgedrängt werden, mit Pressen auf die Blase; Nachts muss er drei Mal dazu aufstehen.

865 Viel Pressen und Stuhlzwang, nach dem Stuhle, eine Stunde lang; sie konnte dann nicht sitzen vor Schmerz im After.

Stetes Pressen zum Stuhle, Nachts; sie musste zehnmal aus dem Bette, konnte nicht liegen noch sitzen wegen Stechen und Wundheits-Schmerz am After; es war, als hätte sie Alles herausgepresst, und es schmerzte besonders beim Einziehen des Afters.

Der Stuhl entgeht ihm schnell und fast unwillkürlich; er kann nicht schnell genug aus dem Bette kommen. *(Fr. H.)*

Viermal Stuhl täglich, mit Bauch-Kneipen zuvor und dabei.

Weicher, sehr dünn geformter Stuhl.

Sulphur.

870 Oefterer breiartiger Stuhl, mit Schneiden im Bauche. (*Walther.*)
Weicher, halbflüssiger Stuhl, öfters.
Weicher Stuhl mit blutigem Schleime, nach vorgängigem Schneiden im Bauche. (*Ng.*)
Weicher Stuhl, mit Zwang und Brennen im After, Abends; vorher Bauch-Auftreibung, dann Abgang heisser, stinkender Winde unter Kneipen in der Kreuz-Gegend. (*Ng.*)
Dünner Stuhl, alle Morgen, mit Schneiden im Unterbauche, 20 Tage lang.
875 Zwei dünne Stühle, und darauf Magen-Drücken, Vormittags.
Dünnbreiiger Stuhl, gallichten Ansehens, geht unwillkürlich ab, unter dem Gefühl, als wolle ein Wind abgehen.
Durchfall, 4 Tage lang. (n. 48 St.)
Durchfall, wie Wasser, alle halbe Stunden, jedes Mal nach Knurren im Bauche, ohne Schmerz. (d. 3. T.)
Sechsmaliger Durchfall, bis zur Ohnmacht, erst mit Hitze und warmem Schweisse, dann mit kaltem Schweisse an Stirn und Füssen, und weisser Zunge.
880 Oeftere schaumige Durchfall-Stühle, mit Zwang, selbst Nachts. (*Ng.*)
Durchfall-Stühle, mit Zwang und Schneiden im Bauche, der durch Auflegen warmer Tücher vergeht; früh um 4 und 6 Uhr. (*Ng.*)
Blassfarbiger Stuhl.
Sauerriechender Stuhl.
Unverdauter Abgang der Speisen mit dem Stuhle.
885 Stuhl mit Schleim bezogen.
Dreimal täglich Stuhl mit Schleim.
Sehr schleimiger Stuhl.
Röthliche Schleim-Stühle, mit Fieber, Appetitlosigkeit, Niederliegen und Leibschneiden.
Schleim-Stühle, ohne Koth, mehrmals des Tages, mit rothen Blutäderchen gemischt, mehrere Tage. (n. 5 T.)
890 Blut beim Stuhle, Abends.
Maden-Würmer gehen mit dem Stuhle ab.
Oefterer Abgang einzelner Maden-Würmer.
Die Maden-Würmer machen Jücken im Mastdarme.
Spulwürmer gehen nach heftigem Bauchschmerze mit hartem Stuhle ab. (*Ng.*)
895 Bandwurm-Abgang mit hartem Stuhle. (*Ng.*)

Vor jedem Stuhle, Leibschneiden.
Vor dem Stuhle, wie weh in den Gedärmen.
Vor dem Durchfall-Stuhle, Umsuchen und Kneipen im Bauche, viel Winde-Abgang, zuweilen mit Schmerz, als wollte es den After zerreissen, und mit Stuhldrang oder Zwang nach dem Stuhle. *(Ng.)*
Beim Stuhle, Herzklopfen, was nachher verschwand.
900 Bei dem Früh-Stuhle eigensinnig und weinerlich.
Beim Stuhle, Abends, Uebelkeit, als müsse sie sich erbrechen.
Beim (weichen) Stuhle, schmerzhaftes Drücken im Mastdarme.
Beim weichen Stuhle, Blutdrang nach dem Kopfe.
Beim Stuhle, Gefühl, als sey es innerlich zusammengezogen.
905 Bei gutem Stuhle, Schneiden im Mastdarme.
Beim Stuhle, Brennen im Mastdarme.
Beim Stuhle, Brenn-Gefühl am After, der wie roth und entzündet war, und mit Aderknötchen besetzt.
Beim Stuhle, Mastdarm-Vorfall.
Vor dem Früh-Stuhle, Bauchkneipen.
910 Nach dem Stuhle, Bauch-Kneipen.
Nach dem Stuhle, Zerschlagenheit in den Därmen.
Nach dem Stuhle, grosse Ermattung.
Nach weichem Stuhle, Drücken im After und Mastdarme, wie nach hartem Stuhle.
Nach schwierigem, nicht hartem Stuhle, so heftiges Nadel-Stechen vom After den Mastdarm hinauf, dass er vor Schmerz fast die Besinnung verlor; darauf Frost und Mattigkeit.
915 Nach dem Stuhle, klopfender Schmerz im Mastdarme, den ganzen Tag.
Nach dünnem Stuhle, Brennen im After.
Nach weichem, geformtem Stuhle, Brennen im After, einige Minuten lang.
Nach dem Stuhle, Zusammenzieh-Schmerz im After.
Druck nach dem After zu.
920 Drücken im Mastdarme.
Reissen im Mastdarme.
Heftige Stiche im Mastdarme, vorzüglich Abends.
Arges Stechen im Mastdarme, auch ausser dem Stuhle, den Athem versetzend.
Brennen am After, nach einigem Sitzen. (d. 4. T.)
925 Arges Brennen am After.
Würgender Wundheits-Schmerz im Mastdarme, beim Liegen.

Sulphur.

Wundheits-Schmerz zwischen den Hinterbacken.
Jücken am After.
Jücken im Mastdarme.
930 Arges Jücken im Mastdarme, öfters am Tage.
Kriebeln und Beissen im Mastdarme, wie von Würmern, Abends im Sitzen.
Knurren im Mastdarme.
Drängende Fülle im Mastdarme.
Geschwulst des Afters, mit brennendem Jücken.
935 After-Aderknoten, welche nässen, auch nach gutem Stuhle.
Feuchtende Knoten am After, mit Schründen und Stechen beim Gehen und Sitzen.
Stumpfer Stich in den After-Blutknoten, dass er zusammenfährt.
Unwillkürlicher Ausfluss von Feuchtigkeit aus dem After, mit nachfolgendem Jücken daselbst.
Zusammenziehende Empfindung im Mittelfleische.
940 Harn sparsam (d. ersten 36 St.). (auch *Ng.*)
Starker Drang zum Harnen, mit Brennen in der Harnröhre.
Steter Trieb zum Harnen; es entgehen ihr unwillkürlich einige Tropfen.
Heftiger Harndrang, obgleich er lange nichts getrunken. (n. 2 St.)
Ungeduldig vor dem Harnen.
945 Nach einer Pollution erwacht er mit heftigem Harndrange, der, wegen Reizes in der Mündung der Harnröhre (nicht in der Blase) auch nach Lassen vieles Urines nicht nachlässt.
Oefterer schneller Harndrang; sie muss oft uriniren.
Oft schnelles Treiben zum Harnen.
Gefühl in der Harnröhre, als solle er immer pissen.
Heftiger Drang zum Harnen, er muss gleich harnen, sonst würde der Urin unwillkürlich fortgehen.
950 Stete Neigung zum Harnen, doch jedes Mal wenig Abgang.
Der Harn geht beim Lassen mit grosser Gewalt fort.
Häufiger Harndrang, dem er fast keinen Augenblick widerstehen kann.
Häufiger Urin-Abgang. (n. 6 T.)
Es trieb sie öfters auf den Harn und schnitt stets vorher im Unter-Bauche.
955 Vermehrter Harn, besonders Nachts. (*Ng.*)

Sehr oftes Uriniren, fast alle halbe Stunden, mit wollüstigem Pressen bis in den After. (*Whl.*)

Er muss nach Mitternacht zum Harnen aufstehen und lässt sehr viel Urin.

Er muss Nachts zweimal zum Harnen aufstehen.

Nachts, zweimal, nur langsamer Harn-Abgang.

960 Nachts, starker Harndrang.

Harn fliesst weg bei Abgang eines Windes.

Beim Husten fliesst Urin ab.

Weit dünnerer Urinstrahl.

Absetzender Harn-Strahl.

965 Wasserfarbiger Harn wird sehr oft gelassen.

Dunkelbrauner Urin.

Der Harn ist Abends roth und lässt über Nacht Satz fallen. (*Ng.*)

Harn wird nach einigen Stunden trübe.

Trüber Harn.

970 Weisslicher Harn, schon beim Lassen.

Weissmehlichter Satz im Harne.

Röthlicher Harn-Satz.

Eine Fetthaut auf dem Harne, sieben Tage lang.

Sehr stinkender Harn.

975 Gestank des Harns, wie schweissige Füsse.

Blut geht mit dem Harne ab, der sehr schleimig war.

Vor dem Harnen, Schneiden im Bauche.

Beim Harnen, Brennen vorn in der Harnröhre. (*auch Ng.*)

Zu Ende des Harnens, und nachher, ein Schneiden in der Harnröhre, als wäre der Harn scharf, wie ätzende Lauge.

980 Beim Harnen, Brennen in der Harnröhre.

Nach dem Harnen, Drängen in der Blase, früh, nach dem Aufstehen. (*Ng.*)

Harter Druck auf die Blase.

Stiche in der Blase, oder im Unterbauche.

Schneiden in der Harnröhre vor und beim Stuhlgange. (*Walther.*)

985 Schründen in der weiblichen Harnröhre.

Brennen, vorne, in und an der Harnröhre, ausser dem Harnen.

Brennen in der Harnröhre, ausser dem Harnen. (*auch Ng.*)

Jücken in der Mitte der Harnröhre.

Stiche vorn in der Harnröhre.

Sulphur.

990 Flüchtig stechende Schmerzen in der Harnröhre. (d. 9. T.)
Stiche oder Schnitte in der Harnröhre und im Unterbauche.
Stechen und Reissen in der Harnröhre.
Schmerzen in der Harnröhre, wie beim Anfange eines Trippers.
Röthe und Entzündung der Harnröhr-Mündung.
995 Im Schamhügel öfteres Jücken und Feuchten.
Stiche in der Ruthe.
Stechen in der Ruthe, früh, beim Harnen, besonders in der Eichel, als würde die Harnröhre durchbohrt; der Harn tröpfelte dabei bloss Anfangs; später ward er zurückgehalten. (*Fr. H.*)
Das Glied sieht missfarbig, bläulich aus, ist immer kalt und die Vorhaut zurückgezogen. (*Whl.*)
Jücken an der Eichel.
1000 Eichel und Vorhaut eiskalt.
Brennen und Röthe der Vorhaut.
Röthe und Geschwulst der Vorhaut.
Phimosa mit Auströpfeln stinkigen Eiters unter der Vorhaut. (*Whl.*)
Die Vorhaut hängt lang über die Eichel weg und ist durch Einrisse in 4 bis 5 Lappen getheilt. (*Whl.*)
1005 Die Vorhaut wird ganz steif und hart, wie Leder, auf der innern Seite glänzt sie und sondert dünne, ekelhaft riechende Jauche ab. (*Whl.*)
In den Hoden und Zeugungstheilen ein Dröhnen.
Drücken und Spannen in den Hoden und Samensträngen.
Nadel-Stiche im Hoden.
Hoden hängen welk herab, mehrere Wochen lang.
1010 Der Nebenhode ist verdickt und geschwollen.
Hoden und Hodensack sehr schlaff, Abends im Bette.
Kälte der Geschlechtstheile, früh.
Männliches Unvermögen, selbst bei verliebten Phantasie-Bildern.
Widerstreben der Geschlechtstheile gegen eine völlige Ausleerung des Samens.
1015 Fast gar kein Geschlechtstrieb mehr. (*Whl.*)
Erhöhtes Begattungs-Vermögen. (n. 56 St.)
Grosser Trieb zur Samen-Entleerung, ohne Erektion.
Höchster Wollust-Reiz in den innern Geschlechtstheilen, früh, nach Erwachen, mit anderthalbstündiger, Anfangs starker, zuletzt schwacher Erektion, der in einen Brenn-

Schmerz überging, der erst nach Entleerung des Samens sich allmählig legte. (n. 24 St.)

Aufregung des Geschlechtstriebes.

1020 Mehrere Pollutionen. (d. ersten Nächte.)

Starke Pollution wässerichten Samens.

Pollution mit Brenn-Schmerz in der Harnröhre.

Pollution bei einem bejahrten Manne, der seit vielen Jahren keine gehabt. (d. 6. N.)

Pollution, im Mittags-Schlafe im Sitzen, bei einem 70jährigen Manne, der seit 20 Jahren dergleichen nicht hatte. (n. 5 St.)

1025 Abgang von Prostata-Saft.

Prostata-Saft tröpfelt nach Harnen und Stuhlgange in langen Faden aus der Harnröhre.

In den Geburtstheilen, Schwäche-Gefühl.

Jücken in der Mutterscheide, von Zeit zu Zeit.

Belästigendes Jücken an den Geburtstheilen, mit Ausschlags-Blüthen umher.

1030 Unschmerzhafte Bläschen an der äussern Scham.

Brennen in der Scheide, dass sie kaum sitzen konnte.

Brennen in der Scham, ohne Jücken.

Entzündung einer Schamlefze, mit Brenn-Schmerz am meisten beim Harnen.

Eine wunde Stelle an der Scham und eine am Mittelfleische, 10 Tage lang.

1035 Heftiges Jücken an der Klitoris.

Beim Beischlafe, Wundheits-Gefühl in der Scheide.

Regel um einen Tag zu früh, sehr stark, mit heftigen Bauch- und Kreuzschmerzen; vorher Frost am ganzen Körper. (*Ng.*)

Regel 2 Tage länger und stärker. (*Ng.*)

Regel stärker, dick, schwarz und so scharf, dass sie die Schenkel wund macht. (*Ng.*)

1040 Fast täglich etwas Blut-Abgang aus der Gebärmutter, mehrere Wochen lang nach Wiederherstellung der lang unterdrückten Regel. (n. 3 T.)

Regel fast sogleich, sieben Tage zu früh.

Regel 7 Tage zu früh, und weniger. (n. 15 T.)

Regel um 2 Tage zu früh. (n. 34 St.)

Regel um 10 Tage zu spät und 8 Tage lang, mit Schmerzen die ersten Tage. (*Ng.*)

1045 Regel um 11 Tage zu früh, mit Schneiden zuvor im Unterbauche herab. (*Ng.*)

Sulphur.

Regel um 3 Tage zu spät.
Regel um 2 Tage zu spät, mit viel Unwohlseyn und Beklommenheit. (d. 9. T.)
Regel um 2 Tage zu spät, mit Leib-Verstopfung und aufgetriebenem Bauche.
Die Regel blieb, im vollen Gange, sogleich weg, nachdem sie $2\frac{1}{2}$ Tag gedauert hatte. (auch *Ng.*)
1050 Stärkerer Abgang des Monats-Blutes, welches säuerlich roch.
Den Tag vor der Regel, Unruhe und Bangigkeit.
Gleich vor der Regel, Husten Abends im Bette; sie musste aufstehen, ihn zu erleichtern, wovon er verging.
Vor der Regel, Krampf unter den linken Hypochondern.
Drei Morgen vor der Regel, Stechen im hohlen Zahne früh von 7 bis 8 Uhr.
1055 Gleich vor der Regel, Brennen im Halse, wie Sood.
Gleich vor und bald nach der Regel, Nasenbluten.
Vor der Regel so voll auf der Brust, dass sie oft tief athmen muss.
Bei der Regel, am 3ten Abend, Nasenbluten.
Bei der Regel, Tages-Schläfrigkeit.
1060 Bei der Regel, bald schneidender, bald zusammenziehen der Schmerz im Unterbauche.
Bei der Regel, früh, unter geringem Blutflusse, heftige Bauch- und Kreuzschmerzen mit Aufblähung; Nachmittags stärkerer Blutfluss unter Verminderung der Schmerzen, die überhaupt durch starke Bewegung erleichtert werden. (*Ng.*)
Bei der Regel, Kneipen im Unterbauche, Kreuzschmerz (und Frost am ganzen Körper). (*Ng.*)
Bei der Regel, krampfhafter Schmerz im Unterbauche, als würden die Eingeweide an Fäden in ein Klümpchen zusammengezogen; sie konnte nicht liegen, noch gehen, sondern musste möglichst aufrecht sitzen.
Bei der Regel, ziehendes Bauchweh.
1065 Bei der Regel, Drücken in der Stirn, meist Nachmittags.
Bei der Regel, Drücken in der Herzgrube.
Bei der Regel, viel Blutdrang nach dem Kopfe.
Bei der Regel, arge Unterbauch-Schmerzen, mit grosser Hitze, Frost und einer Art Epilepsie; sie ward ganz steif, verzog den Mund und bewegte sich hin und her, ohne zu sprechen, bei kalter Stirn und kalten Händen.
Nach der Regel, Jücken äusserlich an der Nase, viele Tage lang.

1070 Weissfluss, sehr arg. (d. 2. T.)
Weissfluss, zwei Tage vor der Regel. *(Ng.)*
Dünner Weissfluss, früh, nach dem Aufstehen, mit Kneipen im Bauche zuvor. *(Ng.)*
Gelblicher Scheide-Fluss mit Kneipen im Unterbauche zuvor.
Scheide-Fluss, 14 Tage nach dem Regel-Eintritt, 2 Tage lang, wie Nasenschleim.
1075 Scheide-Fluss, der beim Abgange wie Salz beisst.
Weissfluss, der die Scham wund macht, brennenden Schmerzes. (d. 2. T.)
Weissfluss mit Leibschneiden vorher. (d. 13. T.)
Bei den ersten Kindes-Bewegungen, starkes Herzklopfen und Gesichts-Hitze, darauf Brennen im Bauche.

Reiz zum Niesen, das sie fast krampfhaft erschüttert. *(Ng.)*
1080 Sehr oftes Niesen, Abends und früh.
Häufiges Niesen.
Starkes Niesen, mehrere Tage.
Sehr oftes Niesen und vorher jedes Mal Uebelkeit.
Schmerzhaftes Trockenheits-Gefühl in der Nase, bei starkem Schnupfen.
1085 Kriebeln in der Nase, wie zum Schnupfen.
Schnupfen. (n. 14 T.)
Arger Schnupfen. (n. 5, 17 T.)
Oeftere kurze Schnupfen-Anfälle.
Fliessschnupfen, wie Wasser.
1090 Fliess-Schnupfen brennenden Wassers. *(Ng.)*
Fliessschnupfen, und beim Schnauben auch blutiger Schleim.
Aus der Nase träufelt Wasser.
Verstopfung beider Nasenlöcher, mit öfterem Niesen.
Fliessschnupfen, dessen Schleim durch die Choanen gezogen werden muss.
1095 Bei Verstopfungs-Gefühl der Nase, im oberen Theile, Fliessschnupfen und wundes Brennen, mit Ausfluss beissenden Wassers, bei rauher Bass-Stimme, Nachmittags und Abends. *(Ng.)*
Starke Verstopfung der Nase, mehrere Tage; beim Schnauben kommen zuweilen Blut-Klümpchen heraus.
Schnupfen mit Frostigkeit, Catarrh und Husten.
Arger Schnupfen mit Rohheit auf der Brust und Husten mit vielem Auswurfe.

Sulphur.

Häufige Absonderung dicken, gelben, eiterähnlichen Nasenschleimes, mehrere Tage. *(Ng.)*
1100 Rauhigkeit im Halse.
Ziehen und Trockenheit im Kehlkopfe, zuweilen.
Sehr rauher Hals. (n. 16 T.)
Heiserkeit und völlige Stimmlosigkeit. (n. 24 St.)
Heiserkeit, früh. *(Fr. H.)*
1105 Heiserkeit, Abends.
Heiserkeit und rauhe Sprache, mit Trockenheit im Halse und Brennen beim Schlingen. *(Ng.)*
Schnupfige Stimme, mit Verstopfungs-Gefühl in der Nasenwurzel, früh. *(Ng.)*
Harte Schleim-Stücke, wie Stärke, werden durch Räuspern ausgeworfen. *(Ng.)*
Kratzen im Halse, mit Husten-Reiz, Abends im Bette. *(Ng.)*
1110 Kälte im Halse, beim Einathmen.
Die ausgeathmete Luft ist heiss.
Schleim liegt immer auf der Brust; er muss hüsteln.
Verschleimung der Brust und des Halses.
Wenn er Etwas trocken isst, bleibt es ihm im Halse stecken, versetzt ihm den Athem und er muss es wieder aushusten.
1115 Der Kehlkopf deuchtet angeschwollen.
Ein schmerzhafter Stoss im Kehlkopfe, beim Husten.
Der in der Nacht in der Brust gesammelte Schleim verursacht beim Erwachen Brecherlichkeit.
Kriebeln im Kehlkopfe; Sprechen erregt Husten.
Reiz zum Husten, nach dem Essen, so heftig, dass er nicht schnell genug Husten konnte; es zog ihm die Brust krampfhaft zusammen, und er würgte, wie zum Erbrechen.
1120 Er will husten und kann nicht; es wird ihm schwarz vor den Augen.
Bei jedem Athmen reizt es ihn zum Husten von 2, 3 Stössen, Nachmittags schlimmer.
Trockner kurzer Husten, bloss beim Gehen im Freien.
Kurzer Husten, Abends beim Schlafen im Sitzen.
Husten jedes Mal von Rauhheit des Kehlkopfs.
1125 Viel Husten, bei Schlafengehen, mit Kopf- und Gesichts-Hitze und kalten Händen.
Trockner Husten, Abends lange im Bette, vor Einschlafen, und stärker, als am Tage.
Trockner Husten weckt ihn Nachts aus dem Schlafe.
Husten, nur die Nacht.

V.   24

Trockner Husten, der nicht schlafen lässt, bloss Nachts.
1130 Trockner Husten, mit Heiserkeit, Trockenheit im Halse und Fliessschnupfen hellen Wassers. *(Ng.)*
Kurzes Hüsteln mit wundem Brennen im Schlunde, das im Freien ärger wird, nach Niederlegen aber vergeht. *(Ng.)*
Trockner Husten plötzlich, als wolle es die Lunge heraus reissen, mit erhöhtem Kopfschmerze. *(Ng.)*
Trockner Husten, Abends, oder auch Nachts, und dann gegen Morgen mit etwas Auswurf und Gefühl, als ob innerlich kleine Bläschen zersprängen. *(Ng.)*
Lockerer Husten, mit Wundheits-Gefühl oder Drücken auf der Brust und dickem Schleim-Auswurfe; auch mit Rasseln in der Luftröhre und Heiserkeit. *(Ng.)*
1135 Trockner Husten, am Tage, mit Stichen in der rechten Bauch-Seite; dabei Stockschnupfen.
Um Mitternacht weckt ihn der Husten aus dem Schlafe; er muss $\frac{1}{2}$ Stunde husten, bis Auswurf kommt; früh, beim Ankleiden, wieder Husten mit Auswurf, dann Tags nicht wieder.
Trockner, kurzer, heftiger Husten, mit Schmerzen im Brustbeine, oder mit Brust-Stichen.
Brust-Auswurf von Geschmacke, wie alter Schnupfen.
Aushusten grünlicher Pflocken, süsslichen Geschmackes.
1140 Räuspern, bei jedem tief Athmen.
Beim Husten, Kopfweh, wie zerschlagen und zerrissen.
Beim Husten, arger Schmerz im Hinterkopfe, wie von einem Geschwüre. *(sogleich.)*
Von (kurzem) Husten, Schmerz im Scheitel, wie Dröhnen, und Schmerz unter den rechten Ribben.
Von Husten, Schmerz im Kopfe und Bauche.
1145 Beim Husten, Stiche in den Seiten- und Hinterhaupts-Beinen.
Beim Husten, Stiche zur Stirn heraus, dass sie dieselbe mit der Hand halten muss.
Beim Husten, schmerzhafte Stösse im Kopfe.
Beim Husten, Erbrechen.
Beim Husten scheinen Hals und Brust wie zerschnitten. *(Ng.)*
1150 Beim Husten, Erschütterung in Bauch und Brust.
Beim Husten, Stiche in der Gegend des Schwertknorpels.
Beim Husten, fauliger Geruch des Athems.
Beim Husten, Stiche unter der rechten Brust.

Sulphur.

Beim Husten, Schmerz auf der rechten Brust-Seite; beim Anfühlen that die Stelle weh.
1155 Beim Husten, Schmerz im Schulterblatte.
Beim Husten Gefühl, als wenn die Lungen den Rücken berührten.
Bei trocknem Husten, Leerheits-Gefühl in der Brust.
Beim Husten, Stich-Schmerz über der linken Hüfte, bis ins Kreuz.
Engbrüstigkeit.
1160 Athem-Versetzung in Anfällen, theils bei Bewegung und Gehen, theils im Sitzen und Liegen; er muss dann mit Gewalt tief athmen, worauf die Engbrüstigkeit sogleich vergeht.
Die grösste Engbrüstigkeit, Zuckungen und Tod. (n. 4 T.) (*Morgagni.*)
Engbrüstig nach Spazierengehen; er muss oft tief athmen, bis Abend. (n. 28 St.)
Kurzäthmig beim Gehen im Freien. (auch *Ng.*)
Kurzäthmig von vielem Sprechen.
1165 Athem-Verhinderung von Pressen auf der Brust.
Schnärcheln und Rasseln auf der Brust, von Auswurf erleichtert.
Oft Stocken und Athem-Versetzung bis zum Ersticken, am Tage.
Athem-Versetzung auch beim Sprechen.
Athem-Mangel, plötzlich, Nachts im Bette, beim Umwenden auf die linke Seite; beim Aufsitzen vergeht es.
1170 Athem-Versetzung oft, im Schlafe; sie musste geweckt werden, um nicht zu ersticken.
Erstickungs-Anfall, Nachts, im Schlafe, doch ohne Schmerz.
Kaum eingeschlafen, Nachts, war der Athem weg, sie wollte ersticken, fuhr auf mit lautem Schrei, und konnte nicht wieder zu Athem kommen; gegen Morgen starkes Herzklopfen und matter Schweiss darnach.
Wenn sie 20 Schritte gegangen, ist ihr die Brust wie zugeschnürt, sie möchte immer stehen bleiben, sich wieder zu erhohlen.
Obwohl nicht kurzäthmig, fällt ihm das ganz tiefe Athmen doch unmöglich.
1175 Wenn er tief athmen will, ist die Brust wie zusammengezogen.

Engbrüstigkeit, früh, nüchtern, bis er Etwas geniesst; die Verhinderung des Athmens scheint in der Herzgrube zu seyn.

Beengung und drückende Beklemmung, Nachmittags und Abends, im ganzen Körper, doch mehr um die Brust, wie äusserlich, mit Aengstlichkeit; nach dem Niederlegen schwitzte er und es ward ihm ganz frei.

Eng auf der Brust, als wäre da Etwas angewachsen.

Beklemmung des Athems beim Vorbeugen.

1180 Beklemmung der Brust, mit Stechen in der linken Seite, ohne Bezug auf Athmen. (Ng.)

Unwillkürlich schnelleres Athmen, bei und nach dem Einsteigen in das Bett.

Schwerathmigkeit; er musste tief athmen, mehr im Sitzen, als im Gehen.

Wie matt in der Brust, sie konnte nur schwer Athem holen.

Schwäche der Brust beim Sprechen.

1185 Aengstlichkeit auf der Brust.

Die ganze Brust wie gespannt.

Schmerzhafte Empfindlichkeit oben auf dem Brustbeine, auch bei Berührung, mit Beklemmung. (Ng.)

Spannung in der rechten Brust und Schulter.

Drücken oben im Brustbeine, beim Gehen im Freien, was sich beim weiter Gehen verliert.

1190 Drücken quer über die Mitte der Brust, wie von einem verschluckten allzugrossen Bissen.

Früh im Bette, ein sich immer mehrendes Brust-Drücken; er musste aufstehen, worauf es sich verlor.

Drückender Schmerz im Brustbeine, beim Gehen; beim Betasten fühlt er Nichts.

Drücken auf der Brust, mit Beängstigung.

Schwere-Gefühl auf der Brust, mehrere Tage, mit trocknem Husten. (Ng.)

1195 Zusammenziehender Schmerz um die Brust. (Ng.)

Schmerzhaftes Zusammenschrauben in der Brust, öfters, bei Bewegung. (Ng.)

Brust-Krampf Abends, im warmen Zimmer; sie musste schwer athmen und konnte nicht genug Luft bekommen, bei starkem Herzklopfen; von Bewegung schlimmer; vom Liegen im Bette vergeht's.

Heftiger Krampf in der Brust, zuweilen.

Aeusserst heftiger Schmerz, Abends, als wenn Jemand die

Sulphur.

Brust in der Tiefe packte, sie umdrehen und herausheben, oder zerreiben und zersprengen wollte.
1200 Stiche in der Brust, bis in den Rücken. (n. 16 St.)
Stiche in der linken Brust, beim Athmen, etliche Tage lang.
Kurze Stiche in der Herz-Gegend.
Stiche in der Herz-Gegend oder in der rechten Brust-Seite, Nachts, im Liegen auf dem Rücken, bei der mindesten Bewegung.
Stiche im Brustbeine.
1205 Heftige Stiche von der rechten Brust durch die Herzgrube und den Magen.
Ein Stich von der rechten Brust bis in das Schulterblatt. (d. 4. T.)
Stechender Zusammenzieh-Schmerz in den Brust-Muskeln, die auch beim Befühlen wehthun.
Stiche im Rücken bei jedem Athemzuge.
Stechender Schmerz im Kreuzknochen bei jedem Ausathmen.
1210 Stechen in der Brust und in den Rücken-Muskeln.
Stechen oder Zwängen in der Mitte des Brustbeins, mehr äusserlich. *(Ng.)*
Schmerzhafte, erschreckende Stiche in die rechte Brust hinein. *(Ng.)*
Anhaltendes Stechen in die linke Brust hinein, zum Schreien, durch Tiefathmen nur kurz vergehend. *(Ng.)*
Schneiden, tief in der Brust, mit Brennen, nach Gehen im Freien. *(Ng.)*
1215 Erschreckendes Schneiden in der Mitte der Brust, bis zur Herzgrube herab. *(Ng.)*
Klopfen, tief in der Brust, Nachts. *(Ng.)*
Knacken im Brustbeine bei Bewegung.
Wie erhitzt in der Brust, früh, beim Erwachen.
Brennen im Halse und heisser Athem, früh, beim Erwachen.
1220 Brennen in der Brust und starke Wärme im Gesichte.
Brennen in der rechten Brust-Seite, schnell kommend und vergehend. *(Ng.)*
Brennen und Zusammenziehen auf einer kleinen Stelle des Brustbeins, mehr äusserlich. *(Ng.)*
Kälte-Gefühl in der Brust und im Bauche. *(Ng.)*
Kälte-Gefühl in der Brust, wie eine frostige Spannung.
1225 Eine fremdartige Bewegung in der Herz-Gegend.
Klopfen im Brustbeine, wie von einem Geschwüre.

Stösse in der linken Brust, nach dem Herzen zu, den Athem versetzend, dabei grosser Durst.

Knasterndes Pochen in der linken Brust-Seite, im Sitzen und Liegen, was bei angehaltenem Athem schweigt.

Schnelles und starkes Herzklopfen, Abends, beim Einschlafen.

1230 Herzklopfen zu jeder Tages-Zeit, ohne Beängstigung.

Herzklopfen fast ohne Veranlassung ohne Angst, z. B. beim Niederlegen zur Mittags-Ruhe.

Starkes Herzklopfen, im Augenblicke des Aufstehens.

Herzklopfen alle Vormittage.

Aengstliches Klopfen des Herzens.

1235 Druck in der Herz-Gegend, gegen Abend.

Gefühl, als wenn das Herz nicht Raum genug hätte.

Gefühl wie hohl in der Herz-Gegend.

Viel Blutdrang nach dem Herzen.

Blutdrang nach der Brust, früh, beim Erwachen.

1240 Starke Blutwallung nach der Brust.

Heftige Blutwallung in der Brust, wie ein Kochen, mit Weichlichkeit bis zur Ohnmacht und Zittern im rechten Arme.

Schmerz in der Brust, wie verrenkt, mit Beklemmung.

Die Brust ist schmerzhaft bei Bewegung der Arme.

Die rechten Ribben schmerzen, vorzüglich beim Betasten.

1245 Schmerz im Brustbeine.

Stechen im Brustbeine, für sich und noch mehr beim Betasten.

Stechen in den Brust-Muskeln, bei Bewegung des Armes.

Schmerz am obern Theile der Brust, als wäre er darauf gefallen.

Zerschlagenheits-Schmerz oben an der Brust, beim Befühlen.

1250 Brennen tief in der Mitte des rechten Schlüsselbeines, bis an das Brustbein. *(Ng.)*

Jücken auf der Brust.

Rothlauf an der Brust; sie entzündet sich, wird roth, heiss, hart, mit rothen Strahlen, von der Warze aus: und mit Stichen darin.

Zucken in einer der Brüste, welche anschwoll, als wenn Milch eintreten wollte.

Kreuzschmerz, dass sie nicht gerade stehen konnte; sie musste gebückt gehen.

1255 Arge Kreuzschmerzen, nur beim Bücken, spannend, als

Sulphur.

wenn Alles zu kurz wäre; die Schmerzen gingen über den Bauch in die Herzgrube und bis in das Knie.
Stiche im Kreuze.
Stiche quer über das Kreuz.
Pulsirende Stiche in der Lenden- und Nieren-Gegend.
Arge Risse in der linken Lende, bei Bewegung.
1260 Brennender Kreuzschmerz, nahe beim After.
Ein harter Druck im Kreuze, beim Gehen vermindert.
Drücken im Kreuze, beim Gehen verschwindend, im Sitzen wiederkehrend.
Schmerz über dem Kreuze.
Schmerz über dem Kreuze, beim Gehen, nicht im Sitzen.
1265 Pressen im Kreuze, beim gebückt Stehen.
Schmerzliches Nagen auf einer kleinen Stelle des Kreuzes; nach darauf Drücken bloss Zerschlagenheits-Schmerz. (*Ng.*)
Arger Zerschlagenheits-Schmerz im Kreuze und Steissbeine. (*Ng.*)
Schmerzhafte Steifheit im Kreuze; er kann nur schwierig vom Sitze aufstehen.
Schmerz im Kreuze beim Aufstehen vom Sitze.
1270 Plötzlicher Schmerz im Kreuze und untern Rücken, wie verrenkt.
Ziehen und Schwäche im Kreuze.
Zieh-Schmerz im Kreuze.
Knarren im Kreuze, bis zum After.
Plötzlich starker Verrenkungs-Schmerz im Kreuze, beim Niesen, dann Ziehschmerz dicht am Rückgrate und von da in die linke Leiste und den Hoden, besonders schmerzhaft beim Aufstehen vom Sitze und beim Gehen.
1275 Rückenschmerz, wie verstaucht, bei einem Fehltritte.
Verrenkungs-Schmerz in der Gegend des linken Beckens und zwischen den Schulterblättern, in der Ruhe, mit unerträglich schmerzhaften Rucken bei der mindesten Bewegung.
Rücken- und Kreuzschmerzen, wie zerprügelt.
Zerschlagenheits-Schmerz auf einem Flecke des Rückens.
Rückenschmerz beim Bücken.
1280 Starker Schmerz in der Nieren-Gegend, nach langem Bücken.
Schmerz im Rücken, wie nach langem Bücken.
Müdigkeits-Gefühl auf der linken Rücken-Seite, bei Bewegung des Armes, wie nach zu grosser Anstrengung der Theile.

Schwere im Rücken, früh, als habe er schlecht gelegen, und Müdigkeit, wie nicht ausgeschlafen.
Steif im Rücken und in den Seiten, wie nach Verkältung.
1285 Steifheit, bald im Rücken, bald in der Hüfte, schmerzhaft beim Umwenden im Bette; er musste den Athem dabei an sich halten.
Steifigkeit im Rücken nach Sitzen.
Steif im Rücken, bei längerem Sitzen, was durch Gehen nachlässt.
Drückender Schmerz im Rücken, unter den Schulterblättern, Abends.
Ziehen im Rückgrate herauf, beim Bücken.
1290 Stich-Schmerz im Rücken, beim Gehen.
Jückende Stiche auf dem Rücken.
Knurren innerhalb des Rückgrates hin.
Heisses herab Rieseln am Rücken.
Brennen und Beissen im Rücken.
1295 Reissen im Rücken.
Aetzendes Brennen zwischen den Schultern, unter dem rechten Achsel-Gelenke, am Kreuze und auf dem Hinterbacken, Abends nach Niederlegen. *(Ng.)*
Brennen auf dem Rücken, unter der Achselgrube. *(Ng.)*
Reissen im linken Schulterblatte, im Sitzen. *(Ng.)*
Reissen zwischen den Schulterblättern, oder auch Stechen, Abends. *(Ng.)*
1300 Brenn-Schmerz zwischen den Schulterblättern.
Brennen zwischen den Schulterblättern.
Spannendes Weh zwischen den Schulterblättern, beim Liegen und Bewegen.
Spannen und Zerschlagenheits-Schmerz zwischen den Schulterblättern und im Genicke, was bei Bewegung des Kopfes bis in die Achsel geht. *(Ng.)*
Spannung zwischen den Schulterblättern und an der einen Hals-Seite.
1305 Spann-Schmerz in der linken Rücken-Seite; bei Bewegung der Arme.
Zieh-Schmerz im rechten Schulterblatte, Abends, bei Schlafengehen.
Verrenkungs-Schmerz des rechten Schulterblattes, bei Bewegung des Armes.
Stich-Schmerz im linken Schulterblatte, beim Stützen auf den linken Arm.

Sulphur.

Mehrere Stiche unter den Schulterblättern, die den Athem benehmen und das Bücken nicht gestatten.
1310 Genick-Steifigkeit und lähmiger Verrenkungs-Schmerz im Genicke.
Knarren in den Halswirbeln beim zurück Biegen des Kopfes und Aufdrücken auf das Kissen.
Knacken der Genick-Wirbel.
Spann-Schmerz im Genicke und von da herum, bis über das Auge, wo es stach.
Ziehendes Zucken in den Nacken-Muskeln. (*Ng.*)
1315 Spannen und Stechen im Genicke, beim Gebückt-Sitzen; nach Ausstrecken vergehend. (*Ng.*)
Zieh-Schmerz im Nacken und den Schulterblättern.
Reissen und Spannen in der linken Nacken-Seite, Vormitternacht, nach Erwachen, mit Gefühl wie zu kurz, beim Bewegen des Kopfes, sie musste schreien vor Schmerz, der in der Ruhe gelinder war. (*Ng.*)
Stiche im Genicke beim Bücken. (*Ng.*)
Entzündung und Geschwulst einer Drüse im Nacken, dicht an den Kopf-Haaren, jückender Empfindung.
1320 Eine Flechte im Nacken.
Anhaltender Schweiss im Nacken, fast den ganzen Tag, zuweilen mit Kälte-Gefühl und Schauder, 14 Tage lang.
Hals-Steifigkeit.
Schmerz am Halse, rechts, beim Biegen des Kopfes nach dieser Seite.
Zieh-Schmerz an der rechten Hals-Seite.
1325 Pressen am Halse, wenn sie viel spricht.
Pulsiren in den linken Hals-Adern.
Schmerzhafte Geschwulst des äussern Halses, vorn. (*Fr. H.*)
Jücken am Halse.
Hitz-Blüthen am Halse.
1330 Eine geschwollene Drüse am Schild-Knorpel schmerzt beim Befühlen.
Achseldrüsen-Geschwulst.
Eine geschwollene, nässende Drüse unter dem rechten Arme. (*Ng.*)
Eiter-Geschwulst der Achsel-Drüsen.
Schweiss der Achsel-Gruben.
1335 **Sehr ekelhaft stinkender Achselgruben-Schweiss.**

Kneipen, bald in der linken Schulter, bald in den Füssen. (*Ng.*)

In der Achsel, flussartiger Schmerz.

Rheumatischer Schmerz in der linken Achsel.

Schmerz in der rechten Achsel, beim Athmen. (*Fr. H.*)

1340 Drücken auf der Achsel, wie eine Last, beim Gehen im Freien.

Zieh-Schmerz im Achsel-Gelenke und im Arme.

Reissen vom Schulter-Gelenke, bis in den Oberarm-Knochen herab.

Reissen in den Achseln, oder Achsel-Gelenken, besonders Nachts mit Nagen oder argem Zerschlagenheits-Schmerze und Stechen, durch Bewegung des Armes erst verstärkt, dann gebessert. (*Ng.*)

Stiche unter der rechten Achselgrube. (*Ng.*)

1345 Reissen in den Achsel-Gelenken in der Ruhe, das bei Bewegung vergeht. (*Ng.*)

Stiche aus der Achsel, bis in die Brust nur bei Bewegung.

Stiche vom Schulter-Gelenke bis in den Arm vor, beim darauf Liegen und beim Ein- und Ausathmen.

Klopfen in der linken Schulter, wie im Knochen. (*Ng.*)

Schmerz des Schulter-Gelenkes, wie ausgefallen, vorzüglich Nachts, beim Liegen.

1350 Die Arme schmerzen wie zerschlagen.

Eingeschlafenheit des Armes, 24 Stunden lang.

Oefteres Einschlafen der Arme, zu Viertelstunden lang, besonders nach Arbeit; er muss sie liegen lassen.

Klamm in den Armen, nach Mitternacht.

Drücken und Ziehen innerlich im Arme, mehr bei Bewegung, als in der Ruhe, besonders beim Ausstrecken oder Aufheben desselben.

1355 Ziehen und Reissen in den Armen und Händen.

Zuckendes Ziehen, Nachts im Bette, von einem Gelenke des Armes bis zum andern, doch mehr in den Gelenken.

Reissende, langsame Rucke aus dem Achsel- oder Ellbogen-Gelenke durch das Glied herab, im Gelenke am empfindlichsten, so dass er nöthigt, die Stirne zu runzeln und die Augen zusammenzuziehen.

Reissen und Lähmigkeit im rechten Arme.

Reissen im Arme, ohne Bezug auf Bewegung.

1360 Rothe, brennende Flecke an den Ober- und Unterarmen (nach Waschen mit Seifen-Wasser).

Sulphur.

Am Oberarme Empfindung, als hinge Etwas schweres daran.
Schwäche im Oberarme, dass sie ihn nicht heben kann.
Zuckendes Drücken im Dreieck-Muskel des Oberarms. *(Walther.)*
Reissen im linken Oberarm-Knochen auf der vordern Fläche. *(Ng.)*
1365 Zwängendes Stechen im rechten Oberarme. *(Ng.)*
Zerschlagenheits-Schmerz im linken Oberarme, der auch gegen äussern Druck empfindlich ist. *(Ng.)*
Harte, heisse Geschwulst am linken Oberarme, worin es stach.
Unter der Ellbogen-Beuge, Brenn-Schmerz; beim Befühlen aber, wie boll oder taub.
Zerschlagenheits-Schmerz um das rechte Ellbogen-Gelenk, beim Heben mit dem Arme und beim Zusammenballen der Hand.
1370 Empfindliches scharfes Ziehen im rechten Ellbogen-Gelenke.
Drücken im Ellbogen-Gelenke, beim Bewegen.
Reissen vom Ellbogen-Gelenke den Oberarm hinauf und den Vorderarm hinab, auch in der Ruhe.
Reissen in und über dem rechten Ellbogen-Gelenke, in der Ruhe, durch Bewegung des Armes vergehend. *(Ng.)*
Die Flechsen der Ellbogen-Beuge sind wie gespannt.
1375 Eiter-Blasen in der Ellbogen-Beuge, mit vielem Jücken.
In den Vorderarmen langsames, schmerzliches Ziehen, wie in den Nerven, vom Ellbogen bis in die Handwurzel und wieder zurück.
Jücken in den Ellbogen- und Hand-Gelenken und vorzüglich an den Händen, besonders Abends; es entstehen hie und da kleine Bläschen voll gelblichen Wassers.
Spannen auf einer Stelle des rechten Vorderarms, als würde die Haut mit einer Nadel in die Höhe gehoben, nach Reiben in Jücken verwandelt. *(Ng.)*
Reissen in den Vorderarm-Knochen, zuweilen durch Aufdrücken und Bewegen erleichtert. *(Ng.)*
1380 Eingeschlafenheits- und Schwere-Gefühl des rechten Unterarmes. *(Ng.)*
Der rechte Unterarm ist wie gelähmt und ohne Gefühl, was durch Reiben vergeht; Nachts, beim Liegen auf der linken Seite. *(Ng.)*
In den Handknöcheln, Reissen.

Reissender Schmerz in den Hand-Gelenken.
Ziehen auf der Hand, mit abwechselnden Stichen.
1385 Schmerzhafte Stiche durch das Hand-Gelenk hindurch, herauswärts.
Ein brennender Stich plötzlich auf dem Handrücken.
Reissen im rechten Handrücken, zuweilen wie im Knochen, zuweilen in den Streck-Flechsen. *(Ng.)*
Verrenkungs-Schmerz im rechten Hand-Gelenke, bei Ruhe und geringer Bewegung, durch starke Bewegung endlich ganz vergehend. *(Ng.)*
Schmerz im Hand-Gelenke, wie verrenkt.
1390 Steifheit der Hand-Gelenke, vorzüglich früh, die sich am Tage verliert.
Brennen in den Händen.
Angeschwollene Adern auf den Händen.
Oeftere Geschwulst der Hände.
Kriebeln in der Hand, wie von Ameisen.
1395 Eingeschlafenheit der Hände, mit Kriebeln, sogleich nach Eintauchen derselben in kaltes oder warmes Wasser.
Müdigkeit der rechten Hand, mit Reissen im Daumen.
Kraftlosigkeit der Hände, früh, nach dem Aufstehen; er muss sie sehr anstrengen, Etwas damit zu halten.
Zittern der Hände, beim Schreiben.
Zittern der rechten Hand, früh.
1400 Zitter-Gefühl in beiden Händen.
Eine Art Aengstlichkeit in den Händen; er muss Etwas angreifen.
Unwillkürliches Zugreifen mit den Händen, am meisten Nachmittags. *(Fr. H.)*
Schweissige Hände.
Jücken in den Hand-Flächen.
1405 Jücken in den Handtellern; er muss reiben, worauf es brennt.
Jückend stichlichtes Brennen in den Handtellern; er muss reiben.
Jückender Blasen-Ausschlag auf dem Handrücken. (d. 4. T.)
Nessel-Ausschlag auf dem Handrücken.
Röthe und Geschwulst der Hände und Finger, wie erfroren, mit abendlichem Jücken und mit Spannen bei Bewegung.
1410 Harte, trockne Haut der Hände.
Aufgesprungene Haut der Hände.

Sulphur.

Aufspringen der Haut der Hände, fast schmerzlos, vorzüglich dicht am Anfange der Finger. *(Fr. H.)*
Ritze und Schnitte in der Haut der Hände, besonders in den Gelenken, wund schmerzend.
Die Hände sind um die hintersten Fingerknöchel aufgesprungen und rauh, wie Reibeisen.

1415 Eine kleine Verletzung am Finger wird böse, mit Pulsiren darin, später eine Fressblase daran, und die ganze Hand geschwillt, doch ohne Schmerz, ausser beim Befühlen.
Die Flechsen in den Handtellern hinter den zwei ersten Fingern sind wie verkürzt, hart anzufühlen und spannend, so, dass er die Hand nicht flach auf einem Tische ausbreiten kann.
In den Fingern, Zieh-Schmerz, in einzelnen kurzen Rucken, Nachmittags.
Klamm in den drei mittlern Fingern.
Unwillkürliches Zucken der Finger. *(Fr. H.)*
1420 Reissen in den Fingern. (auch *Ng.*)
Reissen im hintern Daumen-Gelenke bis in das Mittel-Gelenk und die Hälfte des Handrückens. *(Ng.)*
Reissendes Stechen hinter dem Nagel, des linken Ringfingers, als würde eine Nadel hineingestossen, Abends besonders heftig. *(Ng.)*
Klamm-Zerschlagenheits- und Geschwulst-Gefühl im Mittel-Gelenke des 3ten und 4ten Fingers (während der Regel). *(Ng.)*
Kneipen und Drücken am Ballen des linken kleinen Fingers, alle 5 Minuten, beim Aufstützen des Ellbogens bis in den Arm heraufstrahlend, mit Frost; am Tage verwandelt sich der Schmerz in starke Stiche, ebenfalls mit Frost, wobei es ihm in allen Gliedern lag, wie nach starker Strapatze.
1425 Anhaltend brennend reissender Stich auf dem Rücken des Mittelfingers.
Ein brennender Ruck im linken Mittelfinger.
Brennen in den Finger-Ballen (Vormittags).
Brennen in den Fingerspitzen.
Verrenkungs-Schmerz im hintersten Daumen-Gelenke.
1430 Schmerz in der Beuge-Seite des rechten Mittelfingers, wie von einem stechenden Splitter.
Stiche in den Fingerspitzen.

Kriebeln und Brickeln in den Fingerspitzen, sehr empfindlich; beim herab Hangen der Arme schlimmer.
Einschlafen der zwei letzten Finger, Abends im Bette.
Taubheit des kleinen Fingers, eine Zeit lang.
1435 Taubheit und Eingeschlafenheit der beiden kleinen Finger.
Absterben der Finger, früh; sie werden blutleer, mit Trübheit und Kriebeln, und schrumpfiger Haut an den Spitzen, zwei Stunden lang, drei Tage nach einander.
Absterben der Finger, Vormittags.
Kälte der Finger. *(Fr. H.)*
Starke Geschwulst der drei Mittelfinger beider Hände. *(Fr. H.)*
1440 Dicke, steife, rothe Finger Gelenke, wie erfroren, mit Kriebeln darin.
Geschwulst der Finger, früh.
Dicke, rothe, Frostbeulen an den Fingern, die in der Wärme sehr jücken.
Abgänge an den Fingern (die Oberhaut schält sich ab in runden Stellen).
Starker Schweiss zwischen den Fingern.
1445 Schmerz der Fingerspitzen, früh, als habe er die Nägel zu kurz verschnitten.
Viel Neidnägel an den Fingern.
Nagel-Geschwür am Finger (Panaritium), zweimal nach einander.
Der rechte Hinterbacken schmerzt.
Wenn er lange sitzt, thut ihm das ganze Gesäss mit den Sitz-Knochen weh.
1450 Jückendes Fressen an den Hinterbacken.
Im Hüft-Gelenke spannender Schmerz beim Gehen.
Arger Schmerz im rechten Hüft-Gelenke, bei der geringsten Bewegung im Bette, wie verrenkt, so dass er früh nicht auftreten, noch gehen konnte; auch bei Berührung, Schmerz.
Zucken öfters, tief in der linken Hüfte, bei Bewegung vergeht es. *(Ng.)*
Zerschlagenheits-Schmerz in der rechten Hüfte, beim Niedersetzen und beim Bewegen des Körpers nach einer Seite. *(Ng.)*
1455 Schmerz in der Hüfte, bloss bei Bewegung und beim Anfühlen, als wäre er da blau geschlagen, oder darauf gefallen.
Schmerz in den Sitz-Knochen, dass sie weder sitzen noch

Sulphur.

liegen konnte, auch beim Befühlen, wie unterschworen; beim Aufstehen vom Sitze war der Oberschenkel wie eingeschlafen, mit Kneipen am Sitz-Knochen.

Klammartige, jählinge, sehr schmerzhafte Rucke um das Hüft-Gelenk.

Zieh-Schmerz in der linken Hüfte.

Nessel-Ausschlag unter der Hüfte.

1460 In den Beinen, Zieh-Schmerz, früh und Abends im Bette.

Arges Reissen im Beine, von der Ferse bis in den Oberschenkel, und bis in das Hüft-Gelenk, im Stehen am ärgsten im Knie-Gelenke; Gehen erleichterte, und besserte endlich ganz. (*Ng.*)

Stossweise heftiges Reissen, Abends, im rechten Beine und Hüft-Gelenke, beim Gehen; auch konnte sie, ohne das Bein auszustrecken, und ohne Schmerz es nicht auf einem niedrigen Sitze aushalten.

Wie zerschlagen in den Beinen, nach Gehen im Freien.

Unruhe in den Beinen, dass sie nicht in der Stube bleiben konnte, zwei Abende, bis zum Schlafengehen.

1465 Trockne Hitze in den Beinen.

Kälte im linken Beine.

Das rechte Bein ist wie taub, selbst im Liegen.

Gefühl im Liegen, als könne er den einen Schenkel nicht heben, was er doch wirklich vermochte.

Er fühlt im Sitzen oft seine Beine nicht; eine Art Eingeschlafenheit.

1470 Eingeschlafenheit des linken Beines, eine Stunde lang, zwei Abende nach einander.

Eingeschlafenheit beider Beine, früh im Bette, mit grosser Schwere.

Schwere in den Beinen und Spannen in den Knieen und Oberschenkeln, mehr Nachts, als am Tage.

Schmerzhafte Schwere der Beine.

Schwere und Müdigkeit der Beine, früh im Bette, die nach dem Aufstehen sogleich verging.

1475 Schwere und Mattigkeit der Beine nach kleinen Spaziergängen.

Ungemeine Schwere der Beine beim Gehen, fast wie gelähmt.

Sumsen der Beine, wie von Müdigkeit.

Aengstlichkeits- und Schwäche-Gefühl im ganzen rechten Beine, beim Gehen.

Schwäche in den Beinen, dass sie kaum gehen konnte, und Schmerz, als wäre kein Mark in den Knochen.

1480 Plötzliche Schwäche der Beine, besonders der Unterschenkel, nach einem kurzen Spaziergange.

Im Oberschenkel eine Art Lähmung, wie in der Hüfte, über dem Hinterbacken.

Zucken in beiden Oberschenkeln, wie im Knochen. *(Ng.)*

Klamm im rechten Oberschenkel.

Kriebelndes Jücken am innern Oberschenkel. *(Fr. H.)*

1485 **Trockne Hitze an den Oberschenkeln und am Kreuze, bei Kälte des Rückens.**

Schmerz der hintern Oberschenkel-Muskeln im Sitzen.

Die Oberschenkel sind wie mit einem Bande zusammengeschnürt.

Zucken im Ober- und Unterschenkel.

Ziehender Schmerz im Oberschenkel.

1490 Heftige Risse im rechten Oberschenkel, vom Knie bis an den Kamm des Darmbeins, und darauf Abgeschlagenheit des ganzen Körpers.

Reissen in den Oberschenkeln, auch in deren Knochen, oft bis ins Knie, meist durch Gehen gebessert. *(Ng.)*

Stechen und Brennen an der Inseite des linken Oberschenkels, durch Reiben gebessert. *(Ng.)*

Zerschlagenheits-Schmerz an der Aussenseite des Oberschenkels, auch beim Berühren.

Heftiger Schmerz im Oberschenkel, Nachts, wie nach einem Schlage.

1495 Schmerz, wie verwundet, am innern rechten Oberschenkel, Abends.

Wundheit zwischen den Oberschenkeln, besonders beim Gehen im Freien.

Jückende Blüthen an der Inseite der Oberschenkel.

Knieschmerz, wie von Steifheit, beim Aufstehen vom Sitze.

Steifheit in den Kniekehlen.

1500 Verstarren der Knie.

Gefühl in den Knieen, als würden sie mit beiden Händen gepackt, Abends. *(Ng.)*

Sulphur.

Spannen in den Knieen, beim Aufstehen vom Sitze, beim Gehen und vorzüglich beim Treppen-Steigen.
Spannung im rechten Knie, dass er das Bein nicht strecken kann.
Strammen in den Kniekehlen, beim Auftreten, wie zu kurz.
1505 Die Flechsen der Beine deuchten beim Stehen wie zu kurz.
Spannen in den Kniekehlen, bis zum Fusse.
Die Knie werden (im Bette) mehrmals krampfhaft gebogen und wieder ausgestreckt. *(Fr. H.)*
Heftiges klammartiges Drücken in der Kniekehle bis an die Fussknöchel, meist im Sitzen, täglich zweimal eine Stunde lang, Nachmittags, bei grosser Müdigkeit und strammendem Kopfschmerze.
Drücken auf der linken Kniescheibe, im Sitzen und Gehen.
1510 Drücken im Knie-Gelenke, beim Bewegen desselben.
Stumpf stechender Druck auf einem sehr kleinen Punkte in der äussersten Knie-Spitze.
Reissen im linken Knie, nur im Gehen. *(Ng.)*
Reissen äusserlich in der linken Kniescheibe, durch wiederholtes Gehen verschwindend. *(Ng.)*
Abends, Reissen und Verrenkungs-Schmerz im linken Knie, nur beim Auftreten; nach Niederlegen vergeht es, kommt aber am Morgen wieder. *(Ng.)*
1515 Stechen im rechten Knie.
Stechen im Knie und dem Schienbeine. (d. 3. T.)
Stechen im rechten Knie, nur beim Stehen, dann im linken Hand-Gelenke.
Stechende Schmerzen in den Knieen.
Lange Stiche im Knie, die Schauder und Schreck erregen.
1520 Stechen im Knie bei geringer Bewegung (da knorpelt es darin), und beim Treppen-Steigen, aber fast nicht beim Gehen auf Ebenem.
Glühend brennender Stich in der linken Kniebeuge, dass sie zusammenfuhr. *(Ng.)*
Lähmigkeit im Knie, beim Treppen-Absteigen, wie verstaucht.
Mattigkeit in den Knieen, vorzüglich Vormittags; nach Steigen einer Treppe brennt es in den Gelenken derselben.
Zerschlagenheits-Schmerz der Knie, beim Aufstehen vom Sitze und Biegen derselben.
1525 Ermüdungs-Schmerz in den Knie-Gelenken.

V.

Sulphur.

Müdigkeits-Gefühl in den Knieen, früh im Bette.
Schlaffheit in den Knieen, als wollten sie zusammensinken.
Zusammenknicken der Knie beim Gehen.
Knacken in den Knieen. (d. 2. T.)
1530 Jücken um die Knie.
Der Unterschenkel ist beim Aufstehen wie eingeschlafen und kriebelnd brennend.
Kälte und Kälte-Gefühl der Unterschenkel, Abends.
Geschwollne Adern an den Unterschenkeln.
Zittern und Müdigkeit, Stechen und Reissen in beiden Unterschenkeln, von den Knieen bis in die Füsse; beim Sitzen mehr Reissen, im Gehen Stechen und Spannen, während die Zehen eiskalt sind.
1535 Reissen in den Unterschenkeln, von den Knieen bis zu den Füssen, im Gehen und Sitzen.
Reissen in beiden Unterschenkeln, bis zur Mitte der Oberschenkel. (*Ng.*)
Reissen von den Knieen bis in die Zehen, mit Schwere der Füsse, dass sie sie kaum erschleppen kann.
Zerschlagenheits-Schmerz am innern Theile der Unterschenkel, bei den Schienbeinen, beim Befühlen, als wäre das Fleisch von den Knochen los; Abends.
Neigung zu Klamm im Unterschenkel, beim Ausstrecken des Fusses.
1540 Die Waden schmerzen beim Treppensteigen sehr.
Stechender Schmerz in der rechten Wade.
Ziehen, abwechselnd in der Wade, im Schienbeine, in der Sohle.
Greifendes Ziehen in den Waden, im Sitzen; im Gehen erleichtert. (*Ng.*)
Glühendes Brennen und Bohren in der rechten Wade, Abends. (*Ng.*)
1545 Müdigkeits-Schmerz in den Waden, Nachts, nur im Bette. (*Ng.*)
Gluckern in der linken Wade herab, wie von Wasser-Tropfen. (*Ng.*)
Reissen mit Stechen hin und her, von den Waden bis in die Zehen, Abends, beim Stehen und Niedersetzen zuckten die Füsse inwendig, dabei Zitter-Gefühl im ganzen Körper, Schwere und Reissen im ganzen Rücken, Frost ohne Durst mit rothen Backen ohne Hitze daran; dann kam's in die Herzgrube, spannte und zog unter den Ribben zusam-

Sulphur.

men, mit beklemmtem Athem und vielen Stichen in der ganzen Brust und im Oberbauche.

Zusammenziehender Schmerz in der Wade.

Strammen, Spannen und Zusammenzieh-Schmerz in den Waden, als wären sie zusammengenäht.

1550 Klamm in den Waden, selbst im Gehen, wo die Wade schmerzt wie zu kurz.

Starker Waden-Klamm, früh im Bette.

Waden-Klamm im Tanze.

Zitter-Gefühl in den Waden, beim Stehen.

Geschwulst der Wade.

1555 Die Füsse sind eiskalt, Abends, bis Schlafengehen.

Kalte Füsse, den ganzen Tag und Abends, bis Schlafengehen.

Kälte in den Fusssohlen.

Immer kalte Füsse, sie kann sie Abends im Bette nicht erwärmen.

Die Sohlen werden weich, empfindlich und schmerzhaft beim Gehen.

1560 Die Fusssohlen schmerzen beim Auftreten und Gehen wie unterschworen.

Stiller Schmerz in den Fusssohlen.

Starker, augenblicklicher Schmerz in der linken Ferse.

Strammen in den Sohlen, wie zu kurz, beim Auftreten.

Spannung in der Höhlung der Fusssohle.

1565 Strammen um die Fussknöchel, beim Gehen.

Spannung im rechten Fusse, bei Bewegung der Zehen.

Klamm in der Fusssohle bei jedem Tritte.

Steifheit im Fuss-Gelenke, um die Knöchel.

Ziehen in den Füssen und bis in die Hüfte herauf, mit Knacken der Gelenke bei jeder Bewegung.

1570 Ziehen aussen an der linken Ferse, Abends, nach dem Niederlegen. (*Ng.*)

Zieh-Schmerz in den Fusssohlen, früh, im Bette; auch beim Auftreten arger Schmerz darin.

Schmerzloses Zucken in beiden Fusssohlen, das durch Bewegung vergeht. (*Ng.*)

Reissen in der rechten Fusssohle, das durch Reiben vergeht, Abends. (*Ng.*)

Reissen im rechten Fusse.

1575 Reissen in der rechten Ferse, eine halbe Stunde lang.

Reissen und Stechen im bösen Fusse, Nachts.

Stechen im rechten Fusse.
Starke Stiche an der Achill-Senne, fast alle 5 Minuten.
Stechen unter dem linken Fussknöchel, selbst in der Ruhe, doch mehr noch beim Ausstrecken des Fusses, und auch sonst bei der mindesten Bewegung, was ihn am Gehen hinderte.
1580 Stiche in den Fusssohlen.
Stiche im rechten Fussballen.
Stechen in der rechten Ferse, wie von einem Splitter.
Klemmendes Stechen im rechten Fussrücken, ärger bei Bewegung.
Stechendes Kriebeln in der rechten Ferse.
1585 Klopfen, wie vom Hüpfen einer Maus, am äussern Rande des rechten Fusses. (Ng.)
Ein brennender Stich plötzlich auf dem linken Fussrücken.
Schneiden in der Ferse, bis in die Höhlung der Sohle.
Brennen über den Fussrücken.
Brennen und Jücken in den Sohlen, vorzüglich beim Gehen nicht auszuhalten.
1590 Brennen in den Fusssohlen, beim Auftreten nach langem Sitzen.
Starkes Brennen in der Höhlung der linken Sohle, Abends. (Ng.)
Brennendes Kneipen im Fuss-Gelenke, nach Reiben vermehrt sich das Brennen.
Geschwulst der Füsse in der Bett-Wärme, ausser dem Bette vergehend.
Geschwulst des rechten Fusses, beim Gehen im Freien.
1595 Geschwulst am Fussknöchel, mit Verrenkungs-Schmerz beim Bewegen.
Schmerz, wie vertreten, im linken Fuss-Gelenke, beim Stehen und Gehen.
Knicken des Fuss-Gelenkes beim Auftreten, wie ausgerenkt.
Umknicken des Fusses beim Gehen.
Leichtes Umknicken des Fuss-Gelenkes, vorzüglich beim Treppen-Absteigen.
1600 Knacken des Fuss-Gelenkes bei Bewegung desselben.
Taubheit und Kriebeln in der Fusssohle, das durch Reiben vergeht. (Ng.)
Eingeschlafenheit der linken Fusssohle, Abends. (Ng.)
Grosse Schwere in den Füssen, besonders im Gelenke.

Sulphur.

Pochen in der hohlen Fusssohle, Abends, mit starkem Brennen, eine Stunde lang.
1605 Schweiss in den Fusssohlen.
Kalter Schweiss auf der linken Fusssohle.
Kaltschweissige Füsse.
Blaue Flecke und Krampfadern um die Fussknöchel.
Blüthen-Ausschlag um die Fussknöchel.
1610 Geschwür-Bläschen auf den Fusssohlen.
In den Zehen Klamm, beim Ausstrecken der Füsse.
Klamm und Krummziehen der Zehen, mit Zerschlagenheits-Schmerz; durch starkes Drücken gebessert; bei der Regel. (*Ng.*)
Reissen im hintern Gelenke der rechten grossen Zehe. (*Ng.*)
Stiche vorn in der linken grossen Zehe. (*Ng.*)
1615 Stechen in den Zehspitzen, im Sitzen und Liegen.
Feine Stiche in den mittlern und beiden grossen Zehen.
Druck-Schmerz und Weh der innern Nagel-Seite der grossen Zehe.
Schmerz des Nagels der grossen Zehe.
Stumpfer Schmerz im linken Zehballen.
1620 Entzündung und Geschwulst der grossen Zehe, mit Schmerz.
Geschwulst der Zehen.
Jücken in den ehemals erfrornen Zehen. (d. erst. Tage.)
Zwischen den Zehen, weisse, schmerzhafte Blüthen.
Hühneraugen schmerzen wie gedrückt von engen Schuhen.
1625 Heftiges Stechen oft in den Hühneraugen.
Stechendes Brennen im Hühnerauge, in weiten Schuhen.
Entzündung der Hühneraugen, mit Schmerzen.
Die Glieder schlafen beim Liegen sogleich ein.
Leichtes Einschlafen der Glieder, der Arme, Halsmuskeln, der Kopfhaut, der Hinterbacken und Füsse, besonders beim Liegen.
1630 Drücken in Armen und Beinen, als wollten sie einschlafen.
Zieh-Schmerz in den Gliedern, Abends.
Drängen in den Gliedern, fast wie Ziehen.
Ein seit 6 Wochen vergangener Schmerz von Quetschung (an der Brust) erneut sich wieder, als Druck-Schmerz, vorzüglich Abends.
Ziehen im Knie, Arm und Schulter, auf Augenblicke.

Sulphur.

1635 Reissen im Rücken, in den Knieen und Unterschenkeln, Abends im Bette.

Plötzliches Reissen oder Rucken hie und da im Körper. *(Ng.)*

Zieh-Schmerz im Bauche und in allen Gliedern, in den Armen zu Stunden, in den Oberschenkeln Tage lang.

Arges Ziehen und Reissen durch die Knie und Schienbeine, besonders Abends; sie weiss nicht, wo sie die Beine hinlegen soll.

Die ziehenden (reissenden) Schmerzen in den Gliedern erhöhen sich unter Feder-Betten bis zum Unerträglichen.

1640 Aeussere Wärme lindert die Schmerzen; Kälte mehrt sie. *(Ng.)*

Die meisten Beschwerden entstehen bloss in der Ruhe und vergehen durch Bewegung des leidenden Theiles, oder im Gehen. *(Ng.)*

Die Beschwerden, vorzüglich des Kopfes und Magens stellen sich im Freien bei Spazierengehen ein.

Zerschlagenheit der Glieder, früh, gleich nach dem Aufstehen.

Knochenschmerz der Glieder, beim Anfühlen, als wäre das Fleisch los.

1645 Im Stehen fühlt sie sich am schlimmsten. *(Ng.)*

Knacken in den Knieen und Ellbogen.

Kneipen hie und da in den Muskeln.

Unbehagliches Gefühl, als sey ihr ganzer Körper verschoben.

Sonderbar drückendes Gefühl durch den ganzen Körper.

1650 Spannen in allen Gliedern, als wären sie zu kurz; er musste sich ausdehnen.

Spannendes Wehthun in allen Gliedern und in den Fuss-Flechsen, nach kurzem Spazierengehen.

Nach einem kurzen Spaziergange, Mittags, Herzklopfen und Zittern der Hände.

Ameisen-Laufen auf der Haut des ganzen Körpers.

Stichlichtes Brickeln in der ganzen Körper-Haut, Abends, nach Warmwerden im Bette.

1655 Brennen in Händen und Füssen, mit Schwäche und Mattigkeit des ganzen Körpers.

Sticheln auf der Haut der Backen, der Achsel und Oberschenkel.

Stechendes Jücken, vorzüglich beim Gehen im Freien.

Brennen in der ganzen Körper-Haut.

Die jückende Stelle schmerzt nach Kratzen.

Sulphur.

1660 Nach geringem Reiben schmerzt die Haut sehr und lange, wie hautlos und wund.

Beissen, wie von Flöhen, Abends, nach Niederlegen und Nachts, den Schlaf hindernd, nach Kratzen stets an andern Stellen erscheinend. *(Ng.)*

Widrig kriebelndes Jücken mit Schmerz der Stelle nach Kratzen.

Jückendes Brennen an verschiedenen Theilen; nach Kratzen thut es wie wund weh.

Die jückende Stelle blutet und beisst nach Kratzen.

1665 Jücken, am schlimmsten Nachts, und früh im Bette, nach Erwachen.

Jücken in den Achselhöhlen und Kniekehlen.

Jücken an verschiedenen Stellen des Körpers, meist nach Kratzen vergehend, zuweilen auch mit Stechen darnach, auch wohl Brennen darauf. *(Ng.)*

Nach Kratzen wird die Stelle wie heiss.

Ausschlag auf der Haut. *(Hufel. Journ.)*

1670 Friesel am ganzen Körper, jückend stechend.

Friesel am ganzen Körper, argen Jückens, dann Abschälen der Haut.

Arg fressender Friesel-Ausschlag im Gesichte, an Armen und Beinen.

Nessel-Ausschlag mit Fieber. (d. 26. T.)

Jückende Quaddeln am ganzen Körper, an Händen und Füssen. (n. 35 T.)

1675 Ausschlag brennenden Jückens.

Rothe (jückende) Blüthchen, die zuweilen nach Kratzen brennen, auf der Nase, der Oberlippe, um das Kinn und an den Vorderarmen. *(Ng.)*

Empfindungslose Blüthchen auf dem Rücken, nach abendlichem starkem Jücken. *(Ng.)*

Ausschlag, wie nach Kuhpocken zu entstehen pflegt.

Leberflecke auf Rücken und Brust, welche Abends jücken.

1680 Die alten Flechten fangen an, stark zu jücken; er muss sie blutig kratzen. (n. 9 T.)

Schuppenartiger Flechten-Ausschlag, der durch äussere Mittel vertrieben war, erscheint wieder, mit heftigem nach Kratzen brennendem Jücken. *(Whl.)*

Eine alte Warze (unter dem Auge) fängt an kitzelnd zu stechen. (n. 5 T.)

Die Haut springt hie und da auf, besonders in freier Luft.

Blutschwäre.
1685 Geschwüre in den Gedärmen. (*Andoynus.*)
Starke Blutung der alten Geschwüre.
Spann-Schmerz im Geschwüre.
Das Geschwür am Nagel fängt sehr an zu stinken.
Der Eiter des (schorfigen) Geschwüres riecht sauer.
1690 Eine kleine Schnitt-Wunde fängt an, erst schründend, dann brennend weh zu thun, und entzündet sich darauf unter klopfendem Schmerze.
Einzelnes Zucken einer Hand und eines Fusses, am Tage.
Muskel-Zucken hie und da, wie von Elektricität erregt.
Oefteres krampfhaftes Zucken im ganzen Körper, nach dem Abend-Essen, mit Schmerz im Rücken und dann auch in der rechten Bauch-Seite.
Fallsucht-Anfall, nach Erschrecken oder starkem Laufen.
1695 Fallsucht-Anfall, es kam vom Rücken oder vom Arme aus gelaufen, wie eine Maus, zog den Mund links und rechts, ging im Leibe schmerzhaft herum, drehte dann den linken Arm mit eingeschlagenem Daumen; dann Zittern im rechten Arme; darauf warf es den ganzen Körper rüttelnd herunter und herauf unter sehr kurzem Athem, der nach dem Anfalle noch kürzer war; sie schrie im Anfalle, konnte aber nicht sprechen. (n. 12 T.)
Anfall beim Gehen über die Strasse; es kommt ihr jähling in den Kopf, wird ihr schwarz vor den Augen; sie geht wohl 15 Schritte rückwärts, setzt sich plötzlich, wie fallend, auf die Steine, wie besinnungslos, und lässt sich eben so bewusstlos nach Hause führen; darauf wie steif in allen Gelenken.
Das Kind hängt nach Waschen den Kopf seitwärts und nach Aufrichten desselben auf die andere Seite, Gesicht und Lippen werden blass, die Augen zwei Minuten lang starr, dann niesst es, schliesst darauf einen Augenblick Mund und Augen fest zu, und lässt Schleim aus dem Munde laufen; nachgehends sanfter Schlaf. (n. 3 T.)
Anfall von Augen-Verdunkelung, beim Gehen im Freien, mit heftigem Drücken und Pochen im Kopfe, Uebelkeit und Mattigkeit. (d. 6. T.)
Anfall von Stichen im Kreuze, die den Athem benehmen, unter Kopf- und Genickschmerz und bald Frost, bald Hitze darauf, oft abwechselnd, mit Bangigkeit um die Herzgrube, bis Abends.

Sulphur.

1700 Anfall, gegen Abend, von vielem Aufstossen, mit Uebelkeit, Schlaffheit des Körpers, argem Rollen im Bauche und Winde-Abgang.
Von einer unangenehmen Nachricht, Frostigkeit; darauf kann er sich die Nacht im Bette kaum erwärmen.
Sprechen strengt sie sehr an und erregt ihr Schmerzen.
Zucken und Rucken aller Glieder, wobei er die Zähne zusammenbeisst, und leise wimmert, 8 Minuten lang; dann ein viertelstündiger Schlummer, dann wieder Rucken und krampfhaftes Ziehen in den Gliedern, wonach er sehr matt wird. *(Fr. H.)*
Der Körper wird hoch in die Höhe geworfen, wie bei starken Zuckungen. *(Fr. H.)*
1705 Erschütterung durch den ganzen Körper, Abends im Bette, wie Schaudern durch die Haut.
Bebendes Gefühl in Armen und Beinen.
Drang in den Händen und Zehen, sie auszustrecken und einzuziehen.
Grosse Unruhe, die ihn nicht lange sitzen lässt; auch beim Liegen muss er immer die Füsse rühren.
Starke Blutwallung und starkes Brennen in den Händen.
1710 Unruhe im Blute, mit geschwollnen Adern auf den Händen.
Trockne Hitze im Körper, es ist ihm jedes Zimmer zu warm.
Innere Hitze mit Durst.
Oft fliegende, schnell vorübergehende, grosse Hitze.
Hitz-Gefühl im ganzen innern Körper, es brennt ihr in der Brust herauf; doch kein Durst dabei; sie muss sich zum Trinken zwingen.
1715 Unsicher im Gehen, Nachmittags und zittrig in den Händen.
Zittern der Glieder, vorzüglich der Hände.
Starkes Zittern, Vormittags, des linken Schulterblattes, des Armes und der Hand.
Zitter-Gefühl durch den ganzen Körper, früh, doch mit Wärme.
Frostigkeit.
1720 Oefteres Frösteln.
Sehr zu Verkältung geneigt.
Das Kind ist äusserst empfindlich gegen freie Luft und will nicht hinaus. *(d. erst. T.)*
Bei etwas starker Bewegung grössere Aufgeregtheit und Leidenschaftlichkeit.

Nach Gehen im Freien, starkes Herzklopfen.
1725 Beim Spazieren, Nachmittags, Kopfweh und Müdigkeit, Abends in Zahnweh und Schläfrigkeit übergehend. (n. 8 T.)
Nach Spazieren, Uebelkeit und Hinfälligkeit, mit Zittern der Glieder.
Beim Gehen im Freien, trockner, kurzer Husten.
Freie Luft macht ihn so frostig, als ginge er nackt.
Beim Gehen im Freien viel Schweiss-Verlust.
1730 Starkes Schwitzen im Sitzen; Nachts kein Schweiss.
Starker Schweiss bei geringer Bewegung oder Hand-Arbeit.
Bei der geringsten Bewegung Neigung zu Schweiss.
Bei Sitzen, Lesen, Schreiben, Sprechen und Gehen grosse Neigung zu schwitzen.
Bei der geringsten Anstrengung, Schweisstropfen im Gesichte.
1735 Früh, im Bette, Schweiss im Gesichte und Nacken, und Zerschlagenheit der Glieder beim Aufstehen.
Sehr schwer und matt in den Gliedern, von früh bis Abend.
Lassheit, den ganzen Tag.
Ohnmacht ähnliches Schwinden der Kräfte in Arm und Bein, er war nahe daran, die Besinnung zu verlieren. (d. 7. T.)
Ohnmacht, eine Viertelstunde lang.
1740 Es liegt in allen Gliedern.
Immer müde und matt.
Müde, wie nach einer Krankheit.
Müdigkeit in den Füssen.
Müdigkeit, die sich beim Gehen verliert.
1745 Beim Niederlegen, Schwäche zum ohnmächtig werden.
Sehr abgeschlagen, matt und arbeitsscheu, Alles, selbst das Reden ist ihr zuwider. (*Ng.*)
Nach einigem Gehen ist alle Mattigkeit in den Gliedern verschwunden, die im Zimmer nur schwächer wiederkehrt. (*Ng.*)
Mattigkeit der Glieder, dass sie bei jeder Bewegung zitterte. (*Ng.*)
Zittern an Händen und Füssen, mit grosser Abgeschlagenheit. (*Ng.*)
1750 Mangel an Leben, wie innere Kälte; fast stets mit Frost wechselnde Hitze; blasses Aussehen mit blauen Rändern um die Augen, mit Furcht vor Hitze in der Kälte und mit Furcht vor Kälte in der Hitze.
Vom Spazieren (nach Cigarre-Rauchen) ganz matt und zittrig.

Sulphur.

Von einem kleinen Spaziergange wird er sehr matt.
Bei geringer Bewegung, athemlos und matt, bei steter Aufgetriebenheit des Bauches und öfterer Fuss-Geschwulst.
Nachmittags, Ohnmacht und Schwindel, mit viel Erbrechen und Schweiss.
1755 Schwere Füsse, beim Gehen im Freien, die beim Fortgehen leichter werden.
Das Gehen wird ihr sauer; die Füsse wollen sie nicht tragen, es ist als hätte sie eine Last daran; dabei Spannen über die Brust.
Matt und niedergeschlagen, Nachmittags.
So matt von Fahren, dass er sich nicht wieder erholen konnte; er schlief darauf den ganzen Tag.
Sehr matt Nachmittags; er musste sich immer setzen und hatte keine Kraft zu gehen.
1760 Krampfhaftes, unablässiges Gähnen, Abends vor Schlafengehen.
Häufiges Gähnen und Dehnen, ohne Schläfrigkeit. *(Ng.)*
Sehr müde und schläfrig, den ganzen Tag.
Viel Gähnen und Schläfrigkeit am Tage.
Häufiges Gähnen und kalte Hände.
1765 Unüberwindliche Schläfrigkeit am Tage, sie kann sich im Sitzen bei der Arbeit des Schlafes nicht erwehren.
Er kann sich mehrstündigen Schlafes am Tage nicht erwehren.
Arge Tages-Schläfrigkeit, sobald er sich setzt, schläft er ein.
Nachmittags-Schläfrigkeit.
Sehr matt und schläfrig, alle Nachmittage von 2 bis 3 Uhr.
1770 Abends sehr schläfrig, sowie das Licht auf den Tisch kam, musste sie schlafen.
Abends, eine Stunde lang, fast stetes Gähnen, und eine nicht zu bekämpfende Müdigkeit.
Langer Schlaf; er musste sich zwingen, früh aufzustehen.
Er schläft zuviel und ist früh doch unerquickt.
Früh nicht erquickt durch den Nacht-Schlaf.
1775 Ganz ohne Neigung, früh aus dem Bette aufzustehen.
Früh bis 8 Uhr noch schläfrig, mit Unlust zur Arbeit.
Früh übernächtig, die Augen geschwollen, mit Drang sich zu dehnen.
Viele Morgen eine halbe Stunde lang sehr träge, mit Schmerz des Rückens und der Beine, dass sie sich oft setzen muss.

Früh wird ihm das Aufstehen aus dem Bette schwer.
1780 Tiefer Schlaf gegen Morgen, ohne sichtbare Athemzüge.
Früh, beim Erwachen, Gesichts-Hitze und Uebelkeit.
Früh, beim Aufstehen, Schwere im Rücken und in den Beinen.
Sie ist die Nächte sehr schläfrig und die Augen fallen ihr zu, wie schwer, sie kann aber durchaus nicht einschlafen, obgleich ihr Nichts fehlt.
Sie kann vor 12 Uhr nicht einschlafen, erwacht dann öfters und wirft sich herum.
1785 Sie kann Abends im Bette unter einer Stunde nicht einschlafen, ohne jedoch Beschwerden zu fühlen.
Sie schläft schwer ein und erwacht Nachts alle Stunden. *(Ng.)*
Schwieriges Einschlafen, wegen grosser Gedanken-Fülle. *(Ng.)*
Sie erwacht aus gutem Schlafe öfters, ohne Veranlassung. *(Ng.)*
Er kann vor grosser Unruhe nach Mitternacht nicht schlafen. *(Ng.)*
1790 Er wacht Nachts alle halbe Stunden auf, und kann bloss gegen Morgen ein paar Stunden schlafen.
Schwieriges Einschlafen, bei Neigung zu Schweisse.
Schlaflosigkeit und Munterkeit, die ganze Nacht.
Er wacht Nachts oft halb auf und wird nicht ganz munter, kann aber denken und fühlt sich kalt im Bette.
Er wacht jede Nacht früh, 3 Uhr auf und kann nicht wieder einschlafen.
1795 Schlaflosigkeit, wie von Ueberreiztheit und Unruhe.
Sie schläft die Nacht keine Viertelstunde, obgleich sie müde ist.
Schlaflosigkeit und Munterkeit, die ganze Nacht, wie am Tage.
Unruhiges hin und her Werfen, Nachts, im Bette.
Oefteres Umwenden, Nachts im Bette, ohne zu erwachen.
1800 Allzugrosse Munterkeit, Abends, das Blut stieg ihm nach dem Kopfe und die Nacht war schlaflos.
Ideen von einem schon abgethanen Geschäfte drängen sich ihr Abends wieder unwillkürlich auf.
Abends, unter kleinen Geschäften schwitzte sie kurze Zeit und hatte hinterdrein wachend einen Traum, als habe sie

Sulphur.

ein Kleid an, von dem sie sich sehr hüten müsse, es nicht zu beschmutzen.

Lautes Sprechen im Schlafe von den am Tage gehaltenen Gesprächen.

Unruhige Nächte; er erwacht jedes Mal mit Schreck, wie aus einem fürchterlichen Traume und war nach dem Erwachen noch mit ängstlichen Phantasieen, wie von Gespenstern, beschäftigt, wovon er nicht sogleich loskommen konnte. *(Walther.)*

1805 Unruhiger, traumvoller Schlaf; er redet vor Mitternacht im Schlafe irre, wie in ängstlichen Delirien.

Dinge, die sie geträumt hat, glaubt sie wirklich erlebt zu haben.

Sie träumt Nachts meist Dinge, die sie Tages darauf wirklich sieht.

Aufschrecken beim Einschlafen, Abends im Bette, zweimal.

Abends beim Einschlafen wird er durch eingebildetes Geräusch hoch aufgeschreckt, ein Schreck der ihm durch den ganzen Körper fuhr.

1810 Sie schrickt oft ängstlich aus dem Schlafe auf.

Starkes Zusammenfahren beim Einschlafen.

Aufschrecken im Mittags-Schlafe.

Zucken mit dem Fusse im Schlummer. *(Ng.)*

Nachts heftige Kopfschmerzen, die den Schlaf stören; sie hat in keiner Lage Ruhe. *(Ng.)*

1815 Früh, Erwachen mit schwindeligter Kopf-Eingenommenheit.

Nachts, beim Erwachen, Eingenommenheit des Kopfes.

Er wacht Nachts oft auf über Pochen des Blutes im Kopfe, dann auch in der Brust.

Nachts, beim Wenden im Bette, starkes Herzklopfen.

Nachts, Blutschnauben.

1820 Nachts, Wühlen in der Stirn.

Nachts, Brennen im Munde, mit Durst.

Nachts, nach Erwachen, zusammendrückendes Magenweh, durch Krümmen des Körpers vergehend.

Nachts, Magen-Drücken, eine Stunde lang, durch Aufstossen erleichtert.

Nachts, beängstigendes Drücken in der Herzgrube, mit Herzklopfen; mehrere Nächte, Stunden lang.

1825 Nach Mitternacht, Magen-Drücken und klopfendes Kopfweh.

Nachts, beim Erwachen, Schwindel.
Nachts, im Schweisse, Schwindel und Uebelkeit, dass Alles mit ihr herumging, bis an den Morgen.
Nachts, Schmerz der Vorderzähne.
Nachts wacht er oft über Uebelkeit auf, doch ohne Erbrechen.
1830 Um Mitternacht weckt sie Stechen und Schneiden im Bauche,
Nächtliche Blähungs-Kolik, mit Brech-Würgen, Angst und Kopf-Eingenommenheit.
Nachts, scharfe Stiche im Bauche und darauf häufiger Winde-Abgang.
Nachts, krampfhaftes Drücken im Unterbauche.
Nachts, plötzlich zusammenziehendes Leibweh.
1835 Nachts, beim Liegen im Bette, Druck und Pressen im Bauche nach unten, worüber sie erwacht.
Nachts, beim Liegen im Bette, Hervortreten der Nabel-Gegend bei einer Schwangern, wie von der Gebärmutter, in Anfällen von etlichen Minuten. (n. 14 T.)
Nachts, Schweiss über den ganzen Bauch, bis in den Schooss, bei kalten Füssen bis an die Knöchel und stumpfem Schneiden in den Sohlen.
Nachts im Schlafe entging ihr eine Feuchtigkeit aus dem After und dann auch Koth.
Abends im Bette, engbrüstig.
1840 Nachts, Anfälle von Athem-Mangel.
Nachts, Brust-Beklemmung, als läge eine schwere Last darauf, was drückend wurde, sobald er sich bewegte; er musste sitzen.
Er erwacht früh mit Rohheit auf der Brust.
Nachts, Stösse in der linken Brust, nach dem Herzen zu, was ihr den Athem benahm, bei grossem Durste. (n. 3 T.)
Abends, gleich nach dem Niederlegen, Hüsteln eine ganze Stunde, wovon ihr heiss ward; um 3 Uhr wachte sie wieder dazu auf.
1845 Nachts, Blut-Auswurf, bei fettigem, süsslichem Mund-Geschmacke.
Abends im Bette, nach einigem Wenden, schneller Herzschlag.
Mehrere Nächte, arge Rückenschmerzen, mit Zerschlagenheit im Kreuze, wovor sie nicht schlafen kann, bei grosser Wallung im Blute.

Sulphur.

Nachts arger Schmerz im Hüft-Gelenke; er kann nicht auftreten; auch bei Berührung schmerzt es.
Abends im Bette, unschmerzhafte Rucke im Kreuze.
1850 Die ganze Nacht drückender Schmerz im Oberschenkel.
Nachts im Bette, Reissen im Ober- und Unterschenkel; sie konnte sich im Bette nicht erwärmen.
Nachts muss er die Beine aus dem Bette legen vor Reissen.
Nachts riss es ihm in beiden Füssen, die dann wie erstarrt waren, was allen Schlaf raubte.
Nachts im Bette, Stechen im Hühnerauge.
1855 Nachts, Wadenklamm, beim Ausstrecken des Beines.
Abends im Bette, Hitze der Füsse, mit Brenn-Gefühl, dass sie mehrere Stunden sie entblössen musste; darauf Unruhe, Jücken und Kriebeln darin; sie musste reiben.
Nachts, Herumwerfen im Bette, mit heissen Füssen.
Abends im Bette, zwei Stunden lang, kitzelndes Kriebeln im linken Arme und Beine, was zu öfterem Anziehen desselben nöthigt.
Nachts, viel Dehnen und Recken.
1860 Im Schlafe legt er die Arme über den Kopf.
Schnarchen im Schlafe.
Nachts, im Bette, Herzklopfen.
Schlaf mit halbgeöffneten Augen. *(Whl.)*
Unverständliches Murmeln im Schlafe. *(Whl.)*
1865 Nachts, im halben Erwachen, Gefühl, als wenn Alles an ihm zitterte und pochte.
Abends im Bette (zum Vollmonde), grosse Beängstigung.
Nachts, Erwachen mit grosser Angst und Hitze über und über, und mit Gefühl eines krampfhaften Zustandes im Körper.
Nachmitternacht unruhiger Schlaf; sie träumt, sie bekomme das Fieber und erwacht in vollem Schweisse, mit grosser Hitze, vorzüglich im Gesichte, dass sie das Bett nicht über sich leiden konnte, mit grossem Durste und Frost-Schauder, der beim Bewegen ärger ward bis zum Zähneklappen.
Unruhiger Schlaf, oder öfteres Erwachen, Nachts, mit Frostigkeit, ohne Hitze darauf. *(Ng.)*
1870 Unbewusstes Aufschreien im Schlafe; sie sey schwarz u.s.w. *(Ng.)*
Aufschreien im Schlafe. (auch *Ng.*)

Sulphur.

Er lamentirt und winselt im Schlafe.
Nachts, grosse Hitze, mit Frost wechselnd.
Schreckhafter Traum, ein Hund habe ihn gebissen.
1875 Lebhafte, ängstliche Träume.
Fürchterliche Träume von Feuer, die ganze Nacht.
Aengstliche Träume, als komme Feuer vom Himmel.
Aengstlicher Traum, als wollte ihn Etwas erdrücken. (Alp.)
Träume, alle Nächte, theils ängstlich, theils gleichgültig.
1880 Aengstliche Träume nach Mitternacht, alle Nächte.
Schreckliche, angstvolle Träume, alle Nächte.
Erschreckende, ängstliche Träume von Todes-Gefahr und Todten. *(Ng.)*
Schreckhafte Träume, als falle er von oben herab.
Aergerliche, ängstliche Träume.
1885 Träume voll Ekel, und beim Erwachen Uebelkeit.
Die ersten drei Nächte ging er nachtwandlerisch aus dem Bette, wie in Bewusstlosigkeit; schwatzte: „mein Kopf! mein Kopf! ich bin irre!" und griff sich an die Stirn; nach einigem Umhergehen gab es sich.
Aengstliche Träume, in denen sie bewusstlos aus dem Bette geht; darauf heftiges Kopfweh. (n. 3, 4 T.)
Aengstlicher Traum, Vormitternacht; sie steht nachtwandlerisch auf, glaubt, es sey Feuer, zieht sich an, redet zum Fenster hinaus und erschrickt, da sie hört, es sey Nichts; drauf 3 Tage lang sehr ermattet und wie zerschlagen.
Viele und lebhafte Träume, Nachts, und öfteres Erwachen.
1890 Vor dem Einschlafen, lächerliche Phantasieen im halben Traume; sie lachte laut; viele Abende.
Drei Nächte nach einander lag er in schwärmerischen Phantasieen und schwatzte laut, was die Phantasie ihm vorgaukelte, bei offnen Augen.
Beim Schliessen der Augen, gleich Traumbilder.
Abends im Bette, gleich nach Schliessen der Augen, schweben ihr scheussliche, abentheuerliche Fratzen-Gesichter vor, deren sie sich nicht erwehren kann. (n. 4 St.)
Nachts, beim Erwachen kam ihm eine Zahl vor die Phantasie, dehnte sich aus und die Striche wurden eine Viertelelle dick; beim Legen auf die andere Seite verschwand es.
1895 Furcht, er möchte sich im Freien verkälten, von der er nicht weiss, ob es aus der Phantasie oder dem Körper entspringt.

Sulphur.

Abends, im Bette, vor dem Einschlafen, Frösteln und darauf Hitze.
Viel Frost, Nachts.
Schauder, bei der mindesten Bewegung im Bette.
Kurzer Frost, alle Nachmittage, dann Hitze mit Durst, bei kalten Füssen und Schweiss im Gesichte und den Händen, dabei trockner Nacht-Husten, sobald er ins Bette kommt.
1900 Kriebelnder Schauder über die Haut, ohne Frost.
Vorübergehender Frost, an Brust, Armen und Rücken.
Kälte der Nase, Hände und Füsse.
Mehrstündiges Kälte-Gefühl, ohne Frost, dann Hitze mit wenig Durst, geringer Schweiss mit Kopfweh und Heiserkeit, grosse Mattigkeit, Appetitlosigkeit.
Kälte - Gefühl durch alle Glieder, ohne Hitze darauf, Vormittags.
1905 Frost im Rücken heran, Abends, eine Stunde lang, ohne Hitze darnach.
Innerer Frost oft, ohne Durst.
Frost, Nachts im Bette, 4 Stunden lang, nach Leibschneiden, zugleich mit Hitze ohne Schweiss; doch die folgende Nacht starker Schweiss.
Frost alle Abende, nicht durch Ofenwärme zu tilgen; im Bette starke Wärme und alle Morgen säuerlicher Schweiss.
Frost mit Durchfall, einige Stunden lang. (*Fr. H.*)
1910 Schüttelfrost, Abends, und grosse Gesichts-Blässe.
Oft Abends, schüttelnder Fieber-Frost.
Abends, von 7 bis 8 Uhr Schüttelfrost ohne Durst, mit kalten Händen und starkem Magen-Drücken, wie von Schwere; später wieder gewöhnliche Wärme mit Durst.
Frost und Kälte im ganzen Körper, Abends von 5 bis 6 Uhr; auch von Nachmittag bis Abend. (*Ng.*)
Frost von früh 9 bis Nachmittag 5 Uhr. (*Ng.*)
1915 Frost - Rieseln am Rücken herauf, durch Ofenwärme getilgt, Abends. (*Ng.*)
Frost mit Durst, auch in der Ofen-Wärme, nach dem Mittag-Essen bis 4 Uhr, Abends. (*Ng.*)
Frost und später Schütteln über den ganzen Körper, wie von den Zehen aus, ohne Hitze oder Durst darauf, Nachmittags 4 bis 6 Uhr. (*Ng.*)
Frost mit Kopfschmerz, Abends; nach dem Niederlegen vergehend (*Ng.*)
Frost läuft ihr fortwährend vom Kreuze im Rücken herauf,

V.

ohne Hitze oder Durst darauf, Abends von 6 bis 8 Uhr. *(Ng.)*

1920 Frostig, Nachts im Bette, besonders am Bauche, sie kann sich nicht erwärmen. *(Ng.)*

Frost, bei fühlbarer Hitze, mit öfterem Schauder, fast alle halbe Stunden. *(Ng.)*

Frost und Schütteln, Nachmittags, von 5 bis 6 Uhr; dann, nach Niederlegen, Hitze an den Händen und Fusssohlen, bald vergehend, ohne Durst. *(Ng.)*

Frost und Kälte im ganzen Körper, von früh 10 bis Abends 6 Uhr; sie musste sich ins Bette legen, wo der Frost aufhörte; darnach brennende Hitze in den Handflächen und endlich einstündige Wärme des ganzen Körpers (ohne Durst), ausser am Kopfe. *(Ng.)*

Frostigkeit mit Durst, ohne Hitze darauf, Nachmittags. *(Ng.)*

1925 Schauder von den Füssen herauf über den Rücken bis in die Arme, Nachmittags 6 Uhr, $\frac{1}{2}$ Stunde lang. *(Ng.)*

Schauder im ganzen Körper, Abends von 8 bis 9 Uhr, bis zum Niederlegen, ohne Hitze oder Durst darauf. *(Ng.)*

Abends erst Schauder, dann Hitze im Gesichte und den Händen, mit Durst.

Wacht Nachts mit Fieberschauder auf und ist doch warm anzufühlen; darauf etwas Hitze.

Viel Kälte-Gefühl, Nachmittags; sie ward dann wärmer; aber die Füsse blieben kalt.

1930 Frostig, Vormittags, Nachmittags Hitze-Gefühl, obgleich sie kalt anzufühlen war.

Schauder, früh, 8 Uhr, 5 bis 8 Minuten lang.

Einstündiges Frösteln, Vormittags 10 Uhr, dann Ruhe bis Nachmittags 3 Uhr, wo eine zweistündige Hitze im Kopfe und in den Händen erfolgt, mit Durst auf Bier; einige Tage wiederholt.

Nachmittags ganz kalte Hände und Füsse, dann halbstündiger Schüttelfrost mit blauem Gesichte; darauf Hitze und Schweiss bis 9$\frac{1}{4}$ Uhr.

Abends Frösteln, Nachts gelinder Schweiss.

1935 Starker Frost, Abends im Bette, dann schwärmerisches Phantasiren, dann Hitze und starker Schweiss.

Arger Frost von Abends 7 Uhr die Nacht durch und den folgenden Tag. (n. 33 T.)

Sulphur.

Frost, Abends 5½ Uhr, dann Hitze, dann wieder Frost mit etwas Durst, bis 8 Uhr.
Fliegende Hitze im Gesichte, darauf Kälte- und Kälte-Gefühl am ganzen Körper, darauf Mattigkeit der Bein-Knochen, vorzüglich im Sitzen fühlbar, als wenn das Mark darin fehle.
Starke Gesichts-Hitze gegen Abend, bei Frost über den Rükken und Haarkopf.
1940 Fliegende Gesichts-Hitze, mit Fieberschauder am Leibe.
Hitze, Nachmittags, mit Frost untermischt und anhaltendem Herzklopfen.
Am Tage Hitze im Gesichte, dann alle Abende, um 5, 6 Uhr, halbstündiger Frost und darauf Hitze über und über, eine Stunde lang.
Gefühl, als wenn warme Luft an die Unterschenkel ginge bald mehr, bald weniger, Abends 8 Uhr. (d.1.T.) (Ng.)
Fieber, Mittags, viel innere Hitze mit Gesichts-Röthe und zugleich Frost; alle Glieder waren müde, wie zerschlagen, bei grossem Durste, bis Nachts, 12 Uhr, wo Frost und Hitze nachliess und sie in Schweiss fiel, über und über, 3 Stunden lang. (d. 19. T.)
1945 Fieber-Hitze, erst, im Gesichte, mit Gefühl, als habe sie eine schwere Krankheit überstanden; nach der Hitze etwas Frost mit vielem Durste. (n. 4 T.)
Fieber, alle Vormittage, innerer Frost, täglich stärker, mit Schwindel, als wolle der Kopf niedersinken, ohne Durst; darauf so grosse Mattigkeit, dass er nicht mehr die Treppe steigen konnte, mit Schweiss Tag und Nacht, bloss am Kopfe, der aufgedunsen war.
Zweistündiger Frost, alle Abende 8 Uhr, ohne Hitze; die Nacht drauf, beim Erwachen aber Hitze ohne Durst.
Früh sehr durstig.
Viel Durst am Tage.
1950 Von Mittag bis Abend, Fieber-Hitze mit Durst.
Hitze mit vielem Durste, doch bloss den ganzen Tag, nicht Nachts.
Trockne Hitze, früh im Bette.
Hitze, früh, beim Erwachen, die bald vergeht.
Früh, im Bette, ängstliche, widrige Hitze, mit Schweiss und Trockenheit im Halse.
1955 Hitze, gegen Morgen, als wollte Schweiss ausbrechen.

Häufiger Früh-Schweiss, bloss an den jückenden Theilen. (*Fr. Walther.*)
Früh im Schlafe, Schweiss, der beim Erwachen verging.
Früh, Schweiss an Händen und Füssen.
Früh-Schweiss, jeden Morgen nach dem Erwachen, gegen 6, 7 Uhr.
1960 Starker Früh-Schweiss, der erst beim Erwachen erfolgt.
Nachts, Schweiss, nur im Nacken, so dass das Hemde und Halstuch durchnässt waren. (*Ng.*)
Nacht-Schweiss, erst nach dem Erwachen.
Nacht-Schweisse, säuerlich brenzlichen Geruches.
Säuerlicher starker Nacht-Schweiss gleich vom Abende an.
1965 Abends, vor dem Niederlegen, Schweiss, vorzüglich in den Händen, und nach dem Niederlegen sogleich Hitze und schwieriges Einschlafen.
Abends im Bette, etwas Schweiss.
Abends ängstlicher Schweiss mit Zittern; darauf Erbrechen; bei der Aengstlichkeit Drängen zum Stuhle; darauf Schwere im Kopfe und Schwäche in den Armen.
Aengstlichkeit, fieberhaftes Delirium mit grosser Engbrüstigkeit, Brennen im Magen, Erbrechen, Zuckungen des ganzen Körpers — Tod. (*Morgagni.*)
Puls 84 und nach $\frac{1}{4}$ Stunde 73 Schläge. (n. 1 St.) (*Ng.*)

Sulphuricum acidum. Schwefel-Säure.

Die bekannte, jetzt aus dem Schwefel selbst bereitete, in konzentrirtem Zustande äusserst ätzende Säure, welche ehedem aus dem Eisen-Vitriole durch Destillation gezogen ward und daher Vitriol-Säure genannt ward.

Ein Tropfen der Schwefel-Säure in konzentrirtem Zustande wird, zum Behufe der Homöopathik, zuerst mit 99 Tropfen destillirten Wassers durch Schüttel-Schläge dynamisirt und hievon ein Tropfen zur weitern Potenzirung mit 99 Tropfen Weingeist geschüttelt und auf letztere Weise fortgefahren.

Wo sie homöopathisch angezeigt war, hob sie auch folgende, mit gegenwärtige Beschwerden:

Spannung, früh, in den Augenlidern; Kurzsichtigkeit; Schwerhörigkeit; Leistenbruch; Chronische Weichleibigkeit; Allzustarke Regel; Mutter-Blutfluss; Rauhigkeit im Halse; Engbrüstigkeit; Fuss-Geschwulst; Kälte der Füsse.

Die Namens-Verkürzungen meiner Mit-Beobachter sind: *(Fr. H.) Friedrich Hahnemann; (Frz.) Franz; (Gr.) Gross; (Lgh.) Langhammer; (Ng.)* der Ungenannte aus den Annalen von *Hartlaub* und *Trinks*.

Sulphuricum acidum.

Niedergeschlagenheit, mürrische Laune. *(Lgh.)*
Melancholisch und lebensüberdrüssig.
Grosse Bangigkeit, von früh bis Abend. (d. 13. T.) *(Ng.)*
Bang und kümmerlich, mit Neigung zum Weinen. (d. 2. T.) *(Ng.)*
5 Sehr trübe, reizbare Stimmung.
Weinerlich, ohne Ursache. (d. 1. T.) *(Ng.)*
Viel befürchtend, höchst misstrauisch.
Sehr befürchtend, niedergeschlagen, verdriesslich.
Grämliche Verdriesslichkeit.
10 So reizbar und angegriffen, dass sie über Alles heftig erschrak.
Unruhe. (n. 12 St.)
Hastiges Wesen; alles, was sie thut, kann sie nicht schnell genug verrichten, was sie jedoch ungemein angreift.
Uebler Laune, den ganzen Tag; sie scheute sich mit Jemand zu sprechen.
Dumpfes, düstres Wesen, früh. *(Frz.)*
15 Es verdriesst sie, zu reden. *(Ng.)*
Verdrossen, ärgerlich, gleich ungeduldig, wenn die Arbeit ihm nicht gelingt. *(Ng.)*
Aergerlich, zornig, sie antwortet nur mit Widerwillen. *(Ng.)*
Höchst ärgerlich, früh, beim Erwachen.
Sehr ärgerlich, auch am Tage.
20 Verminderung des ängstlichen, beklommenen Wesens und des mit Exaltation wechselnden Kleinmuths, und dafür (als Heilwirkung) beruhigte Abkühlung. *(Frz.)*
Gesetzter, ernsthafter Sinn.

Sulphuricum acidum.

Allzugrosse Spasshaftigkeit.
Erhebung des Geistes und Gemüthes.
Grosse Zerstreutheit; sie giebt oft ganz unpassende Antworten. *(Ng.)*
25 Betäubung des Geistes. *(Jacobson in Hufel. Journ.)*
Schwäche im Kopfe. *(Fr. H.)*
Drückende Eingenommenheit des Kopfes.
Eingenommenheit und Schwere des Kopfes, früh. *(Ng.)*
Schwere- und Vollheits-Gefühl im Kopfe, sie muss ihn vorwärts halten. *(Ng.)*
30 Schwere-Gefühl in der linken Kopf-Seite. *(Ng.)*
Schwere des Kopfes, und Schmerz darin, als fiele das Gehirn vor und wollte heraus.
Verdüsterung plötzlich in der rechten Kopf-Seite, wie von Rauch, im Sitzen. *(Ng.)*
Dummelich und wie voll im Kopfe, fast den ganzen Vormittag. *(Ng.)*
Schwindel im Zimmer, der im Freien vergeht. *(Ng.)*
35 Schwindel, Nachmittags beim Nähen, als fiele sie vom Stuhle.
Schwindel zum Wanken; er musste immer liegen, denn sobald er sich aufrichtete, war der Schwindel wieder da.
Schwindel im Sitzen, die Gegenstände gehen im Kreise um ihn herum. (bald.) *(Ng.)*
Betäubender klopfender Schmerz in der rechten Kopf-Seite beim Aufrichten nach Bücken. *(Ng.)*
Schmerz, wie zertrümmert, im Kopfe, früh, nach dem Erwachen, und noch grosse Schläfrigkeit. *(Ng.)*
40 Dumpfer Schmerz im Kopfe, wie voll. *(Ng.)*
Schmerz, als sollte der Kopf zerspringen.
Drückender Schmerz auf dem Scheitel, im Stehen. *(Ng.)*
Drücken und Stechen in der linken Hinterhaupt-Seite. *(Ng.)*
Drückender und brennender Kopfschmerz oft, in der Stirn und den Augen.
45 Drücken in der rechten Stirn-Seite, wie von einem Schlage, erst steigend, dann plötzlich verschwindend. *(Gr.)*
Zusammendrückender Schmerz in den Hinterhaupt-Seiten, schon durch Halten der Hände gegen den Kopf, ohne Berührung, erleichtert. *(Ng.)*
Wie eingeschraubt in der linken Kopf-Seite, über dem Ohre. *(Ng.)*

Zusammenschnürung der Stirn, erst steigend, dann plötzlich verschwindend. *(Gr.)*

Einwärts Pressen in beiden Schläfen. *(Gr.)*

50 Ziehender Kopfschmerz, Abends.

Ziehen und Spannen im Kopfe.

Ziehen in der linken Schläfe, mehr äusserlich und auf einer kleinen Stelle. *(Ng.)*

Ziehender Kopfschmerz, besonders in der rechten Seite, nach der Stirn zu. *(Ng.)*

Ein schmerzhafter Riss in der Mitte der Stirn, gegen die linke Seite zu. *(Ng.)*

55 Reissen und Stechen im rechten Vorderhaupte, durch darauf Drücken erleichtert, Abends. *(Ng.)*

Reissen in der rechten Schläfe, gegen Abend. *(Ng.)*

Ein schmerzhafter Riss in der linken Schläfe, im Sitzen, während des Frühstückes. *(Ng.)*

Reissen im ganzen Kopfe, Tag und Nacht. *(Ng.)*

Mucken in den Schläfe-Knochen von Zeit zu Zeit. *(Gr.)*

60 Ein starker Ruck von Zeit zu Zeit unter dem linken Stirnhügel, schnell verschwindend. *(Gr.)*

Schmerzliches, schnelles Rucken über dem linken Stirnhügel. *(Gr.)*

Stösse in der rechten Schläfe, als würde ein darin steckender Pflock immer tiefer eingedrückt. *(Gr.)*

Stossende, einzelne Rucke in der rechten Schläfe. *(Gr.)*

Schmerz, wie von einem eingestossenen Pflocke, gleich über der linken Augenhöhle, erst steigend, dann schnell verschwindend. *(Gr.)*

65 Stiche, schnell, stumpf und sehr empfindlich, wie Stösse, unter dem linken Stirnhügel, bis ins Hirn. *(Gr.)*

Ein stumpfer Stich tief ins Hirn, unter dem linken Stirnhügel, plötzlich steigend, dann abnehmend und zuletzt plötzlich verschwindend. *(Gr.)*

Stumpfe Stiche im Vorderkopfe, bald rechts, bald links, bis tief ins Gehirn. *(Gr.)*

Stich-Schmerz, bald in der Stirn, bald im Hinterkopfe.

Stechen, bald hie, bald da im Kopfe, beim Gehen im Freien. *(Ng.)*

70 Brennender Schmerz in der Schläfe, wie von Stoss oder Quetschung, in wellenförmigen Absätzen. *(Gr.)*

Schmerz, wie von einem Schlage, neben dem linken Stirnhügel, erst steigend, dann plötzlich verschwindend. *(Gr.)*

Sulphuricum acidum.

Schmerzliches Wundheits-Gefühl oberhalb des linken Stirnhügels, das in einzelnen Rucken stets empfindlicher wird. (*Gr.*)
Gefühl in der Stirn-Gegend, als wäre das Gehirn locker und fiele hin und her. (*Ng.*)
Empfindlicher Schmerz unter dem rechten Stirnhügel, als wäre das Gehirn los und träfe beim Schütteln des Kopfes schmerzhaft an den Schädel an. (*Gr.*)
75 Aeusserer Schmerz des ganzen Kopfes, wie unterschworen, auch beim Befühlen schmerzend.
Starkes Jücken auf dem Haarkopfe.
Arges Jücken am Kopfe. (*Ng.*)
Starker Ausschlag auf dem Kopfe, im Gesichte und im Nacken.
Die Haare werden grau und fallen aus.
80 Die Augenlider sinken nieder und er kann sie nicht öffnen.
Gefühl im rechten äussern Augenwinkel, wie von einem fremden Körper, früh, im Gehen; im Zimmer vergehts. (*Ng.*)
Drücken im äussern Augenwinkel.
Stechendes Jücken am untern Augenlide; er muss reiben. (*Gr.*)
Beissen öfters im rechten Auge. (d. 1. T.) (*Ng.*)
85 Beissen, Brennen und Thränen des linken Auges, beim Lesen am Tage. (*Gr.*)
Brennen und Thränen des Auges beim Lesen in beginnender Dämmerung. (*Gr.*)
Starkes Brennen der Augen, öfters. (n. 6 T.) (*Ng.*)
Brennendes Drücken in der vordern Seite des Augapfels, im Freien; im Zimmer hört der Schmerz auf, und nur beim scharf Sehen schmerzt es dann, so dass sie vom Sehen ablassen muss. (*Fr. H.*)
Rothe Augen mit Lichtscheu und stetem Thränen.
90 Thränen der Augen. (*Ng.*)
Die Augen sind früh etwas zugeschworen.
Zucken im rechten innern Augenwinkel. (*Ng.*)
Trübsichtigkeit, früh.
Drehende Empfindung vor dem Gesichte, mit Mattigkeit.
95 In der Ohrmuschel heftiges Kitzeln. (*Ng.*)
Ziehen im rechten Ohrgange, wie von innen heraus. (*Gr.*)
Reissen vor dem linken Ohre und an der Schläfe hinauf. (*Ng.*)
Reissen tief im linken Ohre, dann Kriebeln darin. (*Ng.*)
Ein paar heftige Risse, dass sie erschrak, vor dem linken Ohre, bis in die Wange, wo es dann kriebelte. (*Ng.*)

100 Reissen und Stechen im rechten Ohre, mehr äusserlich.
Zucken im rechten Ohre; zuvor geht angenehme Wärme heraus. *(Ng.)*
Gehör-Verminderung, als wäre ein Blatt vor das Ohr gezogen. *(Ng.)*
Helles Glocken-Geläute im rechten Ohre. *(Lgh.)*
Sumsen im linken Ohre, beim Oeffnen des Mundes, wie bei einem Wasserfalle, während des Mittag-Essens. *(Ng.)*
105 Sausen in den Ohren, Abends.
Starkes Sausen in den Ohren, 4 Stunden lang.
Tacktmässiges Sausen in den Ohren.
An der rechten Nasen-Seite fein stechendes Brickeln, dass er reiben muss. *(Gr.)*
Bluten der Nase, Abends, im Sitzen und Stehen. *(Lgh.)*
110 Gesicht sehr bleich, mit Umgehen im Magen. (d. 4. T.) *(Ng.)*
Röthe und Hitz-Gefühl im rechten Backen.
Kältendes Brennen auf dem linken Backen. *(Gr.)*
Gefühl, als wäre das Gesicht ausgedehnt, und als trockene Eiweiss auf der Haut desselben. *(Ng.)*
Geschwulst der linken Backe. *(Ng.)*
115 Mehrmaliges Zucken im Gesichte, um das linke Ohr herum, bei jedem Bewegen des Kopfes; später auch in der Ruhe. *(Ng.)*
Reissen in den linken Gesichts-Knochen, dann in der rechten Kopf-Seite. *(Ng.)*
Reissen am rechten Augenhöhl-Rande, nach der Schläfe zu, wie unter der Haut. *(Ng.)*
Kneipen in der Wangen-Haut unter dem rechten Auge, erst steigend, dann vergehend. *(Gr.)*
Ein starker Stich öfters in der rechten Wange hinauf. *(Ng.)*
120 Zerschlagenheits-Schmerz im linken Jochbeine, erst steigend, dann schnell nachlassend. *(Gr.)*
Kleine Blüthchen an der Stirn und Nasen-Seite. *(Ng.)*
Lippen werden schülfrig und schälen sich ab. *(Ng.)*
Abschälen der innern Fläche der Lippen, ohne Schmerz. *(Ng.)*
Druck gleich über dem linken Mundwinkel, wie mit einem Finger. *(Ng.)*
125 Wundheits-Schmerz beider Mundwinkel. *(Ng.)*
Im Unterkiefer Reissen, bald da, bald dort.
Die Drüsen des Unterkiefers schmerzen bis in die Zunge, wie geschwollen, die Zunge wie verbrannt.

Sulphuricum acidum.

Geschwulst und Entzündung der Unterkiefer-Drüsen, zuweilen mit Stechen darin.
Zahnweh, Abends, nach dem Niederlegen, in der linken untern Reihe. *(Ng.)*
130 Hineindrückender Schmerz in einem rechten obern Schneidezahne. *(Ng.)*
Zahnschmerz, der durch Kälte ärger, durch Wärme milder wird und die ganze Nacht nicht schlafen lässt. *(Ng.)*
Ein schmerzhafter Riss öfters in den Zähnen der linken Seite. *(Ng.)*
Reissen in den linken untern Zähnen, von Abend bis Mitternacht, im Bette. *(Ng.)*
Reissen im linken Augenzahne und im Unterkiefer, die ganze Nacht, während der Regel. *(Ng.)*
135 Nagender Zahnschmerz in der rechten untern Reihe; Abends, nach Niederlegen ärger, bis 2 Uhr Nachts. *(Ng.)*
Nagender Schmerz in einem Backzahne und einem Schneidezahne, bloss beim Beissen auf etwas Hartes. *(Ng.)*
Grabender Schmerz in einem hohlen Backzahne, bei und nach Kauen von Hartem. *(Ng.)*
Stumpfheit der Zähne, den ganzen Nachmittag.- (n. 4 St.)
Stumpfheit der Zähne, zu verschiedenen Zeiten. *(Ng.)*
140 Zahnfleisch von pelzartigem Gefühle, blutend beim geringsten Anstossen. *(Frz.)*
Zahnfleisch-Geschwulst am rechten Unterkiefer; beim darauf Drücken kommt Eiter heraus. *(Ng.)*
Zahnfleisch-Geschwür.
Im Munde flüchtige Trockenheit.
Unangenehmes Trockenheits-Gefühl im Munde, zwei Tage lang.
145 Viel Speichel-Zufluss im Munde, auch früh, süsslichen Geschmackes. *(Ng.)*
Oefters wässrichter Speichel im Munde.
Speichel-Zufluss im Munde, wie vor Hunger, mehrere Stunden lang. *(Lgh.)*
Speichel-Fluss mit beschleunigtem Pulse. *(Kinglake, im phys. med. Journ. Leipz. 1802.)*
Heftiger Speichel-Fluss, ohne Geschmack. *(Ng.)*
150 Bläschen an der Inseite der linken Wange. *(Ng.)*
Schwämmchen im Munde. *(Jacobson.)*
Trockne Zunge. *(Jacobson.)*

Schleim kommt häufig in den Mund, der Verschlückern und Kotzen erregt; er muss ihn schnell verschlucken. *(Gr.)*

Im Halse Gefühl von Schleim, der weder herauf noch hinunter geht, auch nicht zum Räuspern nöthigt. *(Ng.)*

155 Rauhheit im Halse, fast nach jeder neuen Gabe. *(Ng.)*

Krallig und Rauhheit im Halse. *(Ng.)*

Kratzig im Halse.

Halsweh, beim Schlingen, Abends, ärger in der linken Seite. *(Ng.)*

Stechen im Schlunde, beim Schlingen ärger, auf der linken Seite, auch Abends, mit äusserem Schmerze beim Befühlen. *(Ng.)*

160 Zusammenziehendes Gefühl im Halse, besonders rechter Seite, bei und ausser dem Schlingen. *(Ng.)*

Verschwollen im Halse, als wäre ein Knäutel darin.

Uebler Geschmack im Munde, früh, nach dem Erwachen. (d. 5. T.) *(Ng.)*

Lätschig und pappig im Munde, früh im Bette, was nach dem Aufstehen vergeht. *(Ng.)*

Sehr übler, fauliger Geschmack im Munde.

165 Appetitlosigkeit und Unbehaglichkeit; die Speisen schmecken richtig, doch nicht angenehm. *(Gr.)*

Ekel vor Essen, der sich gegen Abend wieder verliert. *(Ng.)*

Sie hat Hunger; aber sobald sie Etwas zum Munde bringt, ekelt es sie an. *(Ng.)*

Kaffee-Geruch ist ihr höchst zuwider; sie bekommt Schwäche und Zittern davon.

Brod schmeckt bitter, wie Galle und drückt sehr im Magen.

170 Milch-Genuss macht Blähungen.

Neigung zu frischen Pflaumen. *(Ng.)*

Nach Milch-Genuss matt und abgeschlagen, früh. *(Ng.)*

Sie hat Hunger, doch isst sie ohne Appetit, mit Unbehaglichkeit im Magen nach dem Essen, mehrere Tage lang. *(Ng.)*

Vermehrter Hunger und Appetit. (d. 1. T.) *(Ng.)*

175 Grosser Appetit und Wohlgeschmack an Speisen; doch Weichlichkeit nach dem Essen, dass er, ohne satt zu seyn, mit Essen aufhören muss. *(Gr.)*

Gleich nach dem ihm wohlschmeckenden Mittag-Essen erzeugen sich mehr Beschwerden. *(Gr.)*

Bei und nach dem Mittag-Essen, Hitze, bei gutem Appetite. *(Ng.)*

Sulphuricum acidum.

Bei Genuss von Warmem, sogleich kalter Schweiss, vorzüglich der Stirn und des Gesichtes, auch des übrigen Körpers. *(Frz.)*
Nach Essen, Leibschneiden und gleich darauf Wühlen und Unruhe im Leibe, ohne Durchfall.
180 Nach dem Essen, ausserordentliche Mattigkeit. *(Frz.)*
Nach dem Essen, Beengung der Magen-Gegend zum Zerplatzen.
Jedes Getränk erkältet den Magen, wenn nichts Geistiges beigemischt ist.
Häufiges, langdauerndes, leeres Aufstossen. (bald.) *(Ng.)*
Saures Aufstossen, auch beim Gehen im Freien. (bald.) *(Ng.)*
185 Säuerliches Aufstossen.
Säure im Halse.
Säuerlich bittres Aufschwulken. (d. 4. T.)
Bittres Aufstossen, mehrmals, nach dem Mittag-Essen. *(Ng.)*
Bittres Aufstossen. *(Ng.)*
190 Süssliches Wasser-Aufschwulken. *(Ng.)*
Wasser-Aufsteigen vom Magen in den Mund. *(Ng.)*
Wasser-Aufschwulken, öfters, nach dem Mittag-Essen vergehend. *(Ng.)*
Aufsteigen salzigen Wassers im Munde, vor dem Erbrechen. *(Ng.)*
Zwiebelartiges Aufstossen.
195 Ekel und Speichel-Zufluss im Munde, mit Zusammenzieh-Schmerze im Magen und Bauche, öfters. (d. 8. T.) *(Ng.)*
Ekel im Munde, gegen Mittag, obgleich Speisen und Getränke gut schmecken. *(Fr. H.)*
Schlucksen (beim gewohnten) Tabakrauchen. *(Lgh.)*
Anhaltendes Schlucksen. *(Jacobson.)*
Schlucksen, Nachts. *(Ng.)*
200 Uebelkeit mit Frost.
Brech-Uebelkeit im Magen, mit Schleim-Gefühl im Halse. *(Ng.)*
Brech-Uebelkeit, ohne Ekel gegen Etwas, durch Aufstossen vergehend. (bald.) *(Ng.)*
Brecherlich und wie verdorben im Magen. *(Ng.)*
Er muss sich mit Gewalt zurückhalten, um sich nicht zu erbrechen.
205 Arge Uebelkeit; es kehrt sich Alles im Magen um, schwulkt auf und will heraus; sie muss es aber wieder hinabschlucken. *(Ng.)*

Erbrechen reinen Wassers, nach plötzlicher Uebelkeit im
Magen. (d. 3. T.) *(Ng.)*
Erbrechen, erst reinen Wassers, dann des am vorigen Abend
Genossenen, und darauf noch fortdauernde Uebelkeit. *(Ng.)*
Nach dem Erbrechen, Durst. *(Ng.)*
Die Magen-Gegend ist äusserlich sehr empfindlich.

210 Drücken im Magen, mit Gefühl, als steige ein harter, sehr
bitterer Körper in der Brust herauf; dabei häufiges Aufschwulken von Schleim, der aber später bloss im Halse
gefühlt wird. *(Ng.)*
Drücken im Magen, fortwährend, mit vergeblicher Neigung
zum Aufstossen. (d. 1. T.) *(Ng.)*
Drücken im Magen, wie ein Stein, was sich in die Höhe
zieht, mit Aufsteigen wässrichten Speichels in den Mund,
wonach das Drücken vergeht. *(Ng.)*
Drücken im Magen, mit stetem Ekel und Gähnen. *(Ng.)*
Voll und ekelhaft im Magen, nach jedem Einnehmen, lang
anhaltend. *(Ng.)*

215 Vollheit und Aufgetriebenheits-Gefühl des Magens. *(Ng.)*
Zusammenzieh-Gefühl im Magen, mit Ekel, wie zum Er-
brechen. *(Ng.)*
Heftiger Zusammenzieh-Schmerz im Magen und Bauche. *(Ng.)*
Aengstlicher Zusammenzieh-Schmerz, plötzlich, in der Herz-
grube, das Athmen hindernd. *(Gr.)*
Schmerzhaftes Zusammenschnüren in der Herzgrube, lang
dauernd. *(Ng.)*

220 Raffen im Magen, alle Abende, wie nach Verkältung.
Schneiden links neben dem Magen, nach dem Rücken zu
ziehend. *(Ng.)*
Schneiden um den Magen und schmerzhaftes Umgehen darin,
im Sitzen und Gehen, mehrmals, in kurzen Anfällen. *(Ng.)*
Stechen im Magen. *(Ng.)*
Ein 5 Minuten dauernder Stich im Magen. (n. 1 St.)

225 Angenehmes Wärmegefühl im Magen. (n. ¼ St.)
Brennen im Magen, mit Dummlichkeit im Kopfe. (sogleich.)
(Ng.)
Plötzliches Brennen im Magen, dass er erschrak. *(Ng.)*
Kälte im Magen (bald nach einer neuen Gabe.) *(Ng.)*
Kältlichkeit und Schlaffheit im Magen, mit Appetitlosigkeit.
(Frz.)

230 Kneipen, gleich unter der Herzgrube; beim Drücken auf

Sulphuricum acidum.

die Herzgrube schmerzt es empfindlich, wie nach einem Stosse. *(Gr.)*
In der Leber-Gegend ein Stich, in der Nähe des Magens.
Stechen in der rechten Ribben-Gegend, durch Einathmen verschlimmert, während der Regel. *(Ng.)*
Stumpfes einwärts Drücken unter den rechten Ribben, in Absätzen verschlimmert. *(Gr.)*
Glucksender Schmerz in der rechten Bauch-Seite, fast nach dem Rücken zu. *(Gr.)*
235 In der linken Hypochonder-Gegend ein Stich, beim Neigen auf die rechte Seite. *(Ng.)*
Stechen in der linken Hypochonder-Gegend, durch Aufdrücken vergehend. *(Ng.)*
Stechen an den linken Unterribben, oft mit Stechen zugleich in der Brust. *(Ng.)*
Langsam pulsirender, glucksender Schmerz unter den linken Ribben. *(Gr.)*
Brennen in beiden Hypochondern, im Sitzen, den ganzen Tag. *(Ng.)*
240 Bauch-Auftreibung, mit Kollern und (stillem) Winde-Abgange. *(Ng.)*
Drücken auf den Nabel, oberflächlich, aber heftig. *(Gr.)*
Kneipender Schmerz im Bauche, auch Abends. *(Ng.)*
Kneipen im Unterbauche, nach der Lenden-Gegend hin, dass ihm der Angst-Schweiss ausbrach.
Kneipen im Bauche, Nachts.
245 Kneipen und Schneiden im Bauche, mit heftigem Drängen zum Stuhle, Nachts. (d. 1. T.)
Heftiges Kneipen, Schneiden und Winden im Bauche, unter wehenartigen Schmerzen, als sollte Alles herausdringen, bei ohnmachtartiger Uebelkeit. (n. 30 T.)
Wehenartige Schmerzen durch den ganzen Bauch, bis in die Hüften und dann wie Zerschlagenheit im Kreuze.
Schneiden und Umgehen in der Nabel-Gegend. *(Ng.)*
Schneiden um den Nabel, mehr beim Gehen im Freien, als im Zimmer. *(Ng.)*
250 Stechen in der linken Unterbauch-Seite, wie Milzstechen, bei Bewegung; im Sitzen vergehend. *(Ng.)*
Ein langer, stumpfer Stich links neben dem Nabel, bis in den Bauch. *(Gr.)*
Brennen und Drücken unter dem Nabel, wie in der Gebärmutter. *(Ng.)*

Gefühl in der Nabel-Gegend, wie eine kränkelnde Wärme, oder wie beim Soodbrennen. (*Gr.*)

Aengstliches Gefühl im Bauche, früh im Bette.

255 Im Schoosse rechter Seite, klemmender Schmerz. (*Ng.*)

Zucken in der linken Weiche, und Herausdrücken, wie mit einem Finger, erst im Sitzen entstehend und vergehend, dann im Stehen wiederkommend und im Gehen verschwindend, endlich auch im Gehen erscheinend. (*Ng.*)

Kneipen in der linken Weiche. (*Ng.*)

Reissen in der linken Leisten-Gegend, im Sitzen. (*Ng.*)

Stechen in der linken Weiche. (*Ng.*)

260 Ein Stich in der linken Weiche beim Einathmen, und darnach feine Stiche oben an der linken Brust-Seite; Abends, nach dem Niederlegen. (*Ng.*)

Brennen in der rechten Weiche, beim Hüsteln. (*Ng.*)

Herausdrängen in der rechten Leisten-Gegend, früh im Bette, beim Erwachen, als sollte ein Bruch entstehen, beim Aufstehen vergehend, aber noch öfter wiederkehrend. (*Gr.*)

Arger Schmerz in der rechten Leisten-Gegend, im Gehen und Stehen, als träte eben ein Bruch heraus, dass er nicht husten noch einathmen darf; später tritt von Zeit zu Zeit, besonders beim Sprechen, doch auch ohne Veranlassung, unter grossen Schmerzen ein Bruch heraus, der bei ruhigem Verhalten, besonders beim Sitzen, wieder hineingeht, und dann ohne Beschwerde zu athmen und zu husten gestattet. (*Gr.*)

Herausdrängender Schmerz plötzlich im rechten Schoosse, wie zu einem Leistenbruche, beim Aufstehen nach dem Stuhle, ohne Bezug auf Husten und Athmen. (*Gr.*)

265 Unaufhaltbarer Drang eines Bruches zum Bauchringe heraus, mit schründendem Schmerze des Bauchringes, selbst nach Zurückbringung des Bruches. (n. 2 St.)

An der Stelle des Leistenbruches, Klopfen, mehrere Tage.

Stiche in der Gegend des Leistenbruches.

Ein über den Unterbauch verbreitetes, mehr oberflächliches, scharfes Zucken, fast wie in Absätzen zuckendes Leibweh. (*Gr.*)

Starkes Kollern im Bauche, mit Winde-Abgang. (*Ng.*)

270 Lautes Knurren um den Nabel, Abends, vor dem Niederlegen und den andern Morgen nach dem Aufstehen. (*Ng.*)

Knurren um den Nabel, mit Gefühl, als wenn Stuhl kommen sollte. (*Ng.*)

Sulphuricum acidum.

Knurren und Kollern im Bauche mit Heisshunger, was auf's Essen vergeht.
Kulksen, wie von Wasser, im Bauche, bei Bewegung desselben durch Athmen, im Liegen.
Mühsam erfolgende, kurz abgebrochene Winde. *(Gr.)*
275 Stuhl aussetzend. (d. 1. 3. 19. T.) *(Ng.)*
Vergeblicher Stuhldrang, zwei Stunden lang. (d.1.T.) *(Ng.)*
Harter, zuweilen verspäteter Stuhl (erst Abends), auch wohl mit Schmerz beim Abgange. *(Ng.)*
Harter, schwieriger, knotiger Stuhl, wie verbrannt, oder wie Schafkoth. (d. 4. 6. 7. T.) *(Ng.)*
Sehr harter, blutiger Stuhl. (d. 19. T.) *(Ng.)*
280 Harter Stuhl, in kleinen, zusammenhängenden, schwarzen Knoten, mit Blut gemischt, und mit so heftigem Nadelstechen im After, dass sie aufstehen musste vor Schmerz; bei der Regel. *(Ng.)*
Erst harter, dann weicher Stuhl, früh.
Sehr dickgeformter Stuhl.
Weicher, -breiartiger Stuhl, mit Pressen am After bei und nach dem Abgange. (n. 6 St.) *(Lgh.)*
Weicher Stuhl, in sehr dünnem Zuge. (d.3.T.) *(Ng.)*
285 Weicher Stuhl, mit Stechen im After zuvor. (d.2.T.) *(Ng.)*
Weicher Stuhl mit Leerheits-Gefühl im Bauche darnach. (d. 4. T.) *(Ng.)*
Durchfall bis Abends; es geht bloss Schleim-Gäsch ab, unter Brennen im Mastdarme, Blähungen und Kollern.
Wässrichter, grüner Durchfall. *(Jacobson.)*
Gelbweisser Stuhl.
290 Das Kind hat häufige Stühle, wie gehackt, safrangelb und dehnig schleimig.
Sehr übel riechende Stühle, halb fest und halb flüssig, mit viel flüssigem Schleime und Blutstreifen.
Mit Blut gefärbter Stuhl.
Blutiger Stuhl, hart und nur alle 2, 3 Tage. (n. 25 T.) *(Ng.)*
Blutiger Stuhl, erst hart, dann weich, mit Brennen im After. *(Ng.)*
295 Beim Stuhle, Kneipen in den Oberbauch-Seiten. *(Ng.)*
Beim Stuhle, Schmerz, als würde der Mastdarm zerrissen.
Nach dem Stuhle, Abgeschlagenheits-Gefühl in den Därmen.
Viel Blutdrang gegen den Mastdarm.
After-Aderknoten mit Stechen und Brennen.

Sulphuricum acidum.

300 Starkes Jücken der After-Aderknoten.

Feuchten der After-Aderknoten und Schmerz bei Berührung.

Der Harn scheint in der Erstwirkung zurückgehalten zu werden, wie auch der Stuhl. *(Ng.)*

Der Harn bleibt aus. (d. 2. Morgen.) *(Ng.)*

Er harnt nur früh und Abends, mit Brennen dabei. (d. 5. T.) *(Ng.)*

305 Verminderter Harn, mit Brennen beim Lassen. (d. 2. T.) *(Ng.)*

Steter Drang zum Harnen und immer vor den letzten Tropfen arges Schneiden in der Röhre, 7 Tage lang; drauf jedes Mal Drang im Schoosse und in den Lenden.

Früh erst vermehrte, dann verminderte Harn-Absonderung, mit Brennen. (d.3.T.) *(Ng.)*

Vermehrter Harn-Abgang. (n. 4 bis 12 Tagen.) *(Ng.)*

Sie muss Nachts zum Harnen aufstehen. (n. 2 T.) *(Ng.)*

310 Urin wie Wasser.

Harn wie Wasser, und bald dünnen Schleim-Satz absetzend. (d.1.T.) *(Ng.)*

Dicker, verminderter Harn. *(Ng.)*

Der Harn wird im Stehen trübe, wie Lehmwasser, und setzt später lehmigen Satz ab. *(Ng.)*

Weisser Satz im Harne.

315 Braunrother Harn.

Harn mit blutähnlichem Satze, und auf der Oberfläche mit einer feinen Haut bezogen.

Vor, bei und nach dem Harnen, Kneipen im Unterbauche. *(Ng.)*

Blasenschmerz, wenn er den Trieb zum Harnen nicht sogleich befriedigt.

Starkes Drücken auf den Blasenhals, als sollte Alles herausdringen, gleichstark im Gehen, Stehen und Sitzen, zum Zusammendrücken der Oberschenkel nöthigend; durch Beischlaf gebessert. (d. ersten 10 Tage.)

320 In den Geschlechtstheilen und Hoden, Wärme.

Erschlaffung des Hodensacks.

Jückender Schmerz am obern Rande der Eichel.

Erektionen am Tage, ohne verliebte Gedanken.

Samen-Erguss ohne Wollust-Gefühl.

325 Nach dem Beischlafe, Brennen in der Harnröhre.

Viel Reiz des Weibes zum Beischlafe, deren Reiz mehr in

Sulphuricum acidum.

den äussern Schamtheilen vorhanden ist; doch wird sie vom Beischlafe nicht stark erregt.
Traum des Weibes als übe sie Beischlaf zweimal und auch Entladung zweimal. (die 1. Nacht.)
Traum des Weibes wie Wunsch des Beischlafs und beim Erwachen heftiges, stürmisches Verlangen darnach, was mehr in der Klitoris rege war. (n. 40 Stunden.)
Weichliches Gefühl im Bauche, als wollte die Regel eintreten.
330 Verzögert den Fluss der Regel um 8 Tage, ohne Beschwerde.
Regel um 5 Tage zu spät, mit Bauch- und Kreuzschmerzen. *(Ng.)*
Regel um 6 Tage zu früh. *(Ng.)*
Zwei Tage vor der Regel, Nachts, Alpdrücken; es lag wie Etwas Schweres auf ihr; sie konnte nicht sprechen, es war, als hielte ihr Jemand den Hals zu, und sie erwachte im Schweisse.
Bei der Regel, Durst und trockne Zunge. *(Ng.)*
335 Bei der Regel, Stiche im Bauche und in der Scheide.
Nach der Regel, grosse Aufgelegtheit zum Beischlafe. (n. 11 T.)
Nach der Regel, grosse Abneigung vor Beischlaf. (n. 38 T.)
Häufiger Schleim-Fluss aus der Scheide, fressender Empfindung. (n. 16 T.)
Scharfer, brennender Weissfluss.
340 Weissfluss, durchsichtig, oder wie Milch, ohne Empfindung.
Abgang blutigen Schleimes aus den Geburtstheilen, als wollte die Regel erscheinen. (n. 2 St.)

Vergeblicher Niese-Reiz. *(Ng.)*
Es stieg ihr ein Dunst durch die Nase; drauf 20maliges Niesen und dann Verstopfung der Nase. *(Ng.)*
Schnupfen mit Geruchs-Verlust. (d. 4. 5. T.) *(Ng.)*
345 Arger Schnupfen mit bösen Augen.
Hartnäckiger Stockschnupfen.
Heftiger Stockschnupfen; bisweilen hat er durch das eine oder das andere Nasenloch keine Luft. *(Gr.)*
Fliessender Schnupfen. (d. 4. T.) *(Ng.)*

Es läuft ihr viel Wasser aus der Nase, bei Verstopfung eines Nasenloches. *(Ng.)*

350 Heiser, trocken und rauh im Halse und Kehlkopfe. *(Ng.)*

Heiserkeit, Schnupfen- und Husten-Reiz.

Schmerz im Kehlkopfe; das Sprechen wird ihm sauer, als fehlte die gehörige Biegsamkeit und Beweglichkeit in diesen Theilen.

Stich-Schmerz im Kehlkopfe.

Husten und Schnupfen mit starkem Hunger. (n. 14 T.)

355 Früh, beim Erwachen, liegt es ihm katarrhalisch auf der Brust, es reizt zum husten, ohne das Etwas losgeht; nach mehreren Stunden leichter Schleim-Auswurf.

Husten, von freier Luft.

Husten, nur beim Gehen im Freien. *(d.6. T.) (Ng.)*

Hüsteln. *(Jacobson.)*

Einzelne (seltene) trockne Hustenstösse, auch früh, nach dem Aufstehen. *(Ng.)*

360 Oefteres kurzes Hüsteln. *(Ng.)*

Lockerer Husten mit schleimigem Auswurfe, früh. *(Ng.)*

Trockner, kurzer Husten, mit keichenden Stössen.

Bei jedem Husten-Stosse, ein stumpfer Stoss, gleich über dem rechten Augenlid-Rande heraus. *(Gr.)*

Nach Husten muss er die Speise wieder herausschwulken.

365 Nach Husten, früh, erst leeres, dann bitterschleimiges Aufstossen.

Blutspeien, bei langsamem Gehen. *(Fr. H.)*

Engbrüstig zuweilen, auf Augenblicke.

Athem-Beengung und Würgen in der Kehle, oft des Nachts.

Beklemmung auf der Brust, früh, mit Uebelkeit.

370 So schwach auf der Brust, dass sie nur mit Mühe reden konnte.

Vollheit auf der Brust.

Drücken auf der linken Brust und in der Herzgrube.

Ziehendes Spannen in der linken Brust. *(Ng.)*

Stumpfer Schmerz mitten auf dem Brustbeine, wie von einem Stosse. *(Gr.)*

375 Stechendes Drücken auf der Brust und im Halse, Athem hemmend, im Stehen und Gehen gleich stark, durch freie Luft gebessert, in anhaltenden Anfällen.

Stechen in der rechten Brust. *(Ng.)*

Heftiges Stechen in der rechten Brust, öfters und anhaltend;

Sulphuricum acidum.

durch darauf Drücken geht der Schmerz noch tiefer. (d. 5. T.) (*Ng.*)
Starke Stiche im Brustbeine, beim Eintritte in das Zimmer aus der freien Luft, die sich bis in die andere Brust-Seite erstrecken, tief innerlich; Abends. (d. 1. T.) (*Ng.*)
Stumpfe Stiche links neben dem Brustbeine, an einem Ribben-Knorpel. (*Gr.*)
580 Stumpfer Stich plötzlich, heftig und durchdringend, im obern Theile der linken Brust, bis zum Rücken. (*Gr.*)
Feine Stiche tief in die linke Brust (-Seite) hinein, mit Athem-Versetzung, oder mit Empfindlichkeit darnach an einer kleinen Stelle links über dem Schwertknorpel. (*Ng.*)
Stechen in der linken Brust, ärger beim Einathmen und Husten; im Gehen; in der Ruhe erleichtert.
Stiche vor der linken Achsel-Grube, beim Wegsetzen einer schweren Last, dann arger Zerschlagenheits-Schmerz auf einem grossen Theile des Brustbeins. (*Ng.*)
Viele, heftige Stiche durchs Herz, bei Tag und Nacht, mit Wundheits-Schmerz bald darauf.
585 Herzklopfen, ohne Aengstlichkeit, bei vorgedrücktem Oberkörper, unter Aufstützung beider Arme, mit Neigung zum tief Athmen, was auch ohne Anstoss geht. (*Gr.*)
Oefteres einzelnes Brennen in der linken Brust. (*Ng.*)
Brennen, öfters, an der äussern linken Brust-Seite, wie von siedendem Wasser, bald stärker, bald schwächer. (*Ng.*)
Kreuzschmerz wie zerschlagen, im Stehen und Sitzen. (*Ng.*)
Kreuz- und Rücken-Schmerzen.
590 Schmerz im Kreuze beim Bewegen, wie Wundheit, oder wie krampfhaftes Ziehen.
Brenn-Schmerz im Kreuze.
Rückenschmerz, wie wund und zerschlagen. (*Ng.*)
Zieh-Schmerz im Rücken, beim Bewegen und Auftreten.
Steifheit im Rücken, mehrere Morgen, die am Tage bei Bewegung vergeht.
595 Ein feiner Stich im Rückgrate und zugleich links im Nakken. (*Ng.*)
Blutschwäre auf dem Rücken.
Schneiden zwischen den Schultern mit Brennen, als wollte es da durchschneiden. (*Ng.*)
Die linken Achsel-Drüsen sind schmerzhaft empfindlich.
Schmerz wie von einem Geschwüre unter dem rechten Arme

Sulphuricum acidum.

bis an die Brust, vorzüglich beim Steigen, doch auch beim Gehen, so stark, dass er sich setzen muss. *(Fr. H.)*

400 Ziehen auf der rechten Hals-Seite unter dem Ohre.

Schmerz zwischen der Hals-Seite und der linken Achsel, wie von einer drückenden Last. *(Gr.)*

Auf der linken Achsel ein zitterndes Drücken, in ungleichen Absätzen. *(Gr.)*

Stechen im Achsel-Gelenke, beim Aufheben des Armes.

Stechendes Reissen in der linken Achsel. *(Ng.)*

405 Ein Ruck im rechten Achsel-Gelenke, beim Schreiben. *(Ng.)*

Schneidender Schmerz vor der linken Achselgrube. *(Ng.)*

Stechen vor und unterhalb der rechten Achselgrube. *(Ng.)*

Im rechten Arme zuweilen, beim Schreiben; ein ziehender und krampfhaft zusammenziehender, lähmiger Schmerz.

Schwere des Armes.

410 Stiche in den Arm-Gelenken.

Zuckendes, feines Reissen im rechten Arme, oft vom Daumen aus bis in die Brust, im Sitzen. *(Ng.)*

Ein schmerzhafter Riss am rechten Oberarme, hinten unter dem Achsel-Gelenke und bis zu demselben hinauf. *(Ng.)*

Schründender Schmerz, wie aufgeschlagen, an der äussern Seite des linken Ellbogens. *(Gr.)*

In der linken Ellbogen-Röhre, dicht am Hand-Gelenke, alle 3 Sekunden Schmerz wie ein Schlag, der plötzlich mit Heftigkeit beginnt, dann schwächer werdend im Arme hinaufstrahlt, wo er erlischt. *(Gr.)*

415 Spann-Schmerz in beiden Ellbogen-Gelenken.

Bläuliche Flecke auf dem Vorderarme, wie von Blutunterlaufung.

Im Hand-Gelenke, Ziehen und Müdigkeit.

Spann-Schmerz und Schwere in der rechten Mittelhand, beim Gehen im Freien mit herabhangenden Armen, als wenn sich das Blut darin ansammelte. *(Gr.)*

Zucken im Mittelhand-Knochen des rechten Zeigefingers bis in den Arm hinauf, sehr empfindlich. *(Gr.)*

420 Empfindlich schmerzhafte Schläge im Mittelhand-Knochen des rechten Zeigefingers. *(Gr.)*

Schmerzliche Rucke, wie stumpfe Stösse, in der Anfügung des Mittelhand-Knochens des Daumens an die Handwurzel, bisweilen durch das Hand-Gelenk bis in den Arm hinauf strahlend. *(Gr.)*

Sulphuricum acidum.

Dunkelrothe kleine Erhöhungen auf dem Handrücken, mit einem Grindchen, unter dem Eiter zu seyn schien, von 4 Tagen Dauer, doch unschmerzhaft. (*Fr. H.*)
Ausschlag auf den Händen und zwischen den Fingern, der mehr nach Mitternacht jückt.
Die Finger zucken im Schlummer krampfhaft zusammen und krümmen sich zur Faust, so dass er erschrickt. (*Gr.*)
425 Zuckender Schmerz in den Fingerspitzen, wie in den Nerven. (*Gr.*)
Brennende oder schründende feine Stiche an der Seite des Mittelfingers. (*Gr.*)
Brennend stechendes Kriebeln an der Spitze des kleinen Fingers, wie von Eingeschlafenheit, wie auch an einer kleinen Stelle des Mittelfingers. (*Gr.*)
Scharf zuckender Schmerz durch den rechten Daumen, von seiner Spitze an. (*Gr.*)
Feines Reissen im rechten Daumen, wie im Knochen des hintern Gelenkes. (*Ng.*)
430 Stumpfe Stiche in den mittlern Finger-Gelenken.
Reissen unter dem Nagel des Zeigefingers, wie beim Fingerwurm, durch Eintauchen in kaltes Wasser vermehrt. (*Gr.*)
Mehrere kleine Frostbeulen an den Fingern, empfindlichen Schmerzes.
In der rechten Hüfte, Klamm.
Das rechte Bein ist sehr zur Taubheit geneigt.
435 Einschlafen des linken Schenkels im Sitzen, noch ärger im Gehen. (*Ng.*)
Dehnen und Strecken der Beine.
Schwere der Beine.
Reissen in den Aderkröpfen des rechten Ober- und Unterschenkels, früh, im Bette.
Im Oberschenkel, schneidender Schmerz.
440 Krampfhaft zusammenziehender, lähmiger Schmerz im rechten Ober- und Unterschenkel.
Absetzendes Kneipen an einer kleinen Stelle der Inseite des linken Oberschenkels. (*Gr.*)
Drücken, oben an der Inseite des rechten Oberschenkels, in Absätzen. (*Gr.*)
Zusammenziehen ganz unten am Oberschenkel, das in Absätzen in den Unterschenkel hinabstrahlt. (*Gr.*)

Brennend schneidendes Kriebeln an den Oberschenkeln, in ungleichen Absätzen, wie Wundheit von Etwas Aetzendem. *(Gr.)*
445 Stumpfstechender Druck, aussen an der Mitte des linken Oberschenkels. *(Gr.)*
In den Knieen schmerzhafte Schwäche im Stehen, mit empfindlichen Rucken darin. *(Gr.)*
Reissen tief im linken Knie, auf und ab, durch Reiben vergehend. *(Ng.)*
Empfindlicher Schmerz, wie von einem Schlage, schräg über dem linken Knie, in wellenförmigen Absätzen. *(Gr.)*
Schmerzliche Rucke an der Inseite des linken Kniees, wie stumpfe Stösse. *(Gr.)*
450 Stumpfe Stiche, wie Stösse, mitten im rechten Knie, im Sitzen; darauf noch lange einfacher Schmerz darin. *(Gr.)*
Brennendes Stechen am linken Knie. *(Gr.)*
Empfindlich brickelnde Stiche in der linken Kniekehle. *(Gr.)*
Brenn-Schmerz in der rechten Kniekehle.
Im linken Schienbeine, Kriebeln.
455 Brennend jückende, rothe Flecke an den Schienbeinen, mit einem Knoten in ihrer Mitte, nach Kratzen schwillt der Theil auf und nach Aufhören der Geschwulst beginnt das Jücken wieder. *(Ng.)*
Waden-Klamm beim Gehen, mit Kriebeln darin.
Schmerz der Waden, mehr im Sitzen, als beim Gehen.
An der linken Achill-Senne, feine, brickelnde Stiche. *(Gr.)*
Auf dem rechten Fuss-Spanne, ab- und zunehmendes empfindliches Drücken. *(Gr.)*
460 Reissen in der linken Ferse, früh, beim Erwachen, $\frac{1}{4}$ Stunde lang.
Brennendes Stechen in der Ferse.
Steifheit der Fussknöchel beim Gehen.
Abendliches Einschlafen des linken Fusses, im Sitzen. *(Ng.)*
Stumpfer, empfindlicher Druck unter dem äussern Knöchel des linken Fusses, in Absätzen, wie Stösse oder Rucke. *(Gr.)*
465 Zerschlagenheits-Schmerz in der linken Fusssohle, erst steigend, dann ruckend, dann plötzlich verschwindend. *(Gr.)*
Zuckendes Kneipen in der mittleren Zehe, in Absätzen. *(Gr.)*

Sulphuricum acidum.

Brickelnde, feine, durchdringende Stiche unter der grossen Zehe. (*Gr.*)
Stiche im Hühnerauge.
Risse im Hühnerauge, wobei er den Fuss in die Höhe ziehen musste.
470 Jücken hie und da am Körper, selbst am Kopfe; nach Kratzen erscheint es wieder an andern Stellen. (*Ng.*)
Ein früher dagewesenes allgemeines Jücken über den ganzen Körper verschwindet. (Heilwirkung.) (*Frz.*)
Stichlichte Empfindung auf der Haut, wie von wollener Bekleidung.
Stechen in den Brand-Narben.
Aetzende Empfindung im Geschwüre.
475 Gelbsucht, (bei den Arbeitern in Vitriol-Brennereien.)
Stumpfer Druck an verschiedenen kleinen Stellen des Körpers, erst steigend, dann plötzlich verschwindend. (*Gr.*)
Reissen in allen Gliedern, besonders Abends; beim Monatlichen. (*Ng.*)
Rheumatisches Reissen und Ziehen im ganzen Körper, selbst im Gesichte. (sogleich.)
Geneigtheit zu Klamm in Händen und Füssen. (*Lgh.*)
480 Sennenhüpfen. (*Jacobson.*)
Im Freien scheint sie sich schlimmer zu befinden. (*Ng.*)
Frostigkeit, den ganzen Tag.
Beim Gehen, Gefühl, als würde er nach einer der beiden Seiten sinken.
Schwäche in den Beinen und im Kreuze, dass er kaum frei stehen konnte.
485 Mattigkeit des ganzen Körpers, dass sie sich kaum getraut, den Arm aufzuheben.
Zitter-Gefühl im ganzen Körper, ohne Zittern, früh weniger. (*Fr. H.*)
Müdigkeit, mit Kopfweh in der Stirn, im Freien erleichtert. (*Ng.*)
Häufiges Gähnen, nach dem Mittag-Essen. (*Ng.*)
Sehr schläfrig, früh, nach dem Erwachen, als hätte er gar nicht geschlafen. (*Ng.*)
490 Kann Abends lange nicht einschlafen, schläft aber dann gut. (*Ng.*)
Spätes Einschlafen, Abends und leichtes Erwachen, Nachts.

Sie schläft spät ein, schläft dann unruhig und erwacht oft.

Abends, im Bette, Röcheln auf der Brust, schneller Puls, kurzer Athem.

Er wacht, Nachts, nach zwei Stunden auf, wie ausgeschlafen, munter.

495 Wachende Munterkeit, die ganze Nacht.

Oefteres Aufschrecken aus gutem Schlafe. *(Ng.)*

Im Schlafe, aufschreckende Zuckungen und Speichel-Fluss.

Erwachen nach Mitternacht, ohne Veranlassung. (d. 2. N.) *(Ng.)*

Erwachen nach Mitternacht, mit Hitze, Trockenheit im Halse, und Durst; sie konnte das Aufdecken nicht vertragen. *(Ng.)*

500 Nachts, grosse Engbrüstigkeit mit zweistündigem Husten. (d. 1. N.)

Schlafend fühlt sie Schmerz in den Gelenken, der beim Erwachen verschwindet.

Aergerliche Träume zum Aufschreien.

Aengstliche Träume, von Feuer, von Verstorbenen, von Gefahr. *(Ng.)*

Häufige, doch unerinnerliche Träume. (d.1.N.) *(Ng.)*

505 Frostig; sie will immer beim Ofen sitzen. (d. 20. T.) *(Ng.)*

Frostig, früh im Zimmer, weniger im Freien. (n. 12 T.) *(Ng.)*

Augenblickliches Schütteln, wie von Frost, mit Gänsehaut. (sogleich.) *(Ng.)*

Flüchtiger Schauder, von Zeit zu Zeit, durch den Rumpf, mehr innerlich, ohne andere Theile zu berühren. *(Gr.)*

Steter Schauder den Rumpf herab, ohne Frostigkeit. *(Gr.)*

510 Wärme des Körpers, überhingehend, bei eiskalten Händen. *(Frz.)*

Trockne Hitze, Abends, nach einer Reise von 8 Stunden, mit starkem Durste, bis 8 Uhr; dabei Brennen der Augen und einmal auch Frost-Ueberlaufen. (d.7.T.) *(Ng.)*

Er fühlt stets mehr Wärme, als Kälte, was sonst umgekehrt war. *(Ng.)*

Grosse Wärme im ganzen Körper, Abends, nach dem Niederlegen. (d.3.T.) *(Ng.)*

Vermehrte, auch angenehme Wärme im ganzen Körper. (d. 2.3. T.) *(Ng.)*

515 Puls um 10 Schläge vermehrt. *(Ng.)*

Sulphuricum acidum.

Kleiner, schneller Puls. *(Kinglake, Jacobson.)*
Neigung zu starkem Schweisse, bei jeder Bewegung.
Sie schwitzt sehr im Sitzen, vorzüglich am Oberkörper.
Leichte Schweiss-Erregung am Tage. *(Fr. H.)*
520 Arger Früh-Schweiss. (n. 20 St.)
Säuerliche Früh-Schweisse und Heiserkeit darauf.

Zincum, **Zink.**

Von einem Stücke reinen metallischen Zinkes wird auf einem feinen Abzieh-Steine unter destillirtem Wasser in einer reinen, porcellanenen Schale etwas abgerieben, das zu Boden gesunkene, graue Pulver auf weissem Fliess-Papiere getrocknet und ein Gran davon zur Bereitung der dynamisirten Zink-Präparate angewendet, wie mit andern trocknen Arzneistoffen geschieht, nach der Anleitung zu Ende des ersten Theils der chronischen Krankheiten, doch mit mehrere Schüttel-Schläge, als dort angegeben ist.

Wo die dynamisirte Zink-Bereitung homöopathisch passete, hob sie in angemessener Gabe auch folgende, etwa gegenwärtige Beschwerden:

Unlust zur Arbeit und zum Gehen; Todes-Gedanken, als wenn sie sterben müsse; Gedächtniss-Schwäche; Stete Kopf-Befangenheit; Düsterheit; Wundheits-Schmerz im Kopfe; Sumsen im Kopfe; Schmerz des Haarkopfes, wie unterschworen; Kahlköpfigkeit; Trockenheit der Augen; Amaurosis mit verengerten Pupillen; Lähmung und Herabfallen der Augenlider; Ohr-Sausen; Lockerheit der Zähne; Schmerzhaftigkeit der Zähne beim Kauen; Wundschmerzendes Zahnweh; Salziger Geschmack im Munde; Nach Brod-Essen Magen-Drücken mit Uebelkeit; Spannschmerz in den Bauch-Seiten; Leistenbruch; Leib-Verstopfung; Weicher und flüssiger Stuhl; Unwillkürlicher Abgang des Stuhles; Jücken am After; Harn-Verhaltung, wenn er harnen will; Unwillkürliches Harnen beim Gehen; Unaufhaltbarkeit des Harnes beim Husten, Niesen und Gehen; Anhaltende

Zincum.

Nacht - Erektionen ; Allzuschnelle Samen - Entladung im Beischlafe; Allzufrühe Regel; Schmerzhafte Regel; Bei der Regel, Aufgetriebenheit des Bauches; Weissfluss; — Schnupfen; Husten; Spann-Schmerz im Brustbeine; Herzklopfen; Herzklopfen mit Aengstlichkeit; Unregelmässige, krampfhafte Bewegungen des Herzens; Athem versetzende Herz-Stösse; Athem versetzendes Aussetzen der Herzschläge ; Kreuzschmerzen; Rückenschmerzen; Alter Ziehschmerz im Arme; Trockenheits-Gefühl der Hände, früh; Einschlafen der Finger, früh, beim Aufstehen; Steifheit des Fuss-Gelenkes nach Sitzen; Schmerzhafte Frostbeulen an den Füssen ; Fühllosigkeit im Körper; Kälte-Gefühl in den Knochen; Ueberbein ; Früh, Unausgeschlafenheit, Schläfrigkeit; Schlaf-Bedürfniss nach Tische; Schwärmerischer Nacht-Schlaf; Schreckhafte Träume; Sprechen und Schreien im Schlafe; Neigung zu Schweiss am Tage; Nacht-Schweisse.

Eine allzuheftige Wirkung wird durch Kampher-Auflösung, doch nur auf kurze Zeit gemildert (zuweilen durch Riechen an eine Ignaz-Bereitung), das Riechen an eine Schwefelleber-Bereitung mildert aber am meisten.

Was die Beobachter im zweiten Hefte des sechsten Bandes des Archives für homöopathische Heilkunst, die Herren DD. *Franz (Frz), Hartmann (Htm.), Haubold (Hbd.), Rückert (Rkt.)* und *Stapf (Stf.)* sowie der Herr Regierungs-Rath, Freiherr von *Gersdorff (Gff.)* an eigenthümlichen Symptomen des Zinks lieferten, habe ich zu meinen, sowie zu den Beobachtungen eines jungen Gelehrten aus der Schweiz, *Lesquereur (Lqr.),* denen der Herren DD. *Schweikert (Sw.), Rummel (Rl.), Hartlaub (Htb.)* und den neuern eben des um Beförderung der homöopathischen Heilkunst so verdienten Herrn Regierungsrathes, Dr. Freiherrn *von Gersdorff,* hinzugefügt. Die mit *(Ng.)* bezeichneten Symptome sind von dem bekannten Ungenannten in der reinen Arzneimittellehre der DD. *Hartlaub* und *Trinks.*

Zincum.

Niedergeschlagen und traurig. *(Ng.)*
Mürrisch, ärgerlich und verdrossen, Nachmittags. *(Ng.)*
Mürrisch und ärgerlich Abends, doch gut aufgelegt. *(Ng.)*
Verdriessliche, schweigsame Laune, besonders Abends. *(Gff.)*
5 Höchst trübe und mürrisch. *(Hbd.)*
Sie sieht ganz mürrisch, finster und zerstört aus, auch früh. *(Ng.)*
Mürrisch, früh. (d.8.T.)
Missmüthig. *(Sw.)*
Missmüthig und traurig. (d.2.T.)
10 Unüberwindliche Traurigkeit. *(Lqr.)*
Angst vor Dieben oder grässlichen Gestalten, im Wachen, wie in fieberhafter Phantasie.
Bang und weinerlich, was sich Abends verliert. *(Ng.)*
Bangigkeit und Langeweile; sie sucht Gesellschaft. *(Ng.)*
Verzagtheit.
15 Ruhige Sterbe-Gedanken, Nachmittags, bei Ermattung.
Hypochondrische Stimmung, drei Stunden nach dem Mittag-Essen, bei Druck unter den kurzen Ribben, besonders rechter Seite, bei Abneigung vor Arbeit und Unbehaglichkeit des ganzen Körpers, doch ohne Spur von Blähungen oder Magen-Ueberladung. (n. 5 T.)
Schlaffe Gemüths-Stimmung. (n. 6 T.)
Gleichgültig. (n. 13 T.)
Scheu vor Beschäftigung, Arbeits-Unlust.
20 Aergerlich und ängstlich.
Verdriesslich, mürrisch, mehrere Tage, zu innerem Groll und

Zincum.

Aerger geneigt; er ist meist still und es verdriesst ihn, wenn er ein Wort sprechen soll. *(Frz.)*
Wimmern vor Aergerlichkeit, ohne äussere Veranlassung, bei Druckschmerz im Oberkopfe.
Leicht zu erzürnen. (auch *Ng.*)
Leicht zu Zorn erregbar, doch ruhig.
25 Leicht zu Zorn geneigt und sehr angegriffen davon. *(Gff.)*
Er wünscht Jemanden zu haben, an dem er seinen (durch Nichts gereizten) Zorn thätlich auslassen könne. *(Lqr.)*
Reizbar, schreckhaft.
Leicht zu reizendes, grämliches Gemüth; das Sprechen Anderer, so wie jedes Geräusch ist ihm unerträglich. *(Gff.)*
Grosse Empfindlichkeit für Geräusch.
30 Jede kleine Gemüths-Aufregung erregt ein inneres Zittern. *(Gff.)*
Nach einer kleinen Gemüths-Aufregung, langdauerndes Zittern, wie von Frost. *(Gff.)*
Aufgeregte Einbildungs-Kraft. (d. 1. T.) *(Lqr.)*
Vieles Reden Anderer, selbst ihm lieber Personen, greift seine Nerven an und macht ihn mürrisch und ungeduldig. *(Gff.)*
Sehr ungeduldig, doch ohne üble Laune. *(Lqr.)*
35 Unruhige, unstäte Stimmung. (n. 2 T.)
Sehr veränderliche Laune; zu Mittag Traurigkeit, Melancholie; Abends Zufriedenheit und Frohsinn. (d. 2. 3. T.) *(Lqr.)*
Abwechselnd reizbar, schreckhaft, zornig, verzagt, schwermüthig.
Mittags reizbar, ärgerlich, schreckhaft; Abends weniger.
Sehr fröhlich zuweilen. *(Lqr.)*
40 Er kann über eine Kleinigkeit öfters sehr lachen, doch sich auch eben so leicht ärgern.
Anwandlung von grosser Redseligkeit. *(Gff.)*
Sehr heitere, aufgeregte Stimmung, besonders gegen Abend. *(Gff.)*
Verstimmt und träge die ersten Tage; die späteren lebhaft und heiterer.
Heiter und aufgeräumt. *(Hbd.)*
45 Gut aufgelegt und gesprächig. *(Ng.)*
Unfähigkeit zu aller Arbeit (nach dem Erbrechen), am wohlsten ist ihm beim Liegen mit geschlossenen Augen. *(Ng.)*
Phantasie-Täuschung beim Niederhalten des Kopfes, als habe

sie einen grossen Kropf, der sie hindere, darüber hinweg zu sehen. *(Ng.)*

Unzusammenhängende Ideen. (n. 16 T.)

Schwere Fassungs-Kraft und schwere Gedanken-Verbindung.

50 Gedankenlosigkeit und Schlummer-Zustand des Geistes.

Vergessenheit des am Tage verrichteten.

Grosse Vergesslichkeit.

Düselig, wüste und schwer im Kopfe, wie nicht ausgeschlafen, früh. *(Ng.)*

Schwere des Kopfes, als sollte er herabfallen. *(Ng.)*

55 Schwäche-Gefühl im Kopfe, besonders auf den Augen. (n. 2, 4 u. mehreren Tagen.) *(Lqr.)*

Grosse Eingenommenheit des Kopfes, nach Tische. (n. 7 St.) *(Frz.)*

Eingenommenheit und empfindliche Schwere des Hinterhauptes. (n. ¼ St.) *(Htm.)*

Betäubt und schwindelig, Mittags.

Schwindelartige Betäubung in kurzen Anfällen mit Schwarzwerden vor den Augen und allgemeiner Schwäche, besonders Nachmittags und Abends, mehrere Tage. (n. 11 T.) *(Lqr.)*

60 Schwindel im Sitzen und Stehen, der im Gehen sich verliert.

Schwindel mit Schwäche im Kopfe und Bauche, dass sie sich legen musste. (n. 3 T.)

Schwindel im ganzen Gehirne, besonders im Hinterhaupte, als müsse er umfallen, ohne Bezug auf die Augen; im Stehen. (n. 1, 2, 4 St.) *(Frz.)*

Schwindelhaftes Ziehen tief in der rechten Hinterhaupt-Seite, im Sitzen. *(Frz.)*

Schwindel im Hinterhaupte, im Gehen, als solle er auf die linke Seite fallen. (sogleich.) *(Frz.)*

65 Starker Schwindel beim Sitzen im Bette, als wenn das Bett immer hin und her schwankte. (n. 7 T.)

Schwindel, früh, beim Erwachen, als bewege sich der Kopf auf und nieder, und eben so schwankten die seiner Phantasie vorschwebenden Bilder; Alles im halben Bewusstseyn. *(Rl.)*

Schwindel, als solle er vom Schlage getroffen werden, mit Angst vor Hinstürzen.

Schwindelartige Uebelkeits-Mattigkeit bei etwas langem Auf-

Zincum.

bleiben, Abends, gleich wie vom Rauchen eines allzustarken Tabaks. *(Rl.)*

Schwindel im Hinterhaupte, Abends, im Sitzen, beim (gewohnten Tabakrauchen, mit Stuhldrang. *(Frz.)*

70 Heftiger Schwindel nach Aufrichten vom Bücken, als wenn Alles um sie herumginge, mit Summen im Kopfe, auch früh. *(Ng.)*

Kopfweh nach dem Mittag-Essen, in der Gegend des linken Stirnhügels. *(Frz.)*

Kopfschmerzen, Nachts. *(Lqr.)*

Heftiger Kopf-, Leib- und Augenschmerz, Abends, beim Niederlegen. *(Lqr.)*

Heftiger Kopfschmerz, durch kalt Waschen gemindert. *(Ng.)*

75 Heftige Kopf- und Augenschmerzen nach Trinken eines Glases (gewohnten) Weines. *(Lqr.)*

Dumpfer Schmerz in der Stirne, mit ungewöhnlicher Ungeduld. *(Lqr.)*

Dumpfer Schmerz in der linken Kopf-Hälfte. *(Lqr.)*

Schmerz, wie von Zerrissenheit des ganzen Gehirnes.

Zerschlagenheits-Schmerz im Hinterhaupte. *(Ng.)*

80 Betäubender Kopfschmerz; er muss sich legen. (n. 4 T.)

Betäubender Kopfschmerz, den ganzen Morgen, wie von Kohlendampf. (n. 10 T.) *(Lqr.)*

Drücken im Kopfe, mit Dummlichkeit. (n. 5 T.)

Drücken in der Stirn, mit Eingenommenheit, die das Denken erschwert. *(Gff.)*

Drücken im Vorderhaupte mit Eingenommenheit, Mittags und Abends. *(Gff.)*

85 Drückendes Kopfweh im rechten Stirnhügel. *(Frz.)*

Drückendes Kopfweh in der Stirn, mit allgemeiner Eingenommenheit des Kopfes, Schläfrigkeit und Augenweh, Vormittags. *(Gff.)*

Drückender Kopfschmerz in der Stirn, alle Morgen. (n. 7 T.)

Heftiges Drücken auf einer kleinen Stelle in der Mitte der Stirn in kurzen Absätzen. *(Gff.)*

Drückender Kopfschmerz in der Stirn, oft. *(Lqr.)*

90 Drückendes Kopfweh in der Stirn, scharf drückend, früh, beim Erwachen, was später zu einem blossen Drucke in den Schläfen wird. *(Rl.)*

Drücken im Vorderhaupte, mit Eingenommenheit, bis in die Augen, nach dem Mittag-Essen. *(Gff.)*

V.   28

Drückender Schmerz im Vorderkopfe, am ärgsten in beiden Schläfen. *(Htm.)*
Druck in der linken Schläfe. *(Htm.)*
Druck in der rechten Schläfe, schnell hineinfahrend. *(Htm.)*
95 Drücken immerwährend, bald in den Schläfen, bald im Hinterhaupte. *(Htm.)*
Drücken und Pressen, anhaltend, in beiden Schläfen. *(Htm.)*
Drücken in der rechten Hinterhaupt-Seite. *(Gff.)*
Druck im Hinterhaupte, mehrere Stunden, nach Gehen im Freien.
Scharfes Drücken an einer kleinen Stelle der Stirn, Abends. *(Sw.)*
100 Ein stumpf stechender Druck auf einer kleinen Stelle des Hinterhauptes. *(Gff.)*
Scharfer, klemmender Druck in der linken Schläfe. *(Gff.)*
Klammartiges, stumpfes Drücken in beide Schläfe hinein. *(Htb.)*
Zusammenschraubender Schmerz, öfters, auf beiden Kopf-Seiten, Abends. *(Ng.)*
Zwängen an der rechten Kopf-Seite, pulsirend, drückend und fast nicht zum Aushalten. *(Ng.)*
105 Auseinanderpressender Schmerz in der rechten Hinterhaupt-Seite. *(Htm.)*
Schmerzliches Auseinandertreiben in der linken Hinterhaupt-Seite, dicht an den Halswirbeln. *(Htm.)*
Ziehen in der linken Hinterhaupt-Seite. *(Gff.)*
Ziehen und Klopfen in der Stirn. *(Ng.)*
Ziehen im Hinterhaupte, mit Nagen in der Stirn, wie von Würmern. *(Ng.)*
110 Ziehen und Stechen in der Stirn, mit Schmerz, als wäre der Scheitel gespalten. *(Ng.)*
Reissen in der rechten Schläfe. *(Ng.)*
Reissender Schmerz und Krabbeln, vorn in der Stirn, beim Abend-Essen. *(Ng.)*
Reissen in der rechten Schläfe, oder auch dicht über derselben. *(Gff.)*
Reissen in den Schläfen, nach dem Mittag-Essen, mit Stichen im rechten Ohre. (n. 2 T.) *(Frz.)*
115 Reissen in der rechten Kopf-Hälfte. (d. 2. u. 8. T.) *(Gff.)*
Reissen in der rechten Kopf-Seite und in den Zähnen, Nachmittags. (n. 16 T.)

Reissen in der vordern linken Kopf-Hälfte, über der Stirn. (*Gff.*)
Reissen im obern Theile des Kopfes und über der Stirn. (*Gff.*)
Reissen vorn in der Stirn. (d. 4. T.) (*Gff.*)
120 Reissen im linken Stirnhügel. (*Gff.*)
Reissen im rechten Stirnhügel, bis in die Augenhöhle und das obere Augenlid. (*Gff.*)
Reissen in der Stirn, argen Schmerzes. (*Ng.*)
Reissen hinter dem Wirbel des Kopfes. (d. 9. T.) (*Gff.*)
Reissen im linken und rechten Hinterhaupte. (d. 3. u. 4. T.) (*Gff.*)
125 Reissen im Hinterhaupte, rechts, mit stumpfen Stichen oben auf dem Kopfe. (*Gff.*)
Reissen in der rechten Hinterhaupt-Seite beim Lachen. (*Ng.*)
Scharfes Reissen im Scheitel und im linken Seitenbeine. (*Gff.*)
Flüchtiges Reissen in beiden Schläfen. (*Gff.*)
Ein klemmendes Reissen in der rechten und linken Schläfe, zu verschiedenen Zeiten. (*Gff.*)
130 Ein drückendes Reissen rechts neben dem Wirbel. (n. 3 T.) (*Gff.*)
Ein drückendes Reissen im linken Stirnhügel, nach dem Mittag-Essen. (*Frz.*)
Ein ziehendes Reissen in der linken Kopf-Hälfte. (*Gff.*)
Ein ziehend drückendes Reissen oben auf dem Kopfe und noch mehr in der Stirn, in häufigen flüchtigen Anfällen. (*Gff.*)
Ein zuckendes Reissen oben über der linken Schläfe. (*Gff.*)
135 Ein stechendes Reissen in der Stirn, mit grossem, vergeblichem Niese-Reize; gegen Mittag. (*Lqr.*)
Ein stechendes Reissen in den Schläfen. (*Lqr.*)
Reissen und Stechen in der rechten Kopf-Seite, nach dem Mittag-Essen. (*Ng.*)
Scharf reissendes Stechen in der linken Stirnhaut über der Augenbraue. (*Gff.*)
Stechen in der Stirn, mit einem Risse darin, als sollte der Kopf zerspringen. (*Ng.*)
140 Stechen und Reissen im Kopfe, und Schneiden im Bauche, mit Gähnen, bei und nach dem Mittag-Essen. (*Ng.*)
Stiche in der linken Schläfe, wie von Nadeln. (*Frz.*)
Stumpfe Stiche, von Zeit zu Zeit, in der rechten Schläfe. (n. etl. St.) (*Frz.*)
Feine, brennende Stiche in der Mitte des Scheitels. (*Sw.*)

Ein bohrender, stumpfer Stich gerade über dem rechten
Stirnhügel. (d. 9. T.) *(Gff.)*
145 Bohrender Schmerz in der rechten Kopf-Seite, mehr am
Hinterhaupte, Abends. *(Ng.)*
Bohren in das linke Seitenbein hinein. *(Ng.)*
Bohren im rechten Seitenbeine, mit Gefühl von Zersprengen,
Abends, im Stehen. *(Ng.)*
Aeusserst schmerzhaftes, drückendes Bohren und Pressen in
der rechten Kopf-Seite. (d. 19. T.) *(Ng.)*
Ein drückendes, ziehendes Bohren in der linken Kopf-Seite,
nach dem Mittag-Essen. *(Ng.)*
150 Klopfender Schmerz in der rechten Kopf-Seite, Abends.
Klopfen und Reissen im Vorderkopfe, nach dem Mittag-
Essen. *(Ng.)*
Arges Klopfen und Reissen im ganzen Kopfe, besonders in
der rechten Stirn-Gegend, von früh, bis Abends nach dem
Niederlegen. *(Ng.)*
Schmerzhaftes Toben, wie Wellen-Anschlagen, mit Hitze-
Gefühl, auf einer Stelle des rechten Hinterhauptes, bis
über den Scheitel, Abends. *(Ng.)*
Schmerzhaftes Toben bald hier, bald da im Kopfe. *(Ng.)*
155 Dröhnen und Tönen im Kopfe bei starkem Sprechen.
Gefühl in den Stirnhöhlen, als dränge die freie Luft allzu-
empfindlich da ein.
Hitze-Gefühl im Kopfe, mit Gesichts-Röthe. *(Ng.)*
Hitze im Kopfe, Abends, mit Röthe und erhöhter Wärme der
Wangen. *(Ng.)*
Die Kopfschmerzen sind in der Luft gelinder, im Zimmer
ärger. *(Ng.)*
160 Aeusserliche Empfindlichkeit des Scheitels beim Befühlen,
als wäre ein Geschwür dort, Abends. *(Ng.)*
Ziehen in der Haut auf dem Scheitel. *(Ng.)*
Schmerzhaftes Wundheits-Gefühl auf einer kleinen Stelle des
Haarkopfes rechter Seite. *(Gff.)*
Schmerzhaftes Nagen am rechten Hinterhaupts-Höker, wie
von einer Maus. *(Ng.)*
Unterschworenheits-Schmerz auf einer Seite des Haarkopfes.
165 Wundheits-Gefühl der äusseren Kopf-Bedeckungen, ohne
Bezug auf Berührung. (n. 3 T.) *(Frz.)*
Wundes Jücken, öfters, auf einer kleinen Stelle an der Mitte
des Haarkopfes. *(Gff.)*
Jückende Blüthen auf dem Haarkopfe. (n. 5 T.)

Zincum.

Jückender und nässender Ausschlag an und über beiden Schläfen.

Gefühl, als würde die Kopf-Haut auf einer Stelle zusammengedrängt. *(Rl.)*

170 Gefühl wie von Sträuben der Haare, besonders über dem linken Ohre. *(Gff.)*

Schmerz der Haare auf dem Wirbel, auch bei der leisesten Berührung.

Starkes Ausfallen der Kopf-Haare.

Augenschmerz, als würden dieselben hineingedrückt. *(Lqr.)*

Druck über dem rechten Auge, schnell entstehend und schmerzhaft, mit herabdrückendem Gefühle in den Lidern. *(Htm.)*

175 Druck auf den Augen, gegen Abend. *(Gff.)*

Druck auf den Augen, sehr häufig. *(Lqr.)*

Druck im linken Auge, anhaltend, Abends. *(Frz.)*

Drücken am Rande des linken untern Augenlides, nah am innern Winkel. *(Gff.)*

Heftiges Drücken im rechten Auge und in der Schläfe.

180 Schmerzhaftes Drücken im rechten innern Augenwinkel, mit Röthe der Bindehaut.

Spannendes Drücken im rechten Auge, wie rheumatisch. *(Gff.)*

Drückendes Reissen im linken Auge. *(Gff.)*

Ein stechendes Reissen in den Augen und im Kopfe. *(Lqr.)*

Fein stechendes Reissen in und über der linken Augenbraue. *(Gff.)*

185 Ein reissender Stich über dem linken Auge, und zugleich in der Nabel-Gegend. *(Lqr.)*

Feines Stechen, wie mit Nadeln, im untern rechten Augenlide, und auf dem linken oberen. *(Gff.)*

Ein drückendes Stechen im rechten Augapfel. (d. 3. T.) *(Gff.)*

Schneidend drückender Stich im rechten Auge. (d. 1. u. 6. T.) *(Gff.)*

Jücken in den Augen. (d. 5. T.) *(Lqr.)*

190 Jücken am Rande des linken obern Augenlides. *(Gff.)*

Arges Jücken im linken Auge, durch Reiben vergehend. *(Ng.)*

Kitzeln im rechten Auge, wie von eingedrungenem Staube, öfters. (n. 4 T.) *(Lqr.)*

Beissen des linken Auges, durch Reiben vergehend. *(Ng.)*

Beissen im innern Winkel des rechten Auges, durch Reiben vergehend. *(Ng.)*

195 Brickelndes Beissen im untern Theile des linken Auges, und darunter, auf dem Backen. *(Gff.)*

Wundschmerzendes Beissen der Augen, gegen Abend, besonders des rechten. *(Gff.)*

Wundheits-Gefühl der innern Augenwinkel. (d. 9. T.) *(Gff.)*

Wundheits-Gefühl auf dem rechten obern Augenlide. *(Gff.)*

Wundheit der äussern Augenwinkel, mit beissendem Schmerze.

200 Brennen und Beissen, mit Licht-Scheu, in dem besonders Abends thränenden und früh zugeklebten Auge.

Brennen der Augen, anhaltend, Nachmittags. *(Ng.)*

Brennen des linken Augenlides, als sey es zu trocken. *(Rl.)*

Viel Brennen in den Augen und Lidern, früh und Abends, mit Trockenheits-Gefühl und Drücken darin. *(Rl.)*

Ein drückendes Brennen, besonders im linken Augenlide, beim Lesen. *(Rl.)*

205 Entzündung und Röthe der Bindehaut des rechten Auges; der innere Winkel eitert; Abends und Nachts schmerzt das Auge am meisten, wie von Sand darin, mit öfterem Thränen; auch das obere Lid ist nach dem inneren Winkel zu roth und geschwollen.

Starke Entzündung der Augen, ohne Licht-Scheu (bei der Regel).

Thränen der Augen, früh, beim Erwachen, wie auch im Freien. *(Ng.)*

Starkes Feuchten der Augen am Tage; früh sind sie zugeschworen.

Zugeklebtheit des innern Augenwinkels, früh, mit drückendem Wundheits-Gefühle. (n. 13 T.)

210 Fippern im linken untern Augenlide. *(Ng.)*

Fippern im linken Augapfel. *(Ng.)*

Zucken im linken Augenbraubogen. (sehr bald u. n. 2 St.) *(Sw.)*

Grosse Unruhe und unerträglicher Schmerz auf dem linken Auge, oft mit grosser Schwäche im Kopfe. (n. 6 T.) *(Lqr.)*

Angegriffenheit der Augen (stets). (auch *Lqr.*)

215 Krankhaftes Mattigkeits-Gefühl in den Augen. *(Frz.)*

Vergehen der Augen, mit Thränen und Brennen, nach dem Mittag-Essen und öfters beim Schreiben, 14 Tage lang. *(Ng.)*

Stehenbleiben (Vergehen) der Augen, mit Abwesenheit des Geistes.

Dunkelheit der Augen. (n. 34 T.)

Zincum.

Trübe und nebelig vor den Augen, früh, nach dem Erwachen. (*Ng.*)

220 Flirren vor den Augen.

Gelbe, blaue und grüne Räder vor den Augen, bei elendem Aussehen und Schläfrigkeit. (*Ng.*)

Feurige Flocken fliegen in grossen Bogen vor den Augen, beim Aufsehen nach dem Himmel. (*Rl.*)

Scheu vor Sonnen-Licht, bei trüben, thränenden Augen. (*Ng.*)

Ohren-Reissen. (*Gff.*)

225 Reissen in den Ohren, zu verschiedenen Zeiten, zuweilen mit Jücken, oder früh mit Kriebeln, oder Abends mit Brennen. (*Ng.*)

Klemmendes Ziehen hinter dem linken Ohre, bis in den Unterkiefer hinein. (*Gff.*)

Schmerzhafter Klamm im linken Ohrläppchen. (*Rl.*)

Heftiger Klamm-Schmerz im linken Ohrläppchen, nach dem Halse herunter, beim Bohren mit dem Finger im linken Ohre.

Stechen im rechten Ohre. (d. 7. T.) (*Gff.*)

230 Stechen und Jücken im Ohre.

Heftige Stiche in den Ohren. (*Lqr.*)

Anhaltende empfindlich reissende Stiche, öfters, tief im rechten Ohre, nahe am Trommelfelle. (d. 1. u. 2. T.) (*Frz.*)

Stechen und Reissen am linken Ohre, dicht am Läppchen. (*Ng.*)

Jücken im linken Ohre, mit Gefühl, nach Einbringen des Fingers, als sprängen Flöhe darin herum. (*Ng.*)

235 Jücken im rechten Ohre, durch Bohren darin getilgt. (*Ng.*)

Kitzeln im linken Ohre, durch Reiben nicht vergehend. (*Ng.*)

Auslaufen des linken Ohres. (n. 24 St.)

Stinkende Feuchtigkeit kommt aus dem linken Ohre. (n. 18 T.)

Viel Eiter-Ausfluss aus dem linken Ohre, Tag und Nacht; das Ohr ist an der Mündung heiss und geschwollen, mit Kopfweh auf der linken Seite. (n. 24 St.)

240 Taubhörigkeit, sehr starke.

Wuwwern vor dem rechten Ohre. (*Gff.*)

Dumpfes Wuwwern und abendliches Pulsiren im Ohre, sehr störend beim Schreiben. (*Frz.*)

Klirren im Ohre, beim Einschlafen, als zerspringe eine Glasscheibe. (*Rl.*)

Läuten im rechten Ohre, Nachts. *(Ng.)*
245 Starkes Sausen in den Ohren.
Knallen und Schlagen im Ohre, nach dem Frühstücke. *(Ng.)*
Die Nasen-Scheidewand schmerzt stichartig bei Berührung. *(Rl.)*
Druck auf der Nasenwurzel, als sollte sie in den Kopf hineingedrückt werden, fast unerträglich; oft, meist Mittags. *(Lqr.)*
Klemmen in der Nasenwurzel, mit Eingenommenheit der Stirn. *(Gff.)*
250 Klemmen in der Nasenwurzel, mit Stichen in den Kiefer. *(Lqr.)*
Klemmen in der Nasenwurzel, bis ins Auge ziehend. *(Lqr.)*
Ziehen und Reissen im rechten Nasenloche hinauf, nach dem Mittag-Essen. *(Ng.)*
Zuckendes Reissen in der rechten Nasen-Seite. *(Ng.)*
Ein feiner Riss äusserlich an der rechten Nasen-Seite. *(Ng.)*
255 Scharfes Schneiden am innern Rande des linken Nasenflügels. *(Gff.)*
Wundheits-Gefühl hoch oben in den Nasenlöchern, im rechten reissendes. *(Gff.)*
Geschwulst der rechten Nasen-Seite. *(n. 48 St.)*
Geschwulst und Schmerzhaftigkeit des linken Nasenflügels. *(Rl.)*
Jücken im rechten Nasenloche. *(Ng.)*
260 Erfrieren der Nasenspitze und der Ohrläppchen bei geringer Kälte. *(n. 36 St.)*
Ein rother, geschwollner, harter Punkt am linken Nasenflügel, schmerzhaft beim Aufdrücken, 3 Tage lang. *(Ng.)*
Blut-Schnauben öfters, die ersten Tage.
Gesichts-Blässe. *(Fz. u. Hbd.)*
Erdfahles Gesicht, wie nach langem Krankenlager. *(Ng.)*
265 Schmerz beim Befühlen, wie nach Stoss, unter und vor dem rechten Ohre, im Knochen. *(Gff.)*
Drückender Zusammenzieh-Schmerz im Knochen unter und vor dem rechten Ohre, mit Eingenommenheit der Stirne. *(Gff.)*
Drückender Schmerz im Oberkiefer, neben dem linken Nasenflügel. *(Gff.)*
Reissen in den Knochen vor dem linken Ohre. *(Gff.)*
Reissen in der linken Wange. *(Ng.)*

Zincum.

270 Reissen im rechten Jochbeine, mit Zerschlagenheits-Schmerz der Stelle beim darauf Drücken. *(Ng.)*
Zerschlagenheits-Schmerz der Gesichts- und Augenhöhl-Knochen. (n. etl. St.)
Stechen im Gesichte, wie von Nadeln, ruckweise.
Ein drückender, schneller Stich vom rechten Jochbogen bis an den obern Augenhöhl-Rand, tief im Knochen, und darauf grosse Empfindlichkeit der Stelle, Abends. *(Ng.)*
Geschwulst und Jücken der linken Backe.
275 Jücken im Gesichte, Abends.
Ausschlags-Blüthen im Gesichte. *(Rl.)*
Lippen-Schmerz, zuckendes Reissen in der rechten Seite der Oberlippe. *(Gff.)*
Feines Stechen in der Oberlippe. (n. ¼ St.) *(Sw.)*
Ein flüchtiger Stich in der Oberlippe. (n. 20 M.) *(Sw.)*
280 Starkes Muskel-Zucken in der linken Seite der Oberlippe. *(Gff.)*
Geschwulst der Oberlippe. (n. etl. St.)
Geschwulst der Lippen.
Jücken auf der Oberlippe, dem Kinne und um den Mund, ohne Ausschlag. (n. 24 St.)
Brennen im rechten Mundwinkel. (d. 1. T.) *(Gff.)*
285 Ausschlags-Blüthe an der Oberlippe. (n. 14 St.)
Wasserhelle Bläschen, oder auch eiternde Blüthen an der Oberlippe. *(Ng.)*
Flaches, rothes Blüthchen in der Mitte der Oberlippe, am Rande; schmerzhaft bei Berührung.
Kleine, weisse Blüthchen mit einiger Feuchtigkeit an der Oberlippe, am Kinn und an der Stirn (nach mässigem Weintrinken). *(Frz.)*
Grosse, gelblich weisse, jückende Blüthe an der Unterlippe.
290 Dicke, klebrige Feuchtigkeit auf den Lippen, ohne Geruch und Geschmack. (d. 6 T.) *(Lqr.)*
Trockene, aufgesprungene Lippen.
Wunde, geschwürige Mundwinkel. *(Hbd.)*
Böse, in der Mitte geschwürige Oberlippe. *(Rl.)*
Ein gelbes Geschwürchen an der innern Fläche der Unterlippe. (n. 4 T.) *(Sw.)*
295 Spannend schmerzende Schrunde an der Unterlippe. *(Ng.)*
Brennende Schrunde an der Inseite der Oberlippe. *(Ng.)*
Am Kinne, arges Jücken und Röthe am ganzen hervorragenden Theile desselben. (n. 2 T.)

Sehr jückende Blüthe fast in der Mitte des Kinnes.

Viele kleine Eiter-Bläschen, nahe bei einander, unter dem Kinne, arges Jücken. (n. 8 T.)

300 Reissende Stiche im Kinne und am Halse, die in einander übergehen. (d. 6. T.) *(Lqr.)*

Im Unterkiefer hie und da klammartiges Reissen, besonders im Kinne. (d. 3. T.) *(Gff.)*

Stechender Schmerz im Kiefer-Gelenke, unter und vor dem linken Ohre, beim Hinschieben des Unterkiefers, beim starken Aufbeissen und beim Drücken mit dem Finger auf das Gelenk.

Geschwulst der Unterkiefer-Drüsen.

Zahnweh öfters, ziehenden Schmerzes in den Wurzeln der Schneidezähne. *(Gff.)*

305 Ziehen in den linken obern Schneidezähnen. *(Gff.)*

Ziehschmerz in den Wurzeln der obern Vorderzähne und zugleich im Schlunde bis in die Hals-Muskeln hinein. *(Gff.)*

Ziehen bald rechts, bald links, im hintersten untersten Backzahne. *(Gff.)*

Empfindliches Ziehen in den obern vordern Zähnen, mit Wundheits-Gefühl des Zahnfleisches; gegen Mittag. (n. 9 T.)

Ein drückendes Ziehen in den rechten untern Backzähnen. *(Gff.)*

310 Ein klopfendes Ziehen abwechselnd in den hintern Backzähnen rechter und linker Seite. *(Gff.)*

Ruckendes, scharfes Ziehen in den beiden letzten obern Backzähnen, zu verschiedenen Zeiten. *(Gff.)*

Scharfes, ruckweises Ziehen, plötzlich, in allen Schneidezähnen. *(Gff.)*

Zucken in den rechten untern Backzähnen, Abends, nach dem Niederlegen, bis zum Einschlafen. *(Ng.)*

Zucken in den linken Zähnen von Zeit zu Zeit. *(Ng.)*

315 Ein schmerzhafter Ruck in einem Zahne. (n. 1 St.)

Zuckendes, heftiges Reissen im letzten untersten Backzahne rechter Seite. *(Gff.)*

Risse im letztern untern linken Backzahne, Abends. *(Ng.)*

Reissen in den linken letzten Backzähnen, oben und unten; dann Reissen in der Wange an der Schläfe hinauf bis in die Stirn. *(Ng.)*

Reissen in einem hohlen Backzahne; durch Saugen

Zincum.

kommt Blut heraus und beim darauf Drücken mehrt sich der Schmerz zuweilen. (*Ng.*)

320 Reissen von einer obern rechten Zahnwurzel gegen die Schläfe zu, Abends nach dem Niederlegen. (*Ng.*)

Reissen in den rechten obern Zahnwurzeln. (bald.) (*Ng.*)

Reissen und Ziehen in den linken untern, besonders den Schneidezähnen. (*Gff.*)

Reissen in den linken obern Backzähnen. (*Gff.*)

Wundschmerzende Empfindlichkeit der obern Backzähne, mit ziehendem Wundheits-Schmerze in einem untern linken Backzahne, der aus seiner Höhle hervortritt und wackelt; dabei Geschwulst der Unterkiefer-Drüsen dieser Seite. (*Frz.*)

325 Stechen in den untern linken Backzähnen, anhaltend, Abends. (*Ng.*)

Stechen in den Wurzeln des linken obern Eckzahnes und des Schneidezahnes daneben. (*Gff.*)

Stiche in der linken Zahnreihe, in dem Unterkiefer und den Hals herab. (*Rl.*)

Zuckende Stiche in den hintern linken Backzähnen, auch Abends nach dem Einschlafen plötzlich aus dem Schlafe weckend. (*Gff.*)

Brickeln und Picken in gesunden Zähnen, mit Zieh-Schmerz in den Kiefern. (n. 9 T.)

330 Klopfender Schmerz im hohlen Zahne, nur nach dem Essen, oder nach Erhitzung und Erkältung.

Schmerzhaftes Brennen in allen Vorderzähnen, mit Beissen auf der untern Zungenfläche. (*Gff.*)

Stumpfheits-Gefühl der Zähne. (*Rl.*)

Zahn-Geschwür an einer faulen Zahnwurzel, die bei Berührung empfindlich ist, mit Verlängerungs-Gefühl des Zahnes; beim darauf Drücken kam Blut heraus. (*Ng.*)

Das Zahnfleisch schmerzt an der innern Seite wie wund, als trennte es sich von den Zähnen los. (*Rl.*)

335 Schmerz des Zahnfleisches, dass er davor nicht kauen kann. (*Rl.*)

Fressen und Jücken an der Inseite des Zahnfleisches. (*Rl.*)

Weisses Zahnfleisch.

Geschwulst des Zahnfleisches. (n. 12 T.)

Wundschmerzende Geschwulst des Zahnfleisches. (d. 15. T.)

340 Bluten des Zahnfleisches bei der geringsten Berührung.

Starkes Bluten des Zahnfleisches. (auch *Gff.*)

444 *Zincum.*

Bluten aus den Zähnen und dem Zahnfleische. *(Gff.)*
Im Munde, Speichel-Zufluss, mit Brecherlichkeit. *(Htb.)*
Speichel-Absonderung vermehrt, mit metallischem Mund-Geschmacke. (d. 1. T.) *(Sw.)*
345 Vermehrte Speichel-Absonderung mit metallischem Geschmacke und flüchtigen Stichen in der Zungen-Spitze. *(Sw.)*
Vermehrte Speichel-Absonderung mit Kriebeln in der innern Wangen-Fläche. *(Sw.)*
Kriebeln an der innern Wangen-Fläche, wie von starkem Blasen. (bald.) *(Sw.)*
Ein gelbes Geschwürchen an der linken innern Wangen-Fläche, vorzüglich früh schmerzhaft. (d. 3. T.) *(Sw.)*
Die Zunge schmerzt, wie wund.
350 Gelblich weiss belegte Zunge, besonders nach der Wurzel zu. *(Htb.)*
Weiss belegte Zunge, wie von Käse, ohne Geschmack, doch mit Gefühl von Eiskälte, früh. (d. 4. T.) *(Ng.)*
Trockenheit der Zunge. *(Ng.)*
Blasen auf der Zunge.
Eine Blase auf der Zunge, die beim Essen schmerzt.
355 Geschwulst der linken Zungen-Seite, was ihn am Sprechen hindert.
Schwäche der Sprach-Organe beim laut Lesen.
Am Gaumen, stechendes Beissen, dicht an den Wurzeln der Vorderzähne und in denselben. *(Gff.)*
Geschwulst der Gaumen-Erhöhung dicht hinter den Schneidezähnen, mit Schmerz bei Berührung, drei Tage lang. *(Gff.)*
Schmerzhaftigkeit des Gaumens und Zahnfleisches, beim Mittag-Essen; im Kauen. *(Gff.)*
360 Einfacher Schmerz hinten am Gaumen und am Gaumen-Vorhange, vorzüglich beim Gähnen. (n. 48 St.)
Hals-Trockenheit, Abends.
Trockenheit hinten im Rachen, früh, beim Erwachen, und auch später, mit Durst. *(Ng.)*
Trockenheit im Halse, bei und ausser dem Schlingen, nach dem Mittag-Essen. *(Ng.)*
Kratzige Rohheit im Schlunde, gegen Abend.
365 Rauhheit im Halse, auch beim Schlingen. *(Ng.)*
Beissiges Kratzen öfters, hinten im Rachen, wie bei starkem Schnupfen. *(Gff.)*

Gefühl hinten im Schlunde, wie von Schleim-Ansammlung, mit Reiz zum Räuspern von Zeit zu Zeit. *(Gff.)*

Weisser Schleim kommt ohne Räuspern in einem grossen Klumpen durch die Choanen in den Mund. *(Gff.)*

Grünlicher Schleim, der tief unten im Halse festsitzt, wird unter Wundheits-Schmerz im oberen Theile der Brust ausgeräuspert.

370 Drückender Schmerz in beiden Mandeln, beim Schlingen, Abends und die Nacht durch.

Krampf- und Klamm-Gefühl im Halsgrübchen, oder dem obern Theile der Speiseröhre, wie ein Druck von unten herauf, oder wie beim Schlingen. (bald.) *(Frz.)*

Klammartiges, wurgendes Halsweh, mehr äusserlich in den Muskeln, beim Schlingen, selbst der Getränke. *(Rl.)*

Verengerungs-Gefühl des Schlundes beim Schlingen, mit Drang, oft zu Schlingen.

Schmerz im Halse, wie von innerer Geschwulst, auch beim leer Schlingen. (n. 2 u. 6 T.)

375 Wundheits-Schmerz im Halse, und wie Vollgepfropftheit der Speiseröhre.

Schmerz im Halse beim Schlingen, mit Geschwulst des äusseren Halses und der Mandeln.

Reissendes, ziehendes Halsweh, hinten zu beiden Seiten des Schlundes, mehr ausser, als beim leeren Schlingen. *(Gff.)*

Scharfes, zuckendes Reissen aus dem Schlunde in die linken Hals-Muskeln hinein. (d. 5. T.) *(Gff.)*

Brennen im Halse, wie Sood, auch beim Schlingen. *(Ng.)*

380 Blut-Geschmack im Munde und herauf Süsseln aus dem Magen. *(Ng.)*

Gefühl von Würgen innerlich in der rechten Hals-Seite, nur ausser dem Schlingen. *(Ng.)*

Wie Blut kam ihr Abends, nach dem Niederlegen, Etwas mit süsslichem Geschmacke in den Hals. *(Ng.)*

Geschmack vorn im Munde, wie fauler Käse, beim Schlingen, wozu Schleim im Halse nöthigte, vergehend. *(Ng.)*

Blut-Geschmack im Munde, bei Trockenheits-Gefühl im Halse und Wundheits-Empfindung von der Brust herauf. *(Ng.)*

385 Süsser Geschmack vorn unter der Zunge. *(Rl.)*

Salzig im Munde und trocken im Halse.

Bitterer Mund-Geschmack. (n. einig. T.)

Bitter schleimiger Mund-Geschmack, früh, beim Erwachen, nach dem Aufstehen vergehend. *(Ng.)*
Geschmack im Munde, wie von gekauten, rohen Erbsen.
390 Brennender Durst. (d. 6. T.) *(Lqr.)*
Arger Durst auf Wasser.
Durst auf Bier, Abends. *(Ng.)*
Durst, von Mittag bis Abends, oder auch von früh bis Abend. *(Ng.)*
Durst beim Mittag-Essen, oder nach demselben. *(Ng.)*
395 Durst, Abends, bis zum Niederlegen, bei vermehrter Körper-Wärme. *(Ng.)*
Durst, mit Hitze in den Handflächen, Nachmittags. *(Ng.)*
Durst, Nachmittags, bei der Regel. *(Ng.)*
Appetit geringer. *(Frz.)*
Kein Appetit und fast kein Geschmack.
400 Wenig Appetit beim Mittag-Essen. *(Lqr.)*
Abneigung gegen Fleisch und gekochte, warme Speisen.
Abneigung gegen Fische (die ihm sonst sehr angenehm waren.)
Kein Hunger, Abends. *(Htb.)*
Früh-Hunger bleibt aus. (n. $1\frac{1}{2}$ St.) *(Htb.)*
405 Verminderter Appetit, Mittags. *(Htb.)*
Weniger Hunger Mittags, Nachmittags aber vermehrter. *(Ng.)*
Das Mittag-Essen schmeckt nicht, bei Nüchternheits-Schmerz im Magen. *(Ng.)*
Ekel vor Kalbfleisch, das sie sonst liebte, Abends: der Bissen schwoll ihr im Munde auf. *(Ng.)*
Ekel und Widerwille gegen die Süssigkeit des Zuckers. *(Htb.)*
410 Mittag-Essen schmeckt besser, als sonst. *(Ng.)*
Kaum zu stillender Hunger, Abends. *(Lqr. u. Gff.)*
Heisshunger.
Hast beim Essen.
Grosse Essgier und hastiges Schlingen.
415 Unersättlichkeit und doch kein Geschmack an Speisen.
Unersättlichkeit, Mittags und Abends, doch nach Essen, Ueberfülltheit.
Reiz zum Essen im Schlunde, auch nach der Mahlzeit, und nach Befriedigung desselben, Ueberfüllung im Magen und Drücken im Kopfe.
Verdauung schwierig. *(Lqr.)*
Scheint die saure Magen-Verderbniss zu begünstigen.

420 Nach Speisen stösst es ihr sauer auf.
Nach Frühstück von Semmel und Milch stösst es ihr sauer auf.
Nach Genuss von Süssem steigt Schärfe in den Schlund herauf, welche lästiges Kratzen im Kehlkopfe macht, wie von Sood.
Nach dem Mittag-Essen, schienen die Speisen im Schlunde stecken geblieben zu seyn.
Nach dem Abend-Essen kommt bald starke Bitterkeit in den Mund, doch nur kurze Zeit. (*Rl.*)
425 Anderthalb Stunden nach mässigem-Mittag-Essen, Brennen im Magen, mit brecherlichem Aufstossen. (*Gff.*)
Gleich, oder doch bald nach dem Essen, grosse Vollheit und Aufgetriebenheit des Bauches.
Zwei Stunden nach dem Mittag-Essen, unangenehmes Leerheits-Gefühl im Magen und Bauche, mit Hunger. (*Frz.*)
Nach dem Mittag- und Abend-Essen, Ekel, Aufblähung und Brecherlichkeit im Magen, mit Neigung zum Aufstossen, die nach Winde-Abgang vergeht. (*Ng.*)
Nach dem Essen, Drücken und Gluckern im Oberbauche. (*Gff.*)
430 Beim Mittag-Essen, Greifen im Oberbauche.
Nach Suppe-Essen, Greifen meist im Oberbauche.
Nach dem Mittag-Essen, kurzes Nasenbluten beim Ausschnauben, darauf Betäubung in der Stirn, wie von einem Schlage, mit Schwimmen der Gegenstände vor den Augen.
Nach dem Mittag-Essen Düseligkeit. (*Rl.*)
Nach Tische, Düseligkeit, als sähe er durch einen Flor. (*Rl.*)
435 Aufstossen, öfters und leer, Abends oder Vormittags. (*Ng.* u. *Gff.*)
Vergebliche Neigung zum Aufstossen, dann leeres, mit Erleichterung. (*Ng.*)
Versagendes Aufstossen, mit Drücken auf die Mitte des Rückgrates. (*Gff.*)
Durch leeres Aufstossen gehen Winde von oben ab, doch mit Druck auf der Brust und nicht ohne Anstrengung. (*Gff.*)
Lautes Aufstossen, öfters, bei bald schnellerem, bald langsamerem, schwachem Pulse. (*Ng.*)
440 Aufstossen mit Milch-Geschmack, Nachmittags. (*Ng.*)
Süssliches Aufstossen. (*Ng.*)

Säuerliches, leeres Aufstossen, nach Trinken, oder nach dem Mittag-Essen. *(Ng.)*
Saures Aufstossen und Aufschwulken. *(Ng.)*
Aufstossen mit Geschmack des genossenen Fleisches. *(Ng.)*
445 Aufstossen während des Frühstückes, mit Geschmack desselben. *(Ng.)*
Aufstossen, erst leer, dann mit Geschmack des genossenen Fettes. *(Ng.)*
Schlucksen, eine halbe Stunde lang. (n. 4 T.)
Schlucksen, auch sehr heftig Abends, oder nach dem Frühstücke. *(Ng.)*
Uebelkeit während des Frühstückes. *(Ng.)*
450 Uebelkeit, früh, wie von einem Brechmittel. *(Lqr.)*
Uebelkeit im Magen, mit Zittern und Abgeschlagenheit im ganzen Körper. *(Ng.)*
Uebelkeits-Gefühl im Magen, bei Erschütterung des Körpers durch Waschen und nach Bücken beim Niedersetzen. *(Htb.)*
Uebelkeit, nach halbstündigem Mittags-Schlafe; er musste viel ausspucken; eine Stunde lang.
Uebelkeit mit Würgen und Erbrechen bitterlicher, schleimiger Flüssigkeit, und zuletzt des Genossenen, unter Husten-Stössen, bei Wärme-Gefühl besonders im Bauche, Schweiss, Frösteln über die Arme, Schütteln des Körpers, leerem Aufstossen, Schlucksen, Kollern und Kneipen im Bauche; krumm Sitzen mindert die Uebelkeit; beim gerade Sitzen aber, beim Bewegen und beim Drücken auf den Bauch meldet sich Uebelkeit und Erbrechen sogleich wieder. (n. 10 Minuten bis nach 3½ Stunde.) *(Htb.)*
455 Auswürgen blutigen Schleimes. (n. 40 T.)
Magenweh, wie von Leerheit, mit Uebelkeit. *(Ng.)*
Weichlich und übel im Magen, früh, im Bette; nach Aufstehen vergeht es. *(Ng.)*
Weichlich im Magen nach dem Frühstücke; auch nach dem Mittag-Essen. *(Ng.)*
Unangenehmes Gefühl im obern Magenmunde und etwas die Speiseröhre hinan. *(Hbd.)*
460 Schmerz um den Magen und im Bauche, früh. *(Ng.)*
Scharfe Schmerzen im Magen und der Herzgrube. *(Lqr.)*
Schmerz in der Herzgrube beim Einathmen; der Athem wird zurückgehalten, nach dem Mittag-Essen. *(Ng.)*

Zincum.

Schmerz in der Herzgrube, die beim Aufdrücken brennend weh thut, Abends. *(Ng.)*
Drücken im Magen, dann Stechen in der Herz-Gegend, früh, nach dem Aufstehen. *(Ng.)*
465 Drücken und Kälte-Gefühl im Magen, Mittags. *(Ng.)*
Druck in der Herzgrube. *(Gff.)*
Zusammenziehen von beiden Magen-Seiten, mit Aengstlichkeit und vermehrter Wärme im Kopfe und ganzen Körper. *(Ng.)*
Zusammenschrauben in der Herzgrube. *(Ng.)*
Schmerz, als werde der Magen zusammengedrückt, früh nüchtern.
470 Klemmen öfters in der Herzgrube. *(Gff.)*
Beklemmung in der Herzgrube. *(Gff.)*
Kneipen in der Tiefe der Herzgruben-Gegend, beim tief Athmen vermehrt. (n. 1 St.) *(Sw.)*
Ziehen in und unter der Herzgrube. (d. 1. u. 2. T.) *(Lqr.)*
Reissen und spitziges Stechen in und unter der Herzgrube, oft wiederholt. *(Gff.)*
475 Stiche von beiden Magen-Seiten gegen einander, mit einem Stiche zugleich in die Mitte des Brustbeins. *(Ng.)*
Klopfen unter der Herzgrube, wie in der Bauchhaut, wie Pulsiren oder wie Bewegen eines Wurmes. *(Ng.)*
Brennen im obern Theile des Magens, nüchtern. *(Gff.)*
Umgehen im Magen, mit Kälte-Gefühl, Mittags. *(Ng.)*
Gurlen und Gluckern im Magen, beim Gähnen, Mittags, auch Abends. *(Ng.)*
480 In den Hypochondern, krampfhafte Schmerzen, abwechselnd mit Brust-Beklemmung und erschwertem Athem. *(Sw.)*
Im rechten Hypochonder, Druck auf einer kleinen Stelle. *(Gff.)*
Klemmendes Drücken in der Leber-Gegend. *(Gff.)*
Klemmend kneipender Druck auf einer kleinen Stelle der Leber-Gegend. *(Gff.)*
Klemmen im rechten Hypochonder und der rechten Bauch-Seite, wie von versetzten Blähungen, erhöht bei Bewegung. *(Gff.)*
485 Ruckweises Reissen, Ziehen und Drücken im rechten Hypochonder. *(Gff.)*
Absetzendes Reissen in der Leber-Gegend. *(Gff.)*

V.

Stechen in der Leber-Gegend und der rechten Hüfte. *(Gff.)*
Stechen in der rechten Hypochonder-Gegend, beim sauren Aufstossen und beim Einathmen. *(Ng.)*
Stechen im rechten Hypochonder zu verschiedenen Zeiten, zuweilen zugleich in der Hüft-Gegend, zum Aufschreien heftig, oder mit Brennen, oder Beissen äusserlich; zuweilen auch Abends oder nach dem Mittag-Essen. *(Ng.)*

490 Einige Stiche in der rechten Bauch-Seite.
Scharfe, zuckende Stiche in der Leber-Gegend, nach dem Abend-Essen. *(Gff.)*
Auf den linken Hypochondern, Drücken. *(Gff.)*
Drückendes Klemmen im linken Hypochonder (der Milz-Gegend), zuweilen in Absätzen. *(Gff.)*
Druck mit Stechen im linken Hypochonder. *(Rl.)*

495 Drückendes Stechen tief in der Milz-Gegend, durch Drükken auf die Stelle erhöht. *(Gff.)*
Stechen im linken Hypochonder (der Milz-Gegend). *(Gff.)*
Stiche im linken Hypochonder, auch Abends im Gehen und Stehen. *(Ng.)*
Stumpfes Stechen in der Milz-Gegend. *(Gff.)*
Langsam pulsirendes Wundheits-Gefühl in den linken Hypochondern. *(Gff.)*

500 Die Nieren-Gegend linker Seite ist bei Berührung empfindlich. *(Gff.)*
Drücken in der Nieren-Gegend linker Seite, zuweilen heftig klemmend. *(Gff.)*
Klemmen in der Nieren-Gegend. *(Gff.)*
Reissen in der rechten Nieren-Gegend, zuweilen stechend. *(Gff.)*
Scharfes, absetzendes Reissen in der linken Nieren-Gegend. *(Gff.)*

505 **Schneidendes Reissen zuweilen, zuweilen ziehendes Drücken in der rechten Nieren-Gegend.** *(Gff.)*
Stechen in den Nieren-Gegenden, zuweilen bis gegen die Brust, Abends, oder nach dem Mittag-Essen. *(Ng.)*
Stechen in der linken Nieren-Gegend, in Absätzen. *(Gff.)*
Stumpfes Stechen in der rechten Nieren-Gegend. (d. 9. T.) *(Gff.)*
Stechender Druck in beiden Nieren-Gegenden. *(Gff.* und *Lqr.)*

Zincum.

510 Stechen und Zerschlagenheits-Schmerz in der linken Nieren-Gegend, im Stehen und Gehen. *(Frz.)*

Wundheits-Schmerz in der linken Nieren-Gegend. *(Gff.)*

Bauchweh, als wenn Durchfall entstehen wolle. *(Lqr.)*

Heftige Bauchschmerzen zuweilen, mit Uebelkeit und Wasser-Auslaufen aus dem Munde, wobei ihr oft stinkender Schleim mit herauskommt, der ihr allen Appetit benimmt.

Drückendes Bauchweh, wie von Blähungen. *(Gff.)*

515 Druck im ganzen Bauche. (d.4.T.) *(Gff.)*

Drücken im rechten Bauche, dicht an der Hüfte. (d.9.T.) *(Gff.)*

Drücken im Bauche und Aufgetriebenheit, von der Herzgrube bis unter dem Nabel, mit Empfindlichkeit des rechten obern Augenlides. *(Gff.)*

Druck im Bauche, mit viel Aufblähung, nach einem geringen Genusse. (d.2.T.) *(Gff.)*

Drückendes Gefühl tief im Unterbauche, mit Kriebeln, bis zum Anfange der Harnröhre. *(Gff.)*

520 Drücken in dem (sonst nicht) aufgetriebenen Bauche, gegen Abend, mit Abgang vieler geruchloser Winde. *(Gff.)*

Drücken bis in den Bauch, vom Schlunde abwärts, als wenn ein fester Körper von unten herauf widerstände.

Drücken im Unterbauche, dann gewöhnlicher Stuhl, mit Aufhören des Schmerzes. *(Ng.)*

Stumpfer Druck auf einer kleinen Stelle unter dem Nabel, wie von innerer Verhärtung, durch äusseren Druck, sowie vom Einziehen des Bauches erhöht. *(Gff.)*

Harter Druck, wie von Blähungen, in den Bauch-Seiten, den Hypochondern und dem Rücken, schon früh im Bette; durch Gehen erhöht, ohne Winde-Abgang; nach Stuhl-Ausleerung nur wenig gemildert, sondern bei Bewegung durch Gehen wieder erneuert, viele Tage nach einander. (n. 2 T.)

525 Scharfer Druck zwischen Herzgrube und Nabel, besonders beim Einziehen des Bauches erhöht, doch durch davon erregtes Aufstossen gemindert. *(Gff.)*

Druck in der Mitte des Bauches, bald nach dem mässigen Abend-Essen. *(Gff.)*

Spannen in beiden Bauch-Seiten. (d.1.T.) *(Gff.)*

Spannungs-Gefühl über dem Nabel, mit Weichlichkeits-Gefühl in der Herzgrube. *(Frz.)*

Spannendes Leibweh in der linken Bauch-Seite, durch Aufstossen erleichtert. (d. 1. T.) *(Gff.)*
530 Starke Aufgetriebenheit des Bauches, Abends, bei Schlafengehen, ohne Abend-Essen. (n. 2 T.)
Vollheit im Bauche, gleich nach dem Essen, wie mit Blähungen angefüllt. (n. 24 St.)
Schwere im Unterleibe.
Kolikartiges, dumpfes Bauchweh. *(Lqr.)*
Zusammenschnürendes Bauchweh, das den Athem versetzt. *(Rl.)*
535 Zusammenzieh-Schmerz in der linken Unterbauch-Seite, beim Gehen und darauf Drücken; im Sitzen vergehend; nach dem Mittag-Essen. *(Ng.)*
Arges, den Bauch ganz zusammenziehendes Leibweh, schon nach Mitternacht beim Liegen, noch mehr aber beim Aufstehen. (n. 5 T.)
Kneipen, sehr heftig, im Vorderbauche, mit Winde-Abgang, Abends. *(Ng.)*
Kneipen im Bauche, Abends, bis zum Magen, wo es zusammenzieht; sie muss sich zusammenkrümmen. *(Ng.)*
Kneipen im Oberbauche, mit häufigem Winde-Abgange und mit Jücken über der Hüfte, Abends. *(Ng.)*
540 Kneipen im Bauche, zu verschiedenen Zeiten (auch in den Bauch-Seiten und um den Nabel) zuweilen beim Gähnen, oder nach dem Frühstücke, oder mit Schneiden nach dem Mittag-Essen. *(Ng.)*
Leises Kneipen hie und da im Bauche. *(Htb.)*
Ein drückendes Kneipen unter dem Nabel, beim Gehen, wie von Blähungen.
Ein spannendes Kneipen im Bauche, dann stumpfes Stechen gegen die Herzgrube hin, fühlbarer bei Erschütterung und Einziehung des Bauches. *(Gff.)*
Ein stechendes Kneipen in der Nabel-Gegend. *(Gff.)*
545 Kneipen, oder Schneiden im Bauche, zu verschiedenen Tagen, zuweilen früh, auch oft mit weichen oder durchfälligen Stühlen darnach. *(Ng.)*
Schneiden im Oberbauche. *(Gff.)*
Schneiden quer durch den Bauch, unterhalb des Nabels. *(Gff.)*
Schneiden im Oberbauche, beim Essen. *(Ng.)*
Schneiden im ganzen Bauche, von Abends nach dem Niederlegen, bis früh. *(Ng.)*

Zincum.

550 Heftiges Schneiden im ganzen Bauche, nach Milch-Genuss, mit Knurren und häufigem Winde-Abgange. *(Ng.)*

Scharfer, schneidender Stich im linken Unterbauche, gleich nach Abgang einiger Winde. *(Gff.)*

Schneidender Stich quer über die Nabel-Gegend. *(Gff.)*

Stechen im Bauche, bei Auftreibung desselben.

Stechen im Unterbauche, wie von Nadeln. *(Gff.)*

555 Stumpfes Stechen, wie von einem innern Geschwüre, auf einer kleinen Stelle rechts über dem Nabel, durch Befühlen und Bewegen erhöht. (d. 5. 9. T.) *(Gff.)*

Stiche in der linken Unterbauch-Seite. *(Ng.)*

Scharfes Stechen im Bauche, als würden die Därme mit feinen Nadeln durchbohrt, in Absätzen. *(Lqr.)*

Ein heftiger, durchdringender Stich durch das rechte Darmbein, von oben bis unten, beim Ueberneigen des Körpers mit fest aufliegendem Bauche. *(Ng.)*

In Stechen verwandelt sich beim Gehen das nach dem Mittag- und Abend-Essen entstehende Drücken im Bauche, wie von Blähungen, und wird endlich durch Winde-Abgang beseitigt. *(Gff.)*

560 Brennende Stiche im Bauche. (d. 8. T.) *(Gff.)*

Reissende Stiche in der Nabel-Gegend. (d. 8. T.) *(Lqr.)*

Stumpfes Reissen tief im rechten Unterbauche, in die Weiche hineinziehend, oft. (d. 7. 8. T.) *(Gff.)*

Stumpfes Reissen tief in der linken Unterbauch-Seite, von der Hüft-Gegend aus. *(Gff.)*

Windender Schmerz im Bauche, vor jedem Winde-Abgang, früh im Bette. *(Rl.)*

565 Beissen im ganzen Oberbauche. *(Ng.)*

Zerschlagenheits-Gefühl in der rechten Unterbauch-Seite, als wäre da eine Stelle morsch. *(Frz.)*

Im Schooss-Buge, Gefühl beim Gehen, als wären da die Muskeln zu kurz.

Zusammenschrauben in der linken Leisten-Gegend, bis in die Brust herauf. *(Ng.)*

Heftiges Klemmen in der rechten Weiche und Leisten-Gegend, wie bei Harn-Zurückhaltung, in Ruhe und Bewegung, und beim Aufstehen vom Sitze erneuert. *(Ng.)*

570 Stiche in der linken Weiche, früh, nach dem Erwachen. *(Ng.)*

Stechender Druck, etwas über der Leisten-Gegend. *(Frz.)*

Brickeln mit abwechselndem Ziehen in der linken Weichen-Gegend, Nachts, den Schlaf störend. (d.1.N.) *(Sw.)*
Ziehen öfters in der linken Weichen-Gegend. (d. ersten Tage.) *(Sw.)*
Zieh-Schmerz in der linken Weichen-Gegend, im Sitzen. *(Frz.)*
575 Ziehen und Pressen in der Schambein- und Weichen-Gegend, viele Tage nach einander. *(Sw.)*
Drücken und Pressen in der Schambein-Gegend, vier Tage lang. (n. 24 St.) *(Sw.)*
Zuckendes Drücken in der rechten Leisten-Gegend. *(Gff.)*
Schmerzhaftes Wurgen in der linken Weiche, als wolle ein Bruch entstehen. *(Htm.)*
Ein Leistenbruch tritt heraus. (n. 37 T.)
580 Es drängt den Leistenbruch mit Gewalt heraus. (n. 5 T.)
In der Drüse im Schoosse, Gefühl, als sey sie geschwollen. *(Rl.)*
Blähungs-Bewegung im Bauche. *(Sw.)*
Viel Blähungen im Bauche, welche nicht abgehen; dann drückende Blähungs-Kolik bald nach Tische, durch Bewegung und Gehen sehr vermehrt.
Anhäufung und Versetzung der Blähungen im Bauche, mehr im Unterbauche, und drückende Blähungs-Kolik, Abends. (n. 12 St.)
585 Anhäufung von Blähungen im Bauche, welche die Mastdarm-Aderknoten hervortreiben, die dann, vorzüglich beim Liegen, sehr schmerzen. (n. etl. St.)
Blähungs-Verhaltung, früh, im Bette, wie Kolik schmerzend, mit lautem Knurren und Murren im Bauche. (n. 4T.)
Sie leidet sehr an Blähungen.
Unruhe im Bauche, ohne Schmerz, doch sehr unangenehm.
Umgehen und Knurren im Bauche, mit häufigem, besonders abendlichem Winde-Abgange, oder mit Schneiden im Unterbauche nach dem Mittag-Essen. *(Ng.)*
590 Kollern und Knurren im ganzen Bauche, dann schmerzhaftes Einziehen desselben, mit Gefühl, als ob Stuhl kommen solle. *(Ng.)*
Oefteres Knurren in der linken Bauch-Seite, Abends. *(Ng.)*
Starkes, gährendes Poltern, dann Quarren in der rechten Bauch-Seite. *(Htb.)*
Kollern und Poltern im Bauche, früh. (n. 2T.) *(Hbd.* und *Frz.)*

Zincum

Viel Knurren im Bauche, früh. *(Gff.)*

595 Starkes und häufiges Kollern im Bauche.

Lautes Knurren im Bauche, stark und häufig, ohne Schmerz. (n. 12 St.)

Häufiges Gurren im Ober- und Unterbauche. (d. 7. 9. 10. T.) *(Gff.)*

Häufiger Winde-Abgang. (d. 1. T.) *(Frz.)*

Heisse Winde gehen häufig ab, laut und leise, Abends. *(auch Ng.)*

600 Heisse, sehr stinkende Winde gehen nach dem Mittag-Essen bis Nachts häufig ab. *(Ng.)*

Faulicht stinkende Winde.

Uebelriechende Winde gehen Abends häufig geräuschvoll ab, ohne Blähungs-Beschwerde im Bauche, mehrere Abende nach einander; die ersten Winde waren ohne Geruch. *(Frz.)*

Stuhl-Anregung, bei Bewegung im Bauche. (sehr bald.) *(Sw.)*

Aussetzender Stuhl. (d. 1. T.) *(Ng.)*

605 Stuhl-Verstopfung, die ganze erste Zeit. *(Lqr.)*

Verstopfter Leib, doch einige Anregung zum Stuhle. *(Gff.)*

Vergeblicher Drang zum Stuhle. (d. 20 T.)

Oefterer vergeblicher Stuhl-Drang. (n. 2 T.)

Drang zum Stuhle, früh und nach dem Essen.

610 Langes Noththun zum Stuhle, der endlich doch nur mit grosser Anstrengung, obwohl weich erfolgt.

Trockner, ungenüglicher Stuhl, nur alle 2, 3 Tage. (d. 2. 4. 6. T.) *(Gff.)*

Zäher, sparsamer Stuhl, mit Drang darnach und Hitze und Brennen im After. (d. 10. T.) *(Gff.)*

Zäher, hellgelber Stuhl, mit Stechen im After. (d. 12. T.) *(Gff.)*

Schwieriger Abgang des (weichen) Stuhles, mit Abgang von Prostata-Saft.

615 Unförmlich dick geformter Stuhl, der nur mit grosser Anstrengung der Bauch-Muskeln ausgeleert wird. *(Rl.)*

Schwieriger, harter Stuhl, die ganze erste Zeit. *(Lqr.)*

Harter Stuhl, mit etwas Blut-Abgang. (n. 4 T.)

Harter Stuhl, mit erneutem Drange darnach. *(Ng.)*

Harter, oft bröcklicher, nur stückweise erfolgender Stuhl, mit Pressen und Krallen im After. *(Ng.)*

620 Harter, kleiner, ziemlich trockner Stuhl, mit vielem Pressen und mit Kollern im Bauche, Abends. *(Htb.)*

Harter Stuhl, Anfangs, der gegen das Ende leicht und weich wird. (d. 13. T.) *(Lqr.)*

Harter, dicker Stuhl erst, gegen das Ende weich; im Ganzen hellfarbig.

Harter Stuhl, früh, ohne Pressen; gleich nach dem Mittag-Essen dann sehr weicher, mit Schwindel und Sumsen im Kopfe dabei und darnach. *(Ng.)*

Erst wenig harter Stuhl, dann mehrere ganz kleine, weiche Abgänge, Abends. *(Htb.)*

625 Weicher Stuhl, nach dem Mittag-Essen, mit Aufhören der Bauchschmerzen. *(Ng.)*

Mehrere, weiche, musige Stühle täglich, in hellrothes, schäumiges Blut gehüllt und mit Leibweh zuvor. (d.1.T.) *(Frz.)*

Dünner, leichterer Stuhl, als sonst. (n.6 St.) *(Gff.)*

Ganz dünner, durchfälliger Stuhl mit viel Winde-Abgang, (zum zweiten Male des Tages.) *(Htb.)*

Durchfall, Abends, mit Bauchkneipen. (d. 2. T.) *(Ng.)*

630 Zwei Durchfall-Stühle in zwei Stunden, und nach denselben Weissfluss. (d.7.T.) *(Ng.)*

Vieltägiger breiartiger Durchfall, ohne Schmerz, nur nach dem Stuhle einiges Zwängen, als sollte noch mehr kommen. *(Stf.)*

Bei jedem Stuhl- und Winde-Abgange, Bauchweh. (n. 6T.)

Beim Stuhle, Brennen im After. *(Ng.)*

Gleich nach dem Stuhle, Brennen im After.

635 Nach dem trocknen Stuhle, Drücken im Unterbauche. *(Gff.)*

Nach dem (guten) Stuhle, stechender Schmerz im Bauche. (n. 5 T.)

Nach reichlichem Stuhle, Bauchweh. *(Lqr.)*

Der Mastdarm scheint von Blähungen gedrückt zu seyn, doch gehen keine ab. *(Lqr.)*

Gefühl im Mastdarme, Abends, als würden die Blähungen gegen das Steissbein gedrängt und dort zurückgehalten.

640 Pressen und Bohren vom Mastdarme bis in den Bauch, wovor sie nicht sitzen konnte.

Schwere im Mastdarme, beim Stehen, die durch Winde-Abgang vergeht.

Zieh-Schmerz im Mastdarme, bis in den Bauch. (n. 24 St.)

Schneiden und Schründen im **Mastdarme**.

Ruckweises Schneiden am After. *(Gff.)*
645 Reissen am After. *(Gff.)*
Stiche im After. (d. 10. T.)
Stechen in den After hinein. *(Ng.)*
Ein wurgender Stich, blitzschnell und erschreckend, vom After in den Mastdarm hinein. (n. 3 T.)
Zuckende Stiche vom Mastdarme bis in die Wurzel der Ruthe. *(Gff.)*
650 Brennendes Stechen im After, Abends, beim Gehen. *(Htb.)*
Kriebelndes Stechen im After, früh. *(Gff.)*
Kriebelndes Drücken im After. (d. 6. T.) *(Gff.)*
Kriebeln im After, wie von Würmern. *(Gff.)*
Jücken im Mastdarme.
655 Jücken am After, Abends. *(Ng.)*
Jücken im After, in einen stumpfen Schmerz endend. *(Lqr.)*
Starkes Jücken am After, nach weichem Stuhle.
Heftiges Jücken am After, mehrere Tage. (n. 4 T.) *(Lqr.)*
Heftiges Jücken im After, fast alle Tage. *(Gff.)*
660 Arges Jücken am After, und Ausschwitzen fressender Feuchtigkeit.
Wundes Kriebeln im After. *(Gff.)*
Wundheit im Mastdarme.
Brennendes Wundheits-Gefühl im After, Abends. (d. 1. T.) *(Gff.)*
Brennen im After. (d. 11. T.) (auch *Ng.)*
665 After-Aderknoten treten hervor, schründenden Schmerzes.
Blut-Abgang aus dem After. (d. 10. T.)
Der Harn drückt sie sehr in der Blase. (n. 4 T.)
Oefteres Drängen zum Harnen, Nachts, mit geringem Abgange. *(Ng.)*
Drang zum Harnen, alle Abende, nach dem Harnen, beim Niederlegen, doch gehen allezeit nur 3 bis 4 Tropfen ab, doch ohne Schmerzen. *(Ng.)*
670 Nur langsamer und sehr dünnstrahliger Harn-Abgang. *(Ng.)*
Tropfenweiser Abgang des Harns, Abends, 3 Tage lang. (d. 16. T.) *(Ng.)*
Scheinbar verminderter Harn, nach dem Mittag-Essen. *(Ng.)*
Verminderter blasser Harn, Abends und früh. (d. 2. u. 3. T.) *(Ng.)*
Vermehrt scheinender Harn, Abends. *(Ng.)*

675 Oefterer und etwas vermehrter Harn-Abgang, von wasserheller bis citrongelber Farbe. (d. erst. Tage.) *(Sw.)*
Ungeheurer Drang zum Harnen; er lässt sehr viel Urin.
Mehrmaliges Lassen nicht reichlichen, aber sehr hellgelben Harnes, nach Mitternacht. *(Gff.)*
Nachts muss sie viel harnen, ohne viel getrunken zu haben. (d.1.N.)
Unwillkürlicher Harn-Abgang, beim Nase-Schneuzen (nach mühsamem Stuhl-Abgange).
680 Röthlicher Harn. *(Gff.)*
Der wenige Harn wird trübe, wie Lehmwasser. (n.1 St.) *(Ng.)*
Der Urin von der Nacht ist früh ganz trübe und lehmfarbig. (n. 2 Tagen u. später.) *(Gff.)*
Der gelbe Harn lässt Nachts lehmartigen Satz fallen. *(Ng.)*
Der gelbe Harn bekommt wolkigen Satz. *(Ng.)*
685 Der sehr gelbe Harn setzt bei längerem Stehen weissliche Flocken ab. (d.1.T.) *(Gff.)*
Der helle, pomeranzengelbe Harn bekommt später flockigen Satz. (d.3.T.) *(Sw.)*
Blut-Ausfluss aus der Harnröhre, nach dem schmerzhaften Harnen.
Viel Blut fliesst aus der Harnröhre.
Auf die Blase ein Druck, doch nicht zum Harnen.
690 Wie Krampf in der Blase, nach vorgängigem Bauchweh. *(Rl.)*
In der Harnröhre und der Ruthe, vorn, sehr empfindliches Ziehen. *(Gff.)*
Empfindliches Ziehen und Kriebeln vom Bauche aus in die Harnröhre vor. *(Gff.)*
Ziehen und Reissen im vordern Theile der Harnröhre. *(Gff.)*
Reissen und Beissen vorn in der Harnröhre, ausser dem Harnen. *(Gff.)*
695 Beissen in der Harnröhr-Mündung, nach dem Harnen. (d. 3. T.) *(Gff.)*
Scharfes, reissendes Schneiden in der Mitte der Harnröhre nach vorn zu. (d. 5. T.) *(Gff.)*
Schneiden in der Harnröhr-Mündung, Abends im Sitzen. *(Frz.)*
Stechen an der Mündung der Harnröhre. (d. 11. T.) *(Gff.)*
Ein wurgender Stich in der Harnröhre, blitzschnell von vorne nach ganz hinten. (n. 2 T.)

Zincum.

700 Jücken in der Harnröhre. (n. 36 St.)
Brennen in der Harnröhre nach dem Harnen.
Brennen vor und bei dem Harnen. *(Ng.)*
Ein reissendes Brennen in der Harnröhre. (d. 6. T.)
Wundheits-Schmerz des vordern Theiles der Harnröhre, ausser dem Harnen. *(Gff.)*
705 An den Zeugungstheilen, starkes Ausfallen der Haare.
Ruthe schmerzhaft empfindlich beim Gehen, als wäre das Hemd zu rauh und reibend. *(Rl.)*
Zucken aus dem Schoosse nach der Ruthe zu. *(Rl.)*
Schmerzhaftes Zucken an der Wurzel der Ruthe. *(Gff.)*
Reissendes Ziehen in der Wurzel der Ruthe, nach dumpfem Stechen nah' an den Geschlechtstheilen im Unterbauche. *(Gff.)*
710 In der Eichel-Spitze, Reissen. *(Gff.)*
Dumpfe Stiche in die Eichel, aus dem Hodensacke herauf.
Am Hodensacke und den nahen Theilen, Schauder, wie bei Gänsehaut. *(Sw.)*
Schauder am Hodensacke, mit Zusammenschrumpfen desselben. *(Sw.)*
Zusammenschrumpfen des Hodensackes. (d. 2. T.) *(Sw.)*
715 Jücken des Hodensackes, stark, fast wundartig und durch Kratzen nicht zu tilgen, viele Abende nach einander. *(Frz.)*
Ein Blüthchen, klein, roth und wund schmerzend, um eine Haarwurzel des Hodensackes, drei Tage lang. (n. 5 T.) *(Gff.)*
Wundheits-Gefühl an der Seite des Hodensackes und, wo er anliegt, auch am Oberschenkel. *(Gff.)*
Der Hode rechter Seite schmerzt, vorzüglich bei Berührung. (d. 3. T.) *(Sw.)*
Drückende, flüchtige Stiche im linken Hoden in der Ruhe. *(Htm.)*
720 Ziehender Schmerz in den Hoden.
Ziehen im linken, dann im rechten Hoden. *(Sw.)*
Ziehen, öfters, von den Hoden aus nach dem Laufe des Samenstranges herauf. (d. 2. 3. T.) *(Sw.)*
Brickelnder Zieh-Schmerz in den Hoden, am meisten beim Sitzen und Bücken, viele Tage lang. *(Sw.)*
Brickelndes Drücken und Ziehen im linken Hoden, zuweilen nach dem Samenstrange herauf. *(Sw.)*

460 *Zincum.*

725 Heraufgezogenheit des rechten, oder des linken Hodens, mit etwas Schmerz und Geschwulst. *(Sw.)*

Das Geschlechts-Organ und die Phantasie wird im Umgange mit Frauenzimmern allzuhitzig erregt, und der Same geht allzuschnell ab. *(Rl.)*

Grosser Reiz zum Beischlafe in den Zeugungstheilen, und dennoch schwieriger und fast unmöglicher Abgang des Samens. (n. 48 St.)

Starke Erektionen. (d. 10. T.)

Langdauernde, heftige Erektion, mit Druck im Bauche. *(Gff.)*

730 Pollution, ohne geile Träume, zwei Nächte nach einander. (d. 7. 8. N.) *(Lqr.)*

Starker Abgang von Prostata-Saft, ohne Veranlassung. (n. 9 T.)

Weiblicher Geschlechts-Reiz, mehrmals die Nacht, ohne geile Träume. (d. 2. N.)

Unwiderstehlicher Drang zur Onanie bei einem Weibe, ohne geile Träume. (d. 7. Nacht.)

Drängen nach den Geburtstheilen, mit Schneiden um den Nabel. *(Ng.)*

735 Pressen in den Geburtstheilen und im Mastdarme. (n. 13 T.)

Aderkröpfe (varices) an der Scham.

Die Lochien einer Wöchnerin werden unterdrückt, und die Milch in den Brüsten nimmt ab.

Die seit drei Monaten unterdrückte Regel kommt wieder, unter abwechselnder Blässe und Röthe des Gesichtes.

Regel bleibt zur richtigen Zeit aus. *(Ng.)*

740 Regel, nachdem sie 37 Tage ausgeblieben, ziemlich stark, besonders Nachts und im Gehen, mit argem Schneiden und Drängen im Bauche und Kreuze. (d. 26. T.) *(Ng.)*

Regel um 5 Tage zu früh, stärker als gewöhnlich und 3 Tage lang. *(Ng.)*

Abgang ganzer Stücke geronnenen Blutes bei der Regel, meist beim Gehen. *(Ng.)*

Regel um 14 Tage zu früh. (n. 18 T.)

Regel-Termin verlängert.

745 Regel nur drei Tage. *(Ng.)*

Bei der Regel, Mattigkeit in den Füssen und weicher Stuhl, Abends. *(Ng.)*

Bei der Regel, grosse Schwere in den Beinen, mit argem Ziehen um die Knie, als sollten sie abgedreht werden.

Bei der Regel, Entzündung der Augen.

Während der Regel, Brennen beim Harnen. *(Ng.)*

750 Bei der Regel, plötzliche Engigkeit und Beklemmung der Magen-Gegend, dass sie Alles aufbinden musste.
Bei der Regel, matt in Händen und Füssen. (Ng.)
Bei der Regel, Abends, Schwere in der Stirn, mit Gefühl, als wollte der Kopf rückwärts gezogen werden. (Ng.)
Bei der Regel, frostig, den ganzen Tag. (Ng.)
Bei der Regel, ärgerlich und weinerlich.
755 Bei der Regel, Aengstlichkeit.
Bei der Regel, Stechen, Beissen und Jücken an den Geburtstheilen, mit Gefühl, als wären sie geschwollen.
Nach der Regel, Abgang blutigen Schleimes, welcher Jücken an der Scham erregt.
Weissfluss kam wieder, doch nur einen Tag, dann nicht mehr. (n. 15 T.)
Weissfluss nach vorgängigen schneidenden Bauchschmerzen, unter stetem Gähnen. (Ng.)
760 Schleimiger Weissfluss mit Kneipen im Oberbauche. (Ng.)
Weissfluss, vorzüglich nach jedem Stuhle.
Weissfluss dicken Schleimes, 3 Tage lang, besonders früh und Abends, auch vor und bei der Regel. (d. 18. 19. T.) (Ng.)

Niesen, nach vorhergehendem, schneidendem Kriebeln in der Nase, Abends. (Gff.)
Häufiges Niesen, ohne Schnupfen. (Gff.)
765 Niesen, früh und Nachmittags. (Ng.)
Niesen, nach Tische. (Htb.)
Jücken im rechten Nasenloche. (Ng.)
Jücken im linken Nasenloche, dann öfteres Niesen, darauf sehr starkes Nasenbluten, das sich durch kaltes Wasser stillen liess. (d. 10. T.) (Ng.)
Schnupfen-Gefühl mit wunder Empfindlichkeit der innern Nase. (Ng.)
770 Verstopfung der Nase. (n. 14 T.) (auch Ng.)
Verstopfung beider Nasenlöcher; sie bekommt gar keine Luft dadurch und muss mit offnem Munde schlafen. (n. 5 T.)
Schnupfen, plötzlich Abends, nach dem Niederlegen. (Ng.)
Starker Stockschnupfen, den ganzen Tag, mit Schmerz im Rücken, besonders beim Sitzen.
Fliessschnupfen mit Stockschnupfen wechselnd, besonders Abends.
775 Fliessschnupfen die erste Zeit, später Stockschnupfen.

Fliessschnupfen unter Kriebeln in der Nase und öfterem Niesen.

Fliessschnupfen gegen Abend, mit Drücken in der rechten Mandel beim Schlingen und Gähnen.

Vermehrter Schleim-Abgang aus der Nase, ohne Schnupfen. (n. 12 St.)

Starker Schnupfen und rauher Hals. (d.4.T.)

780 Rauhheit und Trockenheit im Halse und der Kehle, öfters und zu verschiedenen Zeiten, besonders früh, oder nach dem Mittag-Essen, oft zum Rachsen oder zum Husten treibend, zuweilen nach Genuss von Speisen vergehend. *(Ng.)*

Rauh und roh auf der Brust, dabei Nachts Hitze und Schweiss. (n. 13, 14 T.)

Ausräuspern vielen schwarzen, gestockten Blutes, nach Rauhheit und Trockenheit im Halse und Schleim-Rachsen, früh im Gehen, und unter Wundheits-Schmerz tief im Halse; darauf den ganzen Tag süsser Mund-Geschmack, Trockenheit im Halse und blutiger Speichel. *(Ng.)*

Heiserkeit und Rauhheit im Halse, dass sie kaum athmen konnte. *(Ng.)*

Heiser, wie voll Schleim auf der Brust.

785 Heiserkeit, mit Brennen in der Luftröhre.

Durch Räuspern (Kotzen) löset sich viel Schleim von der Brust.

Hüsteln, doch selten, bei anhaltender Rauhheit im Halse, Abends. *(Ng.)*

Oefteres trocknes Hüsteln, ohne Schmerz. *(Ng.)*

Kitzel-Husten, sehr abmattend, auch bei Tage, doch am schlimmsten, Nachts.

790 Kurzer Husten von Kitzel unter dem Brustbeine. (d.4.T.) *(Gff.)*

Erstickungs-Husten; der kitzelnde Reiz benimmt ihm den Athem.

Trockner Husten, Abends, mit Schwere auf der Brust, die nach dem Niederlegen vergeht. *(Ng.)*

Trockner Husten weckt sie Nachts öfters auf, während der Regel. *(Ng.)*

Trockner Husten mit argem Stechen in der Brust und dem Gefühle, als sollte dieselbe zerspringen; sie kann nur mühsam athmen und sprechen. *(Gr.)*

795 Husten, der ihn die ganze Nacht nicht schlafen lässt, mit Stechen in der Brust, bei geringem Durste. (n. 22 T.)
Husten mit Stechen im Kopfe.
Zäher Schleim-Auswurf beim Husten, wie alter Schnupfen, und nach dem Auswerfen Gefühl, als sey es in der Brust hohl und kalt.
Blutiger Schleim-Auswurf durch Husten, nach vorgängigem Seiten Stechen. (n. 40 T.)
Blut-Auswurf beim Husten.
800 Blut-Auswurf bei trocknem Husten, mit Brennen und Wundheits-Schmerz in der Brust, früh und Abends, auch vor und bei der Regel. *(Ng.)*
Dicker, eiterartiger Auswurf von Husten bei Tag und Nacht. (n. 18 T.)
Das Athmen ist beengter, als gewöhnlich. (d.1.T.) *(Lqr.)*
Athem und Brust sind ungewöhnlich frei und leicht. *(Lqr.)*
Eng um die Brust, wie zusammengeschnürt, mit Schmerz darin, wie zerschnitten. *(Ng.)*
805 Beengung in der Mitte der Brust, unter dem Brustbeine, Abends. *(Ng.)*
Beengung der Brust, beim Gehen im Freien, wie mit einem Bande querüber zugeschnürt. *(Frz.)*
Beengung der Brust, zwei Abende nach einander, mit stumpfem Stechen und Drücken in der Mitte des Brustbeines, bei kleinem, schnellem Pulse. (d. 2.3. T.) *(Frz.)*
Beklemmung der Brust, früh. *(Lqr., Sw.)*
Beklemmung und Druck auf der Brust. (n.7St.) *(Frz.)*
810 Beängstigung in der Brust, die Abends vergeht, mit Kopfschmerz. (n. 13 T.)
Brustschmerz vorzüglich in der rechten Seite, als träte das Blut in die feinsten Gefässe der Lunge, mit Gewalt. *(Hbd.)*
Brust-Drücken, früh, am rechten Ende des linken Schlüsselbeines. (d. 10. T.) *(Gff.)*
Drücken auf der Brust, bis in den Hals, als wenn ein fremder Körper heraufstiege. *(Ng.)*
Drücken in der linken oder der ganzen Brust, bald hie, bald da. *(Gff.)*
815 Drückender Schmerz in der Brust, öfters, (die ersten beiden Tage). *(Sw.)*

Drücken auf der Brust, wie von Rheumatism und versetzten Blähungen. *(Gff.)*
Druck auf der Brust, von der Herzgrube herauf, durch Aufstossen vergehend. (d.8.T.) *(Gff.)*
Druck auf den obern Theil des Brustbeins, oder auf den unteren der Brust, nach Tische, längere Zeit. (d. 1. 2. T.) *(Frz.)*
Druck unterhalb der linken Brustwarze. (d.2.T.) *(Gff.)*
820 Drücken, wie rheumatisch ziehend, gleich unterhalb des Schlüsselbeines, nah' am Ober-Arm-Gelenke. *(Gff.)*
Druck am linken Schlüsselbeine. *(Ng.)*
Scharfes Drücken in der rechten Brust, nah' an der Achselgrube. *(Ng.)*
Reissendes Drücken unten in der linken Brust. *(Gff.)*
Absetzendes heraus Drücken und ziehendes Spannen hie und da in der linken Brust. *(Gff.)*
825 Spannende Schmerzen auf der Brust. *(Lqr.)*
Spannen und Ziehen am linken Schlüsselbeine.
Spannen, Zerschlagenheits-Schmerz und Stechen in der ganzen rechten Brust-Seite. *(Ng.)*
Spannen und Stechen in der Herz-Gegend. *(Ng.)*
Klemmender Schmerz vorn in der rechten Brust, dann Stechen in den letzten rechten Hypochondern, bis in die Herz-Gegend, mit lang nachbleibendem Zerschlagenheits-Schmerze der Stelle. *(Ng.)*
830 Klemmender Brustschmerz, in Absätzen, mit Wabblichkeit, früh. (d. 2.T.) *(Sw.)*
Kneipender und zwängender Brustschmerz von Zeit zu Zeit. *(Sw.)*
Reissen in der rechten Brust. (d. 11. T.) *(Gff.)*
Reissen in der linken Brust, unter der Achselgrube. *(Gff.)*
Reissen auf den rechten oberen Ribben, fast im Rücken. *(Gff.)*
835 Stumpf reissender Brust-Schmerz über der Herzgrube. (d 8.T.) *(Gff.)*
Scharf stechendes Reissen in der linken Brust. (n. 10 T.) *(Gff.)*
Reissende Stiche in der Brust, unterhalb der Achselgrube, mit Wundheits-Gefühl der Stelle darnach. *(Gff.)*
Stechen in der Brust, sehr heftig, beim Gehen im Freien, bis zur linken Hals-Seite herauf, mit sehr schwerem Athmen, mehrere Stunden lang.

Zincum.

Stechender Schmerz im Brustbeine.
840 Stechen und Beengung in der Mitte der Brust, bei und nach dem Einathmen. *(Ng.)*
Stechen an irgend einer Stelle der Brust, beim tief Athmen. *(Ng.)*
Stiche mitten in das Brustbein, zuweilen zum Schreien arg beim Bücken, zuweilen mit schmerzhaftem Drücken darnach tief innerlich bis in den Hals hinauf. *(Ng.)*
Ein Stich am obern Theile des Brustbeins bis in die linke Lenden-Gegend, mit Scheu vor Bücken, früh. *(Ng.)*
Stechen in der rechten Brust, zuweilen beim rechts Wenden des Rumpfes, oder nach dem Mittag-Essen, mit Drücken darnach, oder mit Stechen in der rechten Weiche und Bauch-Seite wechselnd. *(Ng.)*
845 Ein Stich unter der rechten Brustwarze. *(Lqr.)*
Stechen, stumpfes, in der rechten Brust. (auch *Gff.*)
Stechen, stumpfes, auf den rechten kurzen Ribben. (d. 7. T.) *(Gff.)*
Ein Stich in die linke Brust, bei Bewegung des Armes. *(Ng.)*
Stechen unter der linken Brust. *(Ng.)*
850 Stechen in der Gegend der linken Ribben, der Herzgrube gegenüber, mit Geschwürschmerz für sich und beim darauf Drücken, Abends. *(Ng.)*
Stechender Schmerz auf einer Handgrossen Stelle der linken Brust-Seite, mit Gefühl, als wäre die Stelle morsch und zertrümmert. *(Frz.)*
Stechen in der linken Brust, zuweilen sehr heftig. *(Gff.)*
Stiche in der linken Brust, Abends im Stehen, mit Zerschlagenheits-Schmerz der Stelle. *(Frz.)*
Stiche unter dem Herzen, wie Seiten-Stechen, Abends. *(Lqr.)*
855 Stiche über dem Herzen, Abends. (d. 24. T) *(Lqr.)*
Ein Stich im linken Schlüsselbeine, sehr empfindlich. *(Ng.)*
Heftige Stiche in der linken Seite, schlimmer beim Athmen, besser beim Ausdehnen. *(Rkt.)*
Scharfe Stiche, tief im Innern der rechten Brust. *(Gff.)*
Scharfes Stechen in der Herz-Gegend, durch starkes Ausathmen vermehrt. (d. 9. T.) *(Gff.)*
860 Stumpfes Stechen oben in der linken Brust. (d. 5. 6. T.) *(Gff.)*
Stumpfer Stich unter dem Brustbeine, beim Essen. *(Frz.)*
V. 30

Stumpf drückendes Stechen und Spannen in der Brust, unter der rechten Achselgrube. (d. 7. 9. T.) *(Gff.)*

Anhaltend drückender Stich in der rechten Brust-Seite, besonders beim stark Ausathmen vermehrt. *(Gff.)*

Gefühl von Schwäche und Brennen im Brustbeine. (n. etl. St.)

865 Brennen in der linken Brust. *(Gff.)*

Brennen in der rechten Brust. (d. 2. T.) *(Gff.* u. *Ng.)*

Die Brust-Leiden sind ärger bei Bewegung, wenn sie Etwas hebt oder mit den Händen angreift.

Schmerzhaft pulsirendes Klopfen in der linken Brust, an der Achselgrube, Mittags. *(Ng.)*

Herzklopfen, öfters, ohne besondere Aengstlichkeit. (n. 2 T.)

870 Schmerzhaftes Herzklopfen, und bei jedem Herz-Schlage ein Stich.

Brustschmerz, wie zerschlagen, beim Fahren. *(Rl.)*

Schmerz des linken Brust-Muskels, wie zerschlagen, oder wie wund.

Drückender Wundheits-Schmerz um die rechte Brustwarze. *(Gff.)*

Dünnes, scharfes Ziehen um die linke Brustwarze, mit Wundheits-Schmerz beim Befühlen, der bald pulsirend wird. *(Gff.)*

875 Heftiger Druck-Schmerz in der rechten weiblichen Brust.

Ausdehnungs-Gefühl in der linken weiblichen Brust. *(Ng.)*

Stiche in die linke weibliche Brust, stumpf und schmerzhaft, früh. *(Ng.)*

Ein Stich unter der rechten weiblichen Brust. *(Ng.)*

Brennen auf einer kleinen Stelle der Brust, rechts neben der Herzgrube, auch über der linken Warze. *(Gff.)*

880 Brennen auf der rechten Brust, wie in der Haut, bis in den Rücken gehend. *(Gff.)*

Kreuzschmerz beim Gehen und Niedersetzen.

Heftiger Kreuzschmerz im Gehen, so dass er oft still stehen musste, doch minderte er sich bei fortgesetztem Gehen immer mehr.

Drängend drückende, bisweilen kneipende Schmerzen am Steissbeine.

Drücken über dem Kreuze auf den unteren Theil des Rückgrates. *(Gff.)*

885 Drückend lähmiger Schmerz im Kreuze, bei unrechter

Lage im Bette, am stärksten beim Aufstehen vom Sitze und im Anfange des Gehens.

Spannung und Schwäche-Gefühl im Kreuze, im Sitzen, mit Spannen im Kopfe.

Wie eingeschraubt im Kreuze, beim Aufrichten vom Sitzen, Abends. (*Ng.*)

Ziehen im Kreuze und Rückgrate, wie schmerzhafte Schwäche, beim Sitzen und Bücken. (*Rkt.*)

Arges Schneiden im Kreuze, bei der geringsten Bewegung, bis in die Waden und Füsse, so dass er weder gehen, noch stehen, noch liegen kann.

890 Stechendes Reissen im heiligen Beine. (d. 3. 4. T.) (*Gff.*)

Knacken im Kreuze, beim Gehen.

Schwäche-Gefühl im Kreuze, beim Gehen.

Rückenschmerz, mehr beim Sitzen.

Steifheit und Schmerz der oberen Rücken-Muskeln, besonders beim Bewegen, 4 Nächte hindurch, nicht am Tage. (*Sw.*)

895 Scharfer Druck im Rücken, dicht am rechten Schulterblatte. (*Gff.*)

Ein brennender Druck auf dem Rückgrate, etwas über dem Kreuze. (d. 4. T.) (*Gff.*)

Drücken im Rücken, unter dem linken Schulterblatte.

Drücken rechts neben der Mitte des Rückgrates. (*Gff.*)

Drückendes Spannen im Rücken, unter dem rechten Schulterblatte, am Rücken hinab und nach der Achselgrube hin. (*Gff.*)

900 Spannender Druck im Rücken, auf einer kleinen Stelle am Rande des rechten Schulterblattes. (*Gff.*)

Spannende Schmerzen, sehr heftig, wie rheumatisch, in der Lenden-Gegend und auf den Schultern. (d. 8 T.) (*Lqr.*)

Spannender Schmerz, wie rheumatisch, im Rückgrate. (*Gff.*)

Spann-Schmerz zwischen den Schultern, in Ruhe und Bewegung. (*Ng.*)

Spann-Gefühl, wie von einem Pechpflaster, nah' am innern Rande des rechten Schulterblattes. (*Gff.*)

905 Kneipen und Brenn-Schmerz auf einzelnen Stellen des Rückens.

Ziehen, brennendes, im Kreuze und Rücken.

Ein brennendes Reissen zwischen dem Rückgrate und rechten Schulterblatte. (d. 11. T.) (*Gff.*)

Reissen im rechten Schulterblatte. (d. 11. T.) (*Gff.*)

Arger Zerschlagenheits-Schmerz im Rücken, beim Gehen im Freien, mit Mattigkeit, dass sie kaum zu Hause kommen konnte. (d. 19. T.)
910 Stiche unter dem linken Schulterblatte, bis vorn in die linke Brust-Gegend. *(Ng.)*
Stich-Schmerz im Rücken und Kreuze, beim Sitzen und Gehen.
Stechen mit im Rücken, beim Stehen, sehr heftig.
Ein Stich in das linke Schulterblatt hinein. *(Ng.)*
Anhaltendes Stechen im Rande des linken Schulterblattes, nach der Achsel-Höhle zu, so heftig, dass sie erschrak; dabei Hitz-Aufsteigen nach dem Kopfe. *(Ng.)*
915 Scharfes Stechen dicht am Obertheile des rechten Schulterblattes, am empfindlichsten beim Aufstossen, viele Tage lang. *(Lgr.)*
Stumpfe Stiche unter dem rechten Schulterblatte. (d. 9. T.) *(Gff.)*
Stumpfe Stiche und Drücken am innern Rande des rechten Schulterblattes. *(Gff.)*
Stumpfes, zuckendes Stechen gleich unter und neben dem linken Schulterblatte. *(Gff.)*
Brennen in der linken Seite und dem linken Schulterblatte. (d. 5. 11. T.) *(Gff.)*
920 Brennen auf der Haut des rechten Schulterblattes. (d. 5. T.) *(Gff.)*
Jücken zwischen den Schulterblättern, Abends, mit viel Ausschlag.
Jückende Fleckchen auf dem Rücken, und Blätterchen, die beim Befühlen schmerzen.
Nacken- und Rücken schmerzen wie zerschlagen und wie übermüdet durch allzugrosse Anstrengung. *(Rl.)*
Schmerz im Nacken, beim Sitzen und Schreiben, als wolle er den Kopf nicht mehr recht tragen.
925 Ermüdung im Genicke, Abends, beim Schreiben.
Steifheit und Schmerz der Nacken- und oberen Rücken-Muskeln, mehrere Morgen, nicht am Tage. *(Sw.)*
Krampfhafte Steifheit der linken Nacken-Seite. (d. 1. T.) *(Frz.)*
Spannen und Ziehen in der rechten Nacken-Seite, in Ruhe und Bewegung. *(Ng.)*
Ein Knoten in der rechten Nacken-Seite, beim Aufdrücken geschwürig schmerzend. *(Ng.)*

Zincum.

930 Die Hals-Muskeln schmerzen Nachts, als habe man den Kopf lange in unbequemer Stellung gehalten; auch im Schlafe fühlbar. (d. 6. 7. 8. T.) *(Lqr.)*

Spannen in den vordern Hals-Muskeln. (n. ½ St.) *(Sw.)*

Strammen an der linken Hals-Seite.

Klemmendes Gefühl an beiden Hals-Seiten, nahe am Rumpfe. *(Gff.)*

Klammartiges Ziehen die Hals-Muskeln herab, beim Kauen. *(Rl.)*

935 Klammartiges Ziehen rechts am Halse, beim gerade Halten des Kopfes, als sey der Hals steif. *(Rl.)*

Schmerz an der Seite des Halses bis zur Schulter, mit Steifheit der Theile, mehrere Morgen im Bette; am Tage vergehend. *(Sw.)*

Druck an der rechten Hals-Seite, wie mit einem Finger, beim Sprechen. *(Ng.)*

Reissen, rechts am Halse, hinten, so wie gleich unterhalb der Kinnlade, und hinter und unter dem Ohre. *(Gff.)*

Reissen in der linken Hals-Seite, bis hinter das linke Ohr. *(Gff.)*

940 Heftiges Reissen, öfters, in der linken Hals-Seite, jedes Mal durch Drücken vergehend; früh. (d. 13. T.) *(Ng.)*

Stumpfes Reissen rechts hinten am Halse. *(Gff.)*

Reissende Stiche am Halse und im Kinne, die in einander übergehen. (d. 6. T.) *(Lqr.)*

Stechendes Reissen hinten und unten an der rechten Hals-Seite, auf einer kleinen Stelle. *(Frz.)*

Stiche in den Hals-Muskeln. (d. 7. T.) *(Lqr.)*

945 Kitzeln am Kehlkopfe, zugleich mit Stechen darin. (d. 3. T.) *(Lqr.)*

Oefteres, empfindliches Kitzeln in der Kehlkopf-Gegend. (d. 3. T.) *(Lqr.)*

In den Achselgruben, Wundheits-Gefühl auf einer kleinen Stelle, wie nach einem Stosse. *(Gff.)*

Stechen in der linken Achselgrube, und vorn an der Brust herab, mit Athem-Versetzung, Abends. *(Ng.)*

Stumpfstechendes Reissen in der rechten Achselgrube. *(Gff.)*

950 Reissen bis in die Achselgrube, unter dem linken Arme. (d. 5. T.) *(Gff.)*

Brennen in der linken Achselgrube. (d. 3. T.) *(Gff.)*

In der Achsel-Gelenk-Kugel des linken Oberarmes, rheumatisches Spannen. *(Gff.)*

Spannen und Reissen im linken und rechten Achsel-Gelenke. (*Gff.*)

Reissender Druck links auf der Schulter, wo der Hals anfängt. (*Gff.*)

955 Reissen auf der rechten Schulterhöhe. (d.2.T.) (*Gff.*)

Reissen auf der rechten Schulter, mit Drücken in der Mitte des Oberarmes, durch Kratzen vergehend. (*Ng.*)

Schmerzliches Reissen in der Achsel. (*Ng.*)

Heftiges Reissen im Achsel-Gelenke, auf dem sie lag, tief im Knochen, Abends im Bette. (*Ng.*)

Stechendes Reissen auf der rechten Schulterhöhe. (*Gff.*)

960 Stechen in der linken Achsel. (*Ng.*)

Stumpfe Stiche unter der rechten Achsel, nach dem Mittag-Essen. (*Ng.*)

Zucken in der rechten Achsel, und darauf Zerschlagenheits-Schmerz im linken Schulterblatte. (*Ng.*)

Eingeschlafenheits-Gefühl der Achsel-Gelenke.

Blutschwärartige, kleine Blüthchen auf beiden Achseln. (*Gff.*)

965 Der Arm linker Seite zuckt, früh im Schlafe. (*Ng.*)

Drang, sich mit den Armen zu bewegen.

Reissen in den Armen und Händen.

Zerschlagenheits-Schmerz der Arme, am meisten früh und Abends.

Zerschlagenheits-Schmerz des linken Armes; er kann ihn vor Schmerz im Delta-Muskel nicht aufheben.

970 Im Oberarme rechter Seite, dumpfer Schmerz. (n. 3 St.) (*Sw.*)

Rheumatischer Schmerz in den Delta-Muskeln beider Oberarme, durch Aufheben des Armes vermehrt. (*Frz.*)

Rheumatisches empfindliches Ziehen von der Schulterhöhe an den Delta-Muskeln beider Arme herab, vermehrt durch Aufheben des Armes. (d.2.T.) (*Frz.*)

Ziehen im linken Oberarme, dicht am Ellbogen. (*Gff.*)

Reissen an der vordern Fläche der Oberarme, links nahe am Ellbogen, rechts nah' an der Achsel. (*Ng.*)

975 Reissen im linken und rechten Oberarme, dicht am Ellbogen. (*Gff.*)

Reissen im linken Oberarme, nah' an der Achsel. (*Gff.*)

Reissen in beiden Oberarmen, von den Delta-Muskeln herab. (d.1.T.) (*Frz.*)

Zincum.

Absetzendes Reissen in der Mitte der Inseite des linken Oberarmes. *(Gff.)*
Stechen am rechten Oberarme, früh, beim Ankleiden, in Ruhe und Bewegung unverändert. *(Ng.)*
980 Stechen und Brennen an der vordern Fläche des linken Oberarmes, nach dem Mittag-Essen. *(Ng.)*
Zerschlagenheits-Schmerz im Knochen des rechten Oberarmes. *(Ng.)*
Gluckern im linken Oberarme. *(Gff.)*
Beissendes Brennen, hinten oben auf der Haut des linken Oberarmes. (d. 10. T.) *(Gff.)*
Ein grosser Blutschwär am linken Oberarme. (n. 31 T.)
985 In den Ellbogen, rheumatisches Drücken. *(Gff.)*
Rheumatisches Ziehen im rechten Ellbogen. *(Gff.)*
Reissen in der Ellbogen-Beuge. *(Gff.)*
Reissen im rechten Ellbogen-Gelenke, durch Reiben vergehend, früh. *(Ng.)*
Reissen im linken Ellbogen herauf und hinab, auf einer Handbreiten Stelle. *(Ng.)*
990 Stechen und Spannen im rechten Ellbogen-Gelenke, Abends, beim Gähnen. *(Ng.)*
Friesel-Ausschlag in der Ellbogen-Beuge. *(Rl.)*
In den Unterarmen, oder in den Fingern, zuweilen krampfhaftes Ziehen.
Ziehender Schmerz im Unterarme, wie auf dem Knochen. *(Htm.)*
Reissen im Knochen des linken Unterarmes, dann im Knie, öfters, in Ruhe und Bewegung. *(Ng.)*
995 Scharfes Reissen im linken Unterarme, meist in der obern Hälfte. *(Gff.)*
Zerschlagenheits-Schmerz in den Unterarmen, beim Befühlen und Drehen des Armes, mit Reissen zuweilen im dicken Theil derselben. *(Gff.)*
Glucksendes, stumpfes Reissen in den Muskeln der Inseite des rechten Unterarmes unweit der Ellbogen-Beuge. *(Gff.)*
Brennen im Vorderarme, über dem rechten Hand-Gelenke, bei Bewegung des Armes. *(Ng.)*
Brennen auf dem linken Unterarme, Nachts. (n. 6 T.) *(Gff.)*
1000 Ausschlags-Blüthen am Unterarme, die am Tage heftig jücken.

Am Handballen linker Seite, Drücken. *(Gff.)*

Steifigkeit auf dem Handrücken, und wie Klamm in den Strecke-Muskeln des Daumens, beim Klavierspielen. (d.1.T.) *(Frz.)*

Spannen im Mittelhand-Knochen des kleinen Fingers, nach dem Hand-Gelenke zu.

Spannen im rechten Hand-Gelenke, als wären die Muskeln zu kurz.

1005 Rheumatisches Spannen oberhalb des linken Hand-Gelenkes. *(Gff.)*

Rheumatisches Ziehen im rechten Hand-Gelenke. *(Gff.)*

Zieh-Schmerz im rechten Hand-Gelenke, wie verrenkt. *(Rl.)*

Schmerzhaftes Ziehen und Reissen im rechten Hand-Gelenke, in Ruhe und Bewegung. *(Ng.)*

Reissendes Ziehen im linken Handteller, zwischen Daumen und Zeigefinger. *(Gff.)*

1010 Reissen an den Händen, von der Handwurzel bis in das hintere Daumen-Glied, im Fahren. *(Ng.)*

Reissen im rechten Hand-Gelenke. (d.3.T.) *(Gff.)*

Reissen inwendig an der Handwurzel. *(Gff.)*

Reissen in der Beuge des linken Hand-Gelenkes, mit reissenden Stichen im linken Handrücken. *(Gff.)*

Reissen auf dem rechten Handrücken, im vierten und fünften Mittelhand-Knochen und im Hand-Gelenke. *(Gff.)*

1015 Reissen in den Mittelhand-Knochen beider Zeigefinger. *(Gff.)*

Reissen im linken Handrücken, zuweilen auch mit Reissen am rechten wechselnd. *(Gff.)*

Reissen im rechten Handteller, nahe an den Fingern, öfters. (n.5 T.) *(Gff.)*

Ein Riss in der Mitte des rechten Hand-Gelenkes, dann Reissen gegen die Finger-Rücken. *(Ng.)*

Scharfes Reissen in der rechten Hand, gleich unter dem Gelenke. *(Gff.)*

1020 Ein spannendes Reissen im rechten Handteller. *(Gff.)*

Ein drückendes Reissen an der Handwurzel, in der Gegend des Erbsenbeines. *(Gff.)*

Ein stechendes Reissen in der rechten Hand, in der Gelenk-Beuge und in der Handfläche, nah' am kleinen Finger. *(Gff.)*

Zincum.

Klemmendes, oder drückendes Stechen im linken Handballen, hinter dem kleinen Finger, sehr schmerzhaft. *(Ng.)*
Schwäche und Zittern der Hände, beim Schreiben. (auch *Frz.*)
1025 Zittern der Hände, während der Regel. *(Ng.)*
Zittern der Hand, mehr beim ruhig Halten auf dem Tische, als beim Aufstützen des Ellbogens. *(Ng.)*
Erstarren der Hände, am meisten der rechten. *(Hbd.)*
Lähmungsartiger Zustand der rechten Hand, sie ist ganz bläulich, todtenähnlich, schwer und gefühllos, und der Puls daran klein, kaum fühlbar und fadenförmig. *(Hbd.)*
Kühle Hände. (n. 8 St.) *(Frz.)*
1030 Brenn-Schmerz in der rechten Handwurzel und im Handballen. *(Rl.)*
Brennen auf einer Stelle der linken Hand. *(Rl.)*
Brennen der Haut auf der Kante der rechten Hand. (d. 3. T.) *(Gff.)*
Beissen auf dem rechten Handrücken, bis über das Hand-Gelenk, als wolle ein Ausschlag entstehen. *(Gff.)*
Ein jückendes Blüthchen auf dem Handrücken.
1035 Rothe, kleine runde Flecke an den Händen und Fingern. *(Ng.)*
Stark schweissige Hände.
Die Oberhaut der Hände springt bei sehr geringer Kälte auf, wird rissig und schmerzhaft.
Starke Frostbeulen an den Händen, die heftig jückten und aufschwollen. (n. 10 T.)
In den Fingern durchdringendes Stechen. (n. 6 T.)
1040 Ein grosser Nadelstich durch das hintere Glied des linken Daumens, einige Male. *(Ng.)*
Scharfschneidender Stich in beiden Daumenspitzen. (d. 5. 7. T.) *(Gff.)*
Scharfstechendes Reissen im oberen (vorderen?) rechten Daumen-Gelenke. *(Gff.)*
Reissende Stiche in den Fingern. *(Lqr.)*
Reissende Stiche in den Mittel-Gelenken der drei letzten Finger beider Hände. *(Gff.)*
1045 Reissen in den unteren (hinteren?) Gelenken und Gliedern der Finger. *(Gff.)*
Reissen im rechten Daumen, so wie hinter diesem und den zwei folgenden Fingern. *(Ng.)*

Reissen in den Spitzen des Zeige-, Mittel- und kleinen Fingers. *(Gff.)*
Reissen unter dem Nagel des rechten Daumens. *(Gff.)*
Reissen und schmerzhaftes Klopfen im linken Daumen gegen die Spitze zu, wie in einem Geschwüre, mit Eingeschlafenheits, und Taubheits-Gefühl darin und mit auch äusserlich fühlbarer Hitze. *(Ng.)*

1050 Reissendes Ziehen in den vordersten Gliedern des linken Ring- und Mittel-Fingers. *(Gff.)*
Ziehendes Reissen im rechten Daumen. *(Ng.)*
Zuckendes Reissen von den hintern Finger-Gelenken der linken Hand nach den Spitzen zu, Abends. *(Ng.)*
Zucken im rechten hintern Daumen-Gelenke, ohne Schmerz. *(Ng.)*
Drückender Schmerz im mittleren Gelenke des rechten Zeigefingers, und in Absätzen im unteren Gliede desselben. *(Gff.)*

1055 Kriebeln und Klopfen, öfters, im linken Daumen, mit Hitz-Gefühl darin, ohne äusserlich fühlbare Hitze. *(Ng.)*
Brennen auf der Beuge-Fläche des Fingers. *(Rl.)*
Stechendes Jücken auf einer Stelle des linken vierten Fingers, und bald ein rothes Eiterblüthchen daselbst, klopfend brennenden Schmerzes. *(Htm.)*
Ein Knoten unter der Haut in der vordern Gelenk-Beuge des Ringfingers. *(Ng.)*
Brennend schmerzende Schrunde zwischen zwei Fingern der linken Hand. *(Ng.)*

1060 Die Hüfte linker Seite schmerzt nach hinten zu. *(Gff.)*
Dumpfes Drücken gleich über der rechten Hüfte. *(Gff.)*
Drückendes Ziehen gleich über dem rechten Hinterbacken. *(Gff.)*
Drücken und Ziehen an der Hinterseite des Oberschenkels, so dass er nicht sitzen kann; beim Gehen verliert es sich allmählig.
Drückendes Reissen in der linken Hüfte. *(Gff.)*

1065 Zieh-Schmerz im Hinterbacken, nach Weintrinken. *(Gff.)*
Ziehendes Reissen und Brennen hinten an der linken Hüfte. *(Gff.)*
Reissen vorn am Beckenkamme, im Sitzen. *(Frz.)*
Reissen am Hinterbacken, unter der linken Hüfte. *(Gff.)*

Zincum.

Reissen gleich unter beiden Hüften und hinten an der rechten. *(Gff.)*
1070 Stechendes Reissen am Hinterbacken, unter der rechten Hüfte. *(Gff.)*
Zerschlagenheits-Schmerz mit Klemmen, Hitze und Brennen in der linken Hüft-Gegend, bis in die Mitte des Oberschenkels, bei Mattigkeit des Beines und anhaltender Empfindlichkeit der Hüfte im Gehen und Stehen; im Sitzen verging der Schmerz. *(Ng.)*
Zerschlagenheits-Schmerz im Hüft-Gelenke, als wäre das Fleisch von den Knochen los.
Zerschlagenheits-Schmerz der Gefäss- und hinteren Oberschenkel-Muskeln, zwei Tage lang. (d. 5. 6. T.) *(Sw.)*
Gluckern im rechten Hinterbacken. *(Gff.)*
1075 Im Beine rechter Seite rheumatisches Ziehen *(Gff.)*
Schwere in den Beinen, mit Reissen darin, dass sie dieselben kaum heben kann.
Schwere in den Beinen. (sogleich.)
Schwäche der Beine, besonders der Waden, wie nach langem Gehen, beim Aufstehen vom Sitze. *(Ng.)*
Schwäche-Gefühl im linken Beine, in allen Lagen, Abends. *(Ng.)*
1080 Mattigkeit und Schmerz im Beine, dass sie kaum auftreten kann, mit Empfindlichkeit gegen jede Luft, die in das Zimmer geht, Abends. *(Ng.)*
Arges Jücken an den ganzen Beinen.
In den Oberschenkeln rheumatisches Ziehen. *(Gff.)*
Zieh-Schmerz in den Oberschenkeln von Zeit zu Zeit, Abends. (d. 9. T.)
Zieh-Schmerz an der Inseite des rechten Oberschenkels. *(Sw.)*
1085 Dumpf zuckender Schmerz an der Inseite des Oberschenkels. *(Rl.)*
Ziehender Wundheits-Schmerz in den äussern Muskeln des Oberschenkels. *(Gff.)*
Ziehendes Reissen im Gelenkkopfe des linken Oberschenkels und unter der Hüfte. (d. 5. T.) *(Gff.)*
Reissen in den Oberschenkeln, besonders im dicken Theile derselben, auch stark und anhaltend. *(Gff.)*
Reissen an der Inseite des linken Oberschenkels, durch Bewegung vergehend. *(Ng.)*

476 *Zincum.*

1090 Schmerzhaftes Reissen im linken Oberschenkel, vom Knie aufwärts, bis in die Mitte. *(Ng.)*
Heftiges Reissen an der Aussenseite des Oberschenkels, wie im Knochen von der Hüfte bis in die Mitte des Oberschenkels herab; im Sitzen. *(Frz.)*
Reissende Stiche im Oberschenkel, beim Gehen und Liegen.
Stechen an der hinteren Fläche des Oberschenkels, beim Gähnen, Abends. *(Ng.)*
Stumpfe Stiche in der Mitte des rechten Oberschenkels. *(Gff.)*
1095 Zerschlagenheits-Schmerz an der Vorderseite des linken Oberschenkels, wo es auch beim Aufdrücken weh thut, lang anhaltend. *(Ng.)*
Schwere und lähmiger Schmerz im linken Oberschenkel-Knochen, über dem Knie, im Gehen, Stehen und Sitzen sehr heftig; Abends. *(Ng.)*
Schmerzliches Schwere- und Lähmigkeits-Gefühl im rechten Oberschenkel, beim Gehen. *(Htm.)*
Lähmiger Schmerz im rechten Oberschenkel, erst oben, dann gegen das Knie hinab, im Stehen; im Sitzen erleichtert, Abends. *(Ng.)*
Jückendes Brennen auf der Aussenseite des rechten Oberschenkels, über dem Knie. *(Gff.)*
1100 Jücken der Oberschenkel und Kniekehlen, sehr heftig, Abends, mit nessel-artigen Quaddeln nach Kratzen. *(Frz.)*
Jücken an der Vorderseite der Oberschenkel, über dem Knie, fünf Abende nach einander, mit leicht aufzukratzenden Blüthchen daselbst. *(Frz.)*
Aderkröpfe am Oberschenkel, bis zu den Schamlefzen.
Im Knie dumpfer Schmerz, allmählig zu und abnehmend. *(Sw.)*
Dumpfer, wühlender Schmerz öfters in den Knieen. (d. 2 T.) *(Sw.)*
1105 Die Knie-Gelenke deuchten ihm im Traume schmerzhaft und fast unbeweglich, und beim ungewöhnlich frühen Erwachen schmerzen sie wirklich wie nach grosser Anstrengung, doch mehr in der Ruhe, als bei Bewegung. *(Gff.)*
Heftige Schmerzen, erst in der rechten, dann in der linken Kniescheibe, und in der Ferse, Abends und Nachts.
Spann-Schmerz im rechten Knie-Gelenke, beim Gehen. *(Gff.)*

Zincum. 477

Spannen, dann Brennen gleich unter dem rechten Knie, (oben am Schienbeine). *(Ng.)*
Schmerzhafte Spannung in der Kniekehle, beim Gehen im Freien.
1110 Rheumatisches Ziehen im rechten Knie und im Schienbeine hinab. *(Gff.)*
Reissen im rechten Knie, wie auch am äussern Rande der Kniebeuge, bis in die Wade. *(Gff.)*
Reissen an der Aussenseite der linken Kniescheibe. (n. 3 St.) *(Htm.)*
Reissen und Zerschlagenheits-Schmerz in beiden Knie-Beugen, im Gehen schlimmer, im Sitzen leichter; früh. *(Ng.)*
Reissen im linken Knie-Gelenke, oder auch vom Knie herauf mit Zerschlagenheits-Schmerz der Stelle. *(Ng.)*
1115 Reissen im rechten Knie, durch Reiben vergehend. *(Ng.)*
Reissen und Zusammenziehen im linken Knie, wie im Knochen, sehr schmerzhaft in Ruhe und Bewegung. *(Ng.)*
Reissen und Nagen im linken Knie, auf- und abwärts, sehr schmerzhaft. *(Ng.)*
Nagen und Bohren im linken Knie, mit Spannen oben an der Wade; nach Niedersetzen erneut. *(Ng.)*
Stiche im Knie. (n. 15 T.)
1120 Ein Stich an der Inseite des rechten Kniees, wie Flohbiss. *(Ng.)*
Drückender Stich auf der Inseite des rechten Kniees in der Ruhe. *(Htm.)*
Schmerzhaftes Bohren in den Knieen, besonders im rechten, Abends. *(Ng.)*
Beben der Kniee im Sitzen, nach kurzem Gehen.
Starkes Jücken im rechten Knie-Gelenke. *(Rl.)*
1125 Im Unterschenkel spannt und drückt es am Schienbeine herab. *(Ng.)*
Drücken erst, dann Reissen auf der Inseite des linken Unterschenkels, zwischen Knöchel und Wade. (d. 3. T.) *(Gff.)*
Abwechselndes Drücken und Ziehen in beiden Knochen des rechten Unterschenkels. *(Hbd.)*
Rheumatisches Ziehen und Spannen im rechten Schienbeine. *(Gff.)*
Zieh-Schmerz in den Unterschenkeln, Abends.
1130 Zieh-Schmerz im rechten Schienbeine. (n. 5 St.) *(Htm.)*

Ziehen an beiden Waden hinab. *(Ng.)*
Ziehen und Zusammenzieh - Gefühl in der rechten Achill-Senne. *(Ng.)*
Reissen am rechten Unterschenkel, vorn unter dem Knie, mit Zerschlagenheits-Schmerz der Stelle darnach. *(Ng.)*
Reissen in der rechten und linken Wade. (auch *Ng.* und *Gff.*)
1135 Reissen auf dem rechten Schienbeine. (d. 4. T.) *(Gff.)*
Reissen im Schienbeine hinab, bis in den Fussrücken. *(Ng.)*
Reissen im linken Unterschenkel, zwischen Schienbein und Fuss-Gelenke. *(Gff.)*
Reissen an der Wade, bis zum Fussknöchel. *(Ng.)*
Reissen am untern Ende des rechten Schienbeines. *(Frz.)*
1140 Ein Stich über dem rechten Fusse, beim Laufen. *(Ng.)*
Stich-Schmerz in beiden Schienbeinen, beim Spazieren.
Durchdringendes Stechen in den Schienbeinen. (n. 6 T.)
Zucken in der linken Wade. *(Sw.)*
Straffheit und Steifheit der Waden - Muskeln, beim Gehen. *(Frz.)*
1145 Strammen und Ziehen in der Wade. (d. 1. T.) *(Frz.)*
Klammschmerz in der linken Wade, Nachts. *(Sw.)*
Klammschmerz in der Wade und dem Fusse linker Seite. *(Rl.)*
Klamm im Unterschenkel, früh im Bette, beim Heranziehen desselben. *(Rl.)*
Klamm in den Waden droht beim Umwenden des Körpers zu entstehen. *(Rl.)*
1150 Blutstockungs-Gefühl im linken Beine, vorzüglich im Unterschenkel, öfters. *(Sw.)*
Einschlafen des rechten Unterschenkels bis an's Knie, Nachts.
Mattigkeit der Unterschenkel, ärger im Gehen. *(Ng.)*
Kriebeln und Ameisenlaufen in beiden Waden, bis in die Zehen, in Ruhe und Bewegung. *(Ng.)*
Brennen der Haut unter der rechten Wade. *(Gff.)*
1155 Brenn-Schmerz am Schienbeine.
Rothlauf-Entzündung und schmerzhafte Geschwulst der Achill-Senne. *(Ng.)*
Pulsirendes Reissen in den Achill-Sennen. *(Gff.)*
Ein rother Fleck am Unterschenkel, überzog sich mit Schorfe, unter Jücken.
Die Krampf-Adern am Unterschenkel vergehen. (Heilwirkung.) *(Htb.)*

Zincum. 479

1160 Im Fuss-Gelenke linker Seite, rheumatische Spannung, in der Ruhe. (*Gff.*)
Schmerz im rechten äussern Fussrande, als wollte es die Knochen zerbrechen, im Gehen, beim Aufheben des Fusses, sowie beim seitwärts Halten und Stellen desselben auf die Spitze; sonst nicht. (*Ng.*)
Spannen im rechten Fusse, an der Ferse herab, als wäre der Fuss vertreten oder die Muskeln zu kurz.
Strammen in der rechten Sohle, als wären die Flechsen zu kurz, beim Auftreten und Gehen, Abends. (*Ng.*)
Druck-Schmerz unter dem äusseren Fussknöchel.
1165 Ziehendes Reissen im rechten Fusse, bis in die Knöchel, mit Schwere-Gefühl in der Ruhe. (*Htm.*)
Ziehendes Reissen um beide innere Fussknöchel und in den Achill-Sennen. (*Frz.*)
Reissen in der Beuge der Fuss-Gelenke, wie auch am Rande und auf dem Rücken des linken Fusses. (*Gff.*)
Reissen in der linken und rechten Fusssohle. (*Gff.*)
Reissender Schmerz im äussern Knöchel des rechten Fusses. (*Ng.*)
1170 Reissen im rechten äussern Fussknöchel, durch Reiben vergehend. (*Ng.*)
Reissen und Kriebeln im linken Fussrücken, mit Taubheits-Gefühl in den Sohlen, im Gehen verschwindend. (*Ng.*)
Reissen am äussern rechten Fussrande, gegen die Zehen zu, durch Reiben vergehend. (*Ng.*)
Reissen unter dem rechten innern Fussknöchel bis in die Ferse, Abends im Sitzen. (*Frz.*)
Reissen und Spannen an den Rändern des rechten Fusses. (*Gff.*)
1175 Reissen und Schmerz in den Fersen; die Füsse deuchten wie abgeschlagen vom Körper. (*Frz.*)
Stechendes Reissen in der Fusssohle, in der Gelenk-Beuge der kleineren rechten Zehen. (*Gff.*)
Stiche in der Ferse.
Durchdringendes Stechen im Fussballen. (n. 6 T.)
Brennende Stiche in den Knochen der Fussrücken, hie und da. (*Gff.*)
1180 Brennen unter dem rechten innern Fussknöchel. (*Gff.*)
Brennen unter der rechten Ferse, beim Auftreten und Gehen am schlimmsten, minder im Sitzen, Abends. (*Ng.*)
Brennen und Hitze der Fusssohlen, Abends. (*Ng.*)

Brennen und Geschwür-Schmerz in beiden Sohlen, früh. *(Ng.)*

Geschwür-Schmerz in beiden Fersen, ärger im Gehen, als beim Sitzen. *(Ng.)*

1185 Unerträglich bohrender Schmerz in der Ferse, nach Wein-Trinken. *(Gff.)*

Verrenkungs-Schmerz im Fuss-Gelenke.

Verrenkungs-Schmerz im Fuss-Gelenke, bei Bewegung des Fusses. (n. 4 St.) *(Htm.)*

Schmerz in den Sohlen beim Auftreten; sie deuchten geschwollen, mit Gefühl, als kratze ein gezahntes Werkzeug darauf, mehrere Tage. *(Rkt.)*

Starke, entzündete Geschwulst am Fusse. (n. 11 T.)

1190 Geschwulst um die Fussknöchel (an dem früher kranken Fusse). *(Htb.)*

Kalte Füsse, Abends, noch lange im Bette. (d. 11. T.)

Arger Fuss-Schweiss von üblem Geruche; er geht sich wund.

Oefteres empfindliches Einschlafen der Füsse, gegen Abend. *(Rl.)*

Sehr matt in den Füssen, früh im Bette; nach Aufstehen und Umhergehen vergehend. *(Ng.)*

1195 Zittern des Fusses, beim Aufheben desselben im Sitzen, sonst nicht. *(Ng.)*

Jücken auf der Fusssohle.

Schmerzhaftes Jücken in der rechten Sohle. *(Ng.)*

Eine Geschwür-Blase auf dem rechten Fussrücken, wie von Verbrennung. (n. 8 T.)

Die Zehen schmerzen, als wären sie wund gegangen. *(Rl.)*

1200 eschwür-Schmerz in der rechten grossen Zehe, Abends. *(Ng.)*

Gefühl, als habe er sich Blasen an den Zehen gegangen. *(Rl.)*

Reissender Wundheits-Schmerz an der Spitze der grossen Zehe und unter dem Nagel. (d. 9. T.) *(Gff.)*

Schmerz, wie unterschworen am Nagel der grossen Zehe, beim Befühlen.

Verstauchungs-Schmerz in den hintersten Gelenkbeugen der Zehen. *(Frz.)*

1205 Ziehendes Reissen in den Zehen und der vordern Hälfte des Fusses. *(Htm.)*

Reissen unten an den zwei ersten rechten Zehen. *(Gff.)*

Zincum.

Reissen in der rechten grossen Zehe, mit zuckendem Reissen an der Aussenseite der linken Wade. *(Ng.)*
Reissen in der rechten kleinen Zehe, Abends. *(Ng.)*
Stechendes Reissen in allen Zehen. *(Gff.)*
1210 Stechendes Reissen im hintersten Gelenke der rechten grossen Zehe. *(Ng.* u. *Gff.)*
Stechendes Reissen in den vordern Gelenk-Beugen der zwei ersten rechten Zehen. *(Gff.)*
Pulsirendes Stechen in der Spitze des rechten grossen Zehes. (d.2.T.) *(Frz.)*
Brickelndes Stechen im linken grossen Zeh. (d.2.T.) *(Frz.)*
Kriebelndes Stechen, wie nach Eingeschlafenheit, in der vordern Gelenk-Beuge der linken grossen Zehe, an der Inseite. *(Gff.)*
1215 Heftig stechendes Jücken im vordern Ballen der grossen Zehe, Abends. *(Ng.)*
Brennen und Stechen im Ballen der grossen Zehe, in der Ruhe, als wäre der Theil erfroren gewesen.
Schmerzhaftes Jücken, mit Hitze, Röthe und Geschwulst, an den rechten Zehen, als wären sie erfroren gewesen, Abends; Reiben und Kratzen droht den Schmerz zu mehren.
Buckel auf dem kleinen Zeh und am Fussballen, stechenden Schmerzes beim Gehen.
Jücken an fast allen Haut-Stellen (selbst im Gesichte und auf dem Kopfe), zuweilen mit Brennen, oder mit Röthe, oder mit Blüthchen und Knötchen nach Kratzen, die zuweilen bei Berührung wund schmerzen. *(Ng.)*
1220 Jücken, Nachts, wie von Läusen, nach Kratzen sogleich an einer andern Stelle erscheinend. *(Ng.)*
Jücken in den Beuge-Flächen der Gelenke. *(Rl.)*
Jücken am ganzen Körper, ohne Ausschlag. (n.9T.)
Jücken an den Armen und Beinen, ausser den Gelenken.
Heftiges Jücken in allen Gelenken nach einander, zuletzt am Hüft-Gelenke. *(Rl.)*
1225 Oefteres Jücken in der Haut. *(Rkt.)*
Oft heftiges Jücken, Nachts, wie von vielen Flohbissen, besonders im Rücken und am Bauche. *(Gff.)*
Einzelne jückende Punkte in der Haut, vorzüglich der Hände, ohne äussere Röthe oder Erhabenheit. *(Hbd.)*
Schnelles Jücken bald hier, bald da, vorzüglich Abends im Bette, auf Berührung sogleich vergehend.

Stechen bald hie, bald da am Körper, Abends. *(Ng.)*
1230 Stechend brickelndes Jücken, Abends im Bette, an der Stirn, dem Oberschenkel, Fussknöchel, Fuss- und andern Haut-Stellen. *(Frz.)*
Stechendes Jücken in der Haut, mit Friesel-Ausschlag nach Reiben.
Jückender Friesel-Ausschlag in der Kniekehle und Ellbogen-Beuge. *(Rl.)*
Rothe Blüthchen an der Brust und im Gesichte. *(Htb.)*
Kleine Blüthchen an den Oberschenkeln, Waden und um die Kniee, argen Jückens, das nach Kratzen sogleich aufhört. *(Frz.)*
1235 Blüthchen auf der Stirn, dem Rücken und dem dritten linken Zeh, wund drückenden Schmerzes beim Befühlen. *(Gff.)*
Kleine Blutschwäre im Rücken, zwischen den Schulterblättern und an andern Stellen.
Eine kleine Verletzung der Haut blutet sehr stark. (n. 3 T.)
Leichtes Erfrieren der äussern Theile (Ohrläppchen, Nasenspitze u. s. w.), bei geringer Kälte.
Grosse Empfindlichkeit gegen Kälte, besonders in den Fingerspitzen und an den Füssen.
1240 Die Schmerzen von Zink scheinen zuweilen zwischen Haut und Fleisch zu seyn. *(Lqr.)*
Wein erhöht sehr fast alle Beschwerden, selbst wenn sie schon durch Kampher getilgt schienen. *(Frz.)*
Wein und Krähenaugen erhöhen die Beschwerden von Zink (besonders die Nacht-Unruhe und die Leib-Verstopfung) und rufen sie hervor. *(Gff.)*
Nach dem Mittag-Essen und gegen Abend erscheinen die meisten Beschwerden. *(Frz.)*
Im Sitzen und in der Ruhe überhaupt kommen die meisten Beschwerden, bei Bewegung aber und im Freien fühlt sie wenig. *(Ng.)*
1245 Früh scheint sie sich besser zu befinden. *(Ng.)*
Muskel-Zucken hie und da am Körper. *(Rl.)*
Fippern in verschiedenen Muskeln. *(Rl.)*
Fippern und Zucken in verschiedenen Muskel-Theilen. *(Sw.)*
Viel sichtbares Zucken am Körper und im Gesichte. (n. 5 T.)
1250 Sichtbares Zucken in beiden Armen und Händen. (n. 16 T.)
Heftiges Zittern aller Glieder. *(Rkt.)*

Zincum.

Anfall zittriger Schwäche der Unterglieder, bei grosser Gesichts-Blässe; durch Gehen verschwand er. (d. 5. T.)
Klamm-Schmerz hie und da in den Muskeln. *(Rl.)*
Klamm in den Armen und Beinen. (n. 5 T.)
1255 Benommenheit, wie leise Uebelkeit, mit zittrigem Gefühle in der Brust, Kopfweh in der Stirn und verminderter Fassungs-Kraft, dass er das Gelesene nicht versteht, 2 Stunden nach dem Mittag-Essen. *(Gff.)*
Den ganzen Tag, allgemeine Erschöpfung, Schläfrigkeit, Widerwille gegen Geräusch und doch Schwerhörigkeit, träumerisches Wesen, wie nach durchwachten Nächten, nebst Schauder und kaltem Ueberlaufen, wie nach Erkältung auf Schweiss.
Unbehagliches Gefühl von Druck und Pressen auf die innern Wände des Rumpfes, als sollte der ganze Körper auseinander getrieben werden, ohne Spur von Blähungen, mehr wie von den Nerven aus und stärker auf der rechten, als auf der linken Seite. *(Frz.)*
Starkes Klopfen durch den ganzen Körper. *(Rkt.)*
Drücken hie und da, auf Brust und Rücken.
1260 Druck-Schmerz im linken Schoosse, links neben dem Nabel, in der linken Brust, und an der linken Kopf-Seite. (d. 3. T.)
Stechendschneidender Schmerz in der ganzen rechten Seite. *(Rkt.)*
Sehr heftig ziehendes Reissen in der Mitte fast aller Glieder-Knochen, so dass sie vor Schmerz fast keinen Halt haben. *(Rkt.)*
Durchdringendes Stechen in den Gelenken. (n. 7 T.)
Stechen und Reissen in allen Gliedern, bis in die Fingerspitzen, am schlimmsten nach jeder Erhitzung im Sitzen.
1265 Reissen in allen Gliedern, nach Körper-Bewegung und schnell Gehen.
Fast brennende Hitze entsteht beim Sitzen an einzelnen kleinen Stellen, z. B. zwischen dem Oberschenkel und dem Bauche, an der Unterbauch-Seite u. s. w. *(Gff.)*
Beim Spazieren im Freien, arger Schweiss. (n. 19 T.)
Beim Gehen im Freien, starker Druck-Schmerz im linken Auge.
Beim Gehen im Freien, Zerschlagenheits-Schmerz im Rücken
1270 Empfindlich gegen die freie Luft, Nachmittags und Abends.

Von durchdringendem Winde, Schauder, nicht von Kälte.

Grosse Schwere in den Gliedern, beim Gehen ins Freie.

Beim Gehen, gleich Anfangs, vermehrte Kraft und grössere Leichtigkeit; drauf grosse Mattigkeit, die ganze Versuchs-Zeit hindurch. *(Frz.)*

Beim Gehen grosse Mattigkeit in den Kniekehlen und im Kreuze, den ganzen Tag. (n.2 T.) *(Frz.)*

1275 Beim Anfange des Gehens, Schwäche-Gefühl im Kreuze und flüchtige Mattigkeit in den Beinen.

Plötzlich, Mittags, allgemeine Schwäche in den Gliedern, mit Zittern und Gefühl von Heisshunger, mehr im Stehen, als im Sitzen. (d. 12. T.)

Lähmige Schwäche und Schwere in den Beinen, Nachmittags, beim Anfange des Gehens, was sich beim weiter Gehen verlor.

Matt, abgeschlagen im Körper, öfters, besonders nach dem Mittag-Essen, auch zuweilen mit Zittrigkeit und Kopf-Schwere. *(Ng.)*

Plötzliches Schwäche-Gefühl in den Armen und Beinen, bei Heisshunger.

1280 Grosse Mattigkeit in allen Gliedern.

Plötzliche, ohnmachtartige Mattigkeit im Stehen, dass sie vor Schwäche kaum einen Stuhl erreichen konnte.

Zerschlagenheit in allen Gliedern und Müdigkeit, früh, beim Erwachen.

So müde, früh, beim Erwachen, dass er gar nicht aufstehen zu können glaubt. *(Frz.)*

Früh, beim Erwachen, unwillkürlicher Abgang dünnen Stuhles. *(Rl.)*

1285 Früh im Bette kann er das eine Bein nicht gebogen liegen lassen vor Unbehaglichkeit; er muss es ausstrecken. *(Rl.)*

Früh, beim Erwachen sind ihm die Hände eingeschlafen.

Früh im Bette, Schwere-Gefühl im Körper und Müdigkeit in den Beinen, auch wie nach allzuschwerem Schlafe. *(Gff.)*

Träge und matt, besonders in den Beinen, früh. *(Ng.)*

Dehnen und Recken des Körpers und der Glieder, bei blassem eingefallenem Gesichte. *(Htb.)*

1290 Müdigkeit, häufiges Gähnen und grosse Abspannung des ganzen Körpers. *(Hbd.)*

Beständiges Gähnen. *(Rkt.)*

Zincum.

Viel und öfteres Gähnen, mit und ohne Schläfrigkeit, auch früh oder Abends. (*Ng.*)
Gähnen und beständige Neigung dazu, Vormittags, nach gutem Nacht-Schlafe. (*Gff.*)
Häufiges Gähnen, den ganzen Tag. (d.1.T.) (*Frz.*)
1295 Schläfrig, früh. (*Ng.*)
Schläfrig und träge, gleich nach dem Mittag-Essen. (*Ng.*)
Stete Lust zu schlafen; selbst früh kann er sich kaum wach erhalten. (*Rkt.*)
Sie kann sich Nachmittags 2 Uhr des Schlafes nicht erwehren, und schläft bei der Arbeit ein; in freier Luft verging es. (*Ng.*)
Viel Schlaf.
1300 Schläfrigkeit, mit spannend krampfhafter Eingenommenheit des Kopfes, ohne schlafen zu können.
Spätes Einschlafen, wegen Lebhaftigkeit des Geistes.
Spätes Einschlafen, Abends, doch guter Schlaf. (*Ng.*)
Spätes Einschlafen, Abends, doch zeitige Munterkeit, früh. (*Ng.*)
Abends geistig sehr lebendig, was ihn am zeitigen Einschlafen hindert. (d.8.T.)
1305 Nacht-Schlaf öfters unterbrochen; die Nacht deuchtet ihm sehr lang. (*Sw.*)
Unruhiger Schlaf; sie konnte Nachts nur wenig schlafen, doch langer Früh-Schlaf. (*Ng.*)
Oefteres Erwachen Nachts, ohne Ursache. (n.5 T.) (auch *Ng.*)
Oefteres Erwachen, Nachts, wegen Aengstlichkeit. (*Ng.*)
Unruhe im Schlafe nach Mitternacht; er wacht allzufrüh auf, mit grosser Müdigkeit und dem Gefühle, als lägen die Augen zu tief im Kopfe. (*Gff.*)
1310 Oefteres Erwachen, Nachts und schwieriges wieder Einschlafen; gegen Morgen ängstliche Träume.
Trotz grosser Schläfrigkeit erwacht er Nachts sehr oft mit starkem Herzklopfen und Geschrei aus ängstlichen Träumen von Dieben.
Unruhiger Schlaf mit ängstlichen Träumen. (d. 4.33.N.)
Sehr unruhiger Schlaf mit schreckhaften Träumen. (*Lqr.*)
Oefteres Erwachen über schreckhaften Träumen. (d.1.N.)
1315 Unruhiger Schlaf mit vielen lebhaften Träumen; früh, beim Erwachen, Müdigkeits-Gefühl. (*Gff.*)

Tiefer, ermüdender Schlaf mit vielen Träumen. *(Lqr.)*
Er träumt die ganze Nacht, wacht dazwischen auf und ist dann früh sehr müde. *(Gff.)*
So lebhafte Träume, nach Mitternacht, dass er sie früh noch vor Augen hat. *(Gff.)*
Schwärmerischer Schlaf.
1320 Lebhafte Träume beunruhigen den Nacht-Schlaf.
Sehr unruhiger Schlaf voll Phantasien und Gedanken, worüber sie nachdenken musste. (d. 1. N.)
Ekelhafte Träume, von Besudelung mit Menschen-Koth und Urin. (n. 2 T.) *(Frz.)*
Aergerliche, oder zänkische, oder traurige Träume. *(Ng.)*
Beängstigende Träume.
1325 Aengstliche Träume, von denen die Angst auch nach dem Erwachen noch blieb.
Träume von Leichen und von Pferden, die sich unter ihm in Hunde verwandelten. *(Frz.)*
Unruhige Nacht; erwacht schreit er, wie irre, es bissen ihn Gänse.
Traum, als werde sie erdrosselt, und früh, nach dem Erwachen, Furcht, der erdrosselnde Mann möchte wiederkommen.
Abends, gleich nach dem Niederlegen, richtete sie sich wieder im Bette auf und sprach unverständliche Worte; der Athem war kurz und zitternd.
1330 Aufschrecken aus dem Nacht-Schlafe, mit einem unwillkürlichen Rucke des linken Beines. (d. 5. N.) *(Gff.)*
Aufschrecken im Nacht-Schlafe, ihr unbewusst, während der Regel. *(Ng.)*
Lautes Aufschreien, Nachts im Schlafe, ohne davon zu wissen. *(Ng.)*
Rucke durch den ganzen Körper im Nacht- und Mittags-Schlafe. (n. 32 St. u. n. 2 T.)
Nachts, Unruhe in den Beinen, dass er sie nicht still liegen lassen kann. (n. 10 T.)
1335 Nachts, Erwachen über Bauchschmerzen mit dickem Weissflusse darnach. *(Ng.)*
Nachts vorzüglich, ängstliches Wundheits-Gefühl im Schlunde.
Nachts, zwei weiche Stühle.
Nachts, Aufstossen der Mittags genossenen Speisen.
Nachts wird sie von Kälte der Füsse geweckt. (n. 36 St.)
1340 Nachts, Seiten-Stechen. (n. 8 T.)

Zineum.

Nachts, heftige Kreuz- und Bauchschmerzen mit Stechen in der linken Seite und Zieh-Schmerz in den Beinen. (n. 40 T.)
Nachts, Zieh-Schmerz im Knie.
Nachts, plötzliche heftige Stiche in der linken Bauch-Seite, durch Athmen und Aufdrücken verschlimmert.
Im Früh-Schlafe, brennender Zieh-Schmerz im Kreuze und Rücken, auch Gefühl von Einschlafen im Achsel-Gelenke, den Schlaf störend, beim Erwachen verschwindend.

1345 Schauder, Abends, dass sie sich lange im Bette nicht erwärmen konnte. (Ng.)
Schauder in freier Luft, der im Zimmer vergeht, Abends. (Ng.)
Schauderige Unbehaglichkeit, wie Vorempfindung von Sturm.
Oefteres fieberhaftes Schaudern den Rücken herab, fünf Tage lang. (n. 3 T.)
Frost-Schütteln, Abends, wenn sie mit der Hand auf Kaltes greift; auch für sich Frost-Schütteln, dass sie sich legen musste, worauf es verging. (Ng.)

1350 Frost, der im Zimmer vergeht, überläuft sie gleich beim Austritte an die freie Luft. (Ng.)
Frost nach dem Mittag-Essen, bis Abend. (Ng.)
Frostig Vormittags; Nachmittags öfteres Hitze-Aufsteigen, mit Röthe des Gesichtes. (Ng.)
Frostigkeit, früh im Bette, beim Erwachen. (Rl.)
Stetes Frösteln, bei vermehrter innerer Wärme. (Hbd.)

1355 Frost beim Schreiben ¼ Stunde lang, mit Gefühl, als sey ihm ein fremder steinharter Körper in den Hals gerathen, bei stetem Gähnen. (Ng.)
Frost-Schütteln von Nachmittag 4 bis 8 Uhr Abends, beim Niederlegen, ohne Hitze, Durst oder Schweiss darauf; selbst im Bette konnte er sich lange nicht erwärmen; doch war der Schlaf gut. (Ng.)
Fieber-Anfall, täglich mehrmals, Vor- und Nachmittags wiederkehrend; Frösteln und Schauder, fliegende Hitze über den ganzen Körper, heftiges Zittern aller Glieder, höchstes Unwohlseyn bis zur Ohnmacht, weichlicher Geschmack, wobei der Bissen im Munde quoll, Leerheits-Gefühl im Magen, starkes Klopfen durch den ganzen Körper, kurzer, heisser Athem, sehr trockner Mund, heisse und trockne Hände. (Rkt.)
Hitze im Kopfe, Abends und nach zwei Stunden, Frösteln.

Arge Hitze im Kopfe, Abends, dass ihm die Augen brannten; drei Abende nach einander. (n 10 St.)

1560 Gesichts-Hitze ohne Kopfweh, bei kühlem Körper, den ganzen Vormittag.

Angenehme Wärme mit gelindem Schweisse am ganzen Körper, Nachmittags. *(Ng.)*

Vermehrte Wärme innerlich, nicht von aussen fühlbar, Abends, nach 6 Uhr. *(Ng.)*

Vermehrte Wärme im ganzen Körper, mit Schweiss in der Achselgrube. *(Ng.)*

Vermehrte Wärme im ganzen Körper; nur im Bauche Kälte-Gefühl; Abends. *(Ng.)*

1565 Vermehrte Wärme im ganzen Körper, ausser an den Füssen, als wolle Schweiss ausbrechen; Nachmittags. *(Ng.)*

Hitze am ganzen Körper, besonders am Kopfe, mit Röthe der Wangen, ohne äussere Hitze. *(Ng.)*

Hitze-Gefühl im ganzen Körper, besonders im Rücken, wo sie zu schwitzen glaubte; nicht an den Füssen. *(Ng.)*

Hitze, Abends nach dem Niederlegen, mit Aengstlichkeit, die ganze Nacht. *(Ng.)*

Hitz-Gefühl mit Kälte der Stirn, Abends. *(Ng.)*

1570 Hitze und Durst, mit kühler Haut fast am ganzen Körper, Abends. *(Ng.)*

Puls schneller (72, 79, 85 Schläge), Abends, zuweilen bei Gefühl vermehrter Wärme. *(Ng.)*

Nacht-Schweiss am ganzen Körper, vorzüglich an den Beinen, viele Nächte nach einander. (n. 3 T.)

Nacht-Schweiss, die ganze Nacht, mit Hitze; sie konnte keine Decke leiden. *(Ng.)*

Starker Nacht-Schweiss. (n. 33 T.)

1575 Sauer riechender Schweiss.

Arsenicum album, Arsenik*).

(Das Halboxyd des Arsenikmetalls in verdünnter und potenzirter Auflösung.)

Indem ich den Arsenik nenne, ergreifen gewaltige Erinnerungen meine Seele.

Während der Allgütige das Eisen erschuf, verstattete er freilich den Menschenkindern, aus ihm entweder den mörderischen Dolch oder den milden Pflugschaar zu bereiten, und Brüder damit zu tödten oder zu ernähren; um wie viel glücklicher würden sie sich aber machen, wenn sie seine Gaben bloss zum Wohlthun anwendeten! Diess wäre ihr Lebenszweck, diess war sein Wille.

So rührt auch von ihm, dem Allliebenden, nicht der Frevel her, den sich die Menschen erlaubt haben, die so wundersam kräftigen Arzneisubstanzen in Krankheiten, für die sie nicht geeignet waren, und noch dazu in so ungeheuern Gaben zu missbrauchen, bloss nach leichtsinnigen Einfällen oder elenden Gewährmännern, und ohne sorgfältige Prüfung oder gegründete Wahl.

Steht nun ein sorgfältiger Prüfer der Wirkungen der Arzneien auf, so ereifern sie sich über ihn, als über den Feind ihrer Bequemlichkeit, und erlauben sich die unredlichsten Verläumdungen.

Der stärksten Arznei, des Arseniks, des salpetersauern Silbers, des kochsalzsauern Quecksilbers, des Sturmhuts, der Belladonna, der Jodine, des Fingerhuts, des Mohnsaftes, des

---

*) Zu Anfange des zweiten Theils der chr. Kr. versäumt, findet Arsenik hier noch seinen Platz.

Bilsenkrautes u. s. w. hat sich die gewöhnliche Arzneikunst bisher in grossen Gaben und häufig bedient. Stärkerer Substanzen kann sich die Homöopathie nicht bedienen, denn es giebt keine stärkern. Wenn nun die gewöhnlichen Aerzte sie anwenden, so wetteifern sie sichtbar, die möglichst stärksten Gaben davon zu verordnen, und thun noch recht gross mit ihrem Steigen zu solchen ungeheuern Gaben. Diess loben und billigen sie an ihres Gleichen. Bedient sich aber die homöopathische Heilkunst derselben, nicht in's Gelag hinein, wie die gemeine Medicin, sondern, nach sorgfältiger Untersuchung, bloss in den geeigneten Fällen und in den möglichst verkleinerten Gaben, so wird sie als eine Giftpraxis verschrieen. Wie partheiisch, wie ungerecht, wie verläumderisch ist diess nicht gesprochen von Leuten, welche sich für redliche, rechtschaffene Männer ausgeben!

Erklärt sich nun die Homöopathie weiter, verdammt sie (wie sie aus Ueberzeugung thun muss) die ungeheuern Gaben dieser Mittel in der gewöhnlichen Praxis, und dringet sie, auf sorgfältige Versuche gestützt, darauf, dass von ihnen ungemein weniger zur Gabe verordnet werde, dass, wo die gewöhnlichen Aerzte $\frac{1}{10}$, $\frac{1}{2}$, einen ganzen und mehre Grane geben, oft nur ein Quadrilliontel, ein Sextilliontel, ein Decilliontel eines Grans zur Gabe erforderlich und hinreichend sey, da lacht dieselbe gewöhnliche Schule, die die homöopathische Heilkunst als Giftpraxis verschreiet, laut auf, schilt das Kinderei, und versichert, überzeugt (?. ohne Nachversuche überzeugt?) zu seyn, dass so wenig gar nichts thun und gar nichts wirken könne, und so viel als nichts sey, schämt sich auf solche Art nicht, aus Einem Munde kalt und warm zu blasen, und ganz dasselbe für nichtswirkend und für lächerlich wenig auszugeben, was sie in demselben Odem Giftpraxis geschimpft hatte, während sie ihre eignen ungeheuern und mörderischen Gaben derselben Mittel billigt und lobt. Ist das nicht die elendeste und gröbste Inconsequenz, die sich nur denken lässt, recht geflissentlich ersonnen, um schamlos ungerecht zu seyn gegen eine Lehre, der sie Wahrheit, Consequenz, Erfahrungsmässigkeit, die zarteste Behutsamkeit und die unermüdetste Umsicht im Wählen und Handeln nicht absprechen können?

Wenn vor nicht gar zu langer Zeit ein hochgefeierter Arzt*) von Pfunden Opium sprach, die monatlich in seinem

---

*) *Marcus* in Bamberg.

Arsenicum.

Krankenhause verspeiset würden, wo selbst den Krankenwärterinnen erlaubt sey, sich dessen bei Kranken nach Belieben zu bedienen — man bedenke, Opium, was schon mehren tausend Menschen in der gewöhnlichen Praxis den Tod brachte! — so blieb der Mann bei Ehren, denn er war von der herrschenden Zunft, welcher alles erlaubt ist, auch das Verderblichste und Widersinnigste. Und wenn noch vor etlichen Jahren, in einer der erleuchtetsten Städte*) Europens, schier alle Aerzte, die hochbetittelten Doctoren, wie die Barbierknaben, den Arsenik fast in allen Krankheiten wie eine Modearznei verordneten, in so öftern, und grossen Gaben nach einander, dass der Nachtheil an der Gesundheit der Menschen handgreiflich werden musste, so war diess eine ehrenvolle Praxis, während keiner unter ihnen die eigenthümlichen Wirkungen dieses Metalloxyduls (folglich auch nicht die für seine Anwendung geeigneten Krankheitsfälle) kannte, und jeder es dennoch verordnete in wiederholten Gaben, deren eine einzige zugereicht haben würde, in gehöriger Gaben-Verkleinerung und Potenzirung, zur Heilung aller für diese Arznei geeigneten Krankheiten auf der ganzen bewohnten Erde. Welcher von beiden einander entgegengesetzten Arznei-Anwendungen möchte nun wohl der Lobspruch „Giftpraxis" gebühren, der eben gedachten gemeinen, die mit Zehntel-Granen Arsenik in die armen Kranken hineinfährt (die oft eines ganz andern Mittels bedurften), oder die Homöopathik, welche nicht ein Tröpfchen Rhabarber-Tinctur giebt, ohne vorher ausgespähet zu haben, ob Rhabarber überhaupt hier das geeignetste, einzig passende Mittel sey, — die Homöopathik, welche durch unermüdete, vielfache Versuche fand, dass sie nur in seltnen Fällen mehr, als einen kleinen Theil eines Decilliontel Grans Arsenik reichen dürfe, und auch diess nur in Fällen, wo er nach genauer Prüfung genau und einzig hinpasst? Auf welchen von beiden Theilen fällt sonach wohl der Ehrentitel unbesonnener, frecher Giftpraxis.

* * *

Es giebt noch eine andere Secte unter den Aérzten, die man heuchlerische Puristen nennen könnte. Sie verordnen

---

*) Auf welcher hohen Stufe von Unkunst muss nicht die Arzneikunst unsers ganzen Welttheils stehen, wenn man in einer solchen Stadt, wie Berlin ist, darin noch nicht weiter kam, die doch in allen andern Arten menschlichen Wissens schwerlich ihres Gleichen hat!

zwar selbst, wenn sie praktische Aerzte sind, alle (beim Missbrauch) schädlichen Substanzen, wollen sich aber vor der Welt das Ansehen der Unschuldigen und Behutsamen geben, und liefern uns vom Katheder herab und in ihren Schriften die fürchterlichste Definition von Gift, so dass, wenn man ihren Declamationen folgte, gegen alle die unnennbaren Krankheiten nicht viel mehr als Queckenwurzel, Löwenzahn, Sauerhonig und Himbeersaft als Heilmittel anzurathen übrig bleiben möchte. Nach ihrer Definition sollen die Gifte dem Menschenleben absolut (d. i. unter jeder Bedingung, in jeder Gabe, in jedem Falle) verderbliche Substanzen seyn, und dann setzen sie unter diese Kategorie (um die Homöopathik zu verdächtigen) nach Belieben eine Reihe Substanzen, die doch von jeher zur Heilung der Krankheiten von den Aerzten in grosser Menge sind angewendet worden. Eine solche Anwendung würde aber ein criminelles Verbrechen seyn, wenn sich nicht jede dieser Substanzen zuweilen heilsam erwiesen hätte. Hat sich aber jede auch nur ein einziges Mal heilsam erwiesen, was nicht geläugnet werden kann, dass es zuweilen geschah, so ist jene gotteslästerliche Definition zugleich die handgreiflichste Ungereimtheit. Absolut und unter jeder Bedingung schädlich und verderblich und doch zugleich heilsam, ist ein Widerspruch in sich selbst, ist ein Unsinn. Wollen sie sich aus diesem Widerspruche herauswickeln, so suchen sie die Ausflucht, dass diese Substanzen doch öfterer schädlich, als nützlich gewesen wären. Aber kam denn die öftere Schädlichkeit von diesen Dingen selbst her, oder von der unrechten Anwendung, das ist, von denen her, die sie in unpassenden Krankheiten unschicklich brauchten? Diese Dinge wenden sich ja nicht selbst in Krankheiten an; sie müssen von Menschen angewendet werden, und wenn sie also je heilsam waren, so geschah es, weil sie einmal treffend angewendet wurden durch Menschen; es geschah, weil sie stets heilsam seyn können, wenn die Menschen nie eine andre, als eine schickliche Anwendung von ihnen machen. Und so folgt dann, dass, sobald diese Substanzen je schädlich und verderblich wurden, sie es bloss durch die unschickliche Anwendung der Menschen wurden. Alles Schädliche derselben fällt also auf die Ungeschicklichkeit des Anwenders zurück.

Da sprachen nun diese eingeschränkten Köpfe wieder: „selbst wenn man z. B. den Arsenik durch ein Corrigens, durch zugesetztes Laugensalz zu zähmen sucht, so richtet er doch noch oft genug Schaden an."

Arsenicum.

Er selbst wohl nicht, antworte ich, denn, wie gesagt, diese Dinge wenden sich nicht selbst an, sondern die Menschen wenden sie an und schaden damit. Und was soll das Laugensalz als Corrigenz thun? Soll es den Arsenik bloss schwächer machen, oder soll es seine Natur ändern und was Anders daraus machen? In letzterm Falle ist das nun entstandene Arsenikmittelsalz kein eigentlicher Arsenik mehr, sondern etwas Andres. Soll er aber bloss schwächer werden, so ist doch wohl die blosse Verminderung der Gabe des reinen aufgelösten Arseniks eine vernünftigere und zweckmässigere Veranstaltung, ihn schwächer und milder zu machen, als wenn man die Gabe in ihrer schädlichen Grösse lässt und nur durch Zusatz eines andern Arzneikörpers ihm, man weiss nicht welche Abänderung seiner Natur zu geben sucht, wie durch die angeblichen Corrigentia geschieht. Deuchtet Dir also eine Gabe von $\frac{1}{10}$ Gran Arsenik zu stark, was hindert Dich, die Auflösung zu verdünnen, und weniger, weit weniger davon zu geben?

„Ein Zehntelgran ist das kleinste Gewicht, was observanzmässig in der Praxis ist. Wer könnte wohl weniger aus der Apotheke verschreiben, ohne sich lächerlich zu machen," höre ich sprechen.

So? also ein Zehntelgran wirkt zuweilen lebensgefährlich, und weniger, viel weniger zu geben, erlaubt Dir die zunftmässige Observanz nicht? Heisst diess nicht dem Menschenverstand Hohn gesprochen? Ist die zunftmässige Observanz eine Einführung unter vernunftlosen Sklaven, oder unter Menschen, die freien Willen und Verstand haben? Wenn diess Letztere ist, wer hindert sie, **weniger** anzuwenden, wo **viel** schädlich werden könnte? Eigensinn? Schuldogmatismus? oder welcher andere Geisteskerker?

„Ja, auch in geringerer Menge gebraucht, würde der Arsenik noch schädlich seyn, wenn wir uns auch zu der lächerlichen, unter den Gabensatzungen unserer Arzneimittellehre unerhörten Gabe des Hundertels, des Tausendtels eines Grans herablassen wollten. Auch $\frac{1}{1000}$ Gran Arsenik muss noch schädlich und verderblich seyn, denn er bleibt ein unzähmbares Gift, wie wir setzten, behaupten, vermuthen und aussprechen."

Wenn auch diess bequeme Behaupten und Vermuthen hier einmal die Wahrheit von ungefähr getroffen haben sollte; so muss doch die Heftigkeit des Arseniks bei jeder weiteren Verkleinerung der Gabe nicht zu, sondern offenbar abnehmen, so dass wir endlich zu einer solchen Verdünnung der Auflösung und Verkleinerung der Gabe gelangen, welche die Gefährlichkeit Eurer observanzmässigen Gabe von $\frac{1}{10}$ Gran gar nicht mehr hat.

„Eine solche Gabe wäre ganz was Neues! Was wäre denn das für eine?"

Neu-seyn ist freilich ein Hauptverbrechen bei der auf ihren alten Hefen versessenen, orthodoxen Schule, die ihre Vernunft gefangen nimmt unter die Tyrannei der ergrauten Observanz.

Welches elende Gesetz könnte aber den Arzt, welcher ein Gelehrter, ein denkender, freier Mann, ein Beherrscher der Natur in seinem Fache von Rechtswegen seyn sollte, und was überhaupt sollte ihn hindern, eine gefährliche Gabe durch Verkleinerung mild zu machen?

Was sollte ihn hindern, wenn, seinen Erfahrungen nach, die Gabe von $\frac{1}{1000}$ eines Grans noch zu stark wäre, $\frac{1}{100000}$ zu geben oder ein Milliontheil eines Grans. Und wenn er auch dieses in vielen Fällen noch zu heftig finden sollte, da doch alles nur auf Versuche und Erfahrung in der Arzneikunst ankommt (indem sie selbst nichts, als eine Erfahrungswissenschaft ist), was hindert ihn dann, den Milliontheil zu einem Billiontheil herabzumindern? Und wenn auch diess in manchen Fällen eine noch zu starke Gabe wäre, wer könnte es ihm wehren, sie bis zum Quadrilliontel eines Grans zu verringern, oder noch tiefer herab?

Da höre ich dann den gewöhnlichen Unverstand aus dem Schlamme seiner tausendjährigen Vorurtheile herausrufen: „Ha! Ha! Ha! Ein Quadrilliontel? Das ist ja gar nichts."

Warum nicht? Sollte die auch noch so weit getriebene Theilung einer Substanz etwas Anders, als Theile des Ganzen hervorbringen können? Sollten sie selbst bis an die Grenzen der Unendlichkeit verkleinert, nicht noch etwas bleiben, etwas Wesentliches, ein Theil des Ganzen, sey's auch noch so wenig? Welcher gesunde Menschenverstand kann dem widersprechen?

Und bleibt dieses (ein Quadrilliontel, Quintilliontel, Octilliontel, Decilliontel) wirklich noch etwas von der getheilten Sache, wie kein vernünftiger Mensch läugnen kann, wie sollte ein selbt so kleiner Theil, da er doch wirklich etwas ist, nichts wirken können, indem doch das Ganze so ungeheuer wirksam war? Was aber und wie viel dieser so kleine Theil wirken könne, kann nicht der grübelnde Verstand oder Unverstand, sondern einzig die Erfahrung muss diess entscheiden, gegen die sich bei Thatsachen nicht appelliren

Arsenicum.

lässt. Bloss der Erfahrung kommt es zu, zu entscheiden, ob dieser kleine Theil zu schwach geworden sey, etwas gegen Krankheiten auszurichten, zu schwach, um den für diese Arznei überhaupt geeigneten Krankheitsfall zu heben und in Gesundheit zu verwandeln. Diess kann kein Machtspruch aus der Studierstube, diess muss die Erfahrung, welche hier allein competente Richterin ist, allein entscheiden.

Doch die Erfahrung hat hierüber schon entschieden, und thut es noch täglich vor den Augen jedes vorurtheilslosen Mannes.

Wenn ich aber mit dem, die kleinen Gaben der Homöopathik als ein Nichts, als nichtswirkend belächelnden, die Erfahrung nie zu Rathe ziehenden Klügler fertig bin, so hört man auf der andern Seite den Behutsamkeits-Heuchler auch bei den so kleinen Gaben der homöopathischen Heilkunst — eben so ohne Prüfung, eben so in den Tag hinein — noch über Gefährlichkeit schreien.

Für diesen also hier noch einige Worte.

Ist eine Gabe von $\frac{1}{10}$ Gran Arsenik eine in vielen Fällen gefährliche Gabe, muss sie denn nicht milder werden, wenn man nur $\frac{1}{1000}$ giebt? Und wenn sie es wird, muss sie nicht bei jeder weitern Verkleinerung noch milder werden?

Wenn nun der Arsenik (so wie jede andre sehr kräftige Arzneisubstanz) bloss durch Verkleinerung der Gaben am besten so mild werden kann, dass er dem Menschenleben nicht mehr gefährlich ist, so hat man ja bloss durch Versuche zu finden, bis wie weit die Gabe verkleinert werden müsse, dass sie klein genug sey, um nicht Schaden zu bringen, und doch gross genug, um ihr volles Amt als Heilmittel der für sie geeigneten Krankheiten zu vollführen.

Die Erfahrung, und bloss die Erfahrung, nicht der Stuben-Aberwitz, nicht der engherzige, unwissende, nichts praktisch prüfende Schul-Dogmatismus kann aussprechen, welche Gabe selbst von einem so überkräftigen Mittel, als Arsenik ist, so klein sey, dass sie ohne Gefahr eingenommen werden und doch noch so kräftig bleiben könne, dass sie gegen Krankheiten alles auszurichten vermöge, was dieser (gehörig gemässigt und für den gehörigen Krankheitsfall gewählt, so wohlthätige) Arzneikörper seiner Natur nach auszurichten vom allgütigen Schöpfer bestimmt ward. Er muss so gemildert seyn durch Verdünnung der Auflösung und Verkleinerung der Gabe, dass der stärkste Mann durch eine solche Gabe von einer Krankheit, deren passendes Heilmittel in dieser Substanz liegt, hülfreich befreiet werden könne, während dieselbe Gabe das Befinden eines gesunden Kindes nicht merklich zu ändern im Stande ist*). Diess ist die schätzbare Aufgabe, welche nur durch tausendfache Erfahrungen und Versuche gelöset, nicht aber vom klügelnden Schul-Dogmatismus durch Errathen, Behaupten und Vermuthen bestimmt werden kann.

Kein vernünftiger Arzt kann Grenzen seines Verfahrens anerkennen, die ihm die verrostete, nie durch reine Versuche, mit Nachdenken gepaart, geleitete Schul-Observanz vorstecken will. Sein Wirkungskreis ist die Gesundmachung der kranken Menschen, und die zahllosen Kräfte der Natur sind ihm vom Erhalter des Lebens unbeschränkt zu Werkzeugen der Heilung angewiesen; nichts davon ausgeschlossen. Ihm, dem wahren Arzte, der die Krankheit, welche den Menschen der körperlichen Vernichtung nahe bringt, besiegen, und eine Art von Wiedererschaffung des Lebens vollführen soll (eine grössere Handlung, als die meisten übrigen gerühmtesten Thaten der Menschen sind), ihm muss die ganze, weite Natur mit allen ihren Hülfskräften und Substanzen zu Gebote stehen, um diese Art von Schöpfungswerk zu Stande zu bringen; ihm muss es aber auch, der Natur der Sache nach, ganz frei stehen, sich dieser Substanzen gerade in der Menge, sie sey auch noch so klein oder so gross, als er dem Zwecke am gemässesten durch Erfahrung und Versuche findet, zu bedienen, in irgend einer Form, die er durch Nachdenken und Erfahrung am dienlichsten gefunden hat, — und alles diess ganz ohne Einschränkung, wie es einem freien Manne, einem mit allen dazu gehörigen Kenntnissen ausgerüsteten und mit dem gottähnlichsten Gemüthe und dem zartesten Gewissen begabten Menschen-Erretter und Leben-Wiederbringer gebührt.

---

*) Eine homöopathisch gewählte, das ist, einen sehr ähnlichen krankhaften Zustand, als die zu heilende Krankheit hat, selbst zu erzeugen fähige Arznei berührt bloss die kranke Seite des Organisms, also gerade den aufgeregtesten, unendlich empfindlichen Theil desselben; ihre Gabe muss daher so klein seyn, dass sie die kranke Seite des Organisms nur etwas mehr afficire, als es die Krankheit that, wozu die kleinste Gabe hinreicht, eine so kleine, dass das Befinden eines Gesunden, der also natürlich diese für die Arznei so empfindlichen Berührungspunkte nicht hat, unmöglich ändern, oder ihn krank machen könnte, welches nur grosse Arzneigaben vermögen. M. s. Organon d. Heilk., und Geist der homöopathischen Heillehre zu Anfange des zweiten Theils der rein. Arzneimittellehre.

Arsenicum.

Entferne sich jeder von diesem gottesdienstlichen und erhabensten aller irdischen Geschäfte, wem es an Geiste, an Ueberlegung, an irgend einer der nöthigen Kenntnisse, oder dem es an zartem Gefühle für Menschenwohl und Pflicht, das ist, an reiner Tugend gebricht! Hinweg mit dem heillosen Volke, was sich bloss den äussern Anstrich der Heilbringer giebt, dessen Kopf aber voll eiteln Trugs, dessen Herz voll frevelnden Leichtsinns ist, dessen Zunge der Wahrheit Hohn spricht, und dessen Hände Verderben bereiten!

Folgende Beobachtungen entstanden von Gaben verschiedener Stärke an Personen von verschiedener Empfänglichkeit.

Ein verständiger, homöopathischer Arzt wird dieses Mittel, auch in der verkleinertsten Gabe, nicht eher reichen, als bis er überzeugt ist, dass dessen eigenthümlichen Symptome mit denen der zu heilenden Krankheit die möglichste Aehnlichkeit haben. Hat es sie aber, so hilft es auch gewiss.

Hätte er aber ja aus menschlicher Schwachheit die Wahl nicht genau getroffen, so wird ein- oder mehrmaliges Riechen an Ipekakuanha, oder an Kalk-Schwefelleber, oder an Krähenaugen, je nach den Umständen, die Beschwerden heben.

Ein solcher Gebrauch des Arseniks hat sich in unzähligen acuten und chronischen (psorischen) Krankheiten hülfreich erwiesen und dann zugleich auch folgende, etwa gegenwärtige Beschwerden mitgeheilt:

Angst-Anfälle. Nachts, die aus dem Bette treiben: Todes-Furcht; Aergerlichkeit; Schwere in der Stirne (*Hg.*): Kopfschmerz nach Tische; Grinder auf dem Haar-Kopfe (*Hg.*); Entzündung der Augen und Lider; Ziehen und Stechen im Gesichte hie und da; Warzenähnliches Geschwür an der Wange (*Hg.*); Knollen-Geschwulst in der Nase (*Hg.*): Lippen-Ausschläge; Bluten des Zahnfleisches; Uebelriechen aus dem Munde; Erbrechen bräunlichen Stoffes, mit heftigen Leibschmerzen; Erbrechen nach jedem Essen; Magen-Drücken; Brenn-Schmerz im Magen und der Herzgrube; Leber-Verhärtung; Brennen in den Eingeweiden; Bauch-Wassersucht; Geschwür über dem Nabel (*Hg.*); Geschwulst der Leisten-Drüsen; Brennende Stuhl-Ausleerungen mit heftiger Kolik: Grüne Durchfall-Stühle; Leib-Verstopfung; Blasen-Lähmung: Schwieriges Harnen; Strangurie; Geschwulst der Geschlechtstheile; Regel allzustark, Beschwerden verschiedner Art bei der Regel; Scharfer, wundmachender Scheide-Fluss; Nasen-Verstopfung: Blut-Husten: Erstickungs-Anfälle, Abends nach dem

Niederlegen; Beklemmung der Brust, beim Steigen; Brust-Bräune; Stiche im Brustbeine; Drücken im Brustbeine; Ziehen und Reissen, Nachts, vom Ellbogen bis in die Achsel; Geschwüre auf den Fingerspitzen mit Brenn-Schmerzen *(Hg.)*; Reissen und Stechen in der Hüfte, dem Oberschenkel und Schoosse; Reissen im Schienbeine· Zerschlagenheits-Schmerz im Knie-Gelenke; Jückende Flechten in der Kniekehle; Alte Schenkel-Geschwüre mit Brennen und Stechen; Müdigkeit der Füsse; Geschwüre in der Fusssohle *(Hg.)*; **Fressblasen-Geschwüre auf den Sohlen und Zehen** *(Hg.)*; Wundheits-Schmerz am Zeh-Ballen, wie aufgerieben, beim Gehen; Krampf- und Weh-Adern; **Brennen in der Haut** *(Hg.)*: **Brenn-Schmerz in den Geschwüren.** Abendliche Schlafsucht; Nachts schweres Wieder-Einschlafen, nach Erwachen; **Eintägige und Wechsel-Fieber**: Abend-Schauder, mit Glieder-Renken und bänglicher Unruhe.

Die Namens-Verkürzungen meiner Mit-Beobachter sind: *(Bhr.) Bähr; (Fr. H.) Friedrich Hahnemann; (Htb. u. Tr.) Hartlaub u. Trinks; (Hg.) Hering; (Hbg.) Hornburg; (Lgh.) Langhammer; (Mr.) Meyer; (Stf.) Stapf.*

Arsenicum.

Traurigkeit und Trübsinn.
Melancholische, traurige Gemüths-Stimmung, nach dem Essen, mit Kopfweh. (n. 80 St.)
Traurige, bekümmerte Vorstellungen, Abends im Bette, als könne den Anverwandten Böses zugestossen seyn.
Religiöse Schwermuth und Zurückgezogenheit. *(Ebers,* in *Hufelands* Journ. 1813 Oct. S. 8.)
5 Er weinte und heulte, und sprach wenig und kurz. *(Stf.)*
Durchdringende Wehklagen, von eintretenden Ohnmachten unterbrochen. *(Friedrich,* in *Hufel.* Journ. V., p. 172.)
Jämmerliches Wehklagen, dass ihm die grösste Angst, bei höchst widriger Empfindung im Unterleibe, den Athem benehme, und ihn zwinge, sich bald dahin, bald dorthin zusammen zu krümmen, bald wieder aufzustehen und umherzugehen. *(Morgagni,* de sed. et. caus. morb. LIX.)
Bangigkeiten, lange Zeit hindurch. *(Tim. a Güldenklee,* Opp. S. 280.)
Aengstlichkeit und Unruhe im ganzen Körper. (n. 18t.) *(Richard,* bei *Schenk,* lib. VII. obs. 211.)
10 Aengstlich und zitternd fürchtet er von sich selbst, er möchte sich nicht enthalten können, Jemanden mit einem Messer ums Leben zu bringen. *(Marcus.* Ephem. d. Heilk. Heft III.)
Aengstlichkeit und Hitze, die sie vor Mitternacht nicht einschlafen lässt, viele Tage lang.
Aengstlichkeit, Abends, nach dem Niederlegen, und nach Mitternacht, um 3 Uhr, nach dem Erwachen.

Arge Aengstlichkeit, Nachts um 3 Uhr, und es ward ihr bald heiss, bald wie zum Erbrechen.

Aengstlichkeiten, Angst. *(Myrrhen,* Misc. Nat. Cur. Neue, med. chir. Wahrnehm. Vol. I. 1778. — *Quelmalz.* Commerc. lit. 1737.)

15 Grosses Angst-Gefühl. *(Kaiser,* in *Hb.* u. *Tr.* Arzneimittellehre.)

Die unerträglichste Angst. *(Forestus,* lib. 17. obs. 13.)

Grosse Angst, mit Beklommenheit der Brust und erschwertem Athem. *(Kaiser,* a. a. O.)

Innere Angst. *(Kaiser,* a. a. O.)

Todes-Angst. *(Henning,* in *Hufel.* Journ. X., 2.)

20 Anhaltende Angst, wie Gewissens-Angst, als hätte er pflichtwidrig gehandelt, ohne jedoch zu wissen, worin.

Herzens-Angst, von eintretenden Ohnmachten unterbrochen. *(Friedrich,* a. a. O.)

Angst und Beängstigung, dass er mehrmals in Ohnmacht fiel. *(Bernh. Verzasch,* Obs. med. obs. 66.)

Angst, Zittern und Beben, mit kaltem Schweisse im Gesichte. *(Alberti,* jurispr. med. Tom. II. p. 257.)

Grosse Angst, Zittern und Beben, mit starkem Reissen im Bauche. *(Alberti,* a. a. O.)

25 Mit unsäglicher Angst schien er, steigender Schmerzen wegen, in den letzten Zügen zu liegen. *(Morgagni,* a. a. O.)

Unter grosser Angst wälzt und wirft er sich im Bette hin und her. *(Güldenklee,* a. a. O. — *Büttner,* Unterr. üb. d. Tödtl. d. Wunden.)

Er kann auf keiner Stelle Ruhe finden, verändert beständig die Lage, will aus einem Bette in das andere, und bald hier, bald dort liegen.

Unruhe, er will aus einem Bette in das andere. *(Myrrhen,* a. a. O.)

Unruhe und Umherwerfen im Bette, mit Traurigkeit und unersättlichem Durste. (n. 24 St.) *(Büttner,* a. a. O.)

30 Unruhe mit Schmerzen im Kopfe, im Bauche und in den Knieen. *(Richard,* a. a. O.)

Voller Unruhe, ist das Kind verdriesslich und wimmert.

Unruhe und hypochondrische Aengstlichkeit, wie von anhaltendem Stuben-Sitzen, gleich, als wenn sie aus dem oberen Theile der Brust entspränge, ohne Herzklopfen. (sogleich.)

Angst und Furcht; er sieht einen Bekannten, der nicht an-

Arsenicum.

wesend ist, todt auf dem Sopha liegen, und hat grosse Furcht vor ihm. (*Whl.*)

Er sieht lauter Gewürme und Käfer auf seinem Bette herumlaufen, vor denen er ausreissen will, und von denen er immer ganze Hände voll herausschmeisst. (*Whl.*)

35 Er sieht lauter Spitzbuben in seiner Stube und kriecht desshalb immer unter das Bett. (*Whl.*)

Sein ganzes Haus, auch unter seinem Bette, ist Alles voll Spitzbuben, wesshalb ihm vor Furcht der Angstschweiss ausbricht, der kalt über den ganzen Körper herunterläuft. (*Whl.*)

In der Nacht läuft er im ganzen Hause herum und sucht die Diebe. (*Whl.*)

Die grösste Furcht und Angst; er sieht Tag und Nacht Gespenster.

Vor Furcht springt er aus dem Bette und verkriecht sich in den Kleider-Schrank, wo man ihn nur mit grosser Mühe wieder herausbekommen kann. (*Whl.*)

40 Unentschlossenheit in wiederkehrenden Launen; er wünscht Etwas, und wenn man seinen Wunsch zu erfüllen sucht, kann die grösste Kleinigkeit seinen Entschluss ändern, und er will es dann nicht.

Grosse Ernsthaftigkeit.

Wenn er allein ist, verfällt er in Gedanken über Krankheit und andere Dinge, von denen er sich nicht gut losreissen kann.

Er verzweifelt an seinem Leben. (*Richard,* a. a. O.)

Verzweifelt und weinend, glaubt er, es könne ihm Nichts helfen, und er müsse doch sterben; dabei ist er kalt und friert, mit nachfolgender allgemeiner Mattigkeit.

45 Ueber-Empfindlichkeit und Ueber-Zartheit des Gemüthes; niedergeschlagen, traurig und weinerlich ist sie um die geringste Kleinigkeit bekümmert und besorgt.

Sehr empfindlich gegen Geräusch.

Schreckhaftigkeit.

Schwach an Leib und Seele, redet er Nichts, ohne jedoch mürrisch zu seyn.

Wenig Reden, nur Klage über Angst. (*Alberti,* a. a. O.)

50 Uebelbehagen, er hat zu Nichts Lust.

Ungeduldig und ängstlich.

Unzufrieden den ganzen Tag, und höchst verdriesslich über

sich; er glaubte nicht genug gethan zu haben, und machte sich die bittersten Vorwürfe darüber. *(Lgh.)*

Unmuth, mit sanfter Freundlichkeit wechselnd; im Unmuthe sieht sie Niemanden an und will von Nichts wissen, weint auch wohl.

Unmuth, früh im Bette; er stösst unwillig die Kopf-Kissen hin und her, wirft das Deckbett von sich, entblösst sich, sieht Niemanden an und will von Nichts wissen.

55 Aergerlich über Kleinigkeiten.

Er ärgert sich über jede Kleinigkeit, und kann nicht aufhören, über die Fehler Anderer zu reden.

Sehr ärgerlich und mit Nichts zufrieden, tadelt sie Alles; es ist ihr Alles zu stark und zu empfindlich, jedes Gerede, jedes Geräusch und jedes Licht.

Sehr ärgerlich und empfindlich; das Geringste konnte ihn beleidigen und zum Zorne bringen. *(Lgh.)*

Sehr ärgerlich, aufgebracht, grillig, nimmt sie jedes Wort übel und wird böse, wenn sie antworten soll.

60 Zu hämischem Spott geneigt.

Sie wird wüthig böse, als man ihr, bei gänzlicher Appetitlosigkeit, Etwas zu essen aufgenöthigt hatte.

Ihr Verlangen ist grösser, als ihr Bedürfniss; sie isst und trinkt mehr, als ihr gut ist; sie geht weiter, als sie braucht und vertragen kann.

Grosse Gleichgültigkeit und Theilnahmlosigkeit.

Gleichgültigkeit gegen das Leben. *(Kaiser, a. a. O.)*

65 Das Leben kommt ihm gleichgültig vor, er setzt keinen Werth darauf.

Ruhige gleichgültige Gemüths-Stimmung; um ihren nahen Tod unbekümmert, hofften sie weder, noch wünschten sie ihre Wiedergenesung. (Nachwirkung, bei zwei Selbstmördern, die Arsenik genommen.)

Ruhe der Seele, (bei einer verzweifelnden Melancholischen). *(La Motte, journ. de Med. LXX.)*

Ruhigen, festen Gemüths; er blieb sich in allen Ereignissen, die ihn trafen, gleich. *(Lgh.)*

Wohl gelaunt; er sucht sich gern mit Andern zu unterhalten. *(Lgh.)*

70 Mehr zum Frohsinn gestimmt, und geneigt, sich stets zu beschäftigen. *(Lgh.)*

Die ersten Minuten grosse Seelenruhe und Heiterkeit; nach

Arsenicum.

einer halben Stunde aber ungeheure Unruhe und Aengstlichkeit; er stellte sich die Wirkungen des Giftes schrecklich vor, und wünschte fort zu leben; (bei einem verzweiflungsvollen Selbstmörder.) *(Stf.)*

Gedächtniss Verminderung.

Sehr fehlerhaftes Gedächtniss, lange Zeit hindurch. *(Myrrhen, a. a. O.)*

Vergesslichkeit, das Gedächtniss verlässt ihn.

75 Dumm und schwach im Kopfe, gegen Mittag.

Dumm und düselig im Kopfe, dass er nicht denken konnte. *(Mr.)*

Dumm und wüste im Kopfe, wie bei starkem Schnupfen und Verdriesslichkeit; der Kopf ist wie eine Laterne.

Dummheit im Kopfe, wie von Unausgeschlafenheit, von Vormittag 11, bis Nachmittag 6 Uhr.

Stumpfheit im Kopfe, ohne Schmerz.

80 Verstandes-Schwäche. *(Ebers, a. a. O.)*

Langwierige Schwachsinnigkeit. *(Ebers, a. a. O.)*

Delirien. *(Kaiser, a. a. O.)*

Von Zeit zu Zeit wiederkehrendes Phantasiren. *(Guilbert, med. chir. Wahrnehm. Vol. II Altenb.)*

Zudrang verschiedner Gedanken, die er zu schwach ist, von sich zu entfernen, um sich mit einem einzigen zu beschäftigen.

85 Die Sinn-Organe sind in krankhafter Thätigkeit. *(Kaiser, a. a. O.)*

Abwesenheit des Verstandes und der äussern und innern Sinne; er sah nicht, redete viele Tage nicht, hörte nicht und verstand Nichts; wenn man ihm sehr laut in die Ohren schrie, sah er die Anwesenden an, wie ein aus tiefem Schlafe erwachender Trunkener. *(Morgagni.)*

Völlig sinnlos lag sie auf dem Bette, lallte unverständliche Töne. die Augen starr, kalten Schweiss auf der Stirne; Zittern am ganzen Leibe, Puls klein, hart und sehr schnell. *(Ebers, a. a. O.)*

Das Selbstbewusstseyn schwindet oder wird getrübt. *(Kaiser, a. a. O.)*

Verlust der Empfindung und des Bewusstseyns, dass er nicht wusste, was mit ihm vorging. *(Pyl, Samml. VIII., S. 98 sq.)*

90 Bewusstlosigkeit und Sprachlosigkeit. (Misc. N. C. Dec. III. an. 9, 10. S. 390.)

Irre-Ideen bei offnen Augen, ohne sich Phantasieen bewusst zu seyn, weder vorher, noch nachher

Wahnsinn; erst Kopfweh, ungeheure Angst, Geräusch vor den Ohren, wie von vielen grossen Glocken, und wenn er die Augen aufthat, sah er stets einen Menschen, welcher sich (ehedem) auf dem Boden des Hauses aufgehenkt hatte, der ihm unablässig bittend winkte, ihn abzuschneiden; er lief dahin mit einem Messer, da er ihn aber nicht abschneiden konnte, gerieth er in Verzweiflung und wollte sich selbst erhenken, daran aber verhindert, ward er so unruhig, dass man ihn kaum im Bette erhalten konnte, verlor die Sprache, bei vollem Verstande, und konnte, da er sich schriftlich ausdrücken wollte, nur unverständliche Zeichen hinsetzen, wobei er zitterte, weinte, mit Angst-Schweiss vor der Stirne, niederkniete, und die Hände bittend in die Höhe hob. *(Ebers,* a. a. O.*)*

Wuth; er musste gefesselt werden und suchte zu entfliehen. *(Amatus Lusitanus.)*

Eingenommenheit des Kopfes. *(Pearson*, in Samml. br. Abhandl. f. prakt. Aerzte. XIII., 4.*)*

95 Starke Eingenommenheit des Kopfes, Abends. (d. 3. T.)

Schwäche im Kopfe, vor vielen Schmerzen, mit Schwäche und Weichlichkeit in der Herzgrube, so arg, dass sie recht krank war.

Düselig im Kopfe, beim Gehen im Freien, was sich beim wieder Eintreten in das Zimmer vermehrt. (n. ½ St.)

Düsterheit im Kopfe. *(Buchholz*, Beitr. z. ger. Arzneik. IV., 164.*)*

Dämisch im Kopfe, nach dem Schlafe.

100 Wüst im Kopfe. *(Hbg.)*

Betäubung im Kopfe, wie von allzueiliger Verrichtung übermässiger Geschäfte, mit innerer Unruhe. (n. 2 T.)

Sinnlose Kopf-Betäubung und Schwindel. *(Ebers,* a. a. O.*)*

Taumlicht im Kopfe. *(Alberti,* a. a. O.*)*

Taumlicht, dumm und schwindelicht im Kopfe, beim Gehen im Freien, am meisten in der Stirne, wie betrunken, dass er bald auf diese, bald auf jene Seite hintaumelte, und jeden Augenblick zu fallen fürchtete. (n. 9½ St.) *(Lgh.)*

105 Schwindel. *(Kaiser*, a. a. O. — *Thomson*, Edinbg. Versuche. IV. — *Tennert*, Prat. med. lib. 6, p. 6.*)*

Schwindel im Sitzen.

Arsenicum.

einer halben Stunde aber ungeheure Unruhe und Aengstlichkeit; er stellte sich die Wirkungen des Giftes schrecklich vor, und wünschte fort zu leben; (bei einem verzweiflungsvollen Selbstmörder.) *(Stf.)*

Gedächtniss-Verminderung.

Sehr fehlerhaftes Gedächtniss, lange Zeit hindurch. *(Myrrhen, a. a. O.)*

Vergesslichkeit, das Gedächtniss verlässt ihn.

75 Dumm und schwach im Kopfe, gegen Mittag.

Dumm und düselig im Kopfe, dass er nicht denken konnte. *(Mr.)*

Dumm und wüste im Kopfe, wie bei starkem Schnupfen und Verdriesslichkeit; der Kopf ist wie eine Laterne.

Dummheit im Kopfe, wie von Unausgeschlafenheit, von Vormittag 11, bis Nachmittag 6 Uhr.

Stumpfheit im Kopfe, ohne Schmerz.

80 Verstandes-Schwäche. *(Ebers, a. a. O.)*

Langwierige Schwachsinnigkeit. *(Ebers, a. a. O.)*

Delirien. *(Kaiser, a. a. O.)*

Von Zeit zu Zeit wiederkehrendes Phantasiren. *(Guilbert, med. chir. Wahrnehm. Vol. II Altenb.)*

Zudrang verschiedner Gedanken, die er zu schwach ist, von sich zu entfernen, um sich mit einem einzigen zu beschäftigen.

85 Die Sinn-Organe sind in krankhafter Thätigkeit. *(Kaiser, a. a. O.)*

Abwesenheit des Verstandes und der äussern und innern Sinne; er sah nicht, redete viele Tage nicht, hörte nicht und verstand Nichts; wenn man ihm sehr laut in die Ohren schrie, sah er die Anwesenden an, wie ein aus tiefem Schlafe erwachender Trunkener. *(Morgagni.)*

Völlig sinnlos lag sie auf dem Bette, lallte unverständliche Töne, die Augen starr, kalten Schweiss auf der Stirne; Zittern am ganzen Leibe, Puls klein, hart und sehr schnell. *(Ebers, a. a. O.)*

Das Selbstbewusstseyn schwindet oder wird getrübt. *(Kaiser, a. a. O.)*

Verlust der Empfindung und des Bewusstseyns, dass er nicht wusste, was mit ihm vorging. *(Pyt, Samml. VIII., S. 98 sq.)*

90 Bewusstlosigkeit und Sprachlosigkeit. *(Misc. N. C. Dec. III. an. 9, 10. S. 390.)*

Freien, kommt aber beim Eintritt in die Stube sogleich wieder. (n. 16 St.)

130 Ungeheure Schwere des Kopfes, als wenn das Gehirn von einer Last niedergedrückt würde, mit Ohren-Sausen, früh, nach dem Aufstehen aus dem Bette. (n. 24 St.)

Schwere des Kopfes, mit drückendem Schmerze, früh. (n. 72 St.)

Drückender Schmerz in der rechten Schläfe-Gegend, in allen Lagen. (n. 3 St.) *(Lgh.)*

Drückend ziehender Schmerz in der rechten Stirn-Seite. (n. 2¾ St.) *(Lgh.)*

Drückend stichartiger Schmerz in der linken Schläfe, der bei Berührung nicht vergeht. (n. 2½ St.) *(Lgh.)*

135 Spannung im Kopfe, Kopfschmerz, wie gespannt.

Klemmender Kopf-Schmerz über den Augen, der bald vergeht.

Ziehendes Kopfweh unter der Kranznaht, alle Nachmittage einige Stunden.

Reissende Schmerzen im Hinterhaupte. *(Bhr.)*

Reissen im Kopfe und zugleich im rechten Auge.

140 Aus Reissen und Schwerheit zusammengesetzter Kopfschmerz, mit schläfriger Mattigkeit am Tage. (n. 4 T.)

Reissendes Stechen in der linken Schläfe.

Stich-Schmerz an der linken Schläfe, der bei Berührung verging. *(Lgh.)*

Klopfendes Kopfweh in der Stirne, gleich über der Nasenwurzel.

Heftig klopfendes Kopfweh in der Stirn, bei Bewegung. *(Stf.)*

145 Heftig klopfendes Kopfweh im ganzen Kopfe, besonders in der Stirn, mit Brecherlichkeit, beim Aufrichten im Bette. *(Stf.)*

Scharfes, hartes Klopfen, wie Hacken, im ganzen Kopfe, als wenn es ihr den Schädel auseinander treiben wollte, Nachts, 2 Uhr, unter ausbrechendem Schweisse.

Hämmern, wie Hammer-Schläge, in den Schläfen, sehr schmerzhaft, in der Mittags- und Mitternachts-Stunde, ½ Stunde lang, worauf sie dann auf ein Paar Stunden am Körper wie gelähmt ist.

Dumpf klopfender Kopf-Schmerz in der einen Kopf-Hälfte, bis über das Auge.

Arsenicum.

Bei Bewegung, Gefühl, als wenn das Gehirn sich bewegte und an den Schädel anschlüge.
150 Bei Bewegung des Kopfes scheint das Gehirn zu schwappern, mit Drücken darauf, beim Gehen. (*Whl.*)
Knickernde Empfindung im Kopfe, über dem Ohre, beim Gehen.
Die Haut des Kopfes schmerzt beim Berühren, wie unterköthig.
Schmerzhaftigkeit der Haare bei Berührung.
Ausfallen der Kopf-Haare. (*Baylies,* in Samml. br. Abhandl. f. pr. Aerzte, VII. 2.)
155 Zerschlagenheits-Schmerz auf dem äussern Kopfe, der sich beim Befühlen verschlimmert.
Zusammenziehender Schmerz auf dem Kopfe.
Kriebeln auf den Bedeckungen des Hinterhauptes, als wenn die Haarwurzeln sich bewegten.
Brenn-Schmerz auf dem Haar-Kopfe. (*Knape,* a. a. O.)
Geschwulst des Kopfes. (*Heimreich,* in Act. N. C. II. obs. 10.)
160 Geschwulst des ganzen Kopfes. (*Quelmalz,* a. a. O.)
Geschwulst des Kopfes und Gesichtes. (*Siebold,* in *Hufel. Journ.* IV.)
Ungeheure Kopf- und Gesichts-Geschwulst. (*Knape,* a. a. O.)
Haut-Geschwulst des Kopfes, des Gesichtes, der Augen, des Halses und der Brust, von natürlicher Farbe. (*Knape,* a. a. O.)
Jückendes Fressen auf dem Kopfe. (*Knape,* a. a. O.)
165 Fressendes Jücken auf dem ganzen Kopfe, zum Kratzen reizend. (*Lgh.*)
Brennendes Jücken auf dem Haarkopfe. (*Knape,* a. a. O.)
Geschwürartig schmerzendes Jücken, das zum Kratzen reizt, auf dem ganzen Haarkopfe, welcher allenthalben, am meisten aber am Hinterhaupte, wie mit Blut unterlaufen, schmerzt. (n. 7 St.) (*Lgh.*)
Blüthchen mit Schorf bedeckt, am linken Haarkopfe, das zum Kratzen reizt und beim Reiben wie unterköthig schmerzt. (n. 2 St.) (*Lgh.*)
Ausschlags-Blüthen auf dem ganzen Haarkopfe, die, wie der ganze Haarkopf, beim Reiben und Berühren, wie unterköthig oder wie mit Blut unterlaufen schmerzen. (n. 11 St.) (*Lgh.*)
170 Unzählige sehr rothe Blüthchen auf dem Haarkopfe. (*Vicat,* a. a. O.)

Pustel-Ausschlag brennenden Schmerzes auf dem Haarkopfe und im Gesichte. *(Heimreich, a. a. O.)*

Blüthchen an der linken Schläfe, zum Kratzen reizend, blutiges Wasser von sich gebend, und nach dem Reiben wund schmerzend. *(Lgh.)*

Zwei grosse Blüthchen an der Stirn, zwischen den Augenbrauen, die zum Kratzen reizen, blutiges Wasser von sich geben, und den folgenden Tag mit Eiter gefüllt sind. *(Lgh.)*

Eingefressene Geschwüre auf dem Haarkopfe. *(Knape, a. a. O.)*

175 Fingerdicke Geschwürkruste auf dem Haarkopfe, welche in einigen Wochen abfiel. *(Heimreich, a. a. O.)*

Geschwürkruste auf dem Haarkopfe, bis zur Mitte der Stirne. *(Knape, a. a. O.)*

Das Auge der rechten Seite schmerzt tief innerlich, mit heftigen Stichen beim Wenden, dass sie es kaum drehen konnte.

Drückender, beim Aufblicken sich mehrender Schmerz über dem linken Augenlide und in der oberen Hälfte des Augapfels.

Drückender, Stunden lang dauernder Schmerz unter dem rechten Auge, Nachts, dass sie vor Angst nicht im Bette bleiben konnte.

180 Drücken im linken Auge, als wenn Sand hinein gekommen wäre. (n.2St.) *(Lgh.)*

Ziehender Schmerz in den Augen, und Fippern in den Lidern.

Zucken im linken Auge.

Reissen im Auge, zuweilen. *(Schlegel, in Htb. u. Tr.)*

Klopfen, wie Puls, in den Augen, und bei jedem Schlage ein Stich, nach Mitternacht.

185 Jücken um die Augen und die Schläfe, wie mit unzähligen glühenden Nadeln.

Beissend fressendes Jücken in beiden Augen, zum Reiben nöthigend. (n.3St.) *(Lgh.)*

Brennen am Rande der obern Augenlider.

Brennen in den Augen.

Brennen in den Augen, der Nase, dem Munde. (N. med. chir. Wahrnehm. a. a. O.)

190 Rothe, entzündete Augen. (N. med. chir. Wahrn. a. a. O.)

Entzündung der Bindehaut im Auge. *(Kaiser, a. a. O.)*

Entzündung der Augen. *(Heun*, allgem. med. Annal. 1805. Febr.)

Heftige Entzündung der Augen. *(Guilbert*, a. a. O.)

Geschwulst der Augen. *(Quelmalz*, a. a. O.)

195 Geschwulst der Augenlider. (N. med. chir. W. a. a. O.)

Oedematöse Geschwulst der Augenlider, ohne Schmerzen. *(Whl.)*

Anschwellung erst des obern, dann auch des untern linken Augenlides, darauf der Stirn, des Kopfes und Halses, ohne Schmerzen und ohne Schleim-Absonderung; Kopf- und Hals-Geschwulst erreichten eine furchtbare Grösse. *(Whl.)*

Verschwollene Augen und Lippen. *(Knape,* a. a. O.)

Schmerzlose Geschwulst unter dem linken Auge, die das Auge zum Theil zudrückt und sehr weich ist. (n. 5 T.) *(Fr. H.)*

200 Gilbe der Augen, wie bei Gelbsucht.

Gelbes Augenweiss, wie bei einem Gelbsüchtigen. *(Whl.)*

Mattes Ansehen der Augen. *(Kaiser*, a. a. O.)

Trockenheit der Augenlider, als rieben sie das Auge, im Lesen bei Kerzenlicht.

Die Augenlid-Ränder schmerzen bei Bewegung, als wären sie trocken und rieben sich auf den Augäpfeln, sowohl im Freien, als im Zimmer.

205 Thränende Augen. *(Guilbert,* a. a. O.)

Stetes starkes Wässern des rechten Auges, 8 Tage lang. (n. 2 T.) *(Fr. H.)*

Scharfe Thränen, welche die Backen wund machen. *(Guilbert,* a. a. O.)

Wässern und Jücken der Augen: früh etwas Eiter darin. *(Fr. H.)*

Zugeklebte Augenlider, früh.

210 Zugeklebte äussere Augenwinkel, von Augenbutter, früh. *(Whl.)*

Zittern in den obern Augenlidern, immerwährend, mit Thränen der Augen.

Die (ödematös geschwollen) Augenlider schliessen sich fest und krampfhaft zu und haben das Ansehen, als wären sie aufgeblasen. *(Whl.)*

Verdrehung der Augen. *(J. Mat. Müller*, in Ephem. N. C.)

Verdrehung der Augen und der Hals-Muskeln. (Eph. N. Cent. X. app. p. 463.)

215 Hervorgetretene Augen. *(Guilbert,* a. a. O.)

Hervorgetriebene Augen. *(Kaiser,* a. a. O.)
Starres, nach oben gerichtetes Auge. *(Kaiser,* a. a. O.)
Fürchterlich stiere Augen. *(Myrrhen,* a. a. O.)
Stierer Blick. *(Guilbert,* a. a. O.)
220 Stierer Blick. *(Whl.)*
Stierer Blick, ohne Erweiterung der Pupillen. *(Kaiser,* a. a. O.)
Wilder Blick. *(Majault,* in Samml. br. Abhandl. f. pr. Aerzte, VIII. 1. 2.)
Es zieht ihm die Augenlider zu; er ist müde. *(Hbg.)*
Verengerte Pupillen. (n. 1½, 5 St.) *(Lgh.)*
225 Gesichts-Schwäche, lange Zeit hindurch. *(Myrrhen,* a. a. O.)
Undeutliches Sehen, wie durch einen weissen Flor.
Er erkennt die Umstehenden nicht. *(Richard,* a. a. O.)
Verdunkelung des Gesichtes. *(Baylies,* a. a. O.)
Verdunkelung des Gesichtes; es ist ihm schwarz vor den Augen. (sogleich.) *(Richard,* a. a. O.)
230 Dunkelheit und Flimmern vor den Augen. *(Kaiser,* a. a. O.)
Fast gänzliche Erblindung bei einer Schwachsichtigen, mit Verlust des Gehöres und mit langdauernder Stumpfsinnigkeit. *(Ebers,* a. a. O.)
Gelbwerden vor den Augen, während der Uebelkeit. *(Alberti,* a. a. O.)
Weisse Flecke oder Punkte vor den Augen.
Funken vor den Augen. *(Ebers,* a. a. O.)
235 Empfindlichkeit gegen das Licht, Licht-Scheu. *(Ebers,* a. a. O.)
Schnee blendet die Augen, dass sie thränen.
In den Ohren, Zwängen. *(Bhr.)*
Klamm-Schmerz äusserlich an den Ohren.
Reissen im Innern des Ohres.
240 Ziehendes Reissen im linken Ohrläppchen.
Ziehendes Reissen hinter dem Ohre, den Hals herab, bis in die Schulter.
Stechendes Reissen zum linken Ohrgange heraus, mehr Abends. (d. 1. T.)
Stechen im Ohre, früh.
Angenehmes Krabbeln in beiden Ohren, tief drin, zehn Tage lang. *(Fr. H.)*
245 Wollüstiger Kitzel im rechten Ohr-Gange, der zum Reiben zwang. *(Lgh.)*
Brennen im äussern Ohre, Abends. (n. 5 St.)
Verstopftheits-Gefühl im linken Ohr-Gange, wie von aussen.

Arsenicum.

Schwerhörigkeit, als wenn die Ohren verstopft wären. (n. 16 St.)
Wie Taubhörigkeit legt es sich beim Schlingen inwendig vor das Ohr.
250 Er versteht die Menschen nicht, was sie reden. (*Richard*, a. a. O.)
Taubheit. (*Hg.*)
Klingen im rechten Ohre, beim Sitzen. (n. 1½ St.) (*Lgh.*)
Wie Lauten in den Ohren und im ganzen Kopfe.
Sausen in den Ohren bei jedem Anfalle der Schmerzen.
255 Brausen in den Ohren. (*Thomson*, a. a. O. — *Baylies*, a. a. O.)
Starkes Rauschen vor den Ohren, wie von einem nahen Wasser-Wehre.
In der Nasen-Wurzel, Schmerz im Knochen.
Stiche in den Nasen-Knochen.
Heftiger Blut-Fluss aus der Nase, bei Aergerlichkeit. (n. 3 T.)
260 Heftiges Nasenbluten, nach starkem Erbrechen. (*Heimreich*, Arsen. als Fiebermitt.)
Stinkende Jauche fliesst aus der hoch oben geschwürigen Nase, und macht, in den Mund tröpfelnd einen bittern Geschmack. (*Hg.*)
Abwechselnd, bald Pech-, bald Schwefel-Geruch vor der Nase.
Das Gesicht ist eingefallen. (*Htb.* und *Tr.*)
Blasses Gesicht. (*Majault*, a. a. O.)
265 Blässe des Gesichtes mit entstellten Zügen. (*Kaiser*, a. a. O.)
Blässe des Gesichtes mit eingefallenen Augen. (*J. G. Greiselius*, in Misc. Nat. cur. Dec. I.)
Blasses, gelbes, cachektisches Ansehen. (*Htb.* und *Tr.*)
Todten-Blässe. (*Henning*, a. a. O.)
Todten-Farbe des Gesichtes. (*Alberti*, a. a. O.)
270 Gelbes Gesicht mit eingefallenen Augen.
Bläuliches, missfarbiges Gesicht. (*Müller*, a. a. O. Eph. N. C., a. a. O.)
Erd- und Blei-farbiges Gesicht mit grünen und blauen Flekken und Striemen. (*Knape*, a. a. O.)
Verzerrte Gesichts-Züge, wie von Unzufriedenheit.
Veränderte, entstellte Gesichts-Züge. (*Kaiser*, a. a. O.)
275 Todten ähnliches Ansehen. (*Alberti*, a. a. O.)
Zuckungen in den Gesichts-Muskeln. (*Guilbert*, a. a. O.)

Drücken im linken Oberkiefer.

Jücken im Gesichte, bis zum Wund-Kratzen.

Gedunsenes, rothes Gesicht, mit geschwollenen Lippen. *(Stf.)*

280 Aufgetriebenes, rothes Gesicht. *(Kaiser, a. a. O.)*

Geschwulst des ganzen Gesichtes (von äusserer Auflegung. *(Htb.* und *Tr.)*

Geschwulst des Gesichtes. *(J. C. Tenner*, in *Simons* Samml. d. n. Beob. f. d. J. 1788.)

Geschwulst im Gesichte, elastischer Art, besonders an den Augenlidern, und vorzüglich früh, bei drei Personen. *(Th. Fowler*, med. rep. of the eff. of arsen.)

Geschwulst des Gesichtes mit Ohnmachten und Schwindel. *(Tennert*, prax. lib. 6. p. 237.)

285 Harte Geschwulst an beiden Stirnhügeln, wie eine Nuss; die Geschwulst nimmt Abends zu. *(Sr.)*

Ausschlag auf der Stirne. *(Knape, a. a. O.)*

Knötchen, Buckelchen auf der Stirne. (N. med. chir. Wahrn., a. a. O.)

Geschwüre im ganzen Gesichte. (N. med. chir. Wahrn., a. a. O.)

Die Lippen sind bläulich. *(Baylies, a. a. O.)*

290 Bläuliche Lippen. *(Kaiser, a. a. O.)*

Schwarz gefleckte Lippen. *(Guilbert, a. a. O.)*

Schwärzlich aussen um den Mund. *(Alberti, a. a. O.)*

Klemmendes Fippern oder Zucken auf der einen Seite der Oberlippe, vorzüglich beim Einschlafen.

Jücken, wie mit unzähligen brennenden Nadeln in der Oberlippe, bis unter die Nase, und den Tag darauf Geschwulst der Oberlippe über dem Rothen.

295 Geschwulst der Lippen. *(Stf.)*

Bluten der Unterlippe, nach dem Essen. (n. 1½ St.) *(Lgh.)*

Eine braune Streife zusammengeschrumpften, fast wie verbrannten Oberhäutchens zieht sich mitten im Rothen der Unterlippe hin.

Rothe, schwindenartige Haut um den Mund herum.

Ausschlag, ausgefahren, an den Lippen, am Rande des Rothen, unschmerzhaft. (n. 14 T.)

300 Ausschlag am Munde, brennenden Schmerzes.

Schmerzende Knoten in der Oberlippe.

Geschwür-Ausschlag um die Lippen. *(Isenflamm-Steimmig,* Diss. de rem. susp. et. ven. Erlangen, 1767.)

Arsenicum.

Ausschlag an der Unterlippe, wie Wasser-Krebs, mit dicker Kruste und speckigem Grunde. *(Sr.)*

Um sich fressendes Geschwür an der Lippe, schmerzend Abends nach dem Niederlegen, wie Reissen und Salz-Beissen, am Tage bei Bewegung; am schlimmsten bei Berührung und an der Luft; es verhindert den Schlaf, und weckt auch die Nacht. (n. 14 T.)

505 Die Unterkiefer-Drüsen sind geschwollen, mit Druck- und Quetschungs-Schmerz.

Geschwulst der Unterkiefer-Drüsen, mit Schmerzhaftigkeit bei äusserm Drucke. *(Hg.)*

Harte Geschwulst der linken Unterkiefer-Drüse; sie läuft besonders Abends mehr an. *(Sr.)*

Zahn-Schmerz, mehr Druck, als Ziehen.

Zuckendes, anhaltendes Zahnweh, bis in die Schläfe, welches durch Aufsitzen im Bette erleichtert oder gehoben wird.

310 Reissen in den Zähnen und zugleich im Kopfe, worüber sie so wüthig wird, dass sie sich mit geballten Fäusten an den Kopf schlägt; gleich vor Eintritt der Regel.

Schmerz mehrerer Zähne (im Zahnfleische), als wenn sie los wären und herausfallen wollten; doch vermehrt sich der Schmerz nicht beim Kauen. (n. 1 St.)

Schmerzhafte Lockerheit der Zähne; sie schmerzen wundartig für sich und noch mehr beim Kauen; ebenso schmerzt auch bei Berührung das Zahnfleisch, und der Backen dieser Seite schwillt an.

Ein Zahn wird locker und hervorstehend, früh; das Zahnfleisch davon schmerzt beim Befühlen, noch mehr aber dann der äussere Theil des Backens, hinter welchem der lockere Zahn ist; beim zusammen Beissen der Zähne schmerzt der Zahn nicht.

Convulsivisches zusammen Knirschen der Zähne. *(van Eggern,* Diss. de Vacill. dent. Duisb. 1787.)

515 Zähne-Knirschen. *(Kaiser,* a. a. O.)

Ausfallen aller Zähne. *(van Eggern,* a. a. O.)

Im Zahn-Fleische, Stechen, früh.

Nächtlicher reissender Schmerz im Zahnfleische des Spitz-Zahnes, der, so lange er auf der leidenden Seite liegt, unerträglich ist, durch Ofenwärme aber aufhört; den

Morgen darauf ist die Nase geschwollen und schmerzhaft bei Berührung. (n. 3 T.)

Die Zunge ist bläulich. (*Baylies*, a. a. O.)

320 Weisse Zunge. (*Alberti*, a. a. O.)

Gefühllosigkeit der Zunge, sie ist wie todt gebrannt, und ohne Geschmacks-Empfindung.

Stich-Schmerz, wie von einer Gräte, in der Zungen-Wurzel, beim Schlucken und Wenden des Kopfes.

Bohrender Schmerz im rechten Zungen-Rande, im Halb-Schlafe.

Schmerz an der Zunge, als wenn Bläschen voll brennenden Schmerzes daran wären.

325 Angefressenheit der Zunge, an der Seite der Spitze, mit beissendem Schmerze. (n. 14 T.)

An der Gaumen-Decke, lange anhaltendes Rauhheits-Gefühl. (*Bhr.*)

Kratziges, scharriges Gefühl, hinten am Gaumen-Vorhange ausser dem Schlingen.

Kratzen und Galstern im Halse, wie von ranzigem Fette, nachdem sie früh das erste Mal Etwas hinunter schluckte.

Im Halse Gefühl, als wenn ein Haar darin wäre.

330 Gefühl im Halse, wie von einem Klumpen Schleim, mit Blut-Geschmacke.

Reissender Schmerz im Schlunde und den ganzen Hals herauf, auch ausser dem Schlingen.

Brennen im Halse. (*Richard*, a. a. O. — *Buchholz*, a. a. O.)

Brennen im Schlunde. (*Knape*, a. a. O. — *Kopp*, Jahrb. der Staats-Arzneik. II., S. 182.)

Innere Hals-Entzündung. (*Rau*, a. a. O.)

335 Brandige Hals-Bräune. (*Feldmann*, in Comm. lit. Nor. 1743. p. 56.)

Zusammen Wickeln im Schlunde und Magen, als wenn ein Faden in einen Knaul gewickelt würde. (*Richard*, a. a. O.)

Zusammenschnürende Empfindung im Halse. (*Preussius*, Eph. N. C. Cent. III., obs. 15.)

Zusammenschnürung des Schlundes (der Speiseröhre). (N. m. ch. Wahrn., a. a. O.)

Es will ihm den Hals ganz zudrücken, und nichts mehr durch den Schlund gehen. (*Alberti*, a. a. O.)

340 Schlingen sehr schmerzhaft. (N. m. ch. Wahrn., a. a. O.)

Arsenicum.

Schwieriges Schlingen. (*Rau*, a. a. O.)
Wie Lähmung des Schlundes und der Speiseröhre; die gekaute Semmel wollte sich nicht hinunter schlingen lassen, sie ging nur schwierig hinab, unter klemmendem Drucke, als hätte die Speiseröhre nicht Kraft dazu; er hörte es hinab kollern.
Trockenheits-Gefühl auf der Zunge. (*Buchholz*, a. a. O.)
Grosses Trockenheits-Gefühl im Munde, mit heftigem Durste; er trinkt jedoch nur wenig auf einmal. (*Stf.*)
345 Trockenheits-Gefühl im Halse; sie musste immer trinken, weil es ihr sonst war, als wenn sie verdursten sollte.
Arge Trockenheit im Munde und heftiger Durst.
Starke Trockenheit im Munde. (*Thilenius*, in Richters chir. Bibl. V. S. 540.)
Trockenheit der Zunge. (*Guilbert*, a. a. O. — *Majault*, a. a. O.)
Viel Speichel; er muss oft ausspucken. (*Hbg.*)
350 Speichel-Auswurf bitteren Geschmackes.
Blutiger Speichel. (N. m. chir. Wahrn., a. a. O.)
Schleimig im Munde und Halse. (n. 2 St.)
Grauer Schleim-Auswurf durch Rachsen.
Salziger Auswurf (durch Rachsen?). (*Richard*, a. a. O.)
355 Bitterer Auswurf. (*Richard*, a. a. O.)
Grüner, bitterer Rachen-Auswurf, früh.
Bitterkeit im Munde, mit gelbem Durchlaufe. (*Morgagni*, a. a. O.)
Bitterer Geschmack im Munde, nach dem Essen.
Bitterlich widerlicher Geschmack im Munde, nach Essen und Trinken.
360 Bitterkeit im Halse, nach dem Essen, bei richtigem Geschmacke der Speisen, einen Tag um den andern, (wie ein dreitägiges Fieber.)
Bitter im Munde, ohne etwas gegessen zu haben.
Bittrer Geschmack im Munde, früh. (*Hg.*)
Holzig trockner Geschmack im Munde.
Faulig stinkender Geschmack im Munde.
365 Fauliger Geschmack, früh, wie faules Fleisch.
Saurer Geschmack im Munde; auch die Speisen schmecken sauer.
Die Speisen haben alle einen salzigen Geschmack.
Die Speisen schmecken zu wenig gesalzen.
Bier schmeckt schaal.

570 Luftmalz-Bier schmeckt bitter.
Durstlosigkeit, Mangel an Durst.
Durst. (*Preussius*, a. a. O. — *Rau*, a. a. O. — Pet. de Appono, de ven.)
Grosser Durst. (*Alberti*, a. a. O. Tom. II.)
Starker Durst, immerwährend. (*Büttner*, a. a. O.)
575 Heftiger Durst. (*Majault*, a. a. O.)
Erstickender Durst. (*Forestus*, a. a. O.)
Brennender Durst. (*Majault*, a. a. O.)
Unauslöschlicher Durst. (*Buchholz*, a. a. O.— *Guilbert*, a. a. O. *Crüger*.)
Unauslöschlicher Durst, mit Trockenheit der Zunge, des Schlundes und der Kehle- (*Güldenklee*, a a. O.)
580 Ungemeiner Durst, so dass er alle 10 Minuten viel kaltes Wasser trinken musste, von früh bis Abends, aber die Nacht nicht. (*Fr. H.*)
Aeusserst heftiger Durst, und Trinken, ohne dass es Erquickung und Labung gewährte. (*Kaiser*, a. a. O.)
Er trinkt viel und oft. (*Stf.*)
Er trinkt, bei grossem Durste, oft, aber immer wenig auf einmal. (*Richard*, a. a. O.)
Heftiger Durst; er trinkt aber nur wenig auf einmal. (*Whl.*)
585 Heftiger Durst, nicht ohne Appetit zum Speisen. (*Knape*, a. a. O.)
Appetitlosigkeit mit heftigem Durste. (*Störk*, med. Jahrg. I. S. 207.)
Appetitlosigkeit. (*Jacobi*, a. a. O.)
Verlust des Appetites. (*Kaiser*, a. a. O.)
Gänzliche Appetitlosigkeit. (*Buchholz*, in *Hufel.* Journ. a. a. O.)
590 Kein Appetit, aber wenn er isst, schmeckt es ihm gut.
Mangel an Hunger und Esslust, zehn Tage lang. (*Fr. H.*)
Alles Essen widersteht ihr, sie kann Nichts geniessen.
Ekel vor Speisen. (*Grimm*, a. a. O. — *Göritz*, in Bressl. Samml. 1728.)
Ekel vor allen Speisen. (*Alberti*, a. a. O.)
595 Unüberwindlicher Ekel vor jeder Speise, dass er, ohne übel zu werden, an Essen nicht denken konnte. (*Ebers*, a. a. O.)
Es ist ihm unmöglich, Speise hinterzubringen. (*Richard*, a. a. O.)
Der Geruch des gekochten Fleisches ist ihm unerträglich. (*Richard*, a. a. O.)

Arsenicum.

Widerwille gegen Butter.
Verlangen auf Branntwein. *(Hg.)*
400 Verlangen auf Saures. *(Stf.)*
Verlangen auf Essig-Wasser.
Grosses Verlangen nach Säure und säuerlichem Obst.
Starkes Verlangen auf Kaffee.
Starker Appetit zu der ihr sonst widrigen Milch.
405 Beim Essen zusammendrückende Empfindung auf der Brust.
Bald nach dem Frühstücke und nach dem Mittag-Essen, dreistündiges Drücken im Magen, mit leerem Aufstossen, wobei eine Schlaffheit des Körpers entstand, welche Uebelkeit erzeugte.
Vor dem Essen, Uebelkeit, und nach dem Essen oder Trinken Auftreibung oder Drücken und Schneiden im Unterleibe.
Aufstossen, nach Genuss von Speisen.
Viel Aufstossen, besonders nach Trinken.
410 Versagendes Aufstossen.
Aufstossen, von Blähungen erregt, die nach oben gehen.
Immerwährendes Aufstossen. *(Göritz*, a. a. O.)
Häufiges leeres Aufstossen. (n. ½ St.) *(Lgh.)*
Oefteres leeres Aufstossen.
415 Anhaltendes, starkes, leeres Aufstossen, mit Kopf-Eingenommenheit. (n. 36 St.)
Saures Aufstossen nach dem Mittag-Essen.
Bittres Aufstossen nach dem Essen mit Aufschwulken grünlichen bittern Schleimes.
Eine scharfe Flüssigkeit kömmt in den Mund heran.
Oefteres Schlucksen, nach dem Essen, und jedes Mal Aufstossen darauf. *(Lgh.)*
420 Oefteres Schlucksen und Aufstossen. *(Morgagni*, a. a. O.)
Convulsivisches Schlucksen. *(Alberti*, a. a. O.)
Schlucksen, Nachts beim Aufstehen, mit kratzigem, widrigem Geschmacke im Munde.
Langdauerndes Schlucksen, in der Stunde, wo das Fieber kommen sollte.
Wabblichkeit, Vormittags um 11, und Nachmittags um 3 Uhr.
425 Uebelkeit. *(Pfann*, Samml. merkw. Fälle. Nürnb. 1750. N. Wahrn. a. a. O. — *Kaiser*, a. a. O.)
Uebelkeit im Schlunde und Magen.
Uebelkeit mit Angst. *(Alberti*, a. a. O.)

Arsenicum.

Lang dauernde Uebelkeit, mit Ohnmächtigkeit, Zittern, Hitze über und über, und Schauder hinterdrein. (n. etl. St.)

Uebelkeit und Brecherlichkeit, die zum Niederlegen nöthigt, Vormittags; dabei Reissen um die Knöchel und auf dem Rücken des Fusses.

430 Oeftere Uebelkeit mit süsslichem Geschmacke im Munde, nicht gerade nach dem Essen.

Uebelkeit, mehr im Halse, mit Wasser-Zusammenlaufen im Munde.

Uebelkeit, mit unvollständigem Würmerbeseigen, kurz vor und nach dem Mittags-Essen.

Uebelkeit, beim Sitzen; es trat viel Wasser in den Mund, wie beim Würmerbeseigen; beim Gehen im Freien verlor sich die Uebelkeit und es erfolgte Abgang vielen breiigten Stuhles. (n. 7 St.) *(Lgh.)*

Würmerbeseigen, Nachmittags 4 Uhr.

435 Brecherlichkeit. *(Majault, a. a. O.)*

Neigung zum Erbrechen. *(Kaiser, a. a. O.)*

Brecherlichkeit, draussen, an der freien Luft.

Leeres Brech-Würgen. *(Rau, a. a. O.)*

Brech-Uebelkeit und heftiges Erbrechen. *(Hth.* und *Tr.)*

440 Brech-Uebelkeit, Wabblichkeit, beim Aufrichten im Bette, und oft schnelles Erbrechen. *(Stf.)*

Erbrechen. *(Majault,* a. a. O. — *Grimm,* und viele Andere.)

Erbrechen, gleich nach jedem Essen, ohne Uebelkeit. *(Fr. H.)*

Es erbricht sich das Kind nach dem Essen und Trinken, und will dann weder essen noch trinken, schläft jedoch gut.

Erbrechen alles Genossenen, mehrere Wochen lang. (Salzb. m. chir. Zeit.)

445 Ungeheures, mit grösster Anstrengung bewirktes Erbrechen der Getränke, gelbgrünen Schleimes und Wassers, mit sehr bitterm Geschmacke im Munde, der noch lange nachher blieb. *(Stf.)*

Erbrechen eines dicken, glasartigen Schleimes. *(Richard,* a. a. O.)

Erbrechen von Schleim und grüner Galle. *(Alberti,* a. a. O.)

Erbrechen einer dünnen, bläulichen, schmutzig gelben Masse, mit darauf folgender grosser Entkräftung und Hinfälligkeit. *(Kaiser,* a. a. O.)

Erbrechen, einer bald dicken, bald dünnen, bräunlichen dun-

Arsenicum

keln Masse, mit heftiger Anstrengung und Zunahme der Schmerzen im Magen, ohne nachfolgende Erleichterung. (*Kaiser*, a. a. O.)

450 Erbrechen einer bräunlichen, oft mit Blut vermischten Masse, unter heftiger Anstrengung des Körpers. (*Kaiser*, a. a. O.)

Blut-schleimiges Erbrechen. (Neue Wahrn., a. a. O.)

Blut-Erbrechen. (*Kellner*, in Breslauer Samml. 1727.)

Gab Blut von oben und unten von sich. (*Gerbitz*, in Ephem. Nat. Cur. Dec. III., ann. 5. 6. obs. 137.)

Beim Nachlass des Erbrechens tritt häufiger, sehr wässriger Durchfall ein. (*Htb.* und *Tr.*)

455 Ungeheures Erbrechen mit Purgiren. (*Preussius*, a. a. O.)

Heftiges, anhaltendes Erbrechen mit Durchfall. (*Morgagni*, a. a. O.)

Erbrechen mit Durchfall, sobald die Ohnmacht nachlässt. (*Forestus*, a. a. O.)

Bei dem Tag und Nacht anhaltenden Erbrechen, grässliches Geschrei. (*Heimreich*, a. a. O.)

Unter dem Erbrechen, Klagen über starke innere Hitze und Durst. (*Alberti*, a. a. O.)

460 Bei heftigem Erbrechen, innerlich starker Brand, Durst und Hitze. (*Alberti*, a. a. O. III. S. 533.)

Oefteres Erbrechen mit Todes-Befürchtung. (*Alberti*, a. a. O.)

Magen-Schmerzen. (*Quelmalz*, a. a. O. — *Richard*, u. m. Andre.)

Grosse Schmerzhaftigkeit des Magens. (N. Wahrn., a. a. O.)

Schmerzen im Magen, welche Uebelkeit verursachen. (*Richard*, a. a. O.)

465 Ungemeine Schmerzen in der Herzgruben-Gegend. (*S. Ph. Wolff*. Act. Nat. c. V. obs. 29.)

Schmerz im Magen, als wenn er in seinem ganzen Umfange mit Gewalt ausgedehnt würde, und zerrissen werden sollte. (*Kopp*, Jahrb. d. Staatsarzneik. II. S. 182.)

Beschwerde des Magens, als wenn er von Blähungen gequält würde; nach Erbrechen und Durchfall sehr verschlimmert. (*Morgagni*, a. a. O.)

Aufgetriebenheit und Gespanntheit des Magens und der Hypochonder-Gegend, ehe Stuhlgang erfolgt. (*Richard*, a. a. O.)

Aufgetriebenheit der Magen-Gegend. (*Kaiser*, a. a. O.)

470 Der Magen fängt an, sich zu erheben, und ist wärmer, als der übrige Körper. *(Kaiser, a. a. O.)*

Vollheits-Gefühl im Magen, mit Widerwille gegen das Essen, und nach demselben Magen-Schmerzen; Abends.

Schwere im Magen, wie von einem Steine, nach dem Essen. *(Hbg.)*

Drückendes Schwerheits-Gefühl im Magen. *(Morgagni, a. a. O.)*

Drücken in der Magen- und Herzgruben-Gegend; Herzdrücken. *(Kellner, a. a. O. — Görtz und viele Andere.)*

475 Es wollte ihr das Herz abdrücken.

Es wollte ihm das Herz abdrücken. *(Stf.)*

Drücken am Magenmunde und im Schlunde, nach dem Essen, als wenn die Speisen obenständen; dann leeres Aufstossen.

Drücken um den Magen herum, dass er es nicht ausstehen kann, sobald er Etwas gegessen hat, nicht gleich, sondern erst etwas nach dem Essen.

Drücken in der vordern Magen-Wand, beim Sprechen. (n. ½ St.)

480 Harter Druck über der Herzgrube. (alsogleich.)

Krampfhafter Magen-Schmerz, zwei Stunden nach Mitternacht.

Periodische krampfhafte Schmerzen im Magen und den Eingeweiden. *(Kaiser, a. a. O.)*

Magenkrampf, ungeheuer heftiger Art, mit Durst. *(Buchholz, a. a. O.)*

Magenkrampf, mit heftigem Bauchweh, Durchfall und Ohnmachten. *(Löw, b. Sydenham, Op. II., S. 324.)*

485 Schneidender Schmerz im Magen. *(Thilenius, a. a. O.)*

Zieh-Schmerz, Abends beim Sitzen, von der Herzgrube an unter den linken Ribben herum, als würde da mit Gewalt Etwas abgerissen.

Dumpfes Reissen, quer über die Magen-Gegend, beim Gehen, Nachmittags.

Reissender, drückender, krampfhafter Schmerz im Magen. *(Kaiser, a. a. O.)*

Heftiger, reissender, bohrender Schmerz und Krampf im Magen und den Gedärmen. *(Kaiser, a. a. O.)*

490 Nagender und pickender (scharf und fein klopfender) Schmerz in der Herzgrube, mit Spannungs-Gefühl.

Arsenicum.

Fressender, nagender Schmerz im Magen. (*Richard,* a. a. O.)
Hitze, mit Schmerz und Druck in der Herzgrube. (*Kaiser,* a. a. O.)
Brennen in der Herzgrube. (*Buchholz,* a. a. O. — *Kaiser,* a. a. O.)
Brennen rings um die Herzgrube.
495 Brennender Schmerz im Magen. (*Ebers,* a. a. O.)
Brennen im Magen, wie Feuer. (*Richard,* a. a. O.)
Stetes Brennen und starke Beklemmung im Magen und in der Brust. (*Borges,* in Kopps Jahrb., a. a. O.)
Brennen im Magen, mit Drücken, wie von einer Last. (*Morgagni,* a. a. O.)
Brennen in der Herzgrube, mit Druck-Schmerz. (*Görtz,* a. a. O.)
500 Bangigkeit in der Herzgrube. (*Hbg.*)
Grosse Aengstlichkeit um die Herzgruben-Gegend. (*Morgagni,* a. a. O. — *Jacobi* und Andere.)
Wehklagen und Jammern über unsägliche Angst in der Herzgruben-Gegend, ohne Auftreibung oder Leibschmerz. (*Morgagni,* a. a. O.)
Beängstigung in der Herzgrube, die bis heraufsteigt, Nachts.
In der Leber, pressender Druck, beim Gehen im Freien.
505 Die Milz, die früher verhärtet war, schwillt an. (*Hg.*)
Stechen in der Bauch-Seite, unter den kurzen Rippen, und auf die Seite darf er sich nicht legen.
In der Nieren-Gegend, Stiche, beim Athmen und Niesen.
Bauchschmerzen der heftigsten Art. (*Dan. Crüger,* Misc. N. C. Dec. II., ann. 4.)
Ungeheure Bauch- und Magen-Schmerzen. (*Wolff,* a. a. O.)
510 Höchst widriges Gefühl im ganzen Unterleibe. (*Morgagni,* a. a. O.)
Schmerzen im Unterbauche, mit Gesichts-Hitze.
Heftiger Schmerz in der rechten Oberbauch-Gegend. (*Morgagni,* a. a. O.)
Schmerz in der rechten Oberbauch- und nächsten Lenden-Gegend, der sich von da aus zuweilen durch den Unterbauch, zuweilen in die rechte Weiche und Hodensack-Seite erstreckt, wie eine Nieren-Kolik; doch mit unverändertem Harne. (*Morgagni,* a. a. O.)
Hie und da umherschweifende Schmerzen im Unterleibe, bei Durchfall mit Schmerzen im After. (*Morgagni,* a. a. O.)

515 Der Schmerz im Unterleibe setzt sich in der linken Bauch-Seite fest.

Schmerz, als sey ihm der Oberleib vom Unterleibe ganz abgeschnitten, mit grosser Angst und Klagen darüber. *(Alberti, a. a. O. T. IV.)*

Heftige Schmerzen im Leibe, mit so grosser Angst, dass er nirgends Ruhe hatte, sich auf der Erde herum wälzte, und die Hoffnung zum Leben aufgab. *(Pyl, a. a. O.)*

Vollheit in der Oberbauch-Gegend, mit Kneipen im Leibe.

Auftreibung und Schmerzen im Unterleibe. *(Müller, a. a. O.)*

520 Starke, schmerzlose Auftreibung des Unterleibes nach dem Essen; er musste sich mit dem Rücken anlehnen, um sich zu erleichtern.

Aufblähung, alle Morgen, mit Blähungs-Abgang einige Stunden darnach.

Geschwollener Unterleib. *(Guilbert, a. a. O.)*

Ungeheuer geschwollener Unterleib. *(Ephem. N. C. a. a. O.)*

Wie Krämpfe und Kneipen im Unterleibe, Abends, nach dem Niederlegen, mit ausbrechendem Schweisse; darauf Blähungs-Abgang und dann ganz dünner Stuhl.

525 Krampfhafter Ruck, öfters, von der Herzgrube, bis zum Mastdarm, dass er zusammen fährt.

Klemmend schneidende Schmerzen in den Därmen, Abends nach dem Niederlegen, und früh nach dem Aufstehen; die Schmerzen schiessen zuweilen durch den Bauchring (als wollten sie einen Bruch heraustreiben) bis in den Samenstrang und das Mittelfleisch, und wenn diese Kolik nachlässt, entsteht ein lautes Kollern und Murren im Bauche.

Koliken, welche von Zeit zu Zeit wiederkehren. *(Majault, a. a. O.)*

Kneipen, das zu Schneiden sich erhöht, tief im Unterbauche, bloss alle Morgen, vor und während durchfälliger Stühle, und auch nach denselben noch fortdauernd.

Schneidender Schmerz im Unterleibe. *(Buchholz, a. a. O. — Kellner, a. a. O.)*

530 Schneidender Schmerz in der Bauch-Seite, unterhalb der letzten Ribben, sehr verstärkt durch darauf Fühlen.

Schneidende (reissende) und fressende Schmerzen in den Därmen und dem Magen. *(Quelmalz, a. a. O.)*

Schneiden und Reissen im Bauche, mit Eis-Kälte der Hände

Arsenicum.

und Füsse und kaltem Schweisse des Gesichtes. (*Alberti*, a. a. O.)

Reissen im Leibe. (*Pfann*, a. a. O. — *Alberti*, a. a. O.)

Reissende Stiche in der linken Bauch-Seite, unter den kurzen Ribben, Abends, bald nach dem Niederlegen.

535 Ziehendes Bauchweh in der Nabel-Gegend. (n. 2 St.)

Ziehen und Drücken im Unterleibe, wie von versetzten Blähungen, und doch gingen keine ab. (*Whl.*)

Zusammen Drehen der Därme, und Schneiden im Bauche, nach vorherigem Poltern darin; dann dreimaliger Durchfall.

Zusammen Drehen der Därme, mit Kneipen und Poltern im Unterleibe, vor und bei dem flüssigen Stuhle. (*Mr.*)

Wühlen mit Drücken in der rechten Bauch-Seite. (*Hbg.*)

540 Windendes Bauchweh. (*Richard*, a. a. O.)

Winden und Grimmen im Bauche. (*Kaiser*, a. a. O.)

Ruhrartiger Leibschmerz in der Nabel-Gegend. (*Grimm*, a. a. O.)

Unruhe im Unterleibe, doch bloss in der Ruhe.

Aengstlichkeit im Unterleibe, mit Fieber und Durst. (*Morgagni.*)

545 Steter Frost, innerlich, in der Oberbauch-Gegend; er kann sich nicht warm genug halten; äusserlich ist die Stelle warm anzufühlen.

Brennender Schmerz im Unterleibe, Mittags und Nachmittags, durch erfolgenden Stuhl vergehend.

Brennen im Unterleibe, mit Stechen und Schneiden. (*Buchholz*, Beitr. a. a. O.)

Brennen im Bauche, mit Hitze und Durst. (*Alberti*, a. a. O.)

Brennen in der Weiche. (*Hbg.*)

550 Im Schoosse und der Leisten-Gegend der rechten Seite, Verrenkungs-Schmerz beim Bücken.

Wühlender, brennender Schmerz in der Schooss-Beule, selbst von der leisesten Berührung erregt.

Einzelne, starke, langsame Stiche in beiden Weichen.

Schwäche der Bauch-Muskeln.

Kollern im Bauche, wie von vielen Blähungen.

555 Knurren im Bauche, früh, beim Erwachen.

Gepolter im Bauche. (*Thilenius*, a. a. O.)

Poltern im Leibe, ohne Stuhlgang.

Die Blähungen gehen mehr aufwärts und machen Aufstossen.

Abgang vieler Winde, mit vorgängigem lautem Knurren im Bauche. (*Lgh.*)

560 Faulig stinkende Blähungen. (u. 11 St.) *(Lgh.)*
(Knotiger, ungenüglicher Stuhl.)
Stuhl-Verstopfung. *(Göritz,* a. a. O. — *Rau,* a. a. O.)
Verstopfter Leib.
Leib-Verstopfung, mit Schmerzen im Bauche. *(Htb.* u. *Tr.)*
565 Zurückhaltung des Stuhls, bei aller Nöthigung dazu. *(Alberti,* a. a. O.)
Vergeblicher Drang zum Stuhle.
Stuhlzwang mit Brennen. *(Morgagni,* a. a. O.)
Stuhlzwang, wie bei der Ruhr; ein stetes Brennen mit Schmerzen und Pressen im Mastdarm und After.
Unvermerkter Abgang des Stuhles, als wären es Blähungen.
570 Die Stuhlgänge gehen ohne sein Wissen von ihm. *(Büttner,* a. a. O.)
Unwillkürlicher Koth-Abgang. *(Kaiser,* a. a. O.)
Starke Stuhlausleerungen. *(Kaiser,* a. a. O.)
Breiartiger Koth geht bald mehr, bald weniger ab. (n. 6, 13 St.) *(Lgh.)*
Durchfall. *(Majault.* a. a. O. — *Kellner,* a. a. O.)
575 Durchfall, der häufig einen hohen Grad erreicht. *(Kaiser,* a. a. O.)
Durchfall, mit heftigem Brennen im After. *(Thilenius,* a.a. O.)
Durchfall, mit Verstopfung wechselnd. *(Stf.)*
Gelbe, wässrige, geringe Durchfall-Stühle, mit nachfolgendem Zwängen, als sollte noch mehr kommen, und empfindlichem Leibschmerze um den Nabel. *(Stf.)*
Gelbe Durchfall-Stühle, mit Stuhlzwang und brennendem Schmerze im After und Mastdarme.
580 Kleine Stuhlgänge, mit Zwang, erst von dunkelgrünem Kothe, dann von dunkelgrünem Schleime, nach Leibweh.
Ausleerung von Schleim-Stücken, unter Stuhlzwang, mit schneidendem Schmerze im After, wie von blinden Hämorrhoiden.
Schleimige, dünne Stuhlgänge, wie gehackt.
Schleimige und grüne Abgänge durch den Stuhl. *(Thilenius,* a. a. O.)
Zähe, gallichte Stoffe gehen öfters durch den Stuhl ab, 2 Tage lang. *(Thilenius,* a. a. O.)
585 Grünlich dunkelbrauner Durchfall-Stuhl, mit Gestank, wie faule Geschwüre. *(Hg.)*
Schwarze, im After wie Feuer brennende Flüssigkeit geht,

Arsenicum.

nach vieler Unruhe und Schmerz im Bauche, durch den Stuhl ab. (*Richard*, a. a. O.)

Schwarze, scharfe, faulichte Stühle. (*Baylies*, a. a. O.)

Ein kugelförmiger Klumpen, der wie aus unverdautem Talge mit eingemischten sehnichten Theilen zu bestehen schien, ging durch den Stuhl mit ab. (*Morgagni*, a. a. O.)

Wässrichtes Blut geht mit dem Kothe ab, und umgiebt denselben.

590 Blutiger Abgang durch den Stuhl, fast alle Augenblicke, mit Erbrechen und ungeheuren Leibschmerzen. (*Grimm*, a. a. O.)

Ruhr. (*Crüger*, a. a. O.)

Vor dem Durchfall-Stuhle, Schneiden und Zusammendrehen in den Därmen.

Vor dem Durchfalle, Gefühl, als wenn er zerplatzen sollte. (*Alberti*, a. a. O.)

Beim Stuhlgange, schmerzhafte Zusammenziehung dicht über dem After, nach dem Kreuze zu.

595 Nach dem Stuhle, Aufhören der Bauch-Schmerzen. (*Richard*, a. a. O.)

Nach dem Stuhle, Brennen im Mastdarme, mit grosser Schwäche und Zittern in allen Gliedern.

Nach dem Stuhlgange, Auftreibung des Bauchs.

Nach dem Stuhlgange, Herzklopfen und zittrige Schwäche; er muss sich legen.

Der Mastdarm wird mit grossen Schmerzen krampfhaft herausgedrängt und gepresst.

600 Nach Blutfluss aus dem After bleibt der Mastdarm ausgetreten.

Jücken am After.

Jückend kratziger oder schründender Schmerz am After.

Wundheits-Schmerz des Afters, bei Berührung.

Brennen am After.

605 Brennen im After. (*Morgagni*, a. a. O.)

Brennen im After, eine Stunde lang, was sich nach Abgang harten, knotigen Stuhles legte.

Die Hämorrhoidal-Venen sind schmerzhaft geschwollen, mit Stuhlzwang. (*Morgagni*, a. a. O.)

Blinde Hämorrhoiden, mit Schmerzen, wie langsame Stiche mit einer heissen Nadel.

Ader-Knoten am After, stechenden Schmerzes beim Gehen und Sitzen, nicht beim Stuhle.

610 Hämorrhoidal-Knoten am After, welche, vorzüglich in der Nacht brennend schmerzen, wie Feuer, und nicht schlafen lassen; am Tage wird der Schmerz schlimmer und artet in heftige Stiche aus; beim Gehen ärger, als beim Sitzen oder Liegen.

Am Mittelfleische, fressendes Jücken, das zum Kratzen nöthigte. (n. ½ St.) *(Lgh.)*

Harn-Unterdrückung. *(Guilbert, a. a. O. — N. Wahrn., a. a. O.)*

Zurückhaltung des Harns, wie von Blasen-Lähmung.

Zurückhaltung des Harns, bei aller Nöthigung dazu von innen. *(Alberti, a. a. O.)*

615 Oefteres Drängen zum Harnen, mit vielem Urinabgange. (n. 2 bis 17 St.) *(Lgh.)*

Drängen zum Harnen alle Minuten, mit Brennen auf die Blase.

Er muss Nachts 3, 4 Mal zum Harnen aufstehen, und harnt jedes Mal viel, mehrere Tage nach einander.

Unwillkürlicher Harn-Abgang, Nachts im Schlafe, (Bett-Pissen.) *(Hg.)*

Unwillkürlicher Harn-Abgang. *(Kaisser, a. a. O.)*

620 Unwillkürliches Harnen; sie konnte das Nachtgeschirr nicht erreichen; der Harn lief von ihr, obschon es wenig war.

Verminderter Harn-Abgang. *(Fowler, a. a. O.)*

Es geht wenig Wasser fort, und beim Abgange brennt es.

Vermehrter Harn. *(Fowler, a. a. O.)*

Sehr reichlicher und brennend heisser Harn. *(Hg.)*

625 Fast farbeloser Harn.

Höchst trüber Urin. (n. 5 T.)

Grünlich dunkelbrauner Harn, schon beim Lassen trübe, wie Kuhmist in Wasser aufgerührt, und sich nicht abscheidend. *(Hg.)*

Blut-Harnen. *(O. Tachenius,* Hipp. chym. cap. 24.)

Zu Anfange des Harnens, Brennen im vordern Theile der Harnröhre; früh. (n. 24 St.)

630 Beim Harnen, Brennen in der Harnröhre. *(Morgagni, a. a. O. — N. Wahrn., a. a. O.)*

Beim Harnen, zusammenziehender Schmerz im linken Schoosse.

Nach Harnen, grosses Schwäche-Gefühl im Oberbauche, dass sie zitterte.

In der Harnröhre, beissender Schmerz.

Arsenicum.

Oefterer Schmerz, wie Risse, tief in der Harnröhre.
635 An den Geschlechtstheilen, Jücken.
Bei Ruthe-Steifheit, Brennen vorn an der Vorhaut.
Stechendes Jücken an der Spitze der Vorhaut.
Arges Jücken an der Eichel, ohne Ruthe-Steifheit.
Fressendes Jücken hinten an der Ruthe, das zum Kratzen nöthigt. *(Lgh.)*
640 Entzündung und Geschwulst der Zeugungstheile, bis zum Brande, mit ungeheuren Schmerzen. *(Degner, Act. Nat. C. VI.)*
Plötzlicher Brand an den männlichen Zeugungstheilen. *(Stahl, Opusc. chym. phys. med. S. 454.)*
Höchst schmerzhafte Geschwulst der Zeugungstheile. (N. Wahrn., a. a. O.)
Die Eichel ist blauroth, geschwollen und in Schrunden aufgeborsten. *(Pfann, a. a. O.)*
Hoden-Geschwulst. *(Alberti, a. a. O.)*
645 Erektion, früh, ohne Pollution. *(Lgh.)*
Pollution, Nachts, mit wollüstigen Träumen. *(Lgh.)*
Pollution, Nachts, ohne wollüstige Träume, und darauf anhaltende Ruthe-Steifheit. *(Lgh.)*
Abgang von Vorsteher-Drüsen-Saft bei Durchfall-Stuhle.
Geilheit beim Weibe; sie verlangt die Begattung täglich zweimal, und wenn sie nicht geleistet wird, geht ihr die Natur von selbst ab.
650 Regel allzuzeitig.
Die Regel kehrt zweimal zu früh, schon nach 20 Tagen zurück.
Allzustarke Regel.
Bei der Regel, kneipend stechendes Schneiden von der Herzgrube bis in den Unterbauch, auch im Rücken und den Bauch-Seiten; sie musste vor Schmerz sich stehend und niederkauernd zusammenkrümmen, unter lautem Aufstossen, mit lautem Aechzen, Klagen und Weinen.
Bei der Regel, scharfes Stechen vom Mastdarme bis in den After und die Schaam.
655 An der Stelle der Regel, welche ausblieb, bekam sie Schmerzen in der Steiss-Gegend und den Schultern. *(Sr.)*
Nach der Regel Abgang blutigen Schleimes.
Weissfluss tröpfelt beim Stehen, unter Abgang von Winden. (n. 24 St.)
Scheide-Fluss, wohl eine Obertasse voll in 24 Stunden, gilb-

lich und dicklich, mit beissendem Fressen und Wundmachen der Theile, die er berührt; 10 Tage lang.

Bis in die Scheide herab Stechen aus dem Unterbauche.

660 Oefteres Niesen, ohne Schnupfen. (n. 11 St.) (*Lgh.*)

Arges, anhaltendes Niesen.

Trockenheit der Nasenhöhle.

Schnupfen mit Niesen, der jedes Mal wieder schnell vergeht; alle Morgen beim Erwachen.

Fliess-Schnupfen mit öfterem Niesen. (n. 11 St.) (*Lgh.*)

665 Starker Fliess-Schnupfen.

Fliess-Schnupfen mit Stock-Schnupfen verbunden.

Ungeheurer Schnupfen, mit Heiserkeit und Schlaflosigkeit.

Der ausfliessende wässrige Nasen-Schleim beisst und brennt an den Nasenlöchern, als wenn sie davon wund würden.

Ausfluss einer scharfen Feuchtigkeit aus der Nase. (*Myrrhen*, a. a. O.)

670 Der Kehlkopf ist trocken.

Die Stimme ist zitternd. (*Guilbert*, a. a. O.)

Ungleiche, bald starke, bald schwache Stimme. (*Kaiser*, a. a. O.)

Rauhe Stimme und Heiserkeit.

Rauhheit und Heiserkeit des Halses, früh.

675 Sehr zäher Schleim auf der Brust, der sich schwer loshusten lässt.

Steter Kitzel in der ganzen Luftröhre, der ihn zum Husten reizt, auch ausser dem Athmen.

Husten, von einer zusammenschnürenden Empfindung oben in der Luftröhre, wie von Schwefeldampf.

Oft ganz trockner kurzer Kotz-Husten, von einer erstickenden Empfindung im Kehlkopfe, wie von Schwefel-Dampf.

Hüsteln, ohne Auswurf, von Reiz in der Luftröhre. (*Lgh.*)

680 Husten, ohne Auswurf, nach vorgängigem Zucken in der Hüfte, welches ihn zu erregen scheint.

Husten vorzüglich nach Trinken.

Wenn er ohne Durst trinkt, erregt es ihm Husten.

Husten, bei Bewegung des Körpers, der ihn oft schnell athemlos macht.

Husten, wenn sie in die kalte freie Luft kömmt.

Arsenicum.

685 Beim Gehen im Freien dämpft es ihn so, dass er Husten muss.
Früh-Husten, sehr heftiger Art.
Früh kurzer Husten, nach (dem gewohnten) Thee-Trinken.
Abends, Husten mit Engbrüstigkeit, ohne Auswurf.
Abends Husten, gleich nach dem Niederlegen.
690 Abends, im Bette, einige Minuten lang anhaltender Husten, mit Uebelkeit und Heben zum Erbrechen.
Abends, gleich nach dem Niederlegen, Husten, sie muss sich aufsetzen; hierauf zusammenziehender Schmerz in der Magen-Gegend und Herzgrube, welcher den Husten unterhielt, der sie matt machte.
Nacht-Husten, bei dem er sich aufsetzen muss, sobald derselbe kommt.
Nachts weckt ihn Husten; starke Stösse, dass er hätte ersticken mögen, und ihm der Hals anschwoll.
Nach Mitternacht tiefer, trockner, kurzer, unablässiger Husten.
695 Trocknes Hüsteln. (*Störk*, a. a. O.)
Trockner, ermüdender Husten. (*Störk*, a. a. O.)
Trockner, sehr heftiger Husten. (n. 2 St.)
Trockner Kotz-Husten, mit kurzem, beschwerlichem Athmen und unterköthig wundartigem Schmerze in der Herzgrube, bis in die Mitte der Brust.
Schwer sich lösender Kächz-Husten, welcher Schründe-Schmerz auf der Brust verursacht.
700 Hüsteln mit Brust-Schmerz und salzigem Auswurfe, nach vorgängiger Brust-Beklemmung. (*Ebers*, a. a. O.)
Blutstreifen unter dem ausgehusteten Schleime.
Schleim-Auswurf mit Blutstriemen, dann Brech-Uebelkeit.
Bei starkem Husten kommt viel Wasser aus dem Munde, wie Würmerbeseigen.
Beim Husten, Zerschlagenheits-Schmerz im Unterleibe, wie zerschmettert.
705 Beim Husten, stechender Schmerz in der Herzgrube.
Beim Räuspern, ziehend stechender Schmerz unter den linken Hypochondern, bis in die Brust herauf.
Beim Husten, vermehrte Stiche unter den Ribben und vermehrter Kopf-Schmerz, wie von Hitze darin.
Beim Husten, Hitze im Kopfe.
Beim Husten, Stechen, erst in der Brust- und dann (nach 2 Tagen) auch in der Bauch-Seite.

V.

710 Beim Husten, stechender Schmerz im Brustbeine herauf.
Gleich nach dem Husten ist der Athem immer so kurz, als wenn es ihm die ganze Brust zusammenzöge.
Athem sehr kurz. (*Htb.* und *Tr.*)
Schmerzhaftes Athemholen. (N. Wahrn., a. a. O.)
Schwieriges Athmen. (*Tachenius*, a. a. O.)
715 Erschwertes Athmen, mit grosser Angst. (*Kaiser*, a. a. O.)
Aengstliches, stöhnendes Athmen. (*Guilbert*, a. a. O.)
Oft beängstigende, drückende Kurzäthmigkeit in allen Lagen.
Starke Beengung des Athems. (*Pyl*, a. a. O.)
Engbrüstigkeit von langer Dauer. (*Güldenklee*, a. a. O.)
720 Engbrüstigkeit, die öfters wiederkehrt. (*Morgagni*, a. a. O.)
Engbrüstigkeit, wenn er sich ärgert.
Engbrüstigkeit, wie aus Angst, wenn er sich ermüdet hat.
Beklemmung der Brust. (*Rau*, a. a. O.)
Beklemmung der Brust, schweres Athmen. (*Thilenius*, a. a. O.)
725 Beklemmung in der Brustbein-Gegend erschwert das Athmen 8 Tage lang.
Beklemmung der Brust beim schnell Gehen, beim Husten, oder beim Treppen-Steigen.
Hemmung des Athems von Schmerz in der Herzgrube.
Hemmung des Athems von einer unerträglichen Angst und einer sehr beschwerlichen Empfindung im Unterleibe, mit jämmerlicher Wehklage darüber. (*Morgagni*, a. a. O.)
Der Athem entgeht ihm Abends, wenn er auch noch so behutsam ins Bette steigt und sich niederlegt, doch sogleich, und es pfeift so fein in der zusammen geschnürten Luftröhre, als wenn eine feine Saite ertönte.
730 Zusammenschnürung der Brust. (*Preussius*, a. a. O.)
Zusammenschnürung der Brust, dass er fast kein Wort reden konnte, und beinah ohnmächtig wurde. (d. 3. T.) (*Htb.* und *Tr.*)
Stetes Zusammenziehen der Brust und Hüsteln. (*Htb.* und *Tr.*)
Wie von Zusammendrückung der Brust ist bei den Unterleibs-Schmerzen der Athem erschwert.
Arge Angst, als wolle es ihr Alles zuschnüren, mit Beängstigung in der Herzgrube.
735 Zusammengeschnürtheit auf der Brust, mit grosser Angst und Unruhe, Abends.
Erstickung drohende Brustbeengung, eine Stunde lang. (*Greiselius*, a. a. O.)

Arsenicum.

Asthma (Brust-Bräune); der Athem wird immer schwächer und kürzer, so dass sie nur durch vorwärts Hängen der Brust ganz leise athmen und sprechen kann. (*Whl.*)
Sie glaubt jeden Augenblick ersticken zu müssen, unter so grosser Schwäche, dass sie nicht im Stande ist, tief einzuathmen. (*Whl.*)
Plötzliche, Erstickung drohende Beklemmung der Brust mit Äthem-Mangel, im Gehen, mit Schwäche und äusserster Ermattung. (*Majault*, a. a. O.)
740 Plötzlicher Erstickung drohender Catarrh, Nachts. (*Myrrhen*, a. a. O.)
Er will ersticken, streckt die Zunge heraus. (*Wedel*, a.a.O.)
Stickfluss. (Misc. n. e. Dec. III. an. 9. 10.)
Brust-Schmerzen. (*Pearson*, a. a. O.)
Viel Schmerzen in der Brust. (N. Wahrn., a. a. O.)
745 Innerer Schmerz im oberen Theile der Brust. (n. 5 St.)
Spannender Schmerz in der Brust, vorzüglich beim Sitzen.
Drücken auf der Brust. (*Buchholz*, Beitr., a. a. O.)
Stechen in der Seite, unter den kurzen Ribben, und auf diese Seite darf er sich nicht legen.
Stiche, oben in der rechten Brust, besonders beim Athmen, wie Druck, der sich in einen Stich endigt. (n. $1\frac{1}{2}$ St.)
750 Stiche in der linken Brust, beim tief Athmen, die ihn zum Husten zwingen.
Stechen in der linken Brust, bloss beim Ausathmen, welches dadurch erschwert ward. (*Lgh.*)
Dumpfe Stiche in der Brust beim Bücken.
Stechend reissender Schmerz an der obersten rechten Ribbe.
Kriebeln in der Brust.
755 Wundheits-Empfindung und Rohheits-Gefühl in der Brust.
Frieren innerlich in der Brust, Abends, auch nach dem Abend-Essen.
Grosse Hitze in der Brust, bis unter das Zwergfell. (*Hbg.*)
Brennen in der Brust. (*Störk*, a. a. O.)
Brennen in der Gegend des Brustbeins, lange anhaltend. (*Störk*, a. a. O.)
760 Brennen in der rechten Brust, bis in die Dünnung, wo es drückte. (*Hbg.*)
Der Herz-Schlag ist gereizt. (*Kaiser*, a. a. O.)
Herz-Klopfen. (*Majault*, a. a. O.)
Ungeheures, sehr lästiges Herzklopfen. (*Stf.*)
Heftiger, tobender Herzschlag. (*Kaiser*, a. a. O.)

Arsenicum.

765 Wenn er sich auf den Rücken legt, schlägt das Herz viel schneller und stärker. (*Stf.*)

Unregelmässiges, aber so starkes Herzklopfen, Nachts um 3 Uhr, dass er es zu hören glaubt, mit Angst verbunden. (*Mr.*)

Heftiges Herzklopfen, Nachts. (*Bhr.*)

Aeusserlich auf der Brust, gelbe Flecken. (*Wedel*, a. a. O.)

Im Kreuze, Kraftlosigkeit.

770 Schmerzliche Steifheit im Kreuze, den ganzen Tag.

Zerschlagenheits-Schmerz im Kreuze.

Rücken-Schmerzen, mit Unruhe und Aengstlichkeit. (*Büttner*, a. a. O.)

Steifigkeit im Rückgrate, vom Steissbeine heran.

Zerschlagenheits-Schmerz im Rücken und über die Schulterblätter, wie zerprügelt. (n. 4 T.)

775 Ziehender Schmerz im Rücken, Vormittags. (n. 6 T.)

Ziehen im Rücken herauf und herunter.

Zieh-Schmerz zwischen den Schulterblättern, welcher zum Niederliegen nöthigt.

Zieh-Schmerz im Rücken, vom Kreuze bis in die Schultern, mit Stechen in den Seiten, während sich Blähungen im Leibe bewegen und nach oben drücken; dann stösst es auf und er bekömmt Erleichterung.

Stark glucksende Bewegungen in den Muskeln der linken Rücken-Seite, bloss beim Liegen auf der rechten Seite. (n. 3 St.) (*Lgh.*)

780 Im Nacken, Steifigkeit, wie zerschlagen, oder wie vom Verheben, mit gleichem Schmerze über den Hüften; Nachts und früh.

Im Halse, spannende Steifigkeit. (*Bhr.*)

Verdrehung der Hals-Muskeln. (*Müller*, a. a. O.)

Geschwulst des äussern Halses, ohne Schmerz. (*Stf.*)

Die Schlag-Ader der linken Hals-Seite schwillt beim Bücken ausserordentlich auf. (*Bhr.*)

785 Jücken am Halse, unter dem Kiefer.

Farbloser, beissender Ausschlag um den ganzen Hals, auf den Achseln und in den Seiten. (*Fr. H.*)

In der Achselgrube, unter den Armen, Wundheit. (*Klinge*, in *Hufel.* Journ. VI. S. 904.)

Reissend stechender Schmerz in der rechten Achselgrube.

Drüsen-Geschwulst in der Achselgrube. (*Hg.*)

790 In den Armen, ziehende Schmerzen. (*Hg.*)

Arsenicum.

Schmerz im Arme der Seite, auf welcher man liegt, Nachts.
Reissen im Arme, besonders im Ellbogen und Hand-Gelenke, Nachts, im Bette.
Einschlafen des rechten Armes, wenn er auf der rechten Seite liegt.
Schmerzhafter Knoten auf dem rechten Arme. (N. Wahrn., a. a. O.)
795 Am Vorderarme, nahe beim Hand-Gelenke, fressendes Jücken, das zum Kratzen reizt. (*Lgh.*)
Die Hände sind steif und gefühllos. (*Pyl*, a. a. O.)
Zieh-Schmerz in beiden Handknöcheln, alle Abende.
Ziehendes Reissen in den Mittelhand-Knochen, früh.
Reissendes Stechen in den Knochen der Hand und des kleinen Fingers.
800 Klamm in der Hand, bei Bewegung derselben.
Kalte Hände. (*Stf.*)
Schmerzhafte Geschwulst der Hände. (N. Wahrn., a. a. O.)
Starkes Kriebeln in den Händen, Nachts.
Feines Kitzeln im linken Handteller, das zum Reiben nöthigt. (*Lgh.*)
805 Knötchen, Bückelchen auf den Händen. (N. Wahrn. a. a. O.)
Grosse Eiterbeule an der Hand, zwischen Daumen und Zeige-Finger, sehr breit, blassroth und höchst schmerzhaft, besonders Abends. (*Hg.*)
Die Finger-Gelenke sind schmerzhaft beim Bewegen.
Klamm in den Fingern der rechten Hand, wenn er sie gerade streckt.
Klamm in den Fingern, vorzüglich Nachts, im Bette.
810 Schmerzhafter Klamm in den hintersten Gelenken aller Finger.
Schmerzhafter Krampf in den Fingerspitzen, von früh bis Mittag. (n. 5 T.)
Starrheit der Finger, als wenn sie steif wären.
Zieh-Schmerz in den Mittelfingern.
Ziehendes Zucken und Reissen von den Fingerspitzen bis in die Achsel.
815 Kitzelndes Jücken am rechten Mittelfinger, zum Kratzen nöthigend. (*Lgh.*)
Harte Geschwulst der Finger, mit Schmerzen der Knochen darin. (*Hg.*)

Missfarbige Nägel. *(Bayles.* a. a. O.)
Hüft-Gicht. *(Borellus,* hist. et. obs. Cent. III., obs. 36.)
Heftiger ziehend reissender Schmerz in den Hüften und im linken Fusse, früh, nach einer schlaflosen Nacht. (d.3.T.) *(Htb.* und *Tr.)*

820 In den Beinen, vorzüglich in den Gelenken, heftige Schmerzen. *(Majault,* a. a. O.)
Unausstehliche Schmerzen in den Beinen. *(Htb.* und *Tr.)*
Ziehendes Reissen in den Beinen, von der Vorderseite des Oberschenkels bis ins Knie und Fuss-Gelenk, im Gehen.
Reissen in den Beinen, besonders in den Gelenken der Knie und Füsse, bloss bei Bewegung.
Reissen in den Beinen. *(Pyl,* a. a. O.)

825 Reissen im Beine, von oben bis unten; er konnte nicht auftreten, nicht sitzen, nicht liegen, weder im Bette, noch auf der Bank, musste Tag und Nacht das Bein entweder hin und her schaukeln, oder damit herum hinken, und konnte gar nicht ruhen; am schlimmsten Nachts.
Reissendes Stechen, wie in der Beinhaut, das ganze Bein herab, bis in die Spitze der grossen Zehe.
Unruhe in den Beinen, dass er Nachts nicht liegen kann, er muss die Füsse bald da, bald dorthin legen, oder herum gehen, um sich zu lindern.
Unruhe in den Beinen, vor Schlafengehen, die im Liegen vergeht.
Kriebeln in den Beinen, wie von Eingeschlafenheit.

830 Krampf, Klamm in den Beinen. *(Pyl,* a. a.)
Mit Krampf-Schmerze zog es ihm Abends, im Bette, am Oberschenkel und in den Waden einzelne Muskel-Bündel zusammen und die Zehen rückwärts, worauf er sehr matt ward.
Krampfhafter Schmerz in einzelnen Muskelstellen der Ober- und Unter-Schenkel, ruckweise, mit Zucken, beim Anfühlen, wie von Etwas Lebendigem.
Konvulsionen der Beine und Knie. *(Alberti,* a. a. O.)
Müdigkeit in den Beinen.

835 Gefühl, als sollten die Beine zusammenbrechen, beim Treppen-Steigen. *(Htb.* und *Tr.)*
Lähmung der Unter-Glieder. *(Ebers,* a. a. O.)
Kälte der Beine, besonders der Knie und Füsse, mit kaltem Schweisse daran; sie konnten nicht erwärmt werden.

Arsenicum. 535

Geschwulst der Beine unter unausstehlichen Schmerzen. *(Htb.* und *Tr.)*
An den Oberschenkeln, fressendes Jücken, das zum Kratzen reizte. (n. 13 St.) *(Lgh.)*
840 Fressendes Jücken am rechten Oberschenkel nahe am Schoosse, mit Reiz zum Kratzen. (n. 4½ St.)
Wundheit zwischen den Oberschenkeln, mit Jücken. *(Klinge,* a. a. O.)
Um die Kniee, Empfindung, als wären die Beine da fest umbunden.
Spannung in den Kniekehlen, als wären die Flechsen zu kurz, im Sitzen und Stehen, aber nicht beim Gehen.
Zerschlagenheits-Schmerz auf der Seite des Kniees, bloss bei Berührung, und im Sitzen, nicht im Gehen; ein Gefühl, als wenn das Fleisch da los wäre.
845 Zerschlagenheits- und Verrenkungs-Schmerz im linken Knie, besonders beim Aufstehen vom Sitzen.
Stechender Schmerz in den Knieen. (n. 2 St.) *(Richard,* a. a. O.)
Schwäche in den Knieen, dass er sich nur mit Beschwerde niedersetzen konnte.
Grosse Unfestigkeit im rechten Knie, er sinkt zusammen.
Lähmung in beiden Knieen. *(J. B. Montanus,* b. *Schenk,* lib. 7. obs. 200.)
850 Im Unterschenkel des rechten Beines, ziehendes Reissen von der Kniekehle, bis in die Ferse, wie von Verrenkung.
Zieh-Schmerz in den Unterschenkeln, wenn sie senkrecht im Sitzen ruhen.
Ziehen, Reissen und Zucken im Unterschenkel von den Fussknöcheln, bis in die Knie.
Zucken in den Unterschenkeln, Nachmittags, im Sitzen.
Scharfes, reissendes Ziehen im Schienbein-Knochen.
855 Einzelne, heftige Risse im Schienbeine, zum Schreien.
Reissender Schmerz in der rechten Wade, beim Sitzen. (n. 11 St.) *(Lgh.)*
Reissendes Stechen unten, an der Inseite des Unterschenkels, auf einer kleinen Stelle.
Bohrender Schmerz im rechten Schienbeine.
Drückender Schmerz in den Waden.
860 Krampfhafter Schmerz im Unterschenkel, früh, welcher in ein Surren und Sumsen darin übergeht.
Klamm in der Wade, beim Gehen. (n. 2 St.)
Klamm in den Waden, vorzüglich Nachts, im Bette.

Härte der Wade, und wie breit gedrückt, mit unerträglichem Schmerze, fast wie Klamm, worüber sie anderthalb Stunden schrie; der ganze Schenkel ward kalt, unempfindlich und steif, dass sie ihn nicht rühren konnte, es blieb Spannen in der Wade und eine Art Lähmung im Schenkel zurück. (n. 50 St.)

Lähmung der Unterschenkel, dass er kaum gehen kann. *(Forestus, a. a. O.)*

865 Schwere der Unterschenkel, dass er sie kaum erheben kann.

Schwere, Müdigkeit und Ziehen in den Unterschenkeln, mit Knicken, Unfestigkeit und Schwäche der Kniee, vorzüglich früh.

Schwinden der Unterschenkel. *(Majault, a. a. O.)*

Geschwulst der Unterschenkel bis über die Waden; vorher Reissen in den Waden, das durch warme Tücher verging.

Zuckende Schmerzen von oben bis unten im Unterschenkel. *(Hg.)*

870 Geschwür am linken Unterschenkel, unter dem Knie. *(Hg.)*

Geschwür am Unterschenkel, das, mit grauer Rinde bedeckt, brennend schmerzt, und einen entzündeten Rand hat.

In den Füssen, Schmerzen. *(Güldenklee, a. a. O.)*

Schmerzhaftigkeit der Fussknöchel bei Berührung. *(Htb. und Tr.)*

Schmerzen der Fersen, früh beim Erwachen, als hätten sie hart gelegen.

875 Die Schmerzen der Füsse verschlimmern sich durch Bewegung. *(Bhr.)*

Schmerz im Fuss-Gelenke, oben auf dem Fussspanne, wie verknickt oder vertreten, beim Auftreten.

Verrenkungs-Schmerz im Fusse, wenn sie ihn nicht recht setzt, oder fehl tritt. *(Bhr.)*

Ziehen im Fusse, dass er ihn nicht still halten kann; er kann dabei nicht schnell, sondern nur sehr behutsam, sachte auftreten.

Reissen in den Fussknöcheln.

880 Reissen in den Fersen. *(Bhr.)*

Reissen um die Knöchel und auf dem Rücken der Füsse, im Liegen, mit Uebelkeit.

Reissen und Stechen im untern Gelenke beider Füsse, mit Stichen darin beim Auftreten und Gehen, als wenn die

Arsenicum.

Füsse vertreten wären, so dass sie fallen könnte, und die Knöchel schmerzen beim Befühlen wie wund.
Stechende Schmerzen an der äussern Kante des Fusses.
Stiche in der Fuss-Sohle. (n. ½ St.)
885 Stiche unter der linken Ferse, beim Auftreten, bis hinten an den Oberschenkel heran.
Taube Schmerzen im rechten Fusse; sie kann ihn im Sitzen nur mit der Hand in die Höhe heben. *(Bhr.)*
Taubheit, Steifheit und Gefühllosigkeit der Füsse, mit Geschwulst und grossen Schmerzen von Zeit zu Zeit. *(Pyl, a. a. O.)*
Lähmung der Füsse, nach dem Erbrechen. *(Cordanus. de ven.)*
Kalte Füsse, beständig, wenn er still sitzt; er kann sie kaum im Bette erwärmen.
890 Kälte der Füsse, mit zusammengezogenem Pulse. *(Morgagni, a. a. O. §. 8.)*
Kälte-Gefühl in den Fuss-Sohlen.
Geschwulst der Füsse. *(Jacobi, a. a. O.)*
Geschwulst der Fuss-Knöchel, ohne Röthe, mit reissenden Schmerzen, die durch äussere Wärme gebessert werden.
Glänzend heisse Geschwulst der Füsse, bis über die Knöchel, mit runden, rothen Flecken, welche einen brennenden Schmerz erregen. (n. 3 T.)
895 Harte, rothblaue, grüngelbe und sehr schmerzhafte Geschwulst an beiden Füssen. (n. 28 T.) *(Htb.* und *Tr.)*
Jücken der Fuss-Geschwulst.
Die Haut der Fuss-Sohlen wird gefühllos, dick, wie Kork, und die Sohlen brechen auf. *(Hg.)*
Blasen entstehen Nachts über die ganzen Fusssohlen, wie von spanischen Fliegen; sie gehen auf, und es läuft hellgelbes, stinkendes Wasser heraus. *(Hg.)*
Geschwüre an den Fersen, mit blutigem Eiter. *(Guilbert, a. a. O.)*
900 Alle Zehen wurden steif, dass sie nicht auftreten konnte. *(Hg.)*
Kitzelnd laufendes Jücken an der rechten grossen Zehe, wie bei Heilung einer Wunde, zum Reiben nöthigend. (n. 1½ St.) *(Lgh.)*
Alle Glieder thun ihr weh.
Es thun ihm alle Glieder weh, er mag gehen, oder sitzen, oder liegen.

Ungeheure Glieder-Schmerzen. *(Pfann,* a. a. O.)
905 Schmerzen im ganzen Körper, meist Abends. *(Sr.)*
Namenlos schmerzhaftes, höchst widriges Krankheits-Gefühl in den Gliedern.
Schmerz im ganzen Rumpfe, am meisten im Kreuze und Rücken, vorzüglich nach Reiten, (bei einem Geübten.)
Gichtische Schmerzen in den Gliedern, ohne Entzündung.
Tauber Schmerz befällt die ganze Körper-Seite. *(Bhr.)*
910 Zieh-Schmerzen in den Gelenken der Knie, der Füsse und der Hände.
Ziehender Schmerz, Abends im Bette, im Mittelfinger der Hand und im Fusse.
Arges Reissen in den Armen und Beinen, wobei man durchaus nicht auf der schmerzenden Seite liegen kann, am erträglichsten wird es durch hin und her Bewegen des leidenden Theiles.
Reissende Schmerzen in den Röhrknochen.
Reissende Schmerzen in den Knochen. *(Bhr.)*
915 Jählinges reissendes Zucken oder Stechen, welches in Brennen ausartet, im Daumen oder in der grossen Zehe, früh, im Bette.
Es zog vom Unterleibe herauf nach dem Kopfe, wo es puckte, und noch mehr riss, dann kam es in die linke Seite, wo es ruckweise mit ein, zwei Stichen stach.
Pochender, ziehender und stechender Schmerz, Nachts im Rücken, im Kreuze und in den Schenkeln.
Klopfen in allen Gliedern und auch im Kopfe.
Brennende Schmerzen, besonders in innern Organen, in der Haut und in Geschwüren.
920 Brennende Schmerzen. *(Quelmalz,* a. a. O., und Andere.)
Brennende, fressende Schmerzen. *(Preussius,* a. a. O. — *Gabezius,* a. a. O.)
An der leidenden Stelle, Schmerz, als wenn daselbst der Knochen aufgerieben und geschwollen wäre; im Sitzen bemerkbar.
Geschwür-Schmerz an der leidenden Stelle, als wenn sie in Eiterung übergegangen wäre, und aufbrechen wollte; beim Sitzen bemerkbar.
Der Schmerz der leidenden Stelle weckt ihn die Nacht über, besonders vor Mitternacht, von Zeit zu Zeit auf.
925 Die Schmerzen werden die Nacht, mitten im Schlafe empfunden.

Arsenicum. 539

Die Schmerzen deuchten unerträglich und machen den Kranken wüthig.

Die Schmerzen und Beschwerden kehren häufig wechselfieberartig zu bestimmten Stunden wieder.

Erneuerung derselben Arsenik-Beschwerden, nach viertägigem Typus, zu derselben Stunde. (*Morgagni,* a. a. O.)

Bei den Schmerz-Anfällen entstehen häufig noch andere Neben-Beschwerden.

930 Zu vielen Beschwerden gesellt sich Schauder.

Bei den Schmerzen, Schüttelfrost, nach denselben Durst.

Beim Antritt der Schmerzen, Gesichts- und Körper-Hitze.

Beim Anfalle der Schmerzen, Ohrensausen.

Auch bei geringfügigen Beschwerden, ein ungeheures Sinken der Kräfte, und Niederliegen.

935 Viele Beschwerden entstehen bloss Abends, nach dem Niederlegen; einige ein Paar Stunden nach Mitternacht; nicht wenige früh, nach dem Aufstehen.

Nach dem Mittag-Essen, besonders während des Sitzens, erneuern oder vermehren sich viele Schmerzen.

Das Reden Anderer zu ihm ist ihm unerträglich, weil es seine Schmerzen ungeheuer vermehrt.

Die Beschwerden erscheinen meist im Sitzen und Liegen und mindern sich im Stehen und durch Bewegung.

Bloss durch Umhergehen kann er die nächtlichen Schmerzen erträglich machen; im Sitzen, und am meisten im ruhigen Liegen sind sie nicht auszuhalten.

940 Die Schmerzen lassen sich fast stets durch äussere Wärme beruhigen.

Durch Zusammendrücken des leidenden Theiles werden die Schmerzen gelinder und lassen nach.

Bei sitzender Beschäftigung solche unmuthige Unruhe im Körper, dass sie aufstehen und umhergehen muss.

Abends von 6 bis 8 Uhr heftiges Drücken und Pressen im Kopfe, höchste Appetitlosigkeit, flüchtiger Schweiss und grosse Angst.

Grosse Mattigkeit und Aengstlichkeit, sie kann sich nicht besinnen, es wird ihr schwer, auf Alles Acht zu geben; dabei ist sie taumlig.

945 Mattigkeit beim Missmuthe; bei wiedergekehrter Heiterkeit, kräftiger.

Ermattung. *(Buchholz,* Beitr.. a. a. O.)
Ohnmachten. *(Buchholz,* a. a. O. — *Forestus* und viele Andere.)
Heftige Ohnmachten. *(Guilbert,* a. a. O. — *Morgagni,* a. a. O.)
Tiefe Ohnmacht. *(Tennert,* prax. med. lit. 6. p. 6. l. 9.)
950 Oeftere Ohnmachten mit mattem Pulse. (n.3St.) *(Fernelius,* a. a. O.)
Ohnmächtig, früh, und ängstlich und schwach.
Eintretende Schwachheiten. *(Friedrich,* a. a. O.)
Grosse Schwäche, besonders in den Füssen. *(Pyl,* a. a. O.)
Ungeheure Schwäche. *(Göritz,* a. a. O.)
955 Sinken der Kräfte. *(Störk,* a. a. O. — *Rau* und viele Andere.)
Allgemeine Schwäche, besonders in den Beinen, die kaum fort bewegt werden können. *(Kaiser,* a. a. O.)
Die Kräfte sinken immer mehr. *(Kaiser,* a. a. O.)
Schwäche, als wenn man aus Mangel an Nahrung, Noth an Kräften litte.
Die Kraft der Hände und Füsse ist ihm wie vergangen, und sie sind so zittrig, früh.
960 Ausserordentliche Schwäche in den Knieen, wenn er nur wenig geht.
Lähmige Schwäche der Glieder, täglich zu einer gewissen Stunde, wechselfieberartig.
Vor Schwäche fällt ihm das Gehen ausserordentlich schwer; er glaubt hinstürzen zu müssen. *(Hbg.)*
Schwäche, dass er, ohne niederzusinken, kaum über die Stube gehen kann.
Grosse Schwäche; er kann nicht über die Stube gehen, ohne zusammen zu sinken. *(Stf.)*
965 Schwäche, dass er kaum über die Stube zu gehen vermochte. *(Ebers,* a.. O.)
So schwach, dass er gar nicht allein gehen konnte, vor dem Erbrechen. *(Alberti,* a. a. O.)
Er fällt, da er gehen will, nieder (bei gutem Verstande. *(Pyl,* a. a. O.)
Ungemeine Schwäche und Abgeschlagenheit der Glieder, welche zum Liegen nöthigt. *(Göritz,* a. a. O.)
Mehrtägige Schwäche des ganzen Körpers, mit schwachem Pulse, die ihn zum Liegen nöthigte. *(Wedel,* a. a. O.)
970 Er muss sich legen und wird bettlägerig. *(Fr. H.)*

Arsenicum.

Niederliegen. (*Alberti*, a. a. O.)
Er liegt fortwährend am Tage.
Er konnte das Lager nicht verlassen, bei zitternder Kraftlosigkeit. (*Ebers* a. a. O.)
Er konnte kaum aufstehen vor grosser Mattigkeit, mehrere Tage. (*Stf.*)
975 Er will aufstehen, aber beim Aufstehen kann er sich nicht erhalten.
Wenn sie vom Bette aufsteht, fällt sie gleich über den Haufen, wegen Schwäche und Schwindel, unter erhöhtem Kopf-Schmerze.
Bloss vom Sinken der Kräfte — Tod, ohne Erbrechen und Convulsionen und ohne Schmerzen. (*Morgagni* a. a. O. und mehrere Andere.)
Unter äusserster Kraftlosigkeit, bei heftigem Schwindel, anhaltendem Erbrechen und Blut-Harnen, ein schnelles Auslöschen des Lebens, (ohne Krampf, ohne Fieber und ohne Schmerz). (Hall. allg. Liter. Zeit. 1815, No. 181.)
Abmagerung. (*Störk*, a. a. O. — *Jacobi*, a. O.)
980 Gänzliche Abmagerung. (*Greiselius*, a. a. O.)
Sie zehrt sehr ab, mit erdfahlem Gesichte, blaurändigen Augen, grosser Schwäche in allen Gliedern, Unlust zu jeder Beschäftigung, und steter Neigung, auszuruhen. (n. 8 T.)
Abzehrüng des ganzen Körpers, mit ungeheuren Schweissen Schwindsucht. (*Majault*, a. a. O.)
Schwindsüchtiges Fieber. (*Störk*, a. a. O.)
985 Zehrte allmählig aus (und starb binnen Jahresfrist). (*Amat. Lusit.*, a. a. O.)
Auszehrung bis zum Tode. (Salzb. med. chir. Zeit.)
Gelbsucht. (*Majault*, a. a.)
Wassersucht der Haut. (*Ebers*, a. a. O.)
Vollkommene, allgemeine Haut-Wassersucht. (*Ebers*, a. a. O. S. 56.)
990 Grosse Geschwulst des Gesichtes und ganzen Körpers. (*Fernel*. a. a. O.)
Geschwulst der ganzen rechten Körper-Seite, bis an die Hüften, mit Geschwulst des linken Schenkels. (*Thilenius*, a. a. O.)
Geschwülste an verschiednen Theilen des Körpers, elastischer Art. (*Fowler*, a. a. O.)
Geschwulst des Gesichtes und der Füsse, trockner Mund und

Lippen, aufgetriebener Unterleib, Durchfall, Kolik, Erbrechen. (*Ebers*, a. a. O.)

Cholera. (*Wolf*, a. a. O.)

995 Krämpfe. (*Henning*, a. a. O. — *Kellner*, a. a. O.)

Starr-Krämpfe. (*Kaiser*, a. a. O.)

Anfälle von Starrkrampf. (Salzb. m. ch. Z.)

Mit und ohne Krämpfe — Tod. (*Kaiser*, a. a. O.)

Convulsionen. (*Crüger*, a. a. O. — *Wedel* und Andere.)

1000 Convulsionen vor dem Tode; (Nachwirkung?) (*Alberti*, a. a. O. — *Bonetus*, a. a. O.)

Convulsionen äusserst heftiger Art. (*van Eggern*, a. a. O.)

Convulsionen und jämmerliche Verdrehungen der Glieder. (*Morgagni*, a. a. O.)

Convulsionen, welche von heftigen Schmerzen in den Fusssohlen von Zeit zu Zeit erregt werden. (*Pfann*, a. a. O.)

Convulsivischer Anfall: zuerst schlug sie mit den Armen auswärts, dann verlor sie alles Bewusstseyn, lag, wie eine Todte, blass, doch warm, schlug die Daumen ein, drehte die geballten Hände, zog die Arme langsam herauf, legte sie langsam herunter; nach 10 Minuten zog sie den Mund hin und her, als wenn sie mit der Kinnlade wackelte; dabei war kein Odem zu spüren, nach einer Viertelstunde endigte sich der Anfall mit einem Rucke durch den ganzen Körper, wie ein einziger Stoss vorwärts mit Armen und Füssen, und sogleich war die völlige Besinnung wieder da, nur grosse Mattigkeit war zugegen.

1005 Epileptische Convulsionen. (*Crüger*, a. a. O. — *Büttner*, a. a. O.)

Zittern der Glieder. (*Bonetus*, a. a. O. — *Greiselius* und viele Andere.)

Zittern. ((*Kaiser*, a. a. O.)

Zittern in den Gliedern, schon beim mässigen Gehen. (*Htb.* und *Tr.*)

Zittern und Beben, mit Schweiss im Gesichte. (*Alberti*, a. a. O.)

1010 Zittern über den ganzen Körper. (*Guilbert*, a. a. O.)

Er zittert an allen Theilen. (*Hbg.*)

Zittern in allen Gliedern. (*Justamond* on canc. dissord. Lond. 1750.)

Zittern der Glieder, nach dem Erbrechen. (*Cordanus*, a. a. O.)

Zittern in Armen und Beinen.

Arsenicum.

1015 Steifigkeit und Unbeweglichkeit aller Gelenke. (*Pet. de Appono*, de venen. c. 17.)
Sie wird ganz steif, kann sich nicht rühren oder bewegen, bloss stehen.
Steifigkeit aller Gelenke; er konnte sich nicht ausstrecken, weil Alles am ganzen Leibe spannt; die Knie so steif und kalt, dass er Tücher darum bindet, weil sie sonst schmerzen und den Schlaf stören. (*Hg.*)
Steifigkeit und Unbeweglichkeit der Glieder, mit argen, reissenden Schmerzen. (*Htb.* und *Tr.*)
Steifigkeit, besonders der Knie und Füsse, abwechselnd mit reissenden Schmerzen. (*Htb.* und *Tr.*)
1020 Wie gelähmt in allen Gliedern; er kann nicht recht auftreten. (*Hbg.*)
Lähmung, konnte nicht mehr gehen. (*Crüger*, a. a. O.)
Lähmung, Contraktur. (*Pet. de Appono*, bei *Schenk*, lib. 17. obs. 214.)
Contraktur der Glieder. (*Hammer*, in comm. lit. Nor. 173.)
Lähmung der Unterglieder. (*Bernhardi*, Annal. d. Heilk. 1811. Jan. S. 60.)
1025 Lähmung der Unterglieder, mit Gefühls-Verlust. (*Huber*, N. act. n, c. III., obs. 100.)
Lähmung der Füsse. (*Heimreich*, a. a. O.)
Die Haut am ganzen Leibe geht in grossen Schuppen ab. (*Hg.*)
Schmerzhaftigkeit der Haut des ganzen Körpers.
Stiche in der Haut, wie von Nadeln. (N. Wahrn., a. a. O.)
1030 Langsame Stiche hie und da, auf der Haut, wie mit einer glühenden Nadel.
Feine Stiche über den ganzen Körper.
Viel Jücken am rechten Oberschenkel und den Armen.
Jückend laufende Empfindung, wie von Flöhen, an den Oberschenkeln bis zum Unterleibe, auch an den Lenden und Hinterbacken, zum Kratzen nöthigend.
Brennendes Jücken am Körper.
1035 Brennendes Jücken, mit Schmerzhaftigkeit der Stelle nach Kratzen.
Unerträgliches Brennen in der Haut. (*Heimreich*, a. a. O.)
Brennen in der Haut (des Fingers), furchtbar heftig, als wäre die Stelle mit kochendem Fette verbrannt, (nach Eintauchen der Hände in eine kalte Arsenik Auflösung).

Flecke hie und da in der Haut. *(Baylies,* a. a. O.)
Blaue Flecken am Unterleibe, an den Genitalien und im Weissen des Auges. *(Kaiser,* a. a. O.)
1040 Entzündete, maserartige Flecke über den Körper, vorzüglich am Kopfe, im Gesichte und am Halse. *(Thomson,* a. a. O.)
Ausschlag auf der Haut. *(Majault,* a. a. O.)
Ausschlag, wie rothe Petechien, von der Grösse eines Flohstiches bis zu der einer Linse, scharf begrenzt, Abends, schmerzend, ganz trocken, nur nach Kratzen feuchtend und brennend. *(Sr.)*
Friesel-Ausschlag über den ganzen Körper, welcher in Schuppen abfällt. *(Guilbert,* a. a. O.)
Rother, skorbutischer Friesel-Ausschlag. *(Hartmann,* dissert. Aeth. ant. et ars. Halle, 1759.)
1045 Blüthchen, wie Hirsekörner, mit weissen Punkten, über den ganzen Körper, selbst über Hände und Füsse. *(Dégrange* im phys. med. Journ. 1800. Apr. S. 299.)
Kleine, spitzige Blüthchen entstehen unter Jücken, welches durch Kratzen vergeht.
Weissliche, spitzige Blüthen, mit wässriger Flüssigkeit in der Spitze, entstehen unter brennendem Jücken, wie von Mükken-Stichen, an den Händen, zwischen den Fingern und am Unterleibe; vom Kratzen geht die Flüssigkeit heraus und das Jücken vergeht.
Kleine Blüthchen an mehreren Theilen, auch an der Stirne und unter der Kinnlade, welche brennenden Schmerz und wenig Jücken verursachen.
Blüthen-Ausschlag mit argem Brennen, so, dass sie vor Angst kaum bleiben kann.
1050 Krätz-Ausschlag, besonders in den Kniekehlen. *(Hg.)*
Feine, sandige, jückende Krätze am ganzen Leibe. *(Hg.)*
Knötchen, welche sehr schwierig heilen. *(Amat. Lusitan.,* a. a. O.)
Dichter Ausschlag weisser Bückelchen, grösser und kleiner, als eine Linse, von der Farbe der übrigen Haut, mit beissendem Schmerze, der gewöhnlich Nachts am schlimmsten ist. *(Fr. H.)*
Der Nesselsucht ähnliche Haut-Ausschläge. *(Fowler,* a. a. O.)
1055 Schwarze Blattern, welche brennend schmerzen. *(Pfann,* a. a. O.)
Sehr schmerzhafte schwarze Blattern. *(Verzasch,* a. a. O.)

Arsenicum.

Geschwür, welches vorzüglich früh schmerzt, mit dunkelbraunem, dünnem, blutigem Eiter unter dünnem Schorfe, und mit einzelnen Stichen während des Sitzens, welche beim Stehen, und noch mehr beim Gehen gemindert werden.
Krebs-Geschwür, welches die Abnahme des Gliedes nöthig machte. (*Heinze*, bei *Ebers*, a. a. O.)
Das Geschwür bekommt sehr hohe Ränder.
1060 Schmerzhafte Empfindlichkeit alter Geschwüre, die bisher unschmerzhaft waren.
Reissender Schmerz in den Geschwüren.
Brennender Schmerz in den Geschwüren.
Brennender Schmerz im Geschwüre. (*Hargens* in *Hufel.* Journ. IX. 1.)
Brennen im Geschwüre, wie von einer glühenden Kohle.
1065 Brennen im Geschwüre, das aus Jücken entsteht. (*Heun*, a. a. O.)
Brennen um den Rand des Geschwüres, mit nachfolgendem Jücken im Geschwüre.
Brennen, wie Feuer, rings um das Geschwür, welches sehr stinkt und wenig eitert; dabei Mattigkeit und Tages-Schläfrigkeit.
Entzündung des Geschwüres in seinem Umkreise; es blutet beim Verbinden und erhält eine oberflächliche trockne Kruste. (*Hargens*, a. a. O.)
Das Geschwür giebt viel geronnenes, schwarzes Blut von sich.
1070 Wildes Fleisch wächst aus den Geschwüren (am Finger) hervor, wird schnell faul, blau und grün, mit klebriger Jauche, die einen unerträglichen Gestank verbreitet. (*Hg.*)
Grosse Trägheit und Scheu vor der mindesten Bewegung. (*Hg.*)
Müdigkeit und Schmerz der Gelenke, Vormittags, mehr im Sitzen, als im Gehen.
Grosse Müdigkeit nach dem Essen.
Grosse Müdigkeit nach dem Mittagessen, und ungeheures Gähnen.
1075 Gähnen und Dehnen, als ob er nicht ausgeschlafen hätte. (*Lgh.*)
Höchst oftes Gähnen.
Gähnen, fast ununterbrochen.
Gähnen und Mattigkeit nach dem Essen, dass er sich legen und schlafen musste.
Oft Anwandlungen von Schlaf, am Tage, beim Sitzen.

1080 Heftige Neigung zum Schlafen; er schläft gleich nach gehabter Unterredung wieder ein; vier Tage lang. (n. 6 T.) *(Fr. H.)*

Grosse, fast unüberwindliche Neigung zum Schlafen, abwechselnd mit grosser Unruhe. *(Kaiser, a. a. O.)*

Schläfrigkeit, die durch unruhige Träume und starke Beängstigung unterbrochen wird.

Unausgeschlafenheit, früh. *(Hg.)*

Unausgeschlafenheit, früh, und Müdigkeit in den Augen, dass sie nicht aus dem Bette kann.

1085 Gegen Morgen, unwillkürliche Thätigkeit des Geistes die ihn am Schlafe hindert, so bedürftig er auch des Schlafes ist.

Schlaflosigkeit. *(Buchholz, a. a. O. — Knape* und mehrere Andere.)

Schlaflosigkeit, mit Ohnmachten von Zeit zu Zeit. *(Güldenklee, a. a. O.)*

Schlaflosigkeit mit Unruhe und Wimmern.

Schlafloses Umherwerfen, Nachts, mit Krabbeln im Unterleibe.

1090 Nachts, Stichschmerz im linken Ohrgange, wie von innen heraus.

Nachts, bald nach dem Einschlafen, Zahnschmerz, worüber sie erwacht.

Nachts, beim Liegen im Bette, arges, stichlichtes Reissen im Hühnerauge.

Nach Mitternacht, von 3 Uhr an, wirft sie sich umher und schläft nur abwechselnd.

Nachts kann sie sich im Bette nicht erwärmen.

1095 Nach Mitternacht, Gefühl von ängstlicher Hitze, mit Neigung, sich zu entblössen.

Die ganze Nacht viel Hitze und Unruhe, mit Pulsiren im Kopfe, dass sie nicht einschlafen konnte.

Die Nacht viel Durst, wegen grosser Trockenheit im Halse, die früh aufhört.

Vor dem Einschlafen, Abends, dämpft es ihr im Kehlkopfe zum Hüsteln, wie von Schwefeldampfe.

Beim Einschlafen, heftiges Zucken in den Gliedmassen.

1100 Zuckungen verschiedner Art, beim Einschlafen, Abends.

Beim Einschlafen, Abends, erschreckendes Zucken, wie erschütternde Stösse an der leidenden Stelle, welche durch

Arsenicum.

eine geringe Beschwerde an einem entfernten Theile, durch einen Riss, ein Jücken u. dergl. erregt werden.

Gleich nach dem Niederlegen plötzliches Zusammenzucken im Knie, mit Erwachen, wie von einem elektrischen Schlage, durch Träumen, dass er sich mit dem Fusse an einen Stein stossen werde, erregt.

Im Schlafe krampfhaftes Zusammenfahren des ganzen Körpers. (n. 36 St.) (*Thomson*, a. a. O.)

Viel heftiges Zusammenfahren und Aufschrecken im Schlafe. (*Thomson*, a. a. O.)

1105 Im Schlafe, Abends, lautes Wimmern.

Im Schlafe, Wimmern, mit Umherwälzen im Bette, vorzüglich um die dritte Stunde nach Mitternacht.

Im Schlafe redet er und zankt.

Im Schlafe, Zähneknirschen.

Im Schlummer des Morgens hört er jeden Laut und jedes Geräusch und träumt doch immer dabei.

1110 Im Schlafe allgemeines Krankheits-Gefühl, zwei Nächte nach einander.

Im Schlafe liegt er auf dem Rücken, die linke Hand unter den Kopf gestützt.

Im Schlafe, Bewegungen der Finger und Hände.

Der Schlaf ist unruhig und sie wacht sehr früh auf. (*Bhr.*)

Beim öfteren Erwachen, Nachts, Brennen in allen Adern.

1115 Beim Erwachen, früh, grosser Missmuth; sie wusste sich nicht zu lassen vor Unmuth, schob die Kopfkissen und das Deckbett von sich und wollte Niemanden ansehen, von Niemanden Etwas hören.

Bei Erwachen, früh im Bette, dumpfer Kopfschmerz, der beim Aufstehen vergeht.

Beim Erwachen, früh, im Bette, weichlich, brecherlich, bis in die Brust herauf, dann Erbrechen weissen Schleimes, doch mit bitterlichem Geschmacke im Munde.

Früh im Bette, bei Sonnen-Aufgang, allgemeine Hitze, Gesichts-Schweiss, und Trockenheit des vordern Theiles des Mundes, ohne Durst.

Er wacht Nachts im Traume, während einer Pollution auf, ohne sich des Geträumten erinnern zu können. (*Whl.*)

1120 Träume Nachts voll Drohungen, oder Befürchtungen, oder Reue.

Sorgenvolle Träume; er wacht auf und träumt nach dem Einschlafen wieder dieselbe Sache.

Sorgenvolle, gefährliche Träume, aus deren jedem er, auch wohl mit Geschrei, erwacht, worauf er dann immer wieder Etwas anderes träumt.

Sorgenvolle, bekümmernde und fürchterliche Träume stören den Schlaf.

Aengstliche, fürchterliche Träume, Nachts.

1125 Aengstlicher Traum, schon während des Einschlafens; er will schreien, kann aber kaum ein Wort herausbringen, und erwacht plötzlich durch den Ruf, den er noch hört.

Viel schwere Träume, Nachts. *(Htb. u. Tr.)*

Unaufhörliches Träumen von Gewittern, Feuersbrünsten, schwarzem Wasser und Finsterniss.

Lebhafte, ärgerliche Träume. *(Lgh.)*

Phantasiren, Nachts. *(Siebold, a. a. O.)*

1130 Träume voll ermüdenden Nachdenkens.

Kälte der Glieder. *(Richard, a. a. O. — Fernelius, a. a. O.)*

Kälte, Abends, in Händen und Füssen, selbst am Unterleibe.

Allgemeine Kälte, mit starkem Schweisse der Haut. *(Kaiser, a. a. O.)*

Kälte des Körpers und Trockenheit der Haut wechselt mit kaltem Schweisse. *(Kaiser, a. a. O.)*

1135 Schauder. *(Buchholz, Beitr. a. a. O.)*

Fieber-Schauder. (M. N. Zeit. 1798. Sept.)

Fieber-Schauder, Frost.

Schauder, ohne Durst. (sogleich.)

Ekel-Schauder nach dem Trinken. *(Alberti, a. a. O.)*

1140 Nach dem Trinken, Schauder und Frost. (sogleich.)

Nach dem Mittag-Essen, Schauder.

Nach dem Mittag-Essen vergeht der Schauder, (seltnere Wechselwirkung.)

Alle Nachmittage, 5 Uhr, kömmt der Schauder wieder.

Abends Schauder, gleich vor dem Niederlegen.

1145 Alle Abende ein Fieber-Schauder.

Ausser dem Bette entsteht Schauder.

Beim Gehen in freier Luft entstehen Schauder.

Schauder über den ganzen Körper, bei heisser Stirne, warmem Gesichte und kalten Händen. *(Lgh.)*

Schauder über den ganzen Körper, mit warmer Stirn, heissen Backen und kalten Händen. *(Lgh.)*

1150 Beim Schauder entstehen gern andere Beschwerden oder Schmerzen.

Arsenicum.

Beim Schauder, Reissen in den Unterschenkeln.
Frösteln in der äussern Haut, über das Gesicht und die Füsse.
Frösteln, bis zum höchsten Grade von Frost. (*Kaiser*, a. a. O.)
Heftiger Schüttelfrost. (*Fernelius*, a. a. O.)
1155 Frost, ohne sich erwärmen zu können, mit Verdriesslichkeit, und überlaufender fliegender Hitze, beim Sprechen oder Bewegen; sie ward dann roth im Gesichte, fror aber dabei doch.
Frost, mit kalten Füssen, er fing dabei an zu schwitzen.
Alle Nachmittage, um 3 Uhr, Frost, mit Hunger; nach dem Essen ward der Frost noch stärker.
Nachmittags, innerer Frost, bei äusserer Hitze und rothen Backen.
Gegen Abend, Frost mit Kälte.
1160 Abends, Frost an den Unterschenkeln, von den Waden bis zu den Füssen herab.
Abends, nach dem Niederlegen, starker Frost im Bette.
Abends kann er sich im Bette nicht erwärmen; er glaubt, sich im Bette erkältet zu haben.
Im Froste, kein Durst.
Im Nachmittags-Froste, Leibschneiden und Durchfall-Stuhl und nach demselben fortgesetztes Leibweh.
1165 Es ist ihr entweder zu kalt im ganzen Körper und sie ist doch nirgend kalt anzufühlen, oder es ist ihr zu warm, und sie ist doch nirgend heiss anzufühlen, als etwa an der innern Handfläche.
Hitze, innerlich und äusserlich, durch den ganzen Körper, wie vom Weintrinken, mit Durst auf Bier. (*Mr.*)
Innere Hitze. (*Göritz*, a. a. O.)
Innere Hitze mit Durst, nach entstandenem Durchfalle. (*Morgagni*, a. a. O.)
Starke Hitze. (*Kaiser*, a. a. O.)
1170 Trockne Hitze der Haut. (*Kaiser*, a. a. O.)
Aengstliche Hitze. (*Pet. de Appono* a. a. O.)
Allgemeine ängstliche Wärme. (*Hbg.*)
Abends um 7 Uhr, Hitze im Gesichte, eine Stunde lang.
Nächtliche Hitze, ohne Durst und ohne Schweiss.
1175 Nach der Hitze, Brecherlichkeit.
Schweiss. (*Majault*, a. a. O.)
Schweiss mit ungeheurem Durste, dass er immer trinken möchte. (*Hbg.*)

Schweiss, der ihn im Bette bis zur Ohnmacht abmattet.
Kalter, klebriger Schweiss. *(Henning, a. a. O.)*
1180 Schweiss, während dessen sich die Haut, vorzüglich die Augen, gelb färbten. *(Ebers, a. a. O.)*
Vormittags Schweiss mit Schwere des Kopfes, Ohrenbrausen und Zittern.
Nacht-Schweiss. *(Hg.)*
Nacht-Schweiss, drei Nächte nach einander.
Nachts starker Schweiss an den Beinen, besonders an den Knieen.
1185 Jücken und Ausdünstung im Rücken die ganze Nacht.
Zu Anfange des Schlafes, Abends nach dem Niederlegen, Schweiss, welcher im nachgängigen Schlafe vergeht.
Zu Anfange des Schlafes, Schweiss, nur an den Händen und Oberschenkeln, welcher im spätern Schlafe vergeht. (n. 6 St.)
Früh-Schweiss, vom Erwachen an bis zum Aufstehen, über den ganzen Körper.
Früh, beim Erwachen, Schweiss bloss im Gesichte.
1190 Früh, Schweiss an den Unterschenkeln. (d. 1ste Nacht.)
Fieber, sehr heftiger Art. *(Knape, a. a. O. — Degner, a. a. O.)*
Fieber. *(Heun, a. a. O.)*
Fieber, die mit dem Tode endeten. *(Amatus Lusit., a. a. O.)*
Fieber mit heftigem Durste. *(Morgagni, a. a. O.)*
1195 Fieber-Anfall, welcher mehrere Tage zu derselben Stunde zurückkehrt.
Wie Fieber ist es ihm gegen Abend unangenehm im Körper, und wenn er sich legt, wird ihm der Kopf heiss, vorzüglich die Ohren, aber die Knie sind kalt. (n. 36 St.)
Fieber: Kälte, Abends und Morgens, ohne Durst, mit viel Harnen, wenig Stuhl und Dehnen in allen Gliedern. *(Hg.)*
Fieber: äussere Kälte der Glieder, bei innerer Hitze, mit ängstlicher Unruhe und schwachem, veränderlichem Pulse. *(Alberti, a. a. O.)*
Fieber: kurze Kälte, Nachts, dann starke Hitze mit Delirien, ohne Durst. *(Hg.)*
1200 Fieber-Schauder, früh, mit Hitze wechselnd.
Fieberfrost und Schauder, mit Hitze des äussern Ohres, dabei Angst und Nagen in der Herzgrube, mit Brech-Uebelkeit gemischt.
Fieber, Nachmittags: Schauder am äussern Kopfe, mit Deh-

Arsenicum.

nen und Ziehen in den Gliedern, dann Frost mit Gänsehaut; darauf Abends, von 8 — 9 Uhr, Hitze am Körper, besonders am Gesichte, ohne Schweiss, mit kalten Händen und Füssen.

Fieber, wenn er aus der freien Luft in die Stube kommt: erst Frost, dann langdauerndes Schlucksen, dann allgemeiner Schweiss, dann wieder Schlucksen.

Fieber, gegen Abend: Frostigkeit mit Schläfrigkeit, und einem unangenehmen Krankheits-Gefühle durch den ganzen Körper, wie nach einem ganz oder fast beendigten Fieber-Anfalle; dann, nach Mitternacht, starker Schweiss an den Oberschenkeln; — kam nach 2 Tagen um dieselbe Zeit wieder.

1205 Fieber: viel Frost am Tage, nach demselben Durst, Abends viel Hitze im Gesichte.

Fieber-Frost erst, dann trockne Hitze der Haut. (*Kaiser*, a. a. O.)

Fieber, bald Frost, bald Hitze. (*Alberti*, a. a. O.)

Fieber, Vormittags: Schüttelfrost, ohne Durst, mit Krämpfen in der Brust, Schmerzen im ganzen Körper und einer Art Unbesinnlichkeit; dann Hitze mit Durst; dann Schweiss mit Ohren-Brausen.

Fieber, einen Tag um den andern: den ersten Nachmittag um 6 Uhr, Frost, mit Müdigkeit und Zerschlagenheit in den Oberschenkeln; den dritten Nachmittag, um 5 Uhr, erst Neigung zum Niederlegen, dann Frost-Schauder über und über, ohne Durst, dann Hitze ohne Durst, mit drückendem Kopfweh in der Stirne.

1210 Fieber, Abends 10 Uhr: Hitze, mit Röthe am ganzen Körper; darnach Schweiss. (*Stf.*)

Fieber, Nachts 2 Uhr: erhöhte Wärme am ganzen Körper, Schweiss im Gesichte und an den Füssen, und kolikartig schmerzende Spannung in den Hypochondern und dem Oberbauche, welche Aengstlichkeit verursacht.

Brenn-Fieber, so dass kaltes Wasser nicht hilft; nach der Hitze, Schweiss, besonders im Nacken; zuweilen alle 14 Tage einige Tage lang erscheinend. (*Hg.*)

Wenn das Fieber zu Ende ist kommt jedes Mal der Schweiss erst nach.

Bei dem Fieber-Anfalle, vermehrte Spannung in den Hypochondern, dass er fast nicht auf der Seite liegen kann.

1215 Ungeheure Blutwallung. (*Grimm*, a. a. O.)

Gefühl, als wenn das Blut zu schnell und zu heiss durch die Adern ränne, mit kleinem, schnellem Pulse. *(Stf.)*
Puls höchst fieberhaft. *(Knape, a. a. O.)*
Puls gereizt und frequent, nicht voll. *(Kaiser, a. a. O.)*
Schneller, kleiner, härtlicher Puls. *(Kaiser, a. a. O.)*
1220 Schneller, kleiner Puls. (N. Wahrn., a. a. O. *Majault*, a. a. O.)
Schneller, schwacher Puls. *(Majault, a. a. O.)*
Schneller, schwacher, aussetzender Puls. *(Guilbert, a. a. O.)*
Gespannter Puls. *(Knape, a. a. O.)*
Kleiner und schwacher Puls. *(Kaiser, a. a. O.)*
1225 Kleiner, häufiger, schwacher Puls. *(Morgagni,*a. a. O.)
Höchst langsamer Puls, bis zu 38 Schlägen. *(Pearson,*a.a.O.)
Aussetzender, kleiner Puls. *(Kaiser, a. a. O.)*
Aussetzender, ungleicher, kleiner Puls, der endlich ganz schwindet. *(Kaiser, a. a. O.)*
Abwesenheit des Pulses, bei häufigem, sehr gereiztem Herzschlage. *(Kaiser, a. a. O.)*
1230 Nach dem Tode, die Lippen und Nägel an Händen und Füssen blau, so wie auch die Eichel und der Hodensack; der ganze Körper, besonders die Glieder, steif und zusammengezogen, und die dicken Därme sehr verengert. *(Pyl, a. a. O.)*
Der Leichnam war nach 16 Tagen noch frisch und unverweset. *(Pyl, a. a. O.)*